[제6판]

정신건강의 이해

[제6판]

정신건강의 이해

임 혁 · 채인숙 · 윤숙자

KNOWLEDGE COMMUNITY 공동체

머리말

바쁜 일상을 살아가는 우리들에게 스트레스, 우울, 불안이라는 말은 이제 흔한 일상의 말들이 된 지 오래다. 예전에 비해 정신과 진료에 대한 거부반응도 줄어들었고, 심리상담에 대한 사회적 인식도 상당히 좋아졌다. 그만큼 혼자만의 힘으로 정신적 어려움을 감당해야 하는 사람들이 적어진 셈이다.

그런데도 우리 주변에는 홀로 슬픔을 감내하고 힘겨운 삶을 이어가고 있는 분들이 많이 있다. 혼자서는 헤쳐나가기 어려운 삶의 과업들 속에서 좌절하는 이들도 많이 있다. 중요한 사실은 누구도 정신건강이라는 문제에서 자유롭지 않다는 것이다. 우리나라 국민 중 1/4은 평생 동안 정신질환에 걸릴 위험성을 가지고 있기에, 정신건강에 대해 제대로 이해하는 일은 사회적으로도 중요한 의미를 가진다.

꽃을 보듯 세상을 보고, 수단이 아닌 목적으로 사람을 대하는 세상은 어떤 세상일까? 건강한 신체만큼 정신건강도 좋아지는 삶은 어떤 삶일까? '건강한 정신에 건강한 신체'라는 말처럼, 건강하고 행복한 삶을 위해 자신을 향한 무한 긍정의 시선과 마음챙김을 잘할 수만 있다면 그 어떤 스트레스와 불안, 우울과 같은 시련이 찾아와도 능히 견딜 수 있으리라. 아는 만큼 보게 되고, 보는 만큼 자신의 마음을 더 잘 챙길 수 있다. 그러므로 우리 모두가 정신건강이란 무엇인지를 잘 알게 된다면, 어떤 심리적 어려움에 부딪혀도 흔들리지 않는 꽃이 될 수 있을 것이다.

이 책은 그런 목적으로 세상에 태어난 책이다. 저자들은 그동안 정신건강 분야에서 쌓아올린 전문적 실천 경험과 지식에 근거하여 현대인의 정신건강 문제를 서술하려고 노력했다. 그러나 이 책이 감히 세상에 존재하는 모든 유형의 정신건강 문제를 담아내었다고는 말할 수 없다. 다만, 조금 더 정확한 지식을 전달하려고 노력했을 뿐이다. 그리고 이 책의 도움으로 독자들이 자신의 마음을 통찰력 있게 들여다볼 수 있고, 그 힘으로 자신의 삶을 잘 경영할 수만 있다면 이 책의 쓸모는 충분하리라 생각된다.

전반적인 책의 구성으로는 제1부에서는 정신건강의 이해와 관련한 내용으로서, 먼저 정신건강의 개념과 정신건강에 영향을 미치는 요인들은 무엇인지 살펴보았다. 그런 다음 정신질환과 정신건강서비스를 통해 정신건강 관리의 역사와 배경 그리고 관련 통계에 대한 설명을 달았다. 아울러 환경에 대한 적응과 스트레스 그리고 방어기제에 대해 깊이 있게 관련 내용도 다루었다. 이를 통해 독자들이 정신건강에 대한 기초적인 이해를 할 수 있다면 좋겠다.

제2부에서는 여러 형태의 정신건강 문제와 정신장애를 다루었다. 그 시작으로 불안장애에서부터 해리장애에 이르기까지 신경증적 유형의 정신건강 문제를 집중적으로 다루었다. 다음으로 조현병, 우울장애, 양극성 관련 장애로 대표되는 정신증적 유형의 정신질환에 대한 설명을 달았으며, 성격장애의 유형과 진단기준들이 무엇인지도 살펴보았다.

제3부에서는 생애발달과정과 정신건강 문제라는 주제로 인간의 생애발달주기별로 나타나는 정신건강 문제들을 논의하고, 그에 따른 개입방안들을 서술하였다. 여기에 서술된 내용은 인간의 생애발달주기별로 제기되는 발달과업과 함께, 특정 발달 시기에 나타나는 정신건강 문제를 살펴보고 그에 따른 개입방안을 제시하려고 노력하였다.

제4부에서는 현대사회의 정신건강 이슈와 대안을 다루었다. 우선은 가족문제에 수반되는 정신건강의 문제와 함께, 행위중독에 대한 이해를 돕는 내용으로 구성하였다. 그리고 알코올중독과 자살의 문제들에 대해서도 깊이 있게 탐구한 내용을 이 책에 담았다. 마지막으로 행복과 정신건강에서는 행복에 대한 정의와 함께, 어떻게 하면 만족스럽고 행복한 삶을 살 수 있을지에 대한 대안이 무엇인지 독자들과 함께 생각해 보고자 하였다.

끝으로, 이 책의 출판에 많은 관심과 지원을 아끼지 않은 공동체 김동훈 사장님과 김진경 상무님, 김민지 팀장님 등 관계자 여러분께 감사의 마음을 드리며, 이 책이 전공자를 비롯한 마음공부에 관심이 큰 일반인들에게도 인간의 정신건강 문제를 이해할 수 있는 좋은 자료가 되기를 간절히 바란다.

2025년 8월 금정산 자락에서 동문수학했던

저자 일동

Contents

Contents

Part 4 현대사회의 정신건강 이슈와 대안

Contents

Part
01 정신건강의 이해

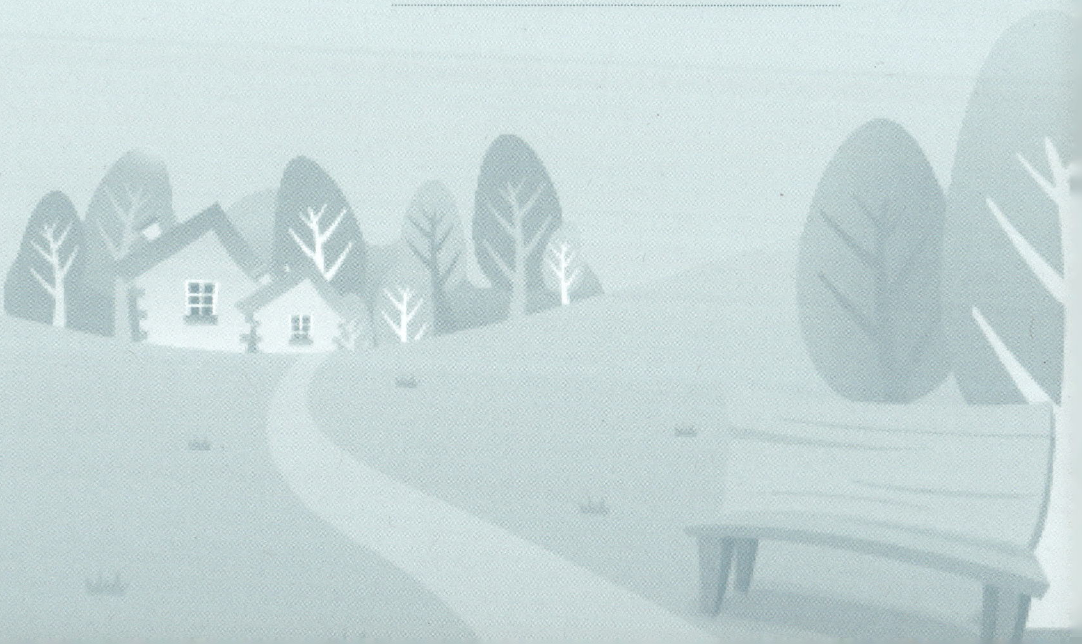

CHAPTER

01 정신건강의 개념

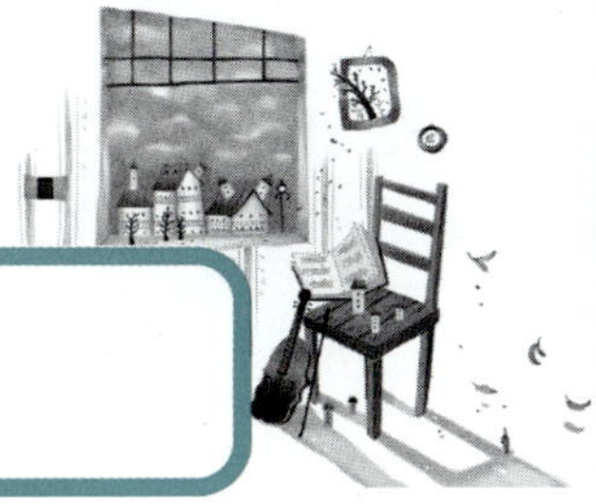

> **학습목표**
> 1. 건강의 개념과 정신건강에 관한 정의를 종합적으로 이해한다.
> 2. 여러 학자들의 견해를 중심으로 정신건강의 구성요소에 대해 알아본다.
> 3. 정신건강에 영향을 미치는 다양한 요인에 대해 종합적으로 이해하여 효과적인 정신건강 증진전략을 모색한다.

누군가 당신에게 '**요즘 마음이 어때요?**'라고 묻는다면, 어떤 대답을 할 수 있을까? 하루를 살더라도 마음 편히 건강하고 행복을 느끼며 살고 싶다는 소망은 누구에게나 있다. 바쁜 일상을 살아가는 현대인들에게 건강한 삶을 살려면 어떻게 살아야 할 것인가에 대한 깊은 성찰을 기대하는 일이 말처럼 쉽지만은 않다. 그래도 우리가 최소한 자신을 아끼고 사랑하고, 타인을 믿고 의지하는 가운데, 함께 어울림이 자연스러운 사람은 분명 만족스러운 삶을 살아갈 수 있을 것이다. 이 장에서는 정신건강의 기본 개념과 정신건강에 필요한 기본 조건들 그리고 현대인의 정신건강에 영향을 미치는 요인들은 무엇인지 살펴보도록 하겠다.

1. 정신건강의 개념

1) 건강이란 무엇인가?

건강(health)을 한마디로 정의하기는 쉽지 않다. 옛사람들은 건강을 '질병이 없거나 허약하지 않은 상태'라고만 생각했다. 그런데 '질병 없음'과 '허약' 그리고 '건강의 상태'를 구별하는 게 쉽지 않다. 그 이유는 임상적으로 질병이 발견되지 않았다고 해서 건강하다고 단정할 수 없기 때문이다(대한예방의학회, 2011). 건강도 사회문화적 상황과 시대적 상황에 따라 그 기준이 달라질 수 있다. 그러므로 건강에는 더욱 신중한 개념적 정의가 필요하다.

건강에 관한 보편적 정의는 세계보건기구(World Health Organization)에서 찾아볼 수 있다. 1948년 WHO는 "건강이란 단순히 질병이나 허약함이 없는 상태가 아니라 신체적, 정신적, 사회적으로 완전한 안녕 상태"라고 규정하였다(위키백과, 2020). 이 정의에 따르면, 현대사회에서 건강의 의미는 생존에 관한 기본 조건을 넘어, 현대인이 만족스러운 삶을 영위하고 물리적·사회적 환경에 능동적으로 대처하는 능력까지 포함하는 입체적 개념을 가진다.

건강하게 오래 사는 일은 분명 우리가 꿈꾸는 이상적인 삶의 모습이다. 현대의학과 문명의 발전으로 인간의 수명은 꾸준하게 증가해 왔다. 보건복지부(2024)가 최근 공개한 'OECD Health Statistics 2023'에 따르면, 한국인의 기대수명은 2022년을 기준으로 82.7년으로 OECD 평균(80.6년)보다 2.1년 더 길었으며, 남자는 79.7년, 여자는 85.6년으로 나타났다.

다음은 보건복지부(2022)의 건강 관련 최신 OECD 통계자료를 활용하여 살펴본 한국인의 기대수명과 OECD 평균 기대수명의 변화추이를 분석한 자료이다. 【그림 1-1】에서 보는 바와 같이, 한국인의 기대수명과 OECD 기대수명은 지난 10년간 꾸준한 증가추세를 보여왔다. 다만, OECD 평균은 2019년 대비 2020년 기대수명이 0.5세 정도 감소한 것 외에는 특이사항은 없어 보인다.

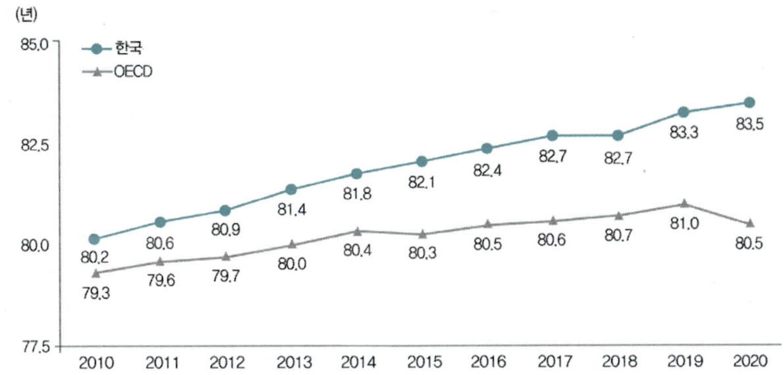

┃그림 1-1┃ 연도별 기대수명의 변화추이(한국 VS OECD 평균)

출처 : 보건복지부(2022). 『OECD 보건통계 2022』로 보는 우리나라 보건의료 현황.

이처럼 한국인의 기대수명은 OECD 가입국들 중에서도 상위권에 속하지만 자신의 건강상태가 양호하다고 생각하는 사람의 비율(주관적 건강상태)은 그리 높지 않다. 이것은 '주관적 건강상태'라 불리는 사회지표를 보면 잘 알 수 있다. 보건복지부(2018)에서 밝히고 있는 자료에 따르면, 2016년 현재 '본인의 건강상태가 양호하다'고 생각하는 15세 이상 인구비율은 우리나라가 32.5%로 가장 가장 낮았다. 이 수치는 OECD 평균(68.3%)에 크게 미치지 못하는 수치이다.

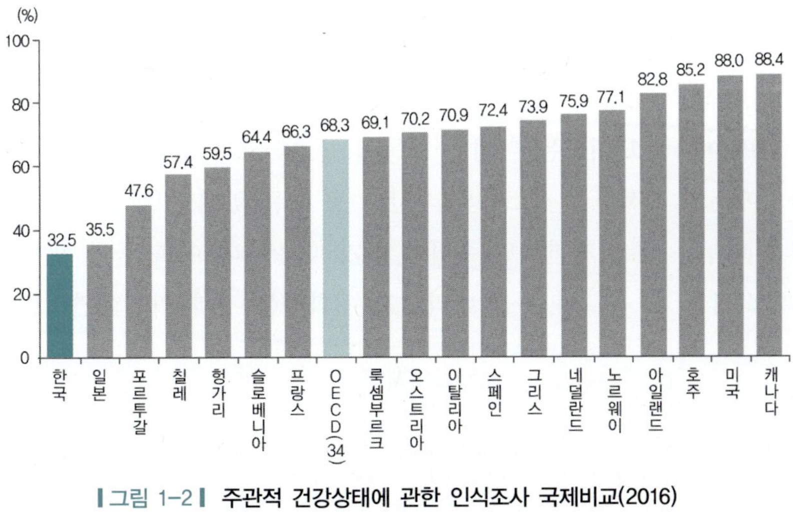

┃그림 1-2┃ 주관적 건강상태에 관한 인식조사 국제비교(2016)

출처 : 보건복지부(2018). OECD 통계로 보는 한국의 보건의료.

그렇다면 우리나라 사람들은 왜 스스로가 건강하다고 생각하지 못하는 것일까? 우리나라 사람들이 건강에 대한 불안을 크게 느끼는 이유는 신체와 정신의 건강을 유지할 수 있는 사회적 여건이 부족한 것과 관련된다. 그리고 그것은 높은 음주율과 흡연율 그리고 잘못된 식습관과 적은 운동량 등 개인의 부적절한 '건강 행동(health behavior)'에 따른 영향과도 관계가 있다. 따라서 건강한 삶을 살아가기 위해서는 먼저 절주와 금연 그리고 고른 영양 섭취와 정기적인 운동과 같이 건강한 생활습관을 형성하고 유지하는 것이 중요하다.

그리고 건강한 삶을 위해서는 스트레스와 심리적 고충을 유발하는 다양한 요인들로부터 우리의 몸과 마음을 지켜내는 일도 중요하다. 현대사회는 가정폭력과 아동학대, 중독, 자살, 학교폭력, 재난과 트라우마 등 정신건강을 위협하는 요인들이 무수히 많다. 핵가족화 현상의 가속화와 1인 가구 확대로 대표되는 가족구조의 변화는 아파하고 힘들어하는 이들에게 공감하고 위로와 격려를 제공해 주는 지지적 환경(supportive environment)도 축소시키고 있다.

COVID-19 팬데믹을 거치면서 사람과 사람이 만나서 소통하는 것만큼이나 비대면 소통이 더 활발해졌고, 4차 산업혁명 기술의 발달로 AI 음성인식기능이 탑재된 스마트기기나 소셜 로봇(social robot)[1]과 소통하는 사람이 더 늘어날 것으로 전망되고 있다. 그리고 인터넷 세상에서 SNS와 같은 가상의 공간에 머물면서 비대면 소통을 하는 것도 현대인의 일상이 된 지 오래다. 그러나 아무리 비대면 소통이 활성화하여도 사람의 정서적 욕구는 사람을 통해서 채워져야 제맛이다. 그 이유는 비대면 소통이 물리적으로 떨어져 있는 사람과 소통하기에는 효과적인 의사소통의 수단이 될 수는 있어도 그 안에서 정서적인 교감을 나누는 것은 제한적일 수밖에 없기 때문이다. 예를 들어, 남녀가 연애할 때 직접 만나 서로의 눈을 바라보고 대화하는 것과 화상화면으로 소통하

1) 소셜 로봇(social robot)이란 인공지능(AI : Artificial Intelligence), 사물 인터넷(IoT : Internet of Things), 클라우드 컴퓨팅 등을 접목해 사람과 교감하는 감성 로봇을 말한다(위키백과, 2025a). 그래서 소셜 로봇은 일정한 역할에 따른 사회적 행동과 규칙을 지키며 기계를 사용하는 사람과 상당한 양의 말을 주고받을 수 있을 정도로 발전하고 있다. 최근에는 로봇의 머리를 스크린으로 표현한 것들도 개발될 정도로 상용화된 기술이다. 우리나라에서도 여러 사회복지실천현장에서 '돌봄 로봇(caring robot)'이라는 이름으로 널리 보급되고 있는 새로운 복지기술(welfare technology)의 대표주자로 주목받고 있다.

거나 페이스북이나 인스타그램, 문자메시지로 주고받는 것 중에 어느 것이 더 정서적 교감을 이룰 때 효과적인지에 대해 깊이 생각해 볼 문제다.

2) 정신건강의 정의

세상 사람들은 누구나 행복하고 만족스러운 삶을 위해 심신의 상태를 건강하게 유지하려고 노력한다(장연집, 1998). 속담에도 '정신'이 들어간 격언이나 명구가 유독 많은 것도 이런 이유 때문이다. 예를 들어, '정신이 나갔다', '호랑이한테 물려 가도 정신만 차리면 산다', '제사보다 젯밥에 정신이 있다', '정신을 가다듬으면 바위라도 뚫는다'[2)]등 우리의 일상생활에서 정신(精神)이라는 말은 자주 등장하는 용어이다.

우리나라 표준국어대사전(국립국어원, 2020)에서는 '**정신**'을 "육체나 물질에 대립되는 영혼이나 마음"으로 정의하고, '**건강**'은 "정신적으로나 육체적으로 아무 탈이 없고 튼튼함 또는 그런 상태"로 정의하고 있다. '정신'과 '건강'이라는 두 용어의 합성어인 '**정신건강**'은 개인이 자신의 몸과 마음 그리고 주변 환경을 대상으로 생각하며 판단하는 능력이나 어떤 유혹에도 흔들리지 않는 평온한 마음의 자세나 태도를 의미한다.

그런데 정신건강은 지역과 문화적 전통에 따라 서로 다르게 이해될 수 있다. 동양에서는 건강을 질병에 초점을 두기보다는 정신의 고양과 고취라는 측면을 강조한다. 만병의 근원은 마음에서 오는 것이며 마음을 다스리는 것이 곧 건강을 회복하는 지름길이라 말한다. 그래서 마음을 정신과 동일하게 간주하여 마음을 다스리도록 수련하는 것은 조화로운 삶의 기본이라고 생각한다.

---

2) 속담풀이

- 호랑이한테 물려 가도 정신만 차리면 산다 : 아무리 위급한 경우를 당하더라도 정신만 똑똑히 차리면 위기에서 벗어날 수 있음을 이르는 말
- 제사보다 젯밥에 정신이 있다 : 예를 차려 해야 할 일은 안 하고 잇속을 차릴 수 있는 일에만 눈을 밝히는 경우를 비꼬는 말
- 정신을 가다듬으면 바위라도 뚫는다 : 하겠다고 결심하면 못할 일이 없음을 비유적으로 이르는 말

반면 서양에서는 과학실증주의 전통에 따라 정신건강을 병리적 측면에 초점을 두고 생각하는 경향이 있다(임창재, 2006). 정신이상(abnormal)과 정상(normal)이라는 이분법적 사고에 따라, 정신장애인을 신에게서 버림받은 사람으로 간주하기도 하고 마녀사냥의 희생양으로 삼았던 아픈 역사도 있다. 이런 정신장애인에 대한 반인권적인 처우는 18세기 이후 새로운 심리치료법의 개발과 정신과학 치료의 발달에 힘입어 서서히 변화하기 시작했다. 19세기 말 정신분석이론의 등장은 정신치료 패러다임을 혁명적으로 변화시켰다. 정신장애의 증상과 원인에 대한 과학적 설명이 어느 정도 가능해진 20세기에는 정신과학의 세계에서 실증주의 접근이 대세를 이루었다. 그리고 현재는 '환경 속의 인간(person in environment)' 관점을 통해, 정신건강 문제를 개인과 가족 그리고 사회환경 요인을 종합적으로 고려하여 접근하는 시도가 주류를 이루고 있다.

이처럼 정신건강에 대한 동서양의 시각에 큰 차이가 있어 보이지만 지금의 정신과학의 세계는 서양의학과 정신분석의 전통 위에 세워진 하얀 거탑과 같았다. 그래서 정신질환은 오랜 시간 치료의 대상으로만 여겼던 것이 최근에는 '회복의 패러다임(recovery paradigm)'을 더 강조하는 형태로 변모하고 있다. 그런 점에서 21세기에 새롭게 발전하고 있는 정신건강의 정의는 '**개인이 자립정신을 가지고 일상의 일들을 잘 처리하고 스트레스에 잘 대처하며, 환경에 대한 적응력도 높은 상태**'로 정리할 수 있다.

이런 시대적 흐름을 반영이라도 하듯, 대한신경정신의학회에서는 2010년을 기점으로 '정신과(精神科)'에 대한 일반 국민의 편견을 줄이고 접근 용이성을 높이기 위해 개명 작업을 추진하였다(우종민·백종우·이주영, 2010). 진료과목의 명칭도 '정신건강의학과(精神健康醫學科)'로 변경하였다. 그 이유는 정신건강을 강조함으로써 정신과가 단순히 정신질환만을 치료하는 곳이 아니라 보편적이고 적극적인 예방의 의미를 담은 정신건강을 추구하는 곳이라는 밝은 이미지를 주기 위한 것과 깊은 관련이 있다.

다음은 정신건강에 대한 좀 더 분명하게 개념화된 학술적 정의의 예들이다.

① 미국정신위생위원회의 정의

미국정신위생위원회(National Committee for Mental Hygiene)에서는 "정신건강이란 다만 정신적인 질병에 걸려 있지 않은 상태만이 아니고 만족스러운 인간관계와 그것을 유지해 나갈 수 있는 능력"으로 정의하는 등 모든 종류의 개인적이고 사회적인 적응을 포함한다. 그리고 그것은 어떠한 환경에도 잘 적응해 나갈 수 있는 건전하고(wholesome), 균형 있고(balanced), 통일된(integrated), 성격의 발달을 의미한다.

② 세계보건기구의 정의

세계보건기구(WHO, 2001)에서는 정신건강을 "개인이 자신의 능력을 깨닫고, 삶에서 발생하는 정상적 범위의 스트레스에 대처할 수 있으며, 생산적으로 일을 하여 성취할 수 있고, 개인이 속한 사회에 기여할 수 있는 삶의 안녕 상태"로 정의하고 있다. WHO의 정의는 개개인의 정신적 안녕을 넘어 개인과 사회의 유기적 연결성을 강조하는 보다 적극적인 의미로 받아들여지고 있다(우종민 · 백종우 · 이주영, 2010).

③ 영국 보건교육청의 정의

영국보건교육청(Health Education Authority, 1997)은 정신건강을 "고통과 좌절과 슬픔을 감내할 수 있게 하는 정서적 영적 회복력"으로 간주하고 "인간의 존엄성과 가치에 대한 근본적인 믿음"이라고 정의하였다. 이 개념은 과거와 달리 포괄적 형태의 정의라 할 수 있다. 정신과학의 세계에서 행복을 추구하는 인간의 근본 성향을 믿고 마음의 면역력을 높이는 등 회복탄력성(resilience)을 강조한 것은 정신과 치료에 대한 높은 문턱을 낮추는 데 큰 영향을 준 것으로 평가받고 있다.

④ 기타

정길수 등(2004)은 정신이 건강한 상태를 "일상생활을 독립적이고 자주적으로 처리해 나갈 수 있고, 정신적 성숙으로 평소 스트레스에 대해 저항력이 있어서, 원만한 개인생활과 사회생활을 할 수 있는 상태"로 정의하였다. 성미혜 등(2005)은 정신이 건강한 상태를 "행복, 만족, 성취, 낙천주의 또는 희망과 관련이 있는 심리적 안녕 상태"로 정의하였다.

이처럼 정신건강은 인간 고유의 본질적 특성과 개인의 생활조건에 대한 해석이 학자마다 서로 다르다. 이상의 내용을 중심으로 정신건강을 종합 정리해 볼 때, 정신건강은 '**정신질환이나 신체적인 질환 없이 건강한 상태이면서 행복하고 만족하며 원하는 것을 성취하고 개인적 · 사회적 상황에 적응하며 독립적인 생활을 영위하는 상태**'로 정의할 수 있다.

2. 정신건강의 구성요소

정신건강 증진의 조건을 밝히어 개인이 정신건강을 잘 유지하기를 돕고자 하는 시도는 항상 있어왔다. 정신건강과 그 증진을 염두에 두는 화두는 '인간의 정신이란 무엇인가?', '정신적으로 건강한 사람은 어떤 사람인가?', '개인의 정신건강을 저해하는 요인과 보호하는 요인은 무엇인가?', '동서고금을 막론하고 보편적으로 적용되는 정신건강의 기준은 무엇인가?', '정신건강 증진을 위해 필요한 환경과 사회제도는 무엇인가?' 등 여러 가지가 있다. 이런 질문들 자체는 정신적으로 더 건강하게 살고자 하는 현대인의 소망을 담은 것들이라 할 수 있다.

1) 정신적으로 건강한 사람의 특징

정신적으로 건강한 사람은 세상을 바라보는 긍정적인 생각과 삶의 태도를 유지하고 있어서 작은 일들에도 행복감을 자주 느끼는 사람이다. 높은 자존감을 가지고 삶아가며, 때로는 삶의 역경이 눈앞에 닥쳐도 좌절하기보다는 기어코 이겨내는 회복탄력성이 높은 사람이다.

번튼과 맥도날드(Bunton & McDonald, 1992)는 정신적으로 건강한 사람이 갖추어야 할 세 가지 기본 조건들을 제시하였다. 첫째, 타고난 재능과 능력을 충분히 발휘하거나 후천적 노력으로 목표를 성취하는 자기효능감을 가질 것을 강조하였다. 둘째, 환경에 압도당하지 않고 주어진 환경을 창의적으로 활용하고 통제할 수 있는 심리적 숙달감을 갖는 것을 중요하게 보았다. 셋째, 삶의 여러 순간에서 경험하는 문제들을 회피하지 않고 직면하여 해결하는 능력이 탁월한 자율성을 갖출 필요가 있다고 덧붙였다.

브래드우드(Braidwood, 2000)는 정신적으로 건강한 사람들이 가지고 있는 공통의 특징으로 높은 자기 가치감(self-worth), 탁월한 스트레스 대처능력 그리고 우수한 대인관계기술을 강조했다(우종민・백종우・이주영, 2010). 베일런트(Vaillant, 2003)는 정신건강 유지를 위해 스트레스에 잘 대처하는 것을 일차적으로 중요하게 생각했다. 베일런트의 견해에 따르면, 정신적으로 건강한 사람은 성숙한 삶의 자세를 가지고 있고 자신의 감정을 적절히 평가하여 표현할 줄 알며 관계의 달인이라고 볼 수 있다. 목표를 위해서는 자신의 욕구를 지연하고 관련된 감정들을 잘 조절할 수 있고 주관적 행복감도 높게 유지한다. 이런 사람들은 생명을 위협하는 심각한 재난 앞에서도 위축되지 않고 적극적으로 행동하고 위기를 기회로 전환하는 능력도 탁월하다.

2) 펜톤(Fenton)의 정신건강 조건

미국국립정신건강연구소(NIMH : National Institute of Mental Health)의 웨인 펜톤(Wayne Fenton, 1953~2006) 박사는 2003년 호주 멜버른에서 개최된 제14차 ISPS[3] 학술대회에서 조현병의 치료에 약물치료와 정신치료를 병행하는 것이 가장 효과적이라는 과학적 증거를 제시하여 정신건강 학계의 거장이 된 사람이다. 그는 일찍이 정신적으로 건강한 사람이 되기 위해서는 다음의 3가지를 잘 유지하는 것이 중요하다고 주장했다(Fenton, 2000).

(1) 조화로운 성격을 갖추기

조화로운 성격은 개인의 감정과 이성적 판단에 모순이 적고 균형을 잘 유지하고 있는 긍정적 성격이라 할 수 있다. 누구나 세상을 살아가면서 내면의 갈등을 겪고 타인과의 불화와 알 수 없는 불안들로 좌절을 경험하고 고통을 겪게 된다. 그렇더라도 조화로운 성격을 가진 사람은 인생의 어떤 고난과 시련 앞에 굴복하지 않고 자신이 원래 가지고 있는 긍정의 힘으로 심리적 안정을 다시 회복하는 능력이 탁월하다. 이런 사람들은 삶의 여정에서 어떤 유혹이 찾아와도 평정심을 잘 유지할 수 있다. 환경에 잘 적응하고 성공적인 삶을 살아간다.

(2) 있는 그대로 자신을 수용하기

자신에 대해 가장 잘 아는 전문가는 바로 자기 자신이다. 그러나 사람들은 자신이 얼마나 괜찮은 사람인지를 잘 알지 못한다. '있는 그대로 자신을 수용한다는 것'은 자신의 능력을 객관적으로 판단하고 지금의 자기 모습을 사랑한다는 것을 의미한다. 자신의 한계를 받아들일 수 있는 유연한 삶의 자세는 성숙한 인격을 이끈다. 이런 사람들은 자신의 능력을 과대평가하거나 과소평

3) ISPS는 Gaetano Benedetti와 Christian Müller의 주도로 창립되어 1956년 스위스 로잔(Cery/Lausanne)에서 제1차 심포지엄을 시작으로 3년마다 학회가 개최되는 국제적으로 저명한 학술대회이다. 해를 거듭하면서 학회 규모가 커짐에 따라 상설 조직체가 필요하게 되어 지금의 단체인 ISPS(International Society for the Psychological Treatments of the Schizophrenia and Other Psychoses)로 발전하게 되었다.

가하지 않는다. 열등감이나 좌절감을 경험할 일도 거의 없다. 자신이 할 수 있는 것과 할 수 없는 것을 현실적으로 판단하는 능력이 탁월하므로 정신적으로도 여유로운 삶을 살아간다.

(3) 사회적인 인정과 승인을 유지하기

인간은 사회적 관계를 벗어나 살 수 없다. 그렇다고 타인과 만나고 어울리는 일이 항상 즐거운 것만은 아니다. 때때로 학교생활이나 직장생활 중에 윗사람들이나 동료들에게 인정을 받지 못한다면 그것만큼 힘든 일도 없다. 우리가 타인과 유대관계와 신뢰관계를 잘 형성하고 살아가는 일은 정신건강을 유지하는 데 중요한 조건이 된다. 그래서 건강한 정신상태를 유지하기 위한 기초 조건으로 사회적인 인정을 받는 것은 내면의 평정심을 유지하는 것 못지않게 중요하다. 다행히 사회적인 인정을 이미 획득했다면, 다음 순서로 인정받은 사실을 잘 유지하기 위해 추가의 노력을 기울여야 한다. 그러기 위해서는 누구나 할 것 없이 현실에 안주하지 않고 자신만의 이상을 가지고 자기실현을 위해 꾸준히 노력하는 것이 필요하다. 자기계발과 사회적 이상을 실현하기 위해 자신의 특성이나 능력을 최대로 발휘하는 것도 중요하다. 펜톤(Fenton, 2000)은 누구나 생산적이고 부끄럽지 않은 삶을 살려고 노력하다 보면 저절로 정신적으로 건강한 삶을 살 수 있게 된다고 보았다.

3) 야호다(Jahoda)의 정신건강 조건

영국의 사회심리학자 마리 야호다(Marie Jahoda, 1907~2001)는 정신건강을 "개인이 자신의 환경을 적극적으로 극복하고 성격의 통일성과 일관성을 나타내며 환경을 현실적으로 지각할 수 있는 상태"로 정의하였다(Jahoda, 2006). 다음은 그가 제시한 정신건강 유지를 위한 6가지 조건들이다(이정지, 2005; 장연집 · 박 경 · 최순영, 1998).

(1) 자신에 대한 긍정의 태도(positive attitudes toward self)

자신을 긍정적으로 바라보는 삶의 태도는 비록 부족한 점이 있더라도 전체적으로 자신을 괜찮은 사람이라고 바라볼 수 있는 적극적 삶의 자세다. 이런 사람들은 있는 그대로의 자신을 수용하고 자신이 원하는 바에 따라 행동할 줄 알며 자신을 객관적으로 바라볼 수 있는 능력이 탁월하다. 긍정의 마인드로 세상을 살아가는 사람은 자기 이해력이 높고 타인에게 자기개방을 잘하여 인간관계도 원만하다.

(2) 자아실현(self actualization)

야호다(Jahoda, 2006)는 인간을 적절한 성취를 통해 성장과 발달을 향해 나아가는 자아실현의 경향을 지닌 존재로 이해했다. 자아실현에 대한 강한 동기를 가진 사람은 잠재적인 능력이 뛰어나다. 어려운 과제 앞에서도 도전하고 성취하는 힘이 강하다. 그는 또한 인간의 정신은 도전하고 성취하는 가운데 행복의 경험들과 자아실현의 경험으로 단련된다고 보았다.

(3) 통합능력(integration)

통합능력은 개인 내면의 갈등이나 환경의 영향으로 생겨나는 외적 갈등에 압도되지 않도록 도와주는 '마음의 근육'과 같다. 높은 통합능력을 가진 사람은 자신의 감정을 조절하는 능력이 탁월하다. 균형감각을 잘 갖추고 살아가며 스트레스나 불안에 대처하는 방식도 다양해서 삶의 평정심을 잘 유지할 수 있다.

(4) 자율성(autonomy)

자율성은 타인이 정해준 삶을 살아가는 것이 아니라 순전히 자기가 결정한 바대로 따라가는 능력을 말한다. 높은 자율성을 가진 사람은 자신이 내린 결정에 대해 책임질 줄 안다. 자신 안의 여러 생각과 감정 그리고 행동들은 전적으로 그 자신의 것임을 잘 안다. '자신이 하기 싫은 일은 남도 하기 싫은 것

(人不知而不慍 不亦君子乎)'을 잘 알기에,[4] 타인의 자율성과 선택의 자유 또한 존중하며 공생하는 삶을 살아간다.

(5) 현실판단능력(perception of reality)

현실판단능력은 개인이 현실을 어떤 형태로 지각하고 있는지를 가늠해 주는 인지능력이다. 건강한 사람은 세상을 바라보는 관점이 유연하고 문제를 해결할 때 실현 가능성에 무게를 두고 행동한다. 그것은 자기 존재의 가치를 중요시하며 실존의 삶을 살아갈 때 더욱 활성화된다.

(6) 환경의 숙달(environmental mastery)

환경의 숙달은 환경을 지배하려는 것이 아니라 자신이 처한 환경에 잘 적응하고 대처해 가는 능력을 말한다. 환경에 잘 숙달된 사람은 성급하게 문제를 해결하려 하지 않고 갈등을 잘 관리하며 살아간다. 그리고 긍정적인 인간관계를 맺고 자신의 욕구와 환경의 조건을 조정하는 능력이 탁월하다.

4) 월만(Wolman)의 정신건강 조건

벤자민 월만(Benjamin Wolman, 1908~2000)은 높은 성취동기와 인지적으로 왜곡되지 않게 지각하는 건강한 인지체계를 강조했다. 특히 심리 내면의 안정과 건강을 위해 정서적 균형을 갖출 것과 자존감의 형성과 함께 사회적응을 중요하게 보았다(Wolman, 1985).

(1) 성취동기(achieve motivation)

월만(Wolman, 1985)은 어떤 일이든 그것을 성취하고자 하는 내적 동기가 낮은 사람들은 자신이 계획한 일들을 실제로 실행하는 것을 어려워한다고 보았다. 성취동기가 약한 사람들은 항상 갈등과 긴장된 상태를 경험하여 어려운

---

4) 논어의 학이(學而)편 첫 장에 나오는 구절 : "人不知而不慍 不亦君子乎". 남이 알아주지 않아도 성내지 않으면 또한 군자답지 않은가?라는 뜻으로 풀이된다(소준섭 역, 2018 : 17) .

과업을 성취하기 힘들어한다고 보기도 했다. 반면 그는 성취동기가 강한 사람들은 목표를 향해 정진하는 힘이 탁월하다고 보았다. 비록 시간이 오래 걸리더라도 자신의 능력 이상으로 어려워 보이는 과제들을 반드시 성취해 내는 능력도 우수하다고 설명했다.

(2) 인지적 기능(cognitive function)

우리 주변에는 외부의 위험을 과대평가하거나 과소평가하여 낭패를 보는 사람이 있다. 이런 사람들은 환상과 현실을 구별하는 능력이 떨어진다. 외부 세계를 왜곡하여 인지해서 문제가 생기는 경우도 많다. 그러나 정신적으로 건강한 사람들은 합리적인 사고능력이 뛰어나서 문제를 해결하는 힘이 좋다. 사실에 근거하여 외부 세계를 바라보는 상식도 잘 갖추고 있다.

(3) 평상심(emotional balance)

평상심은 어떤 유혹이 찾아와도 쉽게 흔들리지 않고 자신의 감정을 잘 통제하며 살아가는 정서적 균형을 유지하는 능력을 의미한다. 항시 마음이 불안하고 안정되지 못한 사람은 사소한 자극들에도 민감하게 반응하게 된다. 자신의 화를 이기지 못하여 자신과 타인에게 위해를 가하는 공격적 행동을 보일 때도 있다. 그에 비해, 정신적으로 건강한 사람은 외부의 자극들에 쉽게 반응을 보이지 않기 때문에 사소한 일들에 동요되는 경우가 거의 없다.

(4) 자아존중감(self-esteem)

자신을 존중하고 사랑하는 마음(자아존중감)이 큰 사람들은 스스로 매력적이고 사랑받을 가치가 충분한 사람이라고 믿는다. 자신의 가치를 크게 보기 때문에 독립적인 삶을 살아가며, 타인에게 의존하지 않고 자신의 능력을 믿고 만족스러운 삶을 살아간다.

(5) 사회적응(social adjustment)

우리는 보통 타인을 배려하는 마음이 크고 이타주의적 행동을 하는 사람을 두고 사회적응이 뛰어난 사람이라고 말한다. 월만(Wolman, 1985)은 사회적으로 잘 적응한 사람들은 적대감을 제외한 나머지 우호감들을 조화롭게 유지하며 행동하는 사람들이라고 보았다. 이에 따라 그는 사회적인 우호감과 사회적응의 형성수준에 따라 다음과 같이 네 가지 유형을 제시하였다.

첫째, 사회에 대해 적대감을 가진 사람은 자기방어가 강하고 때때로 타인에 대해 공격적 태도를 보여서 가장 낮은 수준의 사회적응 수준을 보이는 사람이다.

둘째, 도구적 우호감을 가진 사람은 생애 초기에 아기가 어머니에게 전적으로 의지하며 살아가듯이 누군가에게 의존해야만 살아갈 수 있는 수준의 사회적응을 가진 사람이다.

셋째, 상호적 우호감을 가진 사람은 필요에 따라서 인간관계를 주고받고 그것을 유지하기 때문에 진실한 인간관계 형성을 발전시키며 살아가는 수준의 사회적응을 보인다.

넷째, 박애적 우호감을 가진 사람은 타인의 삶에 적극적인 관심을 가지고 남을 돕고자 하는 선의에 따라 자발적 선행을 보여주는 등 높은 수준의 사회적응을 보여주는 사람이다.

3. 정상과 정신이상

건강은 주관적으로 그 정의와 의미가 달라질 수 있고, 제시한 기준의 성질에 따라 '정상(normality)과 정신이상(abnormality)', '건강과 질병' 등 다양한 형태로 정의할 수 있다. 이부영(1998)은 정신건강의 기준에 대해 다음과 같이 설명했다. "건강이란 객관적이고 자연과학적인 기준에 따른 의학적 판단이다. 그러나 정신건강이라 하면 여기엔 가치 규범이라는 기준이 개입된다. 그렇지 않으면 정신에 있어서 순수한 객관적 판단이 어렵다."

사람의 정신건강은 평균치를 가지고 판단하거나 다수를 표준으로 삼거나 사회적응능력만으로 판단할 수는 없다. 평범하지 않은 것을 우리는 '비범하다', '비상하다'라고 말하기도 한다. 이들은 결코 정신적으로 건강하지 못한 사람이 아니다. 한 사회 전체가 신경증적인 정신상태에 있을 때는 오히려 그런 사회에 적응하지 못하는 사람은 가장 건강한 사람일 수도 있다.

1) 임상적 관점

감기에 걸려서 병원을 방문하게 되면 체온과 혈압을 재고 청진기를 통해 호흡상태를 점검받게 된다. 검사 결과 체온이 높고 호흡이 고르지 못하다면 건강상의 이상으로 어떤 질병을 의심하거나 진단을 하게 된다. 이처럼 임상적 관점은 평상시와 다른 점을 임상적 측면에서 발견하려고 하는 것이다. 때로는 병의 발생원인이 정서적 문제와 관련될 경우 병의 원인을 쉽게 파악하기 어려울 때도 많다(장연집 외, 1998). 정신이상 상태에는 불안, 환각, 망상 혹은 반사회적 행동과 같이 증상이 뚜렷한 경우도 있지만, 병리학적 이상소견이 없는데도 정신증상이 나타나는 경우도 많다. 그래서 정신과학의 세계에서 정상과 정신이상의 상태를 구분할 때에는 대체로 다음의 세 가지를 검토해야 한다.

① 먼저, **"응당 있어야 할 것이 제대로 갖추어져 있는가?"** 살펴봐야 한다. 나이가 들어도 타인을 배려할 줄 모르고 예의도 없이 철이 들지 않고 부모에게 의존적인 태도만을 보인다면, 그것을 정상적 행동이라고 보기 어렵다.

② **"응당 없어야 할 것이 나타나고 있지는 않나?"** 살펴봐야 한다. 특정 개인에게 나타나고 있다면, 그것은 정신적 이상 상태에 있다고 볼 수 있다. 환청이나 망상 등의 정신 증상은 일반인들에게서 쉽게 볼 수 없는 행동들인데, 이는 응당 없어야 할 것이 개인에게 나타나는 것으로서 정상적이라고 보기 어렵다.

③ **"생애발달 수준에 적합한 수준의 행동을 보이고 있는가?"** 살펴보아야 한다. 대부분 정상반응들은 보편적인 생애발달 수준에 적합한 행동들이다. 그러나 청소년기의 자녀가 유아기에 보이던 행동으로 퇴행하는 모습을 보이거나, 성인기의 자녀가 독립적인 성향을 보이지 않는다면, 그것을 정상적 행동이라고 보기는 어려운 이치와 같다.

정신건강 전문가들은 이런 점들을 중요하게 관찰하고 살펴봄으로써, 정상과 정신이상의 관계를 검토하고 진단과 사정 및 개입의 도구로 활용한다.

2) 사회문화적 관점

어떤 문화권에서는 정상으로 받아들여질 만한 행동이 다른 문화권에서는 이상한 행동으로 받아들여지는 경우가 있다. 우리나라에서는 기차나 비행기가 예정보다 10분만 늦어도 비정상적인 것으로 간주하지만, 인도에서는 기차가 10시간 늦게 도착해도 개의치 않는다고 한다. 인도에서는 지극히 정상적인 것들이, '빨리빨리'에 익숙한 우리나라 사람들에게는 매우 비정상적인 현상으로 받아들여지는 것이다.

또 다른 예로 에스키모인들은 서로의 뺨을 치는 것이 반갑다는 의미이고, 티베트인들은 자신의 귀를 잡아당기며 혀를 길게 내밀어 타인에게 반가움을 표현한다. 그리스에서는 고개를 상하로 끄덕이는 것이 'No'의 표시로 우리와 반대의 의미가 있다고 한다. '좋다'라는 뜻으로 표현하는 엄지척(엄지손가락을 세워 보이는 행동)의 행동이 호주에서는 '거절이나 무례함'을 의미한다고도 한다.

그리고 브라질, 중동, 터키, 아프리카에서 OK 사인과 같은 손동작은 '이성을 유혹'한다는 뜻으로, 프랑스에서는 '형편없다'는 뜻으로 사용되기도 한다. 이처럼 나라와 문화적 전통에 따라 우리가 사용하는 동작들에 담긴 사회적 의미는 매우 다양하다. 그러므로 정상과 이상을 구분할 때는 먼저 사회와 문화가 가지는 독특한 배경을 이해해야 한다.

4. 정신건강의 영향요인

정신건강은 시대적 상황과 문화에 따라 달라질 수 있다. 개인의 주관적 판단을 배제하기 어려우므로 어떤 요인들이 개인의 정신건강에 영향을 주고 있는지를 파악하기도 쉽지 않다. 그래서 정신건강 증진전략을 세울 때는 인간의 정신건강에 영향을 미치는 요인들이 무엇인지 먼저 파악해 두는 것이 필요하다. 인간의 정신건강에 영향을 미치는 요인들은 대표적으로 신체적 요인, 심리적 요인, 가족적 요인, 사회환경적 요인으로 구분할 수 있다.

1) 신체적 요인

먼저 신체적 질병은 정신건강에 상당히 부정적인 영향을 미칠 수 있다. 실제로 만성질환을 오랫동안 앓음으로 인해 경제적 고통과 합병증 혹은 증상 악화에 따른 초조한 마음과 불안과 우울 등의 정서적인 고통이 수반될 수 있다. 이처럼, 신체적 건강은 정신건강과 밀접한 관련이 있다. 이런 신체적 질병 외에도 최근에는 '왜곡된 신체상(body image distortion)'과 같은 문제도 정신건강의 위협요인으로 지목되고 있다. 이와 관련한 극단적인 사례는 지나친 다이어트로 인한 거식증(Anorexia Nervosa)일 것이다. 왜곡된 신체상은 자신의 신체에 불만족할수록 자신감을 잃고 자신을 비하하게 만드는 치명적 결과를 낳는다(박선환 외, 2008 : 57). 겉으로 드러나는 외모의 중요성이 인간관계에 영향을 미치기도 한다. 객관적인 사실과 달리 자신을 부정적으로 인식하여 성형중독에 빠지거나 정서적인 고통을 호소할 수도 있으므로 이것은 정신적으로도 치료적 개입이 필요한 질병이다.

호주의 한 연구팀은 비만이 여성을 불행하게 만들 뿐만 아니라 심각한 우울증에 걸릴 확률이 그렇지 않은 여성들에 비해 높게 나타난다고 발표한 적이 있다(이은희, 2003 : 70-72). 비만은 성인뿐만 아니라 아동에게도 마찬가지 영향을 주는 것으로 보고되고 있다. 어린이에게 비만은 자신감의 저하, 우울증의 한 원인으로 지목되고 있다. 그리고 그것은 예민한 아이에게는 대인공포증을 유발하는 원인이 되기도 한다. 실제 학교현장에서 일하고 있는 교사들은 살이 쪘다고 놀림당하고 따돌림당하는 아이들이 과거보다 훨씬 많이 늘어났다고 보고한다. 신체적 요인과 정신건강의 관계에 대한 연구로는 "고3 수험생의 정신건강 수준과 그 결정요인에 관한 연구"(이은희, 2003)가 있는데, 이 연구에서는 신체적 건강이 양호할수록 불안, 우울, 사회적 부적응과 같은 정신건강 문제 발생률이 낮다고 한다. 그래서 수험생 정신건강 향상을 위하여 체력향상 프로그램과 같은 신체적 건강증진 프로그램이 중요하게 거론되기도 했다.

2) 심리적 요인

정신건강에 영향을 주는 심리적 요인은 자기 개념, 자존감, 자기효능감, 자기통제력, 회복탄력성 등 다양하다. 다음은 개인의 정신건강에 일차적으로 중요하다고 판단되는 세 가지 심리적 요인에 관한 설명이다.

(1) 자기 개념

심리학에서는 자기 개념(self-concept)을 한 개인의 '자기 자신에 대한 믿음의 총체(a collection of beliefs about oneself)'로 정의하고 있다. 자기 개념은 개인이 가지고 있는 본성과 개인의 독특한 특질이다. 가령, '나는 사회성이 좋다', '운동을 잘한다', '머리가 좋다' 등 사람들이 각자 스스로에 대한 경험적 지식에 근거하여 판단하는 것들이 대표적인 자기 개념의 예라 할 수 있다.

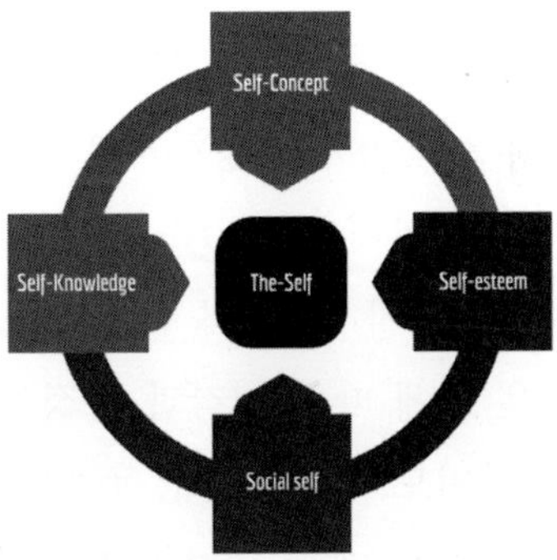

▌그림 1-3▐ 자기(self)의 구성요소
출처 : https://en.wikipedia.org/wiki/Self-concept

자기 개념은 그저 앎의 수준에서 그치는 자기인식(self-awareness)과는 조금 다른 심리적 특질이다. 이것은 '자기에 대한 앎(self-knowledge)'과도 다르고 자존감(self-esteem)과도 구분된다. 조금은 단순한 사실에 근거하여 자기를 설명해 줄 수 있는 인지적 성격이 강하다. 예를 들어, "나는 달리기를 잘한다(I am a fast runner)"는 개인을 설명해 주는 사실적 형태의 자기 개념이다. 그에 비해, "**나는 달리기를 잘하는 사람이 된 것이 기분 좋다**(I feel good about being a fast runner)"라는 말은 자신의 능력에 가치를 부여하고 평가하는 것이기에 개인의 자존감을 표현하는 말이라 할 수 있다(Ayduk et al., 2009).

인지이론의 관점에서 볼 때, 자기 개념은 '자기 도식(self-schemas)'으로 구성되며 자존감, 자기에 대한 앎 그리고 사회적 자아와 함께 상호작용하여 자기 전체(the-self)를 형성하는 핵심적인 구성요소 중 하나이다(Markus & Nurius, 1986; Myers, 2009). 그리고 자기 개념은 과거와 현재 미래를 이어주는 다리가 되는 자아의 주요 특질이다. 현재 자신의 모습은 과거에 형성된 자기(self)의 영향에서 자유로울 수 없다. 현재를 무시하고 밝은 미래에 있을 자아의 모습을 상상할 수는 없다. 긍정의 자기 개념을 가진 사람은 자기 안의 부정적인 내면의 모습을 멀리하고, 좀 더 긍정적인 내면의 자신에게 집중하면서 긍정적인 자기 내면의 평가를 유지하려고 노력한다. 그래서 사람들은 과거의 모습을 평가절하하거나(I'm better than I used to be : 나는 예전보다 지금 모습이 더 좋아), 지금의 모습을 더 나은 모습이라고 믿고 싶어 하는 것인지도 모른다. 그리고 그것은 미래의 자기 자신을 더 긍정적으로 생각(I will be better than I am now : 미래의 내 모습은 지금보다 더 나을 거야)하는 경향으로 나타나기도 한다(Ross & Wilson, 2002).

돈 해머체크(Don Hamachek, 1992)는 자기 개념을 크게 네 가지 범주(신체적 자기, 사회적 자기, 정서적 자기, 지적인 자기)로 나누어 설명하였다. 각각의 자기 개념들은 그에 따른 생각과 감정을 불러일으키고 현대인의 정신건강에 많은 영향을 주기도 한다(이민규, 2004 : 115-120). 그리고 이상적으로 생각하는 자기 모습과 실제 존재하는 자기 모습이 일치하는 정도에 따라 개인의 정신건강 수준이 크게 달라질 수도 있다.

'자기 일치(self-consistency)'는 현실적 판단에 근거하여 실제적 자신의 모습을 평가하고 바람직하게 생각하는 자신의 모습과 일치하려고 노력하게 만드는 힘을 제공할 수 있다. 그런데 실제적 자기와 이상적 자기가 항상 일치할 수만은 없다. 이 둘의 불일치가 커지면 개인의 심리적 불편함이 더 강화될 수 있다.

예를 들어, 실제적 자기의 모습은 내성적이고 수줍음을 많이 타는데, 자신이 생각하는 이상적인 자신의 모습을 사교성이 높은 자아에 두고 있다면, 우리는 이를 두고 '자기 불일치(self-inconsistency)'라고 표현한다. 실제적 자기와 이상적 자기 간 불일치가 크면 실망하고 낙담할 일을 많이 경험하게 되며 개인의 정신건강에도 좋지 않은 영향을 줄 가능성이 높다. 예를 들어, 실제적인 자기의 모습은 뚱뚱한데, 이상적으로 생각하는 자신의 모습은 날씬한 모습이라면 그 개인의 자기 개념은 불만족스러울 것이다. 그 결과 심리적으로는 위축되고 우울해할 가능성이 상대적으로 높아질 수도 있다.

(2) 자존감

자존감(自尊感, self-esteem)은 자아존중감의 줄임말이다. 그것은 한 개인으로서 그가 가지는 가치에 대한 종합적인 평가를 의미한다. 자기 개념과 자아존중감은 매우 밀접한 관련이 있다. 긍정의 자기 개념은 높은 자존감으로 이어진다. 자존감이 높은 사람들이 그렇지 않은 사람들보다 정서적으로 안정되고 더 행복감을 자주 느끼게 되어 있다. 그런데 자존감이 낮은 사람들은 온통 부정적인 생각에 사로잡히는 경우가 많다. 그래서 '그럼 그렇지. 내가 하는 일이 다 그렇지 뭐!', '내가 잘할 수 있을까?', '내가 뭘 제대로 하는 게 있나?', '아마 이번에도 실패할지도 몰라'라고 생각하며 자신에 대한 확신이 낮다. 그래서 '기껏 용기를 내어 도전했다가 실패라도 하면 어떻게 하지?'라며 앞으로 일어나지도 않은 일을 미리 걱정하며 불안해한다. 지레 겁부터 먹고 어떤 새로운 시도나 노력도 하지 않고 포기하는 경우가 많다. 이는 실패경험을 부추기며 그때마다 자기를 비난하고, 그 결과 자존감이 낮아져 회복의 기미가 보이지 않게 되는 악순환의 고리를 형성한다.

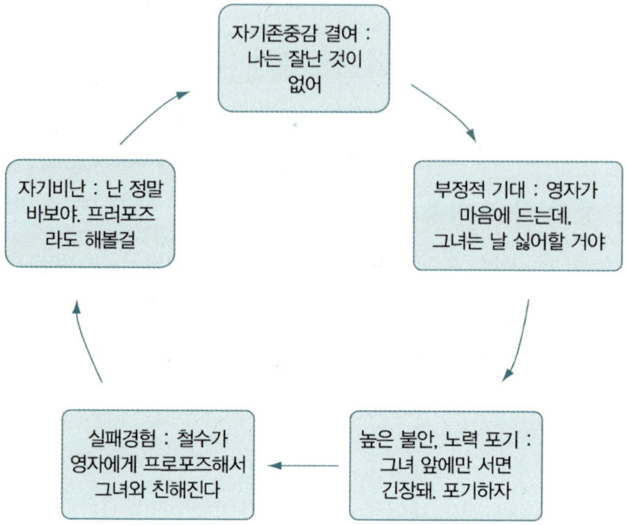

[그림 1-4] 자존감이 낮은 사람의 속마음 순환도

출처 : 이민규(2004). 현대생활의 적응과 정신건강.

그렇다면 자존감은 어떻게 형성되는 것일까? 여러 학자들이 말하길, 자아존중감은 생애발달의 초기에 형성된다고 한다. 특히 부모의 관여, 인정, 지원 등이 아동의 자아존중감에 영향을 준다고도 한다. 그리고 자기 자신에 대해 스스로 내린 판단 역시 중요한 영향을 미친다. 자기판단의 중요한 기초는 자신이 준거집단으로 선택한 사람들과의 비교에서 자신을 얼마나 긍정적으로 평가하느냐에 달려 있다.

누구나 한 번쯤은 한 집안에서 나고 자라면서 형제들끼리 비교를 당하고, 부모에게서 옆집에 사는 친구들과 비교당한 경험이 있을 것이다. 바로 그 어려서부터 경험했던 사소한 비교들로 때로는 마음에 상처를 입게 되고, 그것이 개인의 자존감에 부정적인 영향을 줄 때도 많다. 매쉬와 파커(Marsh & Parker, 1984)는 '사회경제적 수준이 높은 지역에서 우수한 경쟁자들과 지내면서 힘들게 성장한 아동들(A)'과 비록 '사회경제적 수준은 낮지만 자신과 비슷한 수준의 경쟁자들과 함께 생활하며 편안하게 성장한 아동들(B)'을 비교해 본 결과, 잘사는 동네에서 치열한 경쟁을 펼쳐야만 했던 A지역의 아동들에 비해 B지역 아동들이 자존감이 더 높다는 사실을 발표한 바 있다. 이런 사실들을 두고 볼 때, 자신이 생각하는 준거집단의 성격에 따라 자존감도 크게 영향을 받는다고 볼 수 있다.

> **자존감을 높이는 방법**
>
> - 자기의 모습은 자기가 통제할 수 있음을 인식하라.
> - 남들을 당신의 기준에 끌어들이지 말라.
> - 비현실적인 목표를 인식하라.
> - 부정적인 내용의 속엣말(마음속에 품고 있는 말)을 변화시켜라.
> - 자신의 강점이나 장점을 찾고 이를 부각하라.
> - 끊임없이 자기계발을 위해 노력해라.
> - 긍정적인 시각으로 타인을 대하라.

출처 : 이민규(2004), pp. 166-169.

(3) 긍정의 마인드

긍정의 마인드는 개인이 불행한 사건과 위험을 경험하더라도 그것을 극복하고 적응하도록 돕고, 역경을 딛고 일어서서 다시 원래 상태로 돌아가고 회복해 가는 심리적 내구성을 강화해 준다(이양희, 2007 : 92). 긍정심리학에서는 긍정의 마인드를 회복탄력성과 연관하여 설명한다. 긍정의 마인드가 우리 삶에 얼마나 큰 용기와 힘을 주는지는 2009년도 방영된 SBS TV의 <그것이 알고 싶다>의 '절망을 이겨낸 사람들의 7가지 비밀' 편을 보면 잘 알 수 있다(김주환, 2011). 다음은 긍정의 마인드로 삶의 역경을 이겨낸 사람들에게 나타나는 공통적인 특징이다.

① 감정조절능력

감정조절능력(emotional control)이란 어떠한 심리적 압박과 스트레스 상황에서도 평온함을 유지할 수 있는 능력을 말한다. 이런 능력을 갖춘 사람들은 쉽게 동요되지 않는다. 그러므로 자신이 하는 일뿐만 아니라 성공적인 인간관계를 형성한다. 그리고 분노나 짜증, 불안감이나 슬픔 등의 부정적인 감정도 잘 다스리고 좋은 기분과 즐거운 마음을 잘 유지한다. 긍정적인 감정들까지도 잘 표현하며 만족스러운 삶을 살아간다.

② 만족지연능력

우리에게 '마시멜로 실험'[5]으로 잘 알려진 만족지연능력(deferred gratification)은 지금 당장의 만족을 선택하기보다는 훗날의 더 큰 보상을 위해 현재의 욕구나 충동을 참아낼 수 있는 참을성을 의미한다. 새로운 일이나 대상에 급작스러운 흥미를 느끼다가도 쉽게 싫증을 내는 사람이나 머릿속에 떠오르는 생각을 참지 못하고 전부 쏟아내야만 하는 사람은 욕구지연능력이 부족해서 실패를 경험하면 쉽게 좌절하는 경우가 많다.

③ 낙관적인 삶의 태도

낙관적인 삶의 태도(positive attitude)는 비록 힘들고 어려운 상황에서도 긍정적인 면을 보려고 노력한다. 언젠가는 좋은 날이 올 것이라고 믿는 자기 확신의 태도 또한 높다. 낙관적인 삶의 태도를 가진 사람은 신체적으로 더 건강하고 불행을 행복으로 전환하는 사고능력도 뛰어나며 정신적으로 여유가 있다. 당장의 고통으로 지나치게 심각하게 생각하거나 우울해하는 일도 드물다. 그렇다고 재난상황과 같이 개인이 감당하기 어려운 위험한 환경의 위협조차 과소평가하는 비현실적인 낙천주의와는 거리가 멀다.

④ 문제해결능력

문제해결능력(problem-solving)은 주어진 문제를 제대로 해결할 수 있도록 정확한 원인을 찾아내고 그것들을 효과적으로 해결해 나가는 능력을 말한다. 문제해결능력이 높은 사람은 원인분석능력 또한 탁월하다. 어떤 문제와 실패의 원인을 외부의 탓으로만 돌리지 않고, 자기 탓으로만 돌리지도 않는다. 합리

---

5) 스탠퍼드 마시멜로 실험(Stanford marshmallow experiment)은 실험에 참여한 아동에게 "마시멜로 하나를 주고 15분 동안 먹지 않으면 하나를 더 주겠다고 한 뒤 아이가 못 참고 먹는지 아니면 끝까지 참아내는지를 관찰하는 실험"이다. 1972년 스탠퍼드 대학의 월터 미셸(Walter Mischel)이 '만족스러운 지연'을 연구하기 위해 수행하였다. 이 연구에서, 아동은 하나의 작지만 즉각적인 보상과 그리고 일정 기간 동안 기다렸다면 그 2배의 보상 중에서 선택할 수 있다. 이 시간 동안 연구원은 약 15분 동안 방을 떠났다가 다시 돌아오는데, 이때 아동은 보상으로 마시멜로를 한 개 더 받는다. 후속 연구에서 연구원들은 SAT 점수, 교육 성취도, 기타 생활 대책에서 원래 연구보다 10배가 넘는 더 다양한 표본 모집단을 사용한 복제 시도는 원래 연구의 효과의 절반에 불과했다. 복제는 의지력보다는 경제 배경이 나머지 절반을 설명했다고 제안했다(위키백과, 2005b). 그러나 이 실험에도 오류는 있다. 월터 미셸은 이 실험에 참여한 아동의 사회경제적 수준을 통제변수로 고려하지 않았다. 즉, 저소득층의 아이들은 지금 당장 먹을 것을 먹지 않으면 다음에 기회가 오지 않을 수 있다는 생각에 참지 못하고 마시멜로를 먹었을 가능성이 높다. 반면 중산층 이상의 가정에서 나고 자란 아동들은 지금 당장 마시멜로를 먹지 않아도 자신이 원하면 언제든지 먹을 것을 찾아서 먹을 수 있다는 경험이 축적되어 있기 때문에, 만족지연능력이 더 높을 수 있다는 점을 간과했다는 후대 심리학자들의 비난을 받기도 했다.

적인 판단과 자기성찰에 기반을 두고 문제를 유발하는 원인을 찾아 합리적으로 해결해 나가기에 심리적 에너지를 건강하게 잘 유지할 수 있다.

⑤ 공감능력

공감능력(empathy)은 타인의 욕구와 마음을 읽고 자신의 감정을 적절하게 잘 표현하는 능력을 의미한다. 이런 사람들은 다른 사람의 비언어적 표현(얼굴표정, 목소리, 억양, 제스처)들을 통해 타인의 생각과 느낌을 알아차리는 능력이 탁월하다. 그러하기에 공감능력이 뛰어난 사람은 인간관계가 원만하고 타인과 갈등하고 핏대 올리며 싸우는 일이 없어서 정신적 건강을 잘 유지할 수 있다.

⑥ 자기효능감

자기효능감(self-efficacy)은 내가 무언가를 해낼 수 있다는 믿음이다. 어떤 선택을 하더라도 자신의 선택이 옳다고 믿고 긍정의 선택을 더 자주 하도록 만들어 주는 자아의 특질이다. 이것은 자신과 세상의 관계에 어떠한 의미를 부여하고, 자신의 능력을 어떻게 평가하느냐에 따라 결정된다.

⑦ 적극적으로 도전하는 자세

적극적으로 도전하는 자세(challenging attitude)는 스스로 한계를 정하지 않고 자신의 능력 이상으로 성장하려는 시도를 지속하는 삶의 자세를 뜻한다. 이런 사람들은 일상에 안주하는 것을 거부하고 새로운 도전 앞에 두려워하지 않으므로 불안함도 상대적으로 덜 느끼는 편이다.

3) 가족적 요인

가족은 한 사람이 태어나 성숙한 인간으로 자라도록 비옥한 토양이 되어주고, 독립적이고 건강한 사람이 될 수 있도록 인생의 나침반이 되어준다. 가족이 얼마나 건강한지에 따라 개인의 건강도 크게 영향을 받는다. 비옥한 토양에서 풍성하고 질 높은 작물이 잘 자라듯 가족의 건강은 개인의 건강의 질을 결정하는 핵심요인으로 작용한다. 다음은 개인의 정신건강에 영향을 주는 대표적인 가족적 요인들에 대한 설명이다.

(1) 가족체계

머레이 보웬(Murray Bowen, 1913~1990)은 한 가족성원의 조현병은 병리적 가족체계의 증상이고 개인의 증상은 그가 속한 가족의 정서체계와 밀접한 관련이 있다고 보았다. 보웬은 자신이 치료한 조현병 환자가 증상이 좋아져 집으로 돌아가면, 가족들과 갈등으로 증상이 재발하는 경우를 자주 목격했다. 그러면서 조현병의 증상이 환자 개인의 문제라기보다는 그 가족의 정서체계와 밀접한 관련이 있다는 사실을 발견하게 되었다고 한다. 그리고 가족의 정서체계는 가족투사과정을 거쳐 세대 간에 전수된다고 보았다.

살바도르 미누친(Salvador Minuchin, 1921~2017)도 '문제 없는 가족은 없다'고 주장하며 가족 내의 문제 유무(有無)만을 가지고 문제가족과 정상가족을 구분할 수는 없다고 하였다. 그는 건강한 가족은 가족들이 내외적 압력으로 많은 긴장을 받을 때도 당황하지 않고, 가족들 서로가 지지하고 협력하여 갈등상황에 적응하며 가족 내 긴장을 줄여가는 힘이 좋다고 말하였다(송성자, 2002).

그에 비해, 가족 내 문제가 심각하고 갈등이 심할 경우, 가족체계 내 긴장이 고조되고 가족 전체의 정신건강에 미치는 부정적인 영향이 클 수 있다(김도애 외 공역, 2009). 자녀들은 부모의 갈등을 금방 알아차리게 된다. 부모갈등을 자주 보면서 성장하는 자녀들은 '남자와 여자가 함께하는 삶이란 골치 아프고 즐겁지 않은 일'이라고 여기게 될지도 모른다. 갈등이 많은 가족은 그렇지 않은 가족보다 불안, 분노, 미움과 같은 감정을 더 많이 경험하는 것으로 알려져 있다.

문제가족에게서 주로 나타나는 삼각관계(triangulation) 또한 가족성원의 정신건강을 해치는 요인으로 작용하기도 한다. 부부간의 갈등을 회피할 목적으로 특정 자녀를 두 사람의 갈등관계에 끌어들일 경우, 해당 자녀는 어느 한쪽 부모의 인정을 잃어버릴 것을 염려하게 된다. 이는 자녀들이 부모와 적절한 관계를 형성하기 어렵게 만들기도 한다. 심할 경우, 부모 간의 갈등이 자녀들의 삶에 먹구름을 지우고 불안한 그들은 한쪽 혹은 양쪽 부모들에게 매달리게 만들어 자녀의 불안 심리를 부추기어 불안장애로 이어질 수도 있다.

(2) 가족의 항상성

가족의 항상성(homeostasis)은 '가족체계가 현재 상태를 유지하고 변화에 저항함으로써 심리적 평정 상태나 균형을 찾으려는 경향성'을 의미한다. 이 세상의 모든 개인과 가족들은 비록 그것에 많은 문제가 있다고 하더라도 한번 형성된 행동 양식을 잘 바꾸지 않으려고 한다. 그렇다고 항상성이 항상 고정된 낡은 관습과 같은 것은 아니다. '작용(변화) — 반작용(저항)의 원리'에 따라 가족체계가 변화하는 과정에서 일시적으로 항상성을 유지할 수 있다(송성자, 2002). 그래서 가족의 항상성은 가족체계가 건강한 상태로 유지되는 형태가 되기도 하고 병리적으로 고착된 상태를 의미하기도 한다. 변화의 방향은 잘못 형성된 항상성을 깨고 긍정의 항상성을 형성하도록 돕는 것에 있다.

(3) 가족 규칙

돈 잭슨(Don Jackson, 1920~1968)은 모든 가족은 가족 규칙의 지배를 받고 성장한 존재로서, 가족성원들은 가족체계 내에서 반복적으로 학습한 방법대로 행동하며 가족생활을 지배하는 일련의 가족 규칙들에 따라 행동한다고 보았다. 대체로 가족 규칙은 돈과 집안일 그리고 가족성원으로서 역할과 기대에 관한 것들이다. 가족규칙은 대체로 합리적이거나 정당한 어떤 것으로 가족들 모두가 동의한 내용이라고 믿는다.

버지니아 사티어(Virginia Satir, 1916~1988)는 가족 규칙에 따라 가족의 의사소통방식이 달라질 수 있다고 보았다. 그래서 가족 내 금지된 화제는 무엇이며, 가족성원들에게 고통을 주는 규칙은 무엇인지를 밝혀내어 가족 내 긴장을 해소하고 가족 전체의 정신건강을 증진하기 위한 치료전략을 자주 사용했다. 사티어는 고통의 근원을 '나쁜 사람(bad person)'이 아닌 '나쁜 규칙(bad rule)'에서 찾았고, 가족들이 서로 대화하기 어려운 이유는 융통성이 부족한 가족 규칙 때문이라고 생각했다(송성자, 2002 : 323-324).

예를 들어, 가족 전체의 정신건강을 해치는 말들은 '가족의 일은 밖에서 절대로 말해서는 안 된다', '항상 최선을 다해야 한다', '말이 많으면 안 된다',

'말보다 행동으로 열심히 사는 것을 보여주는 것이 옳다', '식구들끼리 화를 내거나 싸워서는 안 된다', '부모님이 걱정하신다. 그러니 착하게 굴어라' 등 이루 헤아릴 수 없이 많다. 이렇게 딱딱하고 숨 막히는 가족 규칙들은 가족들의 마음을 위축시키고 몸과 마음을 병들게 할 수도 있다.

4) 사회환경적 요인

(1) 사회적 지지

사회적 지지(social support)는 개인 상호 간에 신뢰하고 도움을 주며 감정적인 결속으로 이루어지는 관계를 뜻한다. 이것은 인간의 기본적인 사회적 욕구를 충족시켜 주며, 스트레스 예방에도 큰 도움이 된다(이은희, 2003 : 58). 정기적으로 가족, 친구, 직장동료 등 주변 사람들에게서 위로와 지지를 받게 되면, 어떤 위기상황에서도 흔들리지 않고 자신의 길을 걸어갈 수 있다. 칭찬과 위로 그리고 격려의 말들은 우리에게 자신감을 회복하게 해주는 마음의 보약들이다.

그래서 '사회적 지지를 많이 받을수록 더 건강하고 오래 산다'는 연구결과도 있다. 어느 대기업 취업면접에서는 '10명의 친구에게 도움을 요청하는 문자를 보내고 30분 내에 총 몇 명의 친구에게서 답이 오는지를 알아보는 과제'를 준 적이 있다고 한다. 이후 이 과제는 개인의 도움 요청에 대해 주변 사람들이 어떻게 반응을 보이는지를 통해 그 개인의 인성을 파악하는 데 큰 도움이 되는 과제로 알려졌다.

정신장애인을 자녀로 둔 부모들의 경험연구에서도 사회적 지지가 풍부한 부모가 결여된 부모보다 자녀를 돌보는 경제적·심리적 부담이 적었고 심리적 안녕감을 가지고 삶을 수용하는 태도를 보였다(채인숙, 2007). 사회적 지지와 정신건강과 관련한 많은 연구에서도 사회적 지지가 높을수록 불안, 우울, 분노 등이 감소한다고 말하고 있다(강문희, 1999; 이은희, 2003; Thoits, 1982). 그런 점에서 사회적 지지는 개인의 사회적응을 향상시키고 문제해결능력을 강화하는 등 정신건강에 중요한 영향요인으로 작용한다.

(2) 생활환경 요인

우리 주변을 살펴보면 심심찮게 소음, 일조권, 조망권 침해로 인한 이웃 간 분쟁의 이야기들을 자주 듣게 된다. 이처럼 공기와 물의 오염, 소음, 인구 과밀현상 등의 물리적 환경은 우리 몸에 신체 질병과 이상징후를 유발할 가능성이 높다(박선환 외, 2008). 예를 들어, 공항 주변에 사는 사람들은 항공기 이착륙 시 소음으로 인해 상당한 스트레스를 호소하는 경우가 많다. 또 새로 조성된 아파트 단지로 인해 인근 주택에 사는 사람들이 집에 햇빛이 들어오는 시간이 절대적으로 줄어 스트레스를 받는다고 불편을 호소하며, 아파트 시공업체를 대상으로 보상을 요구하기도 한다. 숲이 많은 곳에서 사는 사람들의 스트레스가 상대적으로 적듯이 생활환경이 자연과 더불어 숨을 쉬고 편안함을 안정적으로 제공할 수 있다면, 우리의 정신건강도 한 뼘 더 성장할 것이다.

(3) 가상환경 요인

인터넷문화의 발달과 인공지능의 출현으로 인해 변화된 가상환경도 현대인의 정신건강에 큰 영향을 미치고 있다. 디지털 기기 사용량의 증가는 우리 인간의 사회적 관계를 온-오프라인으로 확장시켜 주었지만 그에 따른 부작용도 만만찮다. 예를 들어, 사실확인도 되지 않는 소문들이 마치 사실인 것처럼 한 개인의 인격을 매도하고 정신적인 고통을 안겨주어 자살에 이르게 만드는 '악플'의 폐해는 어제오늘만의 일은 아니다. 가상의 공간에서는 익명성이 보장되어 어떤 말이라도 할 수 있겠지만 그것으로 인해 개인의 존엄성이 위협받아서는 아니 된다. 유명인이 사실과는 다른 소문으로 정신적인 고통을 당하다 자살을 선택하기도 하며, 청소년들은 온라인 게임, 채팅 등을 통해 저속한 말들을 배우고 정신적으로 황폐해지기도 한다(제12장 참조). 이처럼 '가상환경과 인간의 정신건강 관계'의 심각성은 이미 여러 연구들을 통해 밝혀지고 있기에, 가상환경과 정신건강 문제에 관해 좀 더 신중한 대처가 필요하다.

핵심정리

- **정신건강** : '건강이란, 다만 병이 없는 상태만을 의미하는 것이 아니라 신체적 · 정신적, 그리고 사회적으로 만족한 안녕의 상태가 유지되는 것이다.'(1994년 세계보건기구)
- **정신건강의 조건** : 자신에 대한 긍정적인 태도, 성장 · 발달 · 자기실현, 통합력, 자율성, 현실지각, 환경의 숙달(Marie Jahoda)
- **정상과 정신이상** : 이 두 개념의 차이는 매우 주관적인 개념이나 임상적, 사회문화적 관점에서 볼 때 평균의 삶의 기준에서 평가하고 판단해야 함
- **정신건강에 영향을 미치는 요인**

  ① **신체적 요인** : 외모, 당뇨 및 고혈압 등과 같은 질병, 신체 건강상태 등

  ② **심리적 요인** : 자기개념, 자존감, 긍정의 마인드 등

  ③ **가족적 요인** : 가족체계, 가족항상성, 가족 규칙 등

  ④ **사회환경적 요인** : 사회적 지지, 생활환경 요인, 가상환경 요인 등

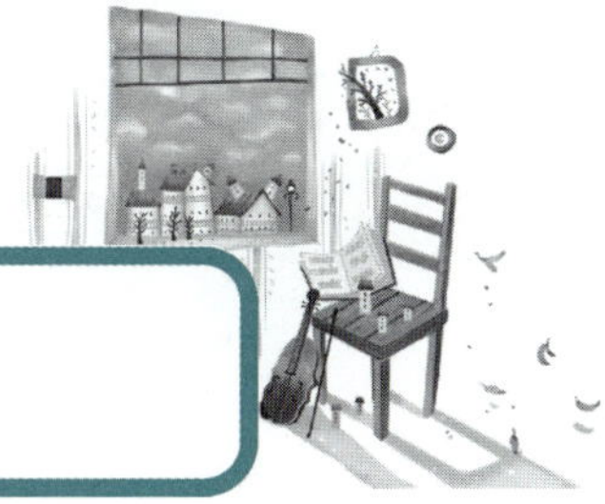

CHAPTER

02 정신질환과 정신건강서비스

학습목표

1. 정신질환을 대하는 시대적·문화적 관점변화와 정신질환 관리의 역사와 배경에 대해 이해한다.
2. 정신건강서비스의 필요성과 정신건강 전문가의 역할을 종합적으로 이해한다.
3. 정신건강 관련 통계와 현황을 중심으로 국가 정신건강 기획 내용을 이해한다.

세계보건기구(WHO)는 매년 '정신적 건강이 없이는 건강도 없다(No health without mental health)'고 천명하며 현대사회에서 정신건강 관리가 얼마나 중요한지를 힘주어 강조하고 있다(시사저널, 2017). 최근 우리나라에서도 세월호 참사와 이태원 참사 그리고 COVID-19 팬데믹과 기후변화로 인해 나타나는 대형 산불과 같이 잇따른 재난의 상황들을 겪을 때마다 시민들의 건강은 크게 위축되었고, 정신적으로 집단 트라우마 현상이 나타나기도 하였다. 따라서 정신건강의 관리가 시민의 삶과 안녕을 보장하는 데 얼마나 중요한지 잘 알 수 있다. 이 장에서는 정신건강 관리의 역사적 변천사를 통해 현대를 살아가는 우리들이 어떤 교훈을 얻을 것인가를 함께 토론해 보고, 양질의 정신건강서비스를 제공하기 위해 정신건강 전문가들이 어떤 노력을 기울여야 할 것인지에 대해 살펴보고자 한다.

1. 정신건강 관리의 역사와 배경

1) 정신건강 관리의 역사적 배경

고대: 도덕적 타락 ➡ 중세: 마녀사냥 ➡ 현대: 뇌의 질병

| 그림 2-1 | 정신질환에 대한 질병관의 변화

정신질환에 대한 사회적 인식과 태도는 당대의 사회문화적 전통과 질병관에 많은 영향을 받는다. 고대 그리스 문헌에 따르면, 고대인들은 정신질환을 가지고 있는 사람들을 도덕적으로 부패한 사람으로 보고 이들을 윤리적 교화의 대상으로 대했다. 유럽 대륙에서는 기독교적 세계관이 지배하던 중세 시대에는 정신질환자를 이교도라는 죄목으로 다스리곤 했다. 그 결과, 정신질환을 가진 사람은 혹독한 탄압과 '마녀사냥(witch-hunt)'의 주된 희생양이 되기도 했다.

그러나 현대사회에서 정신질환은 뇌의 질병으로 간주되고 있다. 적절한 약물치료와 재활치료를 통해 관리가 가능한 만성질환이라는 생각은 정신의학의 비약적인 발전을 이끌었다. 신체건강을 위해서는 건강한 생활습관이 필요하고 몸이 아프면 그 즉시 치료를 받아야 하듯이, 정신건강을 위해서도 예방적인 관리가 중요하다. 그래서 지금은 말 못할 마음의 고충이 생기면, 이를 숨기기보다는 상담이나 정신건강 전문가의 도움을 받는 것이 더 현명한 방법으로 받아들여지고 있다.

이처럼 정신질환에 대하여 달라진 질병관은 정신질환자들에 대한 사회적 처우와 방식을 바꾸어 놓았다. 전 세계적으로 정신건강 관리와 정책 방향은 전인격적인 치료를 중시하고 입원 치료를 최소화할 것을 주문하고 있다. 그리고 사회통합에 근거한 지역사회 중심의 정신건강서비스를 강조하고 있다. 역사적으로 볼 때, 지역사회 정신건강 관리의 시작은 제2차 세계대전의 영향을 많이 받았다(김혜련 · 신혜섭, 2007). 제2차 세계대전이 종식된 이후, 이전에는

전혀 정신적인 문제를 보이지 않았던 군인들이 전쟁 참전 이후에 심각한 정신적 문제를 보이는 경우가 많았다. 이를 해결하기 위해 미국에서는 1946년에 「국민정신건강법」이 통과되었다. 이 법의 영향으로 1949년에 설립된 국립정신건강연구소(NIMH : National Institute of Mental Health)에서 수행한 정신건강사업들은 당시에는 매우 혁신적인 조치들로 가득했다. 그리고 그것은 미국 전역에서 다양한 형태의 정신건강 전문가들을 다수 채용하는 계기가 되었다. 그때부터 국가가 인정하고 지원하는 정신건강 전문가들은 정신질환자의 치료와 재활을 위해 팀 접근의 방식을 시도하였으며, 정신건강 문제의 예방과 치료를 위하여 다양한 서비스를 실시하였다(김규수, 1992).

이후 정신건강 분야에서는 1950년대에 개발된 항정신병 약물의 영향으로 치료 방식이 크게 달라지기 시작했다. 항정신병 약물은 정신질환의 증상을 관리하는 데 효과적이었다. 정신질환자들이 자기 집에서 생활하면서 외래로 치료를 받거나 지역의 정신건강센터에서 서비스를 받으며 지내는 생활이 가능해졌다. 이는 자연스레 정신건강운동으로 이어지게 되었다. 이후 이 운동은 케네디 대통령의 「지역사회 정신건강법」의 제정으로 이어졌고 정신건강서비스의 형태를 다양화시키는 등의 성과로 나타났다(Farely et al., 2000; 이윤로·이선영, 2005 재인용). 이에 따라 정신건강서비스는 주립정신병원 중심의 입원 치료 경향에서 벗어나 낮병원이나 아웃리치 프로그램 등 지역사회 중심 치료의 형태로 확대되게 되었다.

2) 우리나라 정신건강 관리의 배경

(1) 산업화 이전의 시기

과학적 지식이 부족했던 우리나라의 농경사회에서는 인간이 이해하기 어려운 현상들을 초자연적인 현상으로 이해하는 경향이 강했다. 의학적 설명을 할 수 없었던 19세기 이전까지는 정신질환을 초자연적인 힘에 의지하여 치료하고자 하였다. 점을 치고, 굿을 하고, 부적을 쓰고, 신전에서 기도를 드리는 등 산업화 이전 시기에 정신질환을 바라보는 관점은 과학적 치료법과는 거리가 멀었다(서동우, 2010). 이때만 하더라도 정신장애인 보호에 대한 부담을 대가족과 지역사회가 나누어 분담하였기에 국가 차원에서 정신건강 관리를 위한 법과 제도의 필요성은 낮았던 것도 사실이다.

이런 경향은 우리나라가 1인당 국민소득이 지금의 1/100 수준[1])에도 미치지 못하던 1970년대까지 지속되었다. 당시에도 여전히 대가족제도의 영향권 아래 있었기 때문에, 정신장애인 부양에 대한 책임은 지역사회 공동의 책임으로 받아들여졌다. 농업노동의 특성상 시・공간의 제약이 적어서 약간의 정신질환이 있어도 농사일을 수행하는 것에 큰 지장은 없었기에, 정신장애인들은 마을에서 지역주민과 어울려 사는 데 어려움은 없었다. 정신장애인들도 농업에 종사하며 최소한의 생산성을 유지하며 살아가기도 했다. 정신장애인의 평균수명은 짧은 편이어서 사회문제로 발전하는 일도 드물었다. 이처럼 이웃과 마을 공동체 간 신뢰가 살아있던 1960년대까지의 농경사회에서는 정신장애인을 사회의 위협적 존재로 바라보지 않았다.

(2) 산업화 시기

우리나라는 1970~1980년대를 기점으로 고도의 경제성장 시기를 거치게 된다. 이 시기는 우리나라 역사상 가장 큰 사회문화적 변화를 가져다주었다. 농경중심 사회가 산업사회로 바뀌면서 우리의 삶이 크게 바뀌었다. 산업화, 핵가족화 현상으로 오랜 시간 삶의 터전과 문화를 공유해 왔던 지역사회 공동체의 기반이 약해졌고 정신장애인을 위한 가족과 근린사회의 보호적 기능도 약해졌다. 산업사회에서 정신장애인은 기계와 금속을 다루어야 하는 위험한 생산 활동에 참여하기 어려웠기에 이들의 노동생산성은 농경사회에 비할 바가 못 되었다. 심지어 가족 내에서조차도 정신장애인은 보호가 필요한 존재로만 인식되었다. 그렇게 시나브로 정신장애인들은 가족과 사회에서 멀어지고

1) 한국은행(2019)이 공식집계한 2019년 1인당 국민총소득(GNI)은 31,349달러로 발표되었다. 이는 1970년 257달러에 비해 121.9배 상승한 수치이다. 우리나라의 1인당 GNI가 3만 달러를 넘은 것은 2018년이 처음이다. 전 세계적으로 인구 5천만 명이 넘는 국가 가운데 국민소득이 3만 달러를 넘어선 국가는 미국, 일본, 독일, 프랑스, 영국, 이탈리아까지 6개뿐이었고 우리나라가 7번째 국가라는 점에서 세계경제에서 차지하는 우리나라의 경제적 위상을 가늠할 수 있는 주요 잣대로 활용되고 있다.

소외되는 이방인의 신세가 되어 변방으로 밀려 나갔던 것이다.

한편, 도시화는 점차 변방으로 밀려나는 정신장애인들의 삶의 터전을 위협하기 시작하였다. 도시에 거주하는 정신장애인들은 가족들과 지역사회 보호의 울타리에서 점차 멀어져 갔다. 적절한 치료와 기초생활보장을 기대하는 일은 꿈같은 일이 되어 버렸다. 설상가상으로 정신장애에 대한 사회적 편견이 점차 늘어, 도시사회에서 이들이 설 땅은 좁기만 하였다. 설상가상으로 일부 정신질환자들이 범죄에 연루된 사건에 관한 언론보도는 '정신장애인은 위험하다'는 편견을 더욱 부추겼다. 그 결과, 적절한 치료와 기초생활을 보장받아야 마땅할 정신장애인의 법적·사회적 권리가 외면당하는 일도 많아졌다. 심신이 미약하다는 이유로 지역사회에서 소외되거나 미인가시설에 방치되는 경우도 많았다. 적어도 1980년대까지는 개인의 인권이 크게 보호받지 못하던 때라고 하더라도 정신장애인에 대한 사회적 처우는 일반 시민의 인권침해 사례와 비교조차 될 수 없었다.

(3) 국가중심 정신건강 관리의 시작

'**편견은 차별은 낳고, 차별은 배제를 낳는다**'는 말이 있다. 사회적으로 배제된 정신장애인에게는 그만큼의 회복을 위한 사회적 지원이 더 요구된다. 우리나라에서 산업화가 본격화된 1970~1980년대 후반부터는 정신장애인을 치료하고 보호하는 일은 가족과 지역사회의 책임을 넘어서는 일이 되었다. 이것은 우리 사회가 공동의 노력으로 풀어야 할 사회문제이기에, 정신건강 관리를 향한 사회적 요구 또한 다양하게 표출되기 시작했다. 그런데도 체계적인 서비스 체계가 미비했던 당시에는 종교적 미인가시설에서 정신장애인이 보호되던 경우가 많았다.

그중에서도 국가의 개입과 법적 규제가 없는 그곳에서 정신장애인들의 반(反)치료적이고 비(非)인권적인 수용이 양산된 사실은 우리나라 정신건강 관리의 가장 어두운 역사적 한 장면으로 기록되고 있다. 1983년 비참했던 미인가 정신요양시설의 실상을 보도한 KBS TV의 <추적 60분>은 우리나라 정신건강 관리 정책에서 근본적 개혁의 마중물이 되었다. 더는 정신장애인의 치료를 미허가 민간 시설에만 맡겨두기 어려웠던 정부는 의료적 입원정책을 중심으로 한 정신건강 관리의 방향으로 전환을 서둘렀다. 이때부터 우리 정부의 정신장애에 대한 관점은 '수용의 대상'에서 '치료의 대상'으로 바뀌었고 최소한의 인권과 치료를 보장하는 정신(요양)병원 제도로 개선되기 시작하였다.

이처럼 1980년대 말 이후 진행된 정신건강 관리 정책 기조의 대전환에 힘입어, 무허가 시설에 수용되었던 정신장애인들이 정신병원과 정신요양시설 등에 입원(소)되면서 이들의 처우가 일부 나아지는 모습도 있었다(김혜련 · 신혜섭, 2005). 그러나 정신병상의 증설로 인해 장기 입원과 수용 위주의 정신건강관리 체계가 가속화되는 등의 부작용도 함께 나타났다. 이는 당시 전 세계적으로 활발하게 진행되고 있던 탈원화 방향에 역행하는 정책방향이었다. 지금도 당시의 대형 정신병원과 정신요양시설의 등장은 정신질환자의 수용을 증가시키는 역효과를 탄생시켰다고 평가받고 있다.

(4) 정신건강 관련 법과 제도의 확충

시설수용 위주의 정책기조는 1995년 「정신보건법」이 제정되기 전까지 지속되었다. 최초 정신보건법의 목적과 취지는 정신질환자의 강제입원에 대한 법적 절차를 규정하고 정신질환자의 인권을 개선하며, 지역사회 정신건강을 확대하는 데 있었다(서동우, 2000). 하지만 지역사회 정신건강을 위한 「정신보건법」의 실행을 위한 실질적인 지원은 미흡했다. 그리하여 수차례에 걸친 개정작업을 거친 끝에, 2017년 5월 30일에 「정신건강증진 및 정신질환자 복지서비스 지원에 관한 법률(이하 정신건강복지법)」로 전면개정되었다. 이 법에서는 그간 여러 차례 문제로 제기되었던 강제입원 절차에 관한 조항이 개선되었고 정신장애인에 대한 인권보호와 치료 및 복지증진 내용을 새롭게 포함하였다.

이상과 같이, 우리나라는 1990년대 이후부터 현재에 이르기까지 정신보건법 제정을 중심으로 정신장애인과 가족들의 재활과 사회통합에 관한 욕구를 충족시키기 위한 정신건강 관리의 노력을 꾸준히 전개하고 있다. 공공에서는 국립정신건강센터의 활약상이 눈에 띄었고, 민간[2)]에서는 정신장애인의 권익증진과 정신질환에 대한 편견 해소와 지역사회 중심의 정신장애인 재활기반

확립, 가족들에 대한 지원과 협력, 맞춤형 정신건강관리사업의 개발 및 보급 등을 위해 노력하고 있다. 아울러 지역사회에서는 정신건강복지센터 및 정신재활시설의 수가 현저하게 증가하여 지역사회 중심의 정신건강서비스 구현을 위한 사회적 인프라가 잘 구축되어 있다.

그러나 정신건강 전달체계의 개선과 양적 확충과는 달리, 정신장애에 관한 편견과 선입견은 우리 사회가 극복해야 할 사회적 장애물로 남아 있다. 늘어난 정신건강 관리체계의 인프라가 확충된 것에 비해 정신장애인과 가족들의 삶의 질의 실질적 개선은 여전히 부족하다. 그렇다고 한번 정한 정책기조를 바꾸기도 쉽지 않다. 그런 점에서, 지금은 정신장애에 관한 과학적 치료 접근의 개발과 혁신적인 정신건강 관리의 전략을 제시할 수 있는 창의적 연구와 제안들이 필요한 시기라 하겠다.

2. 정신건강서비스의 필요성

21세기를 살아가는 대한민국 정신건강의 현주소는 어떠한가. 높은 자살률과 낮은 행복지수라는 수치로 모두 설명할 수는 없겠지만, 지금 우리에게는 우리의 마음과 행복을 챙겨나갈 수 있도록 도와주는 새로운 형태의 정신건강서비스가 필요하다. 여기에서는 정신건강 관리 패러다임의 대전환 시점에 즈음하여 정신건강 관리의 필요성에 대해 살펴보고자 한다.

1) 정신건강 관리 패러다임의 전환

대개 정신질환은 '낫지 않는 병'이라거나 '수치스러운 병'이라는 부정적인 인식 때문에 적정한 치료 시기를 놓쳐서 만성화로 이어지는 경우가 많다. 적정한 치료를 받기까지 걸리는 기간도 우리나라는 평균 84주로 미국 52주, 영

2) 한국정신건강전문요원협회, 한국정신재활시설협회, 한국정신사회재활협회, 대한정신장애인가족협회 등

국 30주보다 길다. 선행연구에 따르면, 정신질환을 조기에 발견해서 치료하면 만성화를 크게 줄일 수 있고, 장기적으로는 사회의 부담은 10배, 가족의 부담은 18배 줄일 수 있다고 한다(시사저널, 2017). 이런 문제를 해결하기 위하여 우리나라 정부는 2023년도에 정신건강정책을 혁신해 새로운 패러다임을 만들 필요가 있다고 보고, **I그림 2-2I**와 같이 일상적 마음 돌봄 체계 구축과, 정신응급대응 및 치료체계의 재정비, 온전한 회복을 위한 복지서비스 혁신 등을 골자로 한 정책방향으로 대전환할 것을 제시하였다.

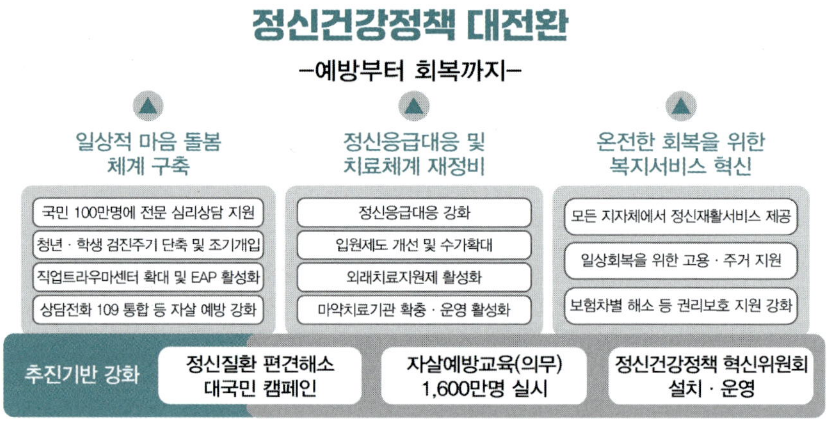

I그림 2-2I 우리나라 정신건강정책의 방향

출처 : 보건복지부(2023). 정신건강정책 '예방-치료-회복' 全단계 관리로 대전환. 보도자료.

특정 국가를 지칭하여 정신건강 분야의 선진국이라고 말하기는 어렵겠지만 한 나라의 정신건강서비스를 발전시키고 유지하기 위한 필수요소는 공공재정의 투자라고 할 수 있다. 국민의 정신건강 증진에 대한 정부재정 투자비율이 높은 나라를 우리는 '정신건강 선진국'이라 말한다. 실제로 우리나라의 정신건강 지출액이 최근 몇 년 동안 증가하는 추세를 보이고 있는 것은 고무적인 현상이라 할 수 있다. 2024년 기준 정신건강 관련 예산은 총 5,275억 원으로 집계되고 있다. 이러한 예산 증가는 정신질환 관리 및 예방을 위한 다양한 프로그램과 서비스에 사용되고 있으며, 최근 "전 국민 마음건강투자 지원사업"이 추가되면서 정신건강 관련 지출이 늘어나고 있는 것으로 보고되고 있다(중앙정신건강복사업지원단, 2024). 그럼에도 불구하고 정신건강 지출에서 더 혁신적인 변화와 투자가 필요할 것으로 보인다. 예를 들어, 호주의 경우에는 보건국 소속 전문가들이 환자 맞춤형 서비스 제공을 위한 시스템 구축, 시민의 정신건강 증진을 위해 관련 제도나 행정체계 개선까지 머뭇거리지 않고 과감한 개혁을 시도하고 있어서 우리의 실정과 큰 차이가 있다.

그렇다면 우리나라 국민의 삶의 만족도 수준은 어떠한가. 우선, 한국행정연구원(2024)에서 사회통합실태조사를 통해 조사한 '삶의 만족도 지수'에서 우리나라는 6.4점으로 보고되고 있다. 이를 국제적인 기준으로 비교하여 보면, 2019~2021년 동안 우리나라의 삶의 만족도는 5.94점으로 OECD 평균(6.71점)보다 0.77점 낮은 것으로 나타났다(통계청, 2025). 그뿐만 아니라 삶의 만족도는 자살률과도 밀접한 관계가 있다. 2023년 기준 우리나라의 자살률은 인구 10만 명당 27.3명으로 OECD 평균(2021년 기준 15.6명)보다 두 배 정도 높다고 알려져 있어서 심각한 사회문제가 아닐 수 없다. 그나마 「자살예방 및 생명존중문화 조성을 위한 법률(이하 자살예방법)」이 이미 2011년에 제정되어 있는 것이 다행이다. 그래도 여전히 국민의 정신건강을 증진하기 위한 법적·제도적 기반은 허약하기만 하다.

비록 일각에서는 갑작스러운 정부의 정신건강정책 대전환에 따라 세부실행계획이 미흡해서 실행 여부에 대한 점검과 보완이 필요하다는 의견도 있다. 그래도 국가 차원에서 대통령 직속의 '정신건강정책 혁신위원회'를 발족하고(보건복지부, 2024a), 그곳에서 국가 전체의 정신건강 관련 계획을 수립한 점은 우리나라 정신건강 관리 역사에서 중요한 변곡점이 될 수 있을 것으로 기대된다.

2) 지역사회 중심의 정신건강서비스

우리나라는 1995년 「정신보건법」 제정 이후 지역사회 중심의 정신건강정책을 추진하려고 노력하였다. 그러나 지역사회 단위에서는 충분한 준비 없이 하향식(top-down)의 정책 결정을 추진한 결과는 애초 의도와 달리 시대를 역행하는 정책적 실패를 낳았다. 결과적으로 우리나라의 정신병상 수는 도리어 늘어났고 정신장애인들의 입원 기간이 장기화되는 등의 역설적 현상이 생겨났다(염형국, 2014; 이동명, 2001; 임 혁·박주홍, 2018; 전수영, 2014; 조흥석, 1999).

장기간 입원 문제에 대한 심각성은 국내의 현실에 대해 외국에서도 우려의 목소리가 높았는데, 실제로 2009년 캐나다 법원에서는 우리나라의 정신질환자 관리와 치료가 사실상 박해에 해당한다고 규정하고 한국인 정신질환자의 국제난민 신청을 수용하는 일도 있었다(국가인권위원회, 2014). 이와 관련하여, OECD 수석정책분석가이자 정신과 의사인 수잔 오코너 박사(Dr. Susan O'Connor)는 국제적 경향에 상반되는 우리나라의 정신과 입원 병상의 증가추세를 지적하면서(데일리 메디, 2013), 입원 치료에 독점된 한국의 정신건강 보호와 관리체계가 근본적으로 변해야 한다고 강조하기도 했다.

다행스러운 점은 최근 우리나라에서도 정신장애인에 대한 사회적 지원이 강화되고 있다는 점이다. 참고로 2024년 기준 우리나라 인구 1인당 지역사회 정신건강 관련 예산은 전국 평균 8,710원으로 집계되고 있다(국립정신건강센터, 2024). 상대적으로 낮은 정신건강 관련 예산과 사회투자는 정신장애인과 가족에게 경제적으로 큰 부담으로 작용할 수밖에 없다. 그리하여 사회경제적으로 취약한 계층에 속하는 정신장애 당사자들은 적은 비용으로 정신요양을 선택할 가능성이 크다. 차라리 병원에 입원시키는 것이 상대적으로 비용이 저렴하다고 판단하여 정신장애인의 비자의입원 비율과 평균 재원 기간이 높아질 수도 있다. 그렇게 정신장애인이 경제적 논리에 따라 지역사회에서 점점 멀어져 가게 된다면, 평소 정신장애인을 접해본 경험이 없는 일반 시민들의 정신장애에 대한 편견과 선입견이 더 깊어지게 될 것이다. 그야말로 충분하지 못한 정신건강에 대한 낮은 사회경제적 투자가 낳은 나비효과(butterfly effect)[3]가 아닐 수 없다.

---

3) 이 표현은 미국의 기상학자 에드워드 노턴 로렌즈가 1972년에 미국 과학부흥협회에서 실시한 강연에서 유래했다. 일반적으로 사소한 사건 하나가 나중에 커다란 효과를 가져올 수 있다는 의미로 쓰이지만, 혼돈 이론(chaos theory)에서는 초기 조건의 민감한 의존성에 따른 미래결과의 예측 불가능성을 의미한다. 시공간을 가로질러 어떤 하나의 원인이 다른 결과를 초래하는 과정을 과학적으로 예측할 수 없다고 해석되기도 한다(https://ko.wikipedia.org/wiki/나비_효과).

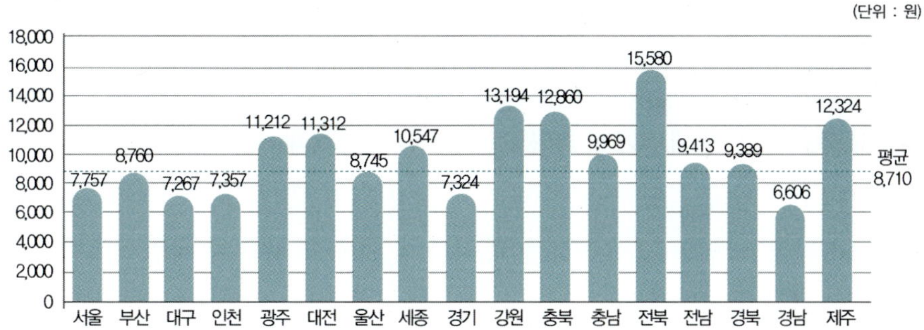

┃그림 2-3┃ 17개 시도별 인구 1인당 지역사회 정신건강 예산 현황

출처 : 국립정신건강센터(2024). 국가 정신건강현황 보고서 2023.

정신건강과 관련하여 OECD 회원국과 비교 가능한 통계가 산출된 2022년을 기준으로 우리나라 정신 및 행동장애 환자의 평균 입원 기간은 215.5일로 나타났으며, 같은 시기 네덜란드는 8.9일, 스페인 50.4일, 독일, 27.1일, 영국 26.0일, 이탈리아 14.1일 등으로 나타났다. 이는 우리나라의 정신과 재원기간이 OECD 회원국의 평균에 비해 지나치게 길다는 것을 의미한다(국립정신건강센터, 2024). 이것은 지금도 OECD 회원국 중 부동의 자살률 1위 못지 않은 대한민국 정신건강 관리체계의 부끄러운 민낯으로 보고되고 있다.

〈표 2-1〉 OECD 국가의 정신 및 행동장애 환자의 평균 입원기간 국제비교(2022년)

구 분	대한민국	네덜란드	스페인	독 일	영 국	이탈리아
평균 입원 일수	215.5일	8.9일	50.4일	27.1일	26.0일	14.1일

출처 : 국립정신건강센터(2024).

이에 따라, 향후 우리나라에서도 정신건강서비스 추진방향이 세계보건기구(WHO)에서 제시하고 있는 권고기준에 맞추어 새롭게 재편될 것으로 전망된다. 그러나 한번 정한 계획이라고 완전무결한 것은 아니다. 그러므로 정신건강 주무부서에서는 관계 부처와 긴밀한 협의체를 구성하여 정기적이고 지속가능한 협조체계를 구축하여 나갈 필요가 있다.

3) 해외사례의 검토

정신건강관리가 체계적으로 잘 제공되기 위해서는 정신질환에 대한 사회적 편견이 해소되고 생애주기별 정신건강증진사업을 체계적으로 수행하는 등의 범정부 차원에서의 지원과 노력이 강화될 필요가 있다(임 혁 · 박주홍, 2018). 해외에서도 자국 국민의 정신건강을 증진하기 위해 다양한 형태의 정신건강 관리체계를 개발하여 제공하고 있다. 이와 관련한 대표적인 사례 몇 가지를 소개하면 다음과 같다.

(1) 미국의 정신건강서비스

미국은 일차적으로 지역사회 중심의 실천(community based practice)과 자유와 인권을 바탕으로 법적 · 제도적 개선을 중심으로 정신건강체계를 강화해 나간 역사적 전통을 가졌던 것으로 잘 알려져 있다. 하지만 미국도 1963년 「지역사회정신보건법(Community Mental Health Act)」이 제정되기 전까지는 정신질환자를 정신병원에 강제로 입원시켜 치료를 받게 했던 것에 대한 인권침해 문제가 끊임없이 제기되었다(Wong & Solomon, 2002). 이와 같은 문제 제기들은 '**최소 제한적 치료환경**(the least restrictive treatment)' 정책의 시작이 되어준 1966년 레이크 대 캐머런(Lake v. Cameron) 판결을 이끈 도화선이 되어주기도 했다(Fennell, 2010). 1968년에 제정된 「Lanteman-Petris-Short Act」는 일정한 법적 동의절차 없이는 강제로 정신병원에 입원시킬 수 없다는 조항을 신설하는 등 정신질환자의 법적 보호 권리를 명문화하였다(성희자 · 문순영, 2015).

한때는 미국도 대형 주립정신병원에서의 정신건강관리가 대세를 이룬 나라였다. 1955년 당시 정신병원에 입원해 있던 환자의 수가 56만여 명에 육박한 적도 있다. 그런데 2000년대 들어서는 1/10 수준으로 줄어드는 등 정신병원 입원환자 수는 줄어들었다. 그 대신에 지역사회에 거주하는 정신장애인의 수가 유의미하게 확대된 것으로 보고되고 있다. 현재 미국의 지역사회 정신건강서비스에 소요되는 재정은 연방정부의 포괄보조금(block grant)으로 충당하고 있으며, 연방정부의 책임하에 탈원화정책을 일관되게 유지하고 있다(Dinitto, 2011).

그 과정에서 미국 내 종합병원 정신과는 단기입원(short term care) 중심으로 재편되었다. 이것은 미국 정신건강 관리 역사에서 탈원화가 용이하게 만들어 준 제도적 개선의 역사로 기록되고 있다(Koyanagi, C., 2007).

현재는 '예방 및 초기 중재의 원칙(Prevention and Early Intervention)'에 따라 이용자 중심의 정신건강 관리 체계를 구축하고 있다. 여기에 정신과 의사와 간호사, 사회복지사, 임상심리사 등 여러 정신건강 전문직들이 함께 참여하여 정신질환의 증상의 경중을 진단 및 평가한다. 그리고 환자의 회복을 중심에 두고 심리치료와 평가를 수행하고 있으며 체계적인 교육과 훈련을 통한 임상연구와 사례관리를 수행하고 있다(Twining, 2007). 이 외에도 미국은 오바마케어 이후, 정신건강서비스의 효과성과 이용접근 가능성을 높이기 위해 보험 적용의 확대와 같은 제도 개선에도 힘쓰고 있다.

(2) 유럽의 정신건강서비스

유럽에서는 정신건강서비스와 관련하여 각국마다 서로 다른 정신건강관리의 역사를 가지고 있지만 우리가 참고할 만한 나라 두 곳을 소개하면 다음과 같다. 먼저, 영국은 1990년 「국민보건서비스 및 지역사회보호법(National Health Service and Community Care Act)」을 제정하면서 대규모 정신병원들이 하나둘 정리되기 시작했다(Hall, 2006), 이때부터 대형 정신병원에 장기간 입원해 있던 정신장애인들은 소규모 그룹홈 등 지역사회 거주시설로 옮겨서 생활하는 것이 가능해졌다.

1990년대 후반부터 영국에서는 정신장애인들이 지역사회로 돌아와 함께 생활하고 치료받는 실질적 형태의 지역사회보호가 가능해졌다. 분명 영국의 정신건강서비스는 영국정부의 탈원화에 대한 강력한 정책 의지와 정신장애인의 자기결정권을 보장한 「정신보건법」의 제도적 정착에 힘입은 바가 크다. 영국은 지금도 지역사회 보호정책의 추진과 강력한 정신병원 폐쇄정책의 유지 그리고 당사자 및 가족과 관련 전문가들이 정신장애인의 인권신장을 위해 공동의 노력을 지속하고 있다.

다음으로 이탈리아는 1998년에 수용형 정신병원이 완전히 사라졌다고 선언할 정도로 대표적인 탈원화 정책 중심의 정신건강 선진국이라고 자부하고 있다. 정신병원이 사라진 자리에는 이탈리아 전역에 촘촘하게 들어선 지역정신건강센터가 그 역할을 대신 넘겨받았다. 이탈리아에서는 정신질환이 의심되는 사람이 정신건강센터를 찾으면 24시간 대기 중인 전문가들이 즉시 상담에 응하도록 되어 있다(염형국, 2014). 주거시설을 갖추고 있지만 지역정신건강센터는 입원치료가 목적이 아닌 관계로 오로지 정신장애인의 즉각적인 치료를 위해 잠시 머무르는 곳에 불과하다. 이용자가 원한다면 언제든지 퇴소할 수 있다. 입원치료가 꼭 필요하지만 본인이 거부하면 의사 2명의 진단과 지방자치단체장의 동의 그리고 판사의 심사를 거쳐야만 지역정신건강센터에 입원할 수 있다. 다만, 이때도 14일 이내로 한정하며 그 이상의 입원은 금지되는 등 단기입원이 강조된다.

그 결과, 이탈리아는 OECD 가입 국가 중에 정신병원이 가장 적은 나라로 잘 알려져 있으며, 정신과에 입원하는 경우는 거의 전적으로 자의입원 형태로만 구성된 모범적인 국가로 알려지게 되었다(Drukker, 2014). 그렇다고 환자를 병원 밖에 둔다고 해서 관리가 소홀한 것도 아니다. 지속적인 외래치료와 함께 상황에 따라서는 의사, 간호사와 전문 상담가가 직접 환자의 집을 찾아가 진료서비스도 제공한다. 그 결과, 개방형 정신건강체계의 도입으로 국가가 지출해야 할 정신건강 관련 재정지출이 늘어났어도 정신장애인에 대한 인권침해 소지는 크게 줄어든 것으로 평가받고 있다. 이탈리아에서 이러한 개혁이 가능했던 배경에는 1978년 정신병원의 폐쇄를 골자로 한 「바실리아법」의 제정과 그 이후 20년간 꾸준히 정신건강센터를 확충해 온 결과에 힘입은 바가 크다.

4) 정신건강 전문직의 기능과 역할

(1) 정신건강 전문직의 개념

정신건강 관련 업무에 관여하는 전문직들은 정신과 의사, 정신건강전문요원 등으로 대표할 수 있다. 이들은 대체로 중앙(지방)정부와 관련 전문직종 학회와 협회가 산발적으로 시행하던 정신건강서비스를 통합적으로 조정해서 토탈 케어(total care) 서비스를 시민들에게 제공한다. 또 이들 전문직은 정신의료기관에서 중증 정신장애인들이 지역사회에 성공적으로 복귀할 수 있도록 돕는 역할도 수행한다.

효과적인 정신건강서비스를 제공하기 위해서는 정신건강 전문직들이 다학제간 팀을 이루어 정신질환의 예방과 초기 개입에 힘써야 할 것이며, 대상자 맞춤별 개입을 위해 생애주기별 정신건강증진 사업을 수행할 전문가에 대한 사회적 수요에 맞게 전문인력 공급을 안정적으로 수급하는 것도 중요하다(유득권·이영호, 2018).

그러나 우리나라는 미국이나 정신건강 분야 선진국처럼 지역밀착형 정신건강사업 수행을 위한 제도개선과 법률적 틀은 마련되었지만, 아직 이를 뒷받침할 전문인력이 턱없이 부족하다. 더 큰 문제는 정신장애가 있어도 치료기관을 이용하지 못하는 이들이 여전히 많은 것도 앞으로 해결해야 할 숙제다. 미국은 1990년대 이전만 하더라도 지역사회에서 일반 시민의 정신질환 발병률이 지속 증가하는 것에 비해 정신과 진료를 꺼리는 이들이 많아 정신건강서비스 이용률이 낮았다고 한다. 그래서 미국 연방정부는 정신과 의사 외에도 사회복지사와 간호사 그리고 임상심리사의 치료적 활동에 보험적용이 가능하도록 법적 요건을 완화하는 조치를 도입했다. 그랬더니 이용자 중심의 서비스를 제공하는 과정에서 정신건강 문제를 경험하고 있는 미국인의 보험 혜택이 다양해졌고, 궁극적으로 정신건강서비스 이용률을 높이는 등 긍정적 효과가 나타나기 시작했다고 한다. 결국 정신건강서비스 이용률 제고에 의료보험의 적용 여부가 주요했던 것이다.

그러나 우리나라에서는 정신건강 전문직의 법률 및 자격요건이 매우 상이하여 미국과 같이 여러 유형의 정신건강 전문직에게 보험급여를 지급하는 것이 여의치 않다. 정신건강전문요원은 현행법상 의료인이 아니라서 현행 의료법과 국민건강보험법에 따라 독립적으로 심리치료를 하고 보험급여를 청구할 수 없게 되어 있다(유득권·이영호, 2018). 이것은 가뜩이나 정신건강 전문인력과 예산이 부족한 상황에서 정신건강 전문직의 활동마저 제한하게 만들고 정신건강 관리가 필요한 시민들이 치료의 적기를 놓치게 만드는 요인으로 지적되기도 한다.

이 외에도 우리나라에서는 정신건강 전문직이 가진 자격증의 공인화에 관한 문제도 심각하다. 우리나라에서는 민간에서 발행하는 심리상담 자격증이 남발되고 있고 인지행동치료 관련 자격증만 해도 33종이 넘는다(한국임상심리학회·한국인지행동치료학회, 2018). 그런데 최근 우리나라에서도 개업하여 활동하는 사설 상담소가 늘어났지만 체계적인 교육과 훈련과정을 거쳐서 양성된 정신건강 전문가와 그렇지 않은 비전문가를 구분하는 일이 일반인에게는 쉽지 않다. 그래서 적절한 치료적 도움을 받지 못하는 등의 부작용도 나타나고 있다(유득권·이영호, 2018).

그래서 일반인들이 특정 상담실을 찾았을 때, 자신을 상담해 줄 사람이 정신건강 전문가인지를 알아보려면 먼저 전문자격증과 치료기관 인증과 같이 공시된 정보를 살펴보는 것이 좋다. 참고할 만한 자료는 「정신건강복지법」이 대표적이다. 동법 제17조(정신건강전문요원의 자격 등) 제2항에서는 정신건강전문요원을 '그 전문분야에 따라 정신건강임상심리사, 정신건강간호사, 정신건강사회복지사 및 정신건강작업치료사' 등 네 가지 전문직으로 분명하게 명시하고 있다.

(2) 정신건강 전문가의 자질과 능력

특정 분야에서 소위 전문가라 불리는 사람은 전문화된 지식과 장기간의 집중 훈련을 통해 개발된 직업윤리의식과 학문적 소양과 실천기술을 두루 갖춘 사람이라 할 수 있다. 이들은 전문 조직을 활용하고 대중에 대한 신념, 자기통제, 소명의식, 전문적 자율성, 특수한 능력과 기법, 인간과 사회에 대한 윤리적인 책임을 지는 직업으로 풀이된다(Webster's Dictionary, 1983, 유수현, 1997 재인용). 정신건강 분야도 정신건강 관리에 특화된 전문서비스를 제공하기 때문에 전문성의 확보가 중요하다. 특히 정신적인 어려움을 가지고 있는 사람들에게 적절한 수준의 치료와 서비스를 제공하고 그들의 회복과 삶의 질을 증진하도록 돕는 일은 정신건강 분야에 종사하는 전문가들의 최우선 과제라 할 수 있다(NIMH, 1991).

타인의 정신건강을 돕는 일을 전문적으로 잘 수행하려면 먼저 이 분야에 종사하는 이들이 높은 수준의 전문성을 갖추고 있어야 한다. 그러나 전문성이라는 것이 도깨비방망이처럼 하루아침에 생길 수는 없다. 그것은 오랜 시간 수련과 자기성찰이 필요한 고난도의 실천기술을 요구하기 때문이다. 그래서 전문성은 전문직으로서의 지식과 기술 그리고 그에 상응하는 자격을 소유하고 활용할 때 힘을 발휘한다. 더불어 전문직의 가치와 윤리를 신봉하는 전문가의 태도도 중요하다(Barker, 1987).

전문성은 크게 보아 전문가적 자질 및 전문적 능력 두 부분으로 압축할 수 있다. 전문가로서 자질을 갖춘 사람들은 높은 자존감(self-esteem)과 자기통제력(locus of control) 그리고 성장의 욕구(growth needs)가 높은 사람이라 할 수 있다(Brockner, 1988; 임 혁, 2007). 높은 자존감과 자기통제력을 가진 사람은 성공적인 업무수행능력을 발휘하고 기관의 사업목표 달성을 위해서 적극적으로 움직인다(Gist & Mitchell, 1992). 자신이 해야 할 일을 자율적으로 계획하고 업무환경을 자기의 스타일에 맞게끔 조정하는 능력도 탁월하다(Kirkcaldy et al., 2002; Locke, 1976; 서인해 · 공계순, 2004 : 32-42).

전문성을 구성하는 또 다른 요인은 전문적 능력에 대한 설명이다. 정신건강 분야에서 전문적 능력은 정신건강 문제를 가진 이들과 긍정적인 관계를 형성하는 능력부터 전문적인 심리상담 및 치료기술 등을 사용할 줄 아는 능력을 포함한다. 우수한 전문가는 효과적인 서비스 활동과 그에 부합하는 전문지식과 가치 그리고 기술들을 가지고 있다. 그런 점에서, 전문적 능력은 정신건강 문제로 도움이 필요한 이들의 삶에 의미 있는 변화를 이끄는 능력까지 포함하는 등 포괄적 개념으로 이해할 수 있다(Bentley & Taylor, 2002 : 13-16).

이 외에도 정신건강 전문가들은 풍부한 임상경험과 전문성의 큰 맥락 안에서 다양한 유형의 정신건강 문제를 해결하기 위해 정신의학 및 관련 학문의 전문지식과 기술을 총동원하여 개입하는 전략을 사용한다. 그리고 이들은 이런 개입의 목적을 온전히 개인의 정신건강 문제 완화와 정신증상의 개선과 회복을 도모하는 데 두어야 한다고 생각한다(Kelly & Hoffman, 1997).

정신건강 전문가들은 정신건강의 어려움을 겪는 모든 사람들의 심리사회적 욕구를 충족시키는 맞춤형 정신건강서비스를 제공하기도 한다. 벤틀리와 테일러(Bentley & Taylor, 2002 : 1-3)는 전문직으로서 새로운 치료기법과 기술을 익히는 일은 정신건강 전문가의 직업적 명운을 좌우하는 일이라고도 했다. 다음은 정신건강 전문가가 긴 호흡을 가지고 공을 들여 노력하고 기술적인 진보를 이루는 데 필요한 일련의 원칙에 관한 설명이다.

첫째, 정신건강 전문가는 정신질환의 임상치료를 강조하는 의료적 모델에서 탈피하여 서비스 이용자 중심의 개입을 강화해야 한다.

둘째, 정신건강 전문가의 역할은 정신장애인의 회복과 재활을 돕는 일이 가장 우선이고, 그 과정에서 적극적인 자세로 필요한 사회자원을 동원할 줄 알아야 한다.

셋째, 정신건강 전문가는 정신장애인들이 지역사회에 존재하는 다양한 정보에 손쉽게 접근할 수 있도록 도와주는 역할을 마다하지 않아야 한다.

넷째, 정신건강 전문가는 정신치료를 포함하여 다양한 행동치료와 심리상담기술 등을 사용하여 정신건강 문제를 지닌 사람들의 변화와 회복을 지지하고 격려해 주는 역할을 수행하는 데 주저함이 없어야 한다.

3. 정신건강 관련 통계와 현황

개인의 정신건강이 체계적으로 보호받는 세상을 만들기 위해서는 효과적인 정신건강 실천전략을 찾는 것이 중요하다(시사저널, 2017). 그 전략은 일차적으로 과학적 근거와 데이터에 근거한 실천에서 성취될 수 있다. '근거기반 실천(evidence based practice)'은 개입의 효과성을 검증할 중요한 도구로서 정신건강 지표를 통해 확인할 수 있다. 여기에서는 근거기반 정신건강정책의 기획과 실천을 위해 우리가 곁에 두고 챙겨봐야 할 정신건강 관련 통계와 현황들을 소개하고자 한다.

1) 우리나라 국민의 정신건강 인식과 태도

국립정신건강센터(2023)에서 발표한 「국가정신건강현황 보고서 2022」에 따르면, "우리나라 국민의 약 1/4(27.8%)은 생애 기간 중 1번 이상 정신건강 문제로 고통받고 있다"고 보고되고 있다. 그런데도 이 중 12.1%만이 정신건강서비스를 이용하고 있다고 한다. 그리고 그것은 캐나다(46.5%), 미국(43.1%), 스페인(35.5%), 남아프리카공화국(25.2%), 일본(20.0%)의 정신건강서비스 이용률과도 큰 차이를 보이는 수치이다(국립정신건강센터, 2023a). 그렇다면 우리나라의 정신건강서비스 이용률이 낮은 이유는 무엇일까? 우리나라의 대표적인 정신건강 연구기관인 국립정신건강센터(2024a)에서 매년 발간하는 '우리나라 국민의 정신건강 지식 및 태도조사'에 따르면, 전국의 응답자 3,000명 중 73.6%가 '지난 1년간 자신에게 심각한 스트레스나 기분 변화, 우울감, 불면, 불안 등 정신건강상의 문제가 있었다'고 한다.

동일 연구에서 정신질환에 대한 이해도와 수용도는 20대 이하 젊은 연령층에서 상대적으로 높지만 부정적 인식은 연령이 높을수록 높은 것으로 나타났다. 정신질환에 대한 부정적 인식에 관한 세부적 지표를 보면, 사람들은 정신과 진료를 받으면 취업 등 사회생활에 불이익을 받을 거라는 걱정이 많았다. 정신질환이 있는 사람을 위험하게 생각하거나 정신질환에 걸리면 친구들이 자신에게 등을 돌릴 거라는 생각을 많이 하는 것으로 보고되고 있다. 그리고 78.8%는 자신의 정신건강을 유지하기 위해 노력한다고 답했다. 이 결과는 적지 않은 국민이 정신건강 문제를 호소하고 있으며 스스로 경각심을 가지고 해결하려고 노력하고 있음을 의미한다.

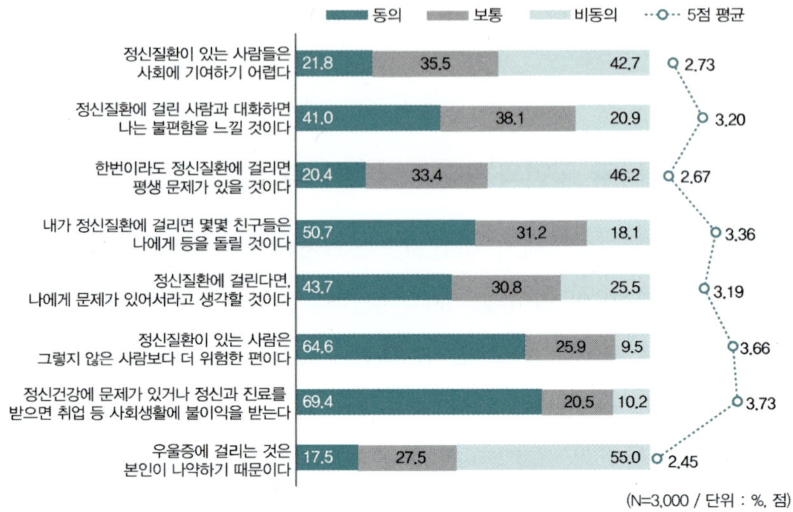

❙그림 2-4❙ 정신질환에 대한 부정적 인식

출처 : 국립정신건강센터(2024a). 2024년 국민정신건강 지식 및 태도조사 결과보고서.

그런데도 여전히 우리나라 사람들이 정신적인 문제가 생겨도 치료를 망설이는 가장 큰 요인으로 '주변인의 부정적 시선 때문'이라는 응답이 35.7%로 가장 높았다. '정신과 치료를 받는 것이 알려지면 사회적 불이익을 받을까 염려'하는 사람도 30.0%나 되었고, '그냥 두면 좋아질 것'이라는 의견도 29.7%나 되었다. 이런 데이터를 두고 볼 때, 향후 정신질환에 대한 사회적 인식개선이 시급함을 알 수 있다(국립정신건강센터, 2024a).

한편 정신건강 문제를 경험한 응답자는 정신건강 문제를 인지한 후 약 14.3개월 이후에 정신과 치료를 시작했다고 하며, 이 중 42.2%는 정신건강 문제를 인지한 후 즉시 치료받은 것으로 보고되었다. 치료 기간은 '3개월 미만'의 경우가 37.3%로 가장 많았고 3년 이상 장기치료를 받은 응답자는 19.4%나 되었다(국립정신건강센터, 2024a).

더 충격적인 사실은 우울감이나 스트레스, 불면 등 15개 정신건강 문제를 경험한 응답자 73.6% 중 5개 이상 정신건강 문제를 경험한 응답자 비율은 무려 33.5%로, 2016년(18.5%) 대비 17.0%p나 증가했다는 점이다. 이것은 우리나라 사람의 정신건강 수준이 10년 전에 비해 점차 심각해지고 있음을 보여주는 중요한 수치다.

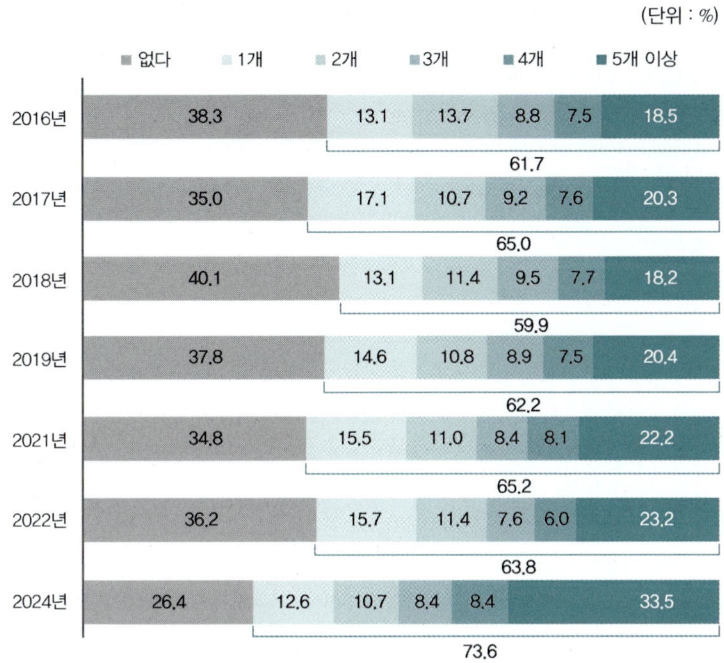

| 그림 2-5 | 지난 1년간 경험한 정신건강 문제

출처 : 국립정신건강센터(2024a). 2024년 국민정신건강 지식 및 태도조사 결과보고서.

2) 우리나라의 정신건강 현황

(1) 정신건강 규모

최근 국립정신건강센터에서 발표한 「국가정신건강 현황보고서 2023」과 통계청(2023)의 사망원인통계에 따르면, 2023년에 고의적 자해(자살)에 의한 사망자 수는 13,978명(인구 10만 명당 27.3명)으로 전년 대비 1,072명으로 증가한 것으로 보고되고 있다. 우울감 경험률은 11.3%, 고위험음주율은 14.2%, 정신장애 평생유병률은 27.8%에 이른다고 한다(보건복지부, 2024). 이와 관련한 세부적인 지표를 살펴보면 다음과 같다.

① 인구 10만 명당 자살사망률

OECD 회원국 간의 비교를 통해 살펴본 우리나라의 연령표준화 자살률을 살펴보면, OECD 평균 10.7명에 비해 우리나라의 자살률(24.8명)이 두 배 이상 높게 나타나고 있다.

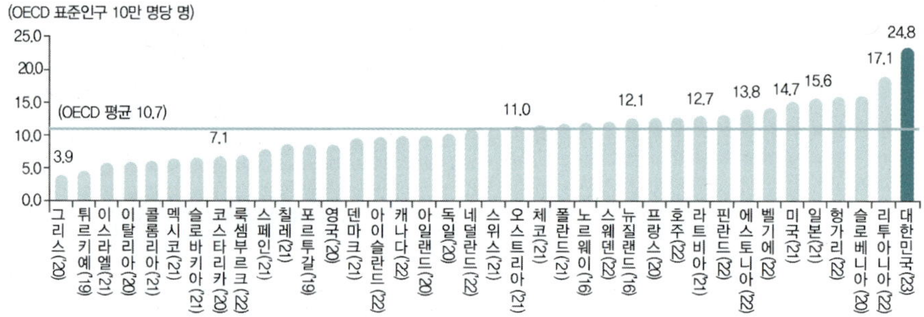

* OECD 평균은 자료 이용이 가능한 38개 국가의 가장 최근 자료를 이용하여 계산

* 자료 : 통계청(2024). 2023년 사망원인통계, OECD.STAT, Health Status Data(2024. 9. 추출), 우리나라 최근 자료는 OECD 표준인구로 계산한 수치임

| 그림 2-6 | OECD 회원국의 연령표준화 자살률 국제비교

출처 : 국립정신건강센터(2024). 국가정신건강현황보고서 2023. p. 26.

② 우울감 경험률

「2021년 국민건강통계」 결과에 따르면, 19세 이상 성인 인구의 우울감 경험률[4)]은 11.3%로 2019년도(10.2%)에 비해 증가한 것으로 나타났다(질병관리청, 2022). 연도별 우울감의 경험률은 10년 전인 13.2%보다는 낮지만 우울감을 호소하는 국민의 수가 여전히 많음을 알 수 있다.

③ 고위험 음주율

고위험 음주율과 관련한 통계는 「2022년 국민건강통계」 결과를 참조하여 볼 때, 2022년 기준으로 '주 2회 이상 음주하고 1회 평균 7잔(여성 5잔) 이상 음주한 고위험 음주자의 비율'은 14.2%로 전년(13.4%)대비 0.8%p 증가한 것으로 보고되고 있다(질병관리청, 2023a).

4) 우울감 경험은 자기보고식 설문방식으로 측정한 주관적인 우울증상을 의미하며, 진단받은 우울증과는 다르다.

④ 정신건강 평생유병률

보건복지부(2021)에서 발표한 「2021 정신건강실태조사」에 따른 정신건강 문제별 평생유병률을 살펴보면, 알코올 사용장애 11.6%, 니코틴 사용장애 9.5%, 우울장애 7.7%, 불안장애 9.3% 순으로 나타났다. 성별로는 남성은 니코틴 사용장애, 여성은 불안장애가 가장 높게 나타난 것으로 보고되고 있다.

(2) 정신건강 지원체계

2023년 기준으로 정신건강서비스 이용률은 12.1%이며, 인구 10만 명당 정신질환치료 수진자 수는 5,824명, 비자의입원율은 36.5%라고 한다. 인구 10만 명당 정신건강 전문인력의 수는 20.3명으로 집계되고 있다. 세부적인 지표를 중심으로 살펴보면 다음과 같다.

① 정신건강서비스 이용률

국립정신건강센터(2021)의 보고에 따르면, 우리나라에서는 정신장애 진단을 받은 대상자 중 12.1%만이 정신건강서비스를 이용한 적이 있는 것으로 나타났다. 동일지표로 국가별로 비교한 자료에서는 일본이 20.0%로 가장 낮았고 캐나다가 46.5%로 가장 높은 것으로 보고된 바 있다.

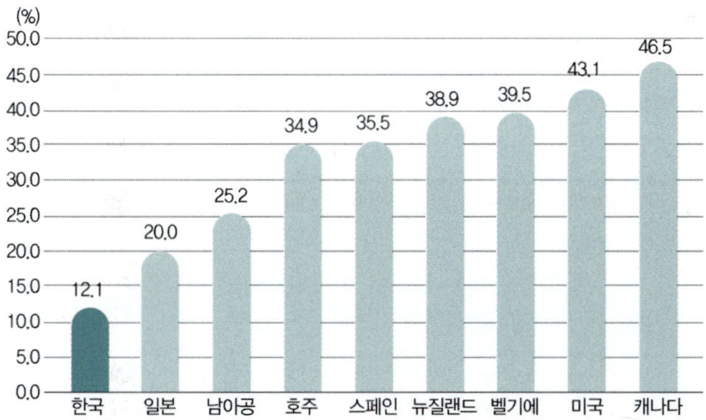

* 한국은 평생 정신질환자 대상으로 조사한 서비스 이용률이며, 그 외 국가는 지난 1년간의 정신질환자 수 대비 서비스 이용률을 조사함
* 자료 : 한국지표는 보건복지부 국립정신건강센터(2021). 2021년 정신건강실태조사 보고서를 참고하였으며, 국제지표는 보건복지부(2017). 2016년도 정신질환실태조사에서 발췌함

【그림 2-7】 정신질환을 진단받은 대상자의 정신건강서비스 이용률 국가별 비교

출처 : 국립정신건강센터(2024). 국가정신건강현황보고서 2023, p. 29.

② 인구 10만 명당 정신질환치료 수진자 수

통계청(2023)의 장래인구추계자료에 따르면, 2023년 한 해 동안 정신의료기관을 이용한 환자 중, F코드로 진료받은 실인원은 2,679,525명이며, 전국적으로 입원환자는 119,897명이고, 외래는 2,624,447명, 낮병동은 3,985명으로 집계되었다.

③ 비자의 입원율

보건복지부(2024)에 따르면, 2023년 기준 전국의 정신의료기관 입원환자 중 비자의 입원환자 수는 20,312명으로 비자의 입원율은 36.5%로 집계되었다. 이 중 보호의무자에 의한 입원은 15,273명, 시장, 군수, 구청장에 의한 입원은 5,039명으로 보고되었다. 이를 연도별로 살펴보면, 정신건강복지법이 개정된 2017년부터 비자의 입원율이 대폭 감소하였으나 2019년 이후로 다시 증가 추세를 보여주는 것으로 나타났다.

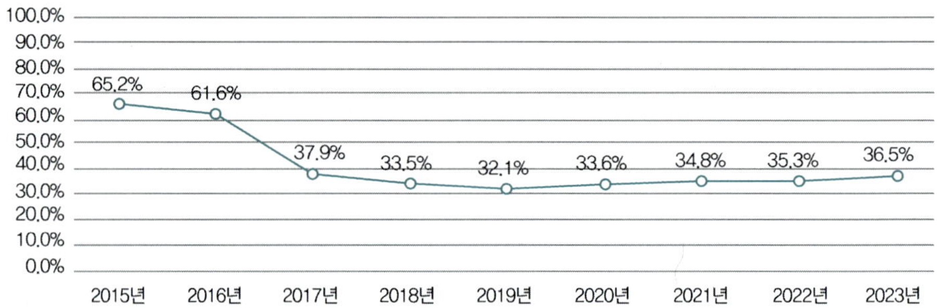

* 연도별 12월 31일 기준, 시점자료임

| 그림 2-8 | 연도별 비자의입원율 변화추이

출처 : 국립정신건강센터(2024). 국가정신건강현황보고서 2023, p. 37.

④ 인구 10만 명당 정신건강 전문인력의 수

보건복지부(2024)에 따르면, 2023년 정신건강증진시설 및 지역사회 재활기관에 종사하는 상근인력은 31,241명이며, 인구 10만 명당 60.4명으로 집계되었다. 상근인력 31,241명 중 정신건강 전문인력은 10,500명(인구 10만 명당 20.3명)

으로 상근인력의 33.6%를 차지하는 것으로 나타났다. 또한 사례관리자 1인당 평균 등록된 정신질환자의 수는 23.3명으로 집계되었다.

핵심정리

① **정신건강 패러다임의 변화** : '탈원화' 이후 정신건강서비스는 지역사회 중심으로 옮겨져 왔으며, 정신병원의 입원치료 중심에서 벗어나 정신건강에 대한 사회투자가 확대되고 서비스의 내용 또한 다양하게 발전하고 있음

② **정신건강서비스의 필요성** : 정신건강종합대책을 중심으로 국가책임의 정신건강서비스의 전개방향을 이해하고 지역사회 중심의 정신건강서비스가 왜 필요한지를 해외사례와 함께 검토하면서 정신건강서비스의 필요성을 강조함. 그리고 정신건강 전문가는 전문적 자질(자존감, 자기통제, 성장의 욕구)과 전문가로서의 능력을 고루 갖추고 정신장애인의 욕구에 적합한 형태의 서비스를 제공하기 위해 다학제간의 팀 접근을 시도하는 전문직이라 할 수 있음

③ **정신건강 관련 통계와 현황** : 우리나라 국민의 정신건강 인식과 태도와 정신건강 국가통계를 중심으로 근거기반 실천의 자료로 활용할 수 있음

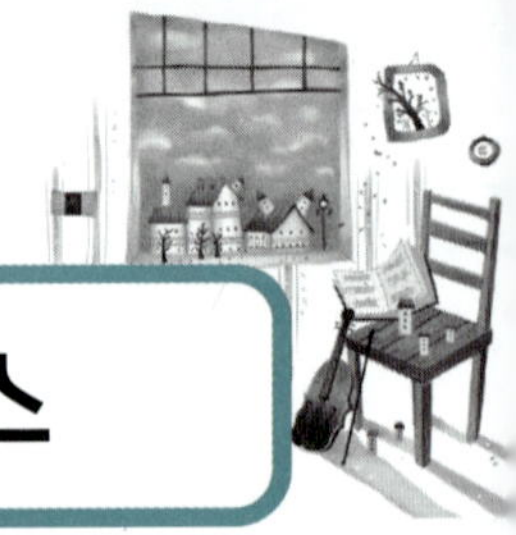

CHAPTER

03 환경에 대한 적응과 스트레스

학습 목표

1. 환경에 대한 적응이 의미하는 바와 인간과 환경의 관계를 종합적으로 이해한다.
2. 방어기제의 개념과 종류에 대한 심층적인 이해력을 갖춘다.
3. 스트레스의 개념과 원인, 그리고 효과적인 스트레스 관리와 그 대처방법에 대해 이해한다.

모든 인간은 변화하는 환경에서 필요한 욕구를 잘 충족하여 행복하고 만족스러운 삶을 추구한다. 그러나 생존에 필요한 기본 욕구가 좌절되어 많은 어려움을 가지고 살아가는 사람도 있다. 복잡하고 아리송한 세상에서 어떻게든 환경에 적응하며 살아가야 하는 것은 우리 인간의 숙명이다. 이 장에서는 환경을 대하는 우리의 자세가 어떠해야 하며, 마음의 평온함을 유지하기 위해 발동하는 방어기제에는 무엇이 있는지 알아볼 것이다. 그런 다음, 현대인의 삶에서 가장 큰 위협요인으로 작용하는 스트레스의 역동과 그 대처방법에 대해 살펴볼 것이다.

1. 환경에 대한 적응

1) 인간과 환경의 관계

환경에 대한 적응은 인간의 생존과 직결되는 문제다. 인간은 환경의 압력과 요구에 대응하는 능동적 존재이다(나동석 외, 2008; 설진화, 2008; 임창재, 1997). 아놀드 토인비(Arnold Joseph Toynbee, 1889~1975)가 "인류의 역사는 도전과 응전의 반복이다"라고 말했듯, 인간과 환경의 관계는 서로 떼어놓고 생각하기 어렵다. 때로는 감당하기 어려운 환경의 압력이 있어도 뿌리 깊은 나무처럼 용기를 잃지 않고 살아가는 인간의 지혜와 용기는 고등정신기능을 갖춘 인간만의 전유물이다. 이는 고난을 극복해 본 자가 환경에 대한 높은 적응력과 면역력을 갖추게 되는 이치와 같다.

환경에 잘 적응하는 사람은 스트레스를 덜 경험한다. 반면에 환경에 부적응(maladjustment)한 사람은 환경이나 사회의 요구를 적절히 수용하지 못하고 타인과의 관계에서 조화를 이루기 어렵다. 라자루스(Lazarus, 1974)는 '환경에 대한 적응(adaptation)'의 관점을 다음 두 가지 측면으로 구분하여 설명하였다.

(1) 소극적 적응

소극적 적응은 주어진 환경이나 여건에 자기 자신을 맞추어 가는 과정을 말한다. 생물학적으로 순응하는 개념으로도 잘 알려진 이것은 환경의 변화에 대해 모든 생명체가 자신의 구조나 기능을 변화시켜 나가면서 환경과 적절히 조화를 이루는 것이 특징이다. 그런 관점에서 볼 때, 모든 인간은 심리 내적 균형과 평형상태를 유지하려는 속성이 강한 존재이다. 때로는 욕구충족에 실패하거나 여의치 않을 때는 일정한 긴장과 불안이 생겨날 수 있다. 그때마다 인간은 자기를 보호하고 본래의 모습을 유지하기 위해 지극히 개인적인 방식으로 심리적 방어 행동을 취하게 된다. 그것은 환경이나 타인과 접촉할 때 경험한 불안을 해소하는 데 꽤 큰 효력을 발휘한다. 환경에 대한 순응을 강조하는 이 개념을 두고 정신분석학에서는 소극적 방어기제라고 읽고 '방어기제'라고 부르기도 한다.

(2) 적극적 적응

적극적 적응은 자기의 욕구를 충족시키기 위하여 주변의 환경요인을 변화시키는 과정을 말한다(나동석 외, 2008). 이것은 적극적인 행동으로 환경을 변화시켜 나가면서 개인의 욕구를 충족시켜 나가는 과정으로 풀이할 수 있다. 욕구좌절이나 갈등을 합리적으로 해결해 나가는 행동과정이라고 볼 수도 있다. 적극적 적응의 목표는 환경의 변화에 효율적으로 대처해 나가는 것이다. 환경을 변화시켜서라도 자신이 중요하다고 여기는 삶의 목적을 달성하는 것과 관련된다(안범희, 2000). 이처럼 적극적 적응은 개인의 내·외적 욕구를 인지하고 환경과 자기 자신에 맞추어 나가는 것으로 이해함이 마땅하다.

2) 환경에 대한 적응의 욕구들

인간과 환경의 관계는 '환경 속의 인간(person in environment)'의 관점으로 바라봐야 한다. 환경을 대하는 개인의 자세는 적응과 부적응으로 나누어진다. 환경에 잘 적응하는 사람은 자신에게 주어진 책임과 임무가 힘들어도 쉽게 굴하지 않는다. 끝내 이겨내고 많은 것을 성취한다. 이런 사람들이 문제를 해결하는 방법을 잘 관찰해 보면 어려운 상황을 어떻게 해결하고 적응해 나가는지를 잘 알 수 있다. 문제를 효과적으로 해결하고 환경에 잘 적응하는 방법에는 첫째, 직접 나서서 문제를 해결할 수 있고, 둘째, 주어진 문제 상황을 그대로 받아들이고 수용하거나, 셋째, 방어기제를 사용하여 극복하는 등 다양한 방법이 있을 수 있다(설진화, 2008).

문제가 잘 해결되면 스트레스도 없고 마음에 치우침이 없을 것이다. 그러나 그 과정이 생각보다 여의치 않으면 자기 안에 연약한 내면의 자아(ego)를 보호하기 위한 방어기제가 발동할 수도 있다. 그리고 그 과정은 개인이 환경에 대해 어떻게 지각하고 있으며, 그 과정에서 어떤 욕구가 나타날 때, 어떤 반응을 보이는지에 따라 적응의 수준이 달라진다고 말할 수 있다(장연집 외, 2005). 다음은 환경에 대한 적응의 욕구 유형에 관한 설명이다.

(1) 신체적 적응에 관한 욕구

이 욕구는 모든 인간에게 존재하는 내적 요구로서 신체조직의 활동에서 비롯되는 생리적 욕구와 관련된다. 태어날 때부터 가지는 인간의 기본 욕구로서 생명유지에 꼭 필요한 욕구라 할 수 있다. 예를 들면, 배가 고프면 음식을 먹거나, 잠을 자거나, 물을 마시거나 하는 의도적인 행동을 취하여 생리적 욕구를 먼저 충족해 주어야 한다. 그렇지 않으면 인간은 안전한 환경을 끝없이 추구하면서 불안한 마음을 안고 살아가야 할 수도 있다.

(2) 심리적 적응에 관한 욕구

대부분의 사람들은 좀 더 괜찮은 사람이 되려고 노력하며 살아가는 욕구를 가진다. 자신이 어떤 인간이 될 것인가는 오로지 자신만이 결정할 수 있는 선택의 문제다. 그런 점에서 심리적 적응의 욕구는 자기실현의 경향성과 깊은 관계가 있다. 그리고 누군가에게 따뜻한 보살핌을 받고 작은 일들을 자주 성취하면서 얻게 되는 애정과 인정의 욕구는 환경에 대한 적응력을 높여준다. 그리고 심리적 적응의 욕구는 개인이 속한 사회에서 얻게 되는 여러 다양한 경험과 학습을 통해서 충족되는 경우도 많다. 이처럼 사람의 심리적 적응과 성장의 욕구는 일생 동안 지속된다.

(3) 사회적 적응에 관한 욕구

인간은 자신이 태어난 문화권과 사회제도가 개인에게 강요하는 일정한 사회적 가치와 문화적 행동양식을 배우고 행동하며 사회적 관계를 맺고 살아간다. 특정 사회마다 그 사회에 속하는 개인에게 기대하는 행동양식은 다르다. 때때로 그것은 개인의 행동을 규제하기도 하지만 타인과의 관계를 원만하게 만들어 주기도 한다. 기대는 관계를 낳고 관계는 새로운 관계로 확장된다. 이것이 바로 인간이 사회환경과 효율적인 관계를 맺고 사회적 기대에 순응해서 살아야 하는 사회적응의 욕구와 관련된 발달원리이다.

(4) 자기통제의 욕구

자기통제의 욕구는 인간이 부모와 상호작용하면서 사회적 가치를 수용하고 그것을 자신의 것으로 내면화하는 과정에서 생겨나는 욕구를 말한다. 옳고 그름에 대한 도덕·윤리적 가치판단을 학습하는 것과도 관련성이 높다. 윤리·도덕적 가치판단은 한 인간이 속한 사회와 문화에 기대되는 적절한 도덕적 사고와 행동을 기대하게 한다. 이것이 바로 인간 스스로 자기통제를 이끌어 가도록 만드는 원리로 작용한다.

2. 방어기제의 개념과 종류

인간은 환경의 압력이나 과도한 스트레스라는 외적 장애물을 만날 때, 무의식적으로 자신을 보호하고 심리적 평상심을 되찾을 방법을 찾게 된다. 그것은 인간의 심리 내면에 존재하는 여러 갈등과 충동들 사이에서 타협을 시도하기 위한 방법으로 활용된다. 우리는 이것을 방어기제라고도 부른다. 방어기제는 우리 마음에 근심이 생기고 힘이 들 때, 심리적 균형을 되찾으려는 노력에서 발생하는 대표적인 심리현상이다.

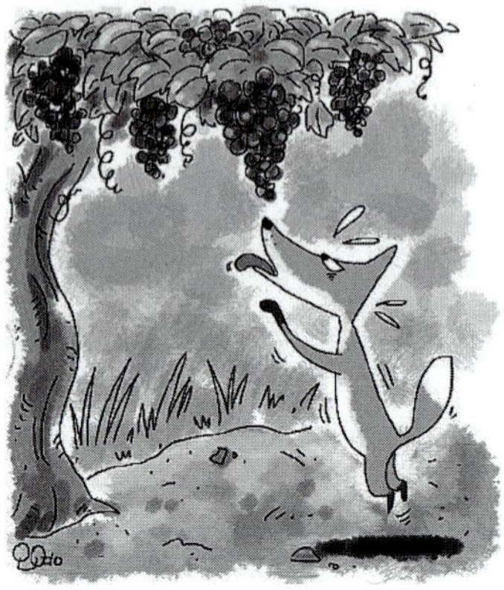

그림 3-1 합리화의 방어기제
원작 : 블로그 Way to fly High~!
출처 : 온돌뉴스(2017).

1) 방어기제의 의미

방어기제는 우리 인간이 심리 내면에 존재하는 긴장을 해소하여 환경에 적응해 나가도록 돕는 역할을 한다. 방어기제는 인간 심리구조 안에 내적 균형(equilibrium)이 깨졌을 때 다시 예전에 잘 작동하던 심리적 균형상태를 되찾으려고 노력하는 인간 특유의 적응방식 중 하나다. 대개 우리 마음의 평정을 깨트리는 것들에는 의식의 영역으로 올라오면 안 되는 것들이 있다(장연집 외, 2005). 그것들은 주로 우리 마음에 불안을 일으키는 것들이다. 주로 사회적으로나 도덕적으로 용납하기 어려운 본능의 욕구나 욕망, 충동과 관련된 것들이기도 하다. 때때로 도덕적 양심이나 종교적 영향을 과도하게 받은 경우, 개인의 본능을 억압하며 살아갈 때 생겨나는 내적 갈등은 초자아의 압력과 충돌하여 갈등을 유발하기도 한다.

트라우마(trauma)와 같이 쉽게 잊을 수 없는 과거의 고통스러운 기억들이나 현실의 요구 앞에서 좌절하여 생기는 욕구불만은 우리 마음을 힘들게 한다. 그리고 그 갈등의 내용은 우리 마음속 무의식에 깊이 억압되어 있기 때문에,

어지간한 노력 없이는 인식하기조차 어렵다. 이것들을 해결하지 않고 마음 편히 살아갈 수 있는 사람은 거의 없다. **본능**(id)과 **초자아**(superego)와는 달리, **자아**(ego)는 내적 긴장이 생겨날 때마다 생기는 불안을 처리해서 마음의 평정을 회복하려고 노력한다(이무석, 2003). 그때 어김없이 나타나는 것이 방어기제이다. 방어기제는 현실을 왜곡하는 측면도 있지만(김영애 역, 2005 : 3-6), 그 종류를 잘 가려서 쓰고 그저 현실을 회피하는 수단으로만 사용되지 않는다면, 환경에 대한 적응을 잘 이끌 수 있는 효과적 전략이 될 수도 있다.

2) 방어기제의 개념과 특성

방어기제(defence mechanism)는 스트레스와 불안의 위협에서 자신을 보호하기 위해 개인 안에 존재하는 욕망을 무의식적으로 조절하거나 왜곡하면서 대체하는 사고와 행동양식이다(장수한 외, 2017). 불안은 자아에 닥친 위험을 알리는 신호와 같다. 방어기제는 갈등이나 불안을 처리하려는 자아의 노력이다. 병리적이라기보다는 '내적인 불안과 외적인 위협에 대한 정상적으로 반응'이라고 봐도 된다(최영민, 2011). 이처럼 방어기제는 불안을 대하는 자기보호의 대처방식이라 할 수 있다.

방어기제를 사용하는 사람들은 대체로 외부의 위협이나 대인관계에서 타인으로부터 비난받기 두려울 때, 자신을 드러내지 않을 목적으로 이것을 사용한다. 문제는 사람들의 주관적 지각에 따라 외부의 위협에 대한 안전장치를 구축하는 것은 좋지만 주관적 지각이 지나치게 왜곡되면 방어기제는 주변의 환경과 모순 혹은 불일치되는 결과를 초래한다는 점이다. 인간의 성격 특성도 알고 보면 그가 어떤 방어기제들을 주로 쓰고 있느냐에 따라 달라질 수 있다(설진화, 2008; 이무석, 2003).

방어기제의 네 가지 주요 속성
① **무의식적 과정** : 무의식에서 나타나는 본능적 충동이나 내적 갈등이 현실에서 충족되거나 해결되지 않을 때 생겨남
② **주관적 왜곡** : 개인의 갈등적이고 상호모순적인 행동에서 분명하게 드러남
③ **고통스러운 정서와 갈등의 해소** : 방어기제가 본능-자아-초자아 간에 나타나는 심리 내적 갈등의 결과인 불안을 물리칠 수 있게 해주기 위해 사용
④ **자동적이고 미분화된 반응** : 방어를 위해 도피-회피 반응을 사용하더라도 의도하지는 않으며, 반사적으로 반응하는 것일 뿐 상황에 대해 분별력 있게 대처하는 것은 아님
방어기제의 기능적 결과를 분별하기 위한 네 가지 기준
① 연령 적절성(age adequateness) ② 균형(balance) ③ 강도(intensity) ④ 회복 가능성(reversibility)

출처 : 김영애 역(2005). 방어기제를 다루는 상담기법.

3) 방어기제의 종류

방어기제라는 용어는 지그문트 프로이트(Sigmund Freud, 1856~1939)가 최초로 사용하였으나, 이후 안나 프로이트(Anna Freud, 1895~1982)가 관련 내용을 보완하고 정리하여 완성한 개념이다. 실제로 지그문트 프로이트는 생전에 방어기제를 분석한 글을 발표하지는 않았다고 한다. 그 일은 그의 막내딸, 안나 프로이트에게 넘겨졌으며 『자아와 방어기제(The Ego and the Mechanism of Defense)』라는 책에서 체계적으로 정리되었다. 이 책에서 안나 프로이트는 퇴행, 억압, 반동형성, 취소, 분리, 투사, 승화 등을 제시하는 등 방어기제 개념을 확고하게 정리하여 후대에 큰 영향을 주었다(김영애 역, 2005 : 8-9).

방어기제에 대한 두 사람의 이론적 차이는 환경에 대한 관점으로 나뉜다. 지그문트 프로이트는 방어기제의 정신병리를 논할 때 환경의 영향을 중요하게 고려하지 않았다. 하지만 안나 프로이트는 환경의 영향을 매우 중요하게 생각했다.

(1) 억압

억압(repression)은 '자기의 욕구가 쉽게 달성될 수 없을 때 그러한 욕구를 의식세계에서 무의식세계로 돌림으로써 열등감이나 불안 또는 긴장을 해소하는 기제'를 말한다. 억압을 통하여 자아는 고통스럽거나 위협적인 충동, 감정, 소원, 환상, 기억 등을 무의식 속으로 추방하여 의식화되는 것을 막아준다. 주로 죄의식, 창피 또는 자존심의 손상을 일으키는 경험들이 고통스러운 불안을 일으키므로 억압의 대상이 된다(최영민, 2011).

그리고 이 방어기제를 사용할 때는 많은 정신 에너지(psychic energy)가 사용된다. 억압으로 인해 무의식의 층은 넓어지게 되고 심해지면 기억상실증이 생길 수도 있다. 대체로 하기 싫고 귀찮은 일이나 과제를 하지 않고 깜박 잊었다고 말하는 경우가 대표적이다. 그러나 억압된 욕구나 충족은 사회적이든 개인적이든 용납이 되지 않기 때문에 겉으로 나타나지 않을 뿐 그 에너지가 완전히 없어지지는 않는다. 억압이 심하면 신체기능 장애가 부수적으로 나타나기도 하는데, 시각장애, 마비, 성불감증 등 정신적 요인에 따른 신체증상이 동반될 수 있다.

(2) 억제

억제(suppression)는 개인의 의식적인 노력으로 해롭고 바람직스럽지 못한 생각이나 특정 사실을 잊어버리려 애쓰는 것을 말한다. 일정한 수준의 욕구를 지연시키는 측면에서는 억압과 유사한 점도 있다. 하지만 억제는 특정 개인이 받아들이고 싶지 않은 욕구나 기억을 의식적으로 잊으려고 노력하는 것이기 때문에 무의식적 과정으로 대표되는 억압과 구별된다. 예를 들면, 실연당한 20대 대학생이 한때 사랑했던 여자친구와의 기억을 잊으려고 노력하는 경우나 고통스러웠던 기억들이나 경험이 떠오를 때 머리를 흔드는 경우나 의도적으로 다른 생각을 하면서 그런 기억을 쫓아버리려고 노력하는 행동들이 억제에 해당하는 행동이다.

(3) 취소

취소(undoing)란 무의식에서 자신의 성적 욕구 혹은 적대적인 욕구로 인해서 상대에게 피해를 주었다고 느낄 때, 그에게 준 피해를 취소하고 되돌리려는 행동으로 나타나는 방어기제이다. 이른바 '속죄행위'가 대표적인 예가 된다. 부정으로 번 돈의 일부를 자선사업에 쓰는 경우, 인간을 살생하는 무기로 사용된 다이너마이트를 발명하여 천문학적인 돈을 벌어들인 노벨이 전 재산을 기부하여 노벨상을 만드는 행동도 취소에 해당할 수 있다. 또한 병 주고 약 주듯이, 부인을 때린 남편이 꽃을 사다주는 행위도 취소에 해당된다.

(4) 반동형성

반동형성(reaction formation)은 실제 감정과 반대되는 정서가 과장되어 나타나는 심리가 반영된 행동이다. 주로 사회적으로 용납될 수 없거나 수치스러운 욕망이나 경향성이 의식되거나 행동으로 나타나는 것을 방지하기 위한 목적으로 사용된다. 이 방어기제를 사용하는 사람은 다른 사람에게 자신의 불순한 의도가 발각되지 않도록 의도적 노력을 기울인다. 자신의 욕심이나 바람과는 정반대의 태도나 행동을 취할 수도 있다. 그리고 그것은 무의식의 밑바닥에 흐르는 생각이나 소원 그리고 본능적 충동이 부도덕하고 현실에서 받아들이기에 어렵다고 느끼고, 이와는 정반대의 행동을 선택함으로써 의식으로 떠오르는 것을 막으려는 행동으로 이해해도 된다. 예를 들면, 계모가 전처의 자식을 대단히 증오하면서도 사랑하는 척하는 경우라든지, 부당한 방법으로 엄청난 재산을 불린 사람이 겉으로는 양심과 도덕을 더 강조하는 경우가 대표적이다. 이 외에도 '귀한 자식 매 한 대 더 때리고, 미운 자식 떡 하나 더 준다'는 속담처럼, 남편의 혼외자녀를 데리고 와서 키우면서 과잉보호하는 부인의 경우도 반동형성에 해당하는 방어기제다.

(5) 상환

상환(restitution)이란 무의식에 남아 있는 자신의 죄책감을 씻기 위해 사서 고생하는 경우나 잃어버린 대상을 그리워하면서 불행하게 지내는 경우와 관련된다. 그것은 일종의 배상하는 행위를 통해 죄책감에서 오는 마음의 부담을 덜어내려는 의도가 반영된 행동이다. 상환의 방어기제가 발동하게 되는 인간의 심리는 현실적이고 합리적이라고 보기는 어렵다. 그보다는 자기 위안과 만족적인 행위에 더 가깝다. 이에 해당하는 예로서 사랑하는 아내를 잃은 남편이 죽은 아내를 대신할 만한 여인이 나타날 때까지 노숙자로 지내는 경우도 상환에 따른 방어기제라 볼 수 있다. 그리고 자신의 처지를 고려하지 않고 돈만 생기면 가족을 먼저 돌보기보다는 타인을 위해 돈을 쓰는 행위도 있으며, 평생 자린고비로 살면서 모은 돈 전부를 몽땅 자선단체에 기부하는 행위도 상환의 방어기제로 볼 수 있다.

(6) 동일시

동일시(identification)는 부모나 윗사람 등 중요한 인물들의 태도와 행동을 자기 것으로 만들면서 닮아가려는 것을 말한다. 동일시는 자아와 초자아의 형성에 가장 큰 역할을 하는 등 성격발달에 큰 영향을 미칠 수 있다. 이는 자기 자신보다 강하거나 우월한 타인의 특성을 자기 것으로 내면화함으로써 자신의 단점이나 나약함을 은폐하려는 과정에서 나타나기도 한다. 동일시는 다른 사람의 특성을 끌어내어 자신의 인격 속으로 끌어들이고 동일시의 대상이 되는 사람의 특성을 마치 자기의 그것으로 만드는 자기화 행동으로 표현된다. 예를 들어, 자녀들은 동일시를 통해 부모가 자신의 성격 내부에 들어오게 할 수 있다. 그러므로 어떤 부모를 닮았는지에 따라 자녀의 성격이 달라질 수 있다. 다음은 동일시의 4가지 유형에 관한 설명이다.

① 나르시시즘적 동일시(narcissistic identification)

이것은 자기와 비슷한 특징을 가지고 있는 사람과 똑같아지려고 노력하는 경향을 보이는 동일시 유형이다. 그리고 이런 유형의 동일시는 성격뿐만 아니라 물건에 대해서도 일어나는데, 자기와 똑같은 물건을 남이 가지고 있을 때도 느낄 수 있다.

② 욕구불만에서 오는 동일시

이것은 유명해질 수 없는 사람이 유명한 사람과 교류하는 것만으로 만족을 얻는 동일시 유형이다. 이런 유형은 동일시하려는 대상의 전체 모습을 닮으려 하기보다는 그 사람의 특정한 모습에만 한정하여 나타나는 경우가 더 많다.

③ 대상상실적 동일시(objective-loss identification)

이것은 주로 부모의 사랑을 받지 못한 아이가 부모가 바라는 행동을 취함으로써 사랑을 회복해 보려고 할 때 나타날 수 있다. 이때 아이는 부모가 원하는 방향으로 행동하고, 때때로 부모가 야단을 치는 것조차 자신을 사랑해서 그렇다고 생각하는 경향을 보일 수도 있다. 여기에는 버림받을까 두려운 마음에 자신의 속마음을 숨기고 부모가 좋아할 만한 행동만 하면서 부모의 모습을 따라 하는 경우도 포함된다.

④ 권위 있는 존재에 대한 동일시

이것은 권위 있는 사람을 모방하는 가운데 서서히 권위 있는 존재와 닮아가려는 방어기제를 말한다. 동일시 대상이 되는 권위 있는 존재의 복장과 말투, 표정까지 닮아가려는 행동을 보이는 것이 특징이다.

(7) 투사

투사(projection)는 자기 자신의 결점이나 무능의 원인을 다른 사람이나 사물에게 돌리는 행동을 보이는 것이다. 가장 미성숙하고 정신병리적인 증상에 가까운 방어기제다. 투사를 주로 사용하는 사람들은 다른 사람의 결점을 집중조명하면서 위축된 자아를 옹호하는 태도를 보인다. 그것들은 주로 사회적으로 인정받을 수 없는 자신의 행동과 생각을 자기 외적 요인으로 돌리는 것과 관련된다. “내가 그를 미워한다”고 하는 대신에 “그가 나를 미워한다”고 말한다든가, 시험에 낙제한 학생이 “시험문제를 출제한 사람이 엉터리였기 때문이다"라고 말하는 등 문제의 원인을 자신 안에서 찾기보다는 외부로 돌리고 자신에게는 면죄부를 주려는 무의식적 행동을 보일 수도 있다.

이런 심리의 배경에는 본능(id)에서 비롯된 타인에 대한 적대감을 남에게로 던져 넘겨버림으로써, 양심의 가책과 괴로움(죄 없는 사람을 미워하는 자신을 바라볼 때마다 생기는 부정의 감정)들을 남의 탓으로만 돌리는 심리가 작동한 결과이다. 투사가 심해지면 망상이나 환각이 나타날 수도 있다. 하지만 투사는 정상적인 사람들도 큰 사업과 과업에 실패하였을 때 일시적으로 많이 사용하는 방어기제이다. 문제는 이러한 것들이 실패에 대한 불안과 긴장을 일시적으로 해소하는 데에는 도움이 되지만 궁극적인 해결책은 아니라는 사실이다. 예를 들면, 실력 없는 목수가 연장 탓만 한다거나 "잘 되면 내 탓, 못되면 조상 탓"이라고 말하면서 문제의 원인을 내부에서 찾지 않고 철저하게 외부에서 찾으려서는 시도도 투사의 한 모습이다.

(8) 자기에게로 향함

자기에게로 향함(turning against the self)은 공격적인 충동을 타인이 아닌 자기에게로 향하는 것을 말한다. 상대가 힘으로 대적할 수 없을 때 내면에 존재하는 공격성을 자기 자신으로 돌려세우고 스스로 힘들 선택을 하는 행위다. 예컨대, 엄마에게 야단맞은 아이가 화가 나서 자신의 머리를 벽에 부딪치는 행동을 보인다면, 그것은 엄마를 향한 분노를 아동 자신으로 방향을 바꾼 결과이다. 심할 경우, 우울증이나 자살의 원인이 되기도 한다. 또 다른 예로 프로이트(S. Freud)는 평소 아버지를 증오하던 사람이 아버지가 돌아가시자 심한 우울증에 빠지게 된다면, 그것은 살아생전 아버지를 향해 느꼈던 증오심이 자기에게로 전향되어 우울한 내용의 부정적 감정이 나타난 것이라고 설명하기도 했다.

(9) 전치

전치(displacement)는 어떤 대상에게 무의식적으로 향했던 감정을 덜 위협적인 다른 대상에게 표현하는 행동을 말한다. 이것은 어떤 대상에 향했던 부정적인 감정을 전혀 엉뚱한 곳에서 다른 대상을 향해 표현하는 미성숙한 방어기제이다. 예를 들면, 도덕적으로 타락한 어떤 행동을 한 사람이 그런 행동으로 무의식적인 죄책감을 느껴서 하루에도 몇 번씩 옷을 갈아입거나 수십 번씩 손을 씻고 시내버스 손잡이도 장갑을 끼고 잡아야 하는 등의 강박증(obsessive symptoms)은 전치의 방어기제가 작동한 결과라고 할 수 있다. 그리고 종로에서 뺨 맞고 한강에서 눈 흘기듯이, 직장 상사에게 무시당하고 집에 와서는 남편이 아무 잘못도 없는 아내에게 짜증을 내는 경우와 부부싸움을 한 뒤에 괜히 아이들을 야단치는 경우 또한 전치에 해당한 방어기제 행동이다.

(10) 대치

대치(substitution)는 개인이 원래 생각했던 목표를 이룰 수 없을 때, 그에 상응하는 다른 목표로 전환함으로써 내적 긴장을 해소하는 방어기제이다. 이것은 마치 '꿩 대신 닭'처럼 현실에서 실현할 수 없는 소망이나 목표를 다른 형태로 대용하여 해소하려는 심리가 작용할 때 주로 나타난다. 따라서 '전치'가 대상을 향한 '감정(emotion-focused)' 그 자체를 씻어내기 위해 행하는 행동 그 자체라면, '대치'는 최선이 아닌 차선이라도 선택하여 목표를 성취하는 행위나 욕구충족의 대상(object-focused)을 다른 형태로 대체하여 충족하려고 한다는 점에서 이 두 가지는 다르다고 볼 수 있다. 이처럼 대치는 '꿩 대신 닭'이라는 속담처럼, 어머니를 잃은 아이가 담임선생님을 엄마처럼 느끼고 따르면서 그동안 결핍되었던 애정의 욕구를 충족하는 대상으로 삼는 경우를 예로 들 수 있다.

(11) 부정

부정(denial)은 고통스럽거나 위협적인 상황이 존재한다는 사실을 무의식적으로 거부하거나 애써 부인하려 애쓰는 과정에서 나타나는 방어기제이다. 의식화하기에는 불쾌한 어떤 생각, 욕구, 충동 등을 현실에서 직면하기 힘들 때, 이를 무의식적으로 부정함으로써 관련된 불안에서 벗어나는 시도를 하는 것이다. 그래야만 자신이 받아들이기 어려운 사실과 상황으로부터 직면하는 위험을 피할 수 있다고 믿는다(임창재, 2006 : 167). 일말의 정서적 갈등을 해결할 수 있다고 생각하는 이 방어기제의 예로는 암 말기의 진단을 받은 환자가 그것은 의사의 오진일 것이라고 강하게 주장하는 것을 들 수 있다. 그 결과, 이 환자는 부정의 방어기제를 사용한 덕분에 잠시나마 현실의 고통을 잊을 수는 있겠으나 그런 생각이 말기 암의 증상 개선에는 도움이 되지 않는다는 사실을 뒤늦게 깨닫고 더 큰 절망에 빠질 수도 있다.

(12) 상징화

상징화(symbolization)는 어떤 사람이나 사물에 부여된 감정적 가치를 어떤 상징적 표현으로 바꾸는 것이다. 이것은 생각하면 힘들기만 하여 무의식의 세계로 억압시켜 버린 것을 의식해도 위협적이지 않은 중립적인 대상으로 바꾸는 심리작업을 거쳐서 발현된다. 중립적인 대상에는 일정한 상징성이 부여된다. 상징화에 사용되는 대상이나 주제는 보통 사회적으로 금기시하는 것들인 경우가 많다. 상징화는 개인의 꿈이나 공상 또는 신화에서 많이 인용된다. 예를 들어, 꿈속에서 길쭉하게 생긴 모양의 사물은 남근(penis)이 상징화된 것으로 간주한다. 꿈에서 달걀을 품는 것도 아이를 낳고 싶은 강렬한 소망을 지닌 여인의 상징화 작업의 결과일 수 있다.

(13) 보상

보상(compensation)은 한 개인이 자신의 욕구를 충족하려고 했지만 여의치 않거나 여러 면에서 부족하다고 느낄 때 발동하는 방어기제다. 보상은 자기 안의 열등감을 벗어나려는 행위로서, 자신의 열등감을 숨기고 다른 것으로 보상하기 위해 자신의 강점을 더 두드러지도록 내세우는 행동이다. 대표적으로 키가 작은 사람이 목소리가 크거나 권력에 집착하는 경우를 들 수 있다. 이를 빗댄 속담으로는 '가난할수록 기와집 짓는다', '빈 수레가 더 요란하다', '작은 고추가 더 맵다' 등을 들 수 있다. 유의할 점은 이 방어기제를 지나치게 사용하는 사람은 신경증이나 과대망상적 사고와 행동을 보일 가능성이 상대적으로 크다는 점이다. 반대로 보상의 방어기제는 개인의 열등감을 건설적으로 잘만 전환한다면, 뛰어난 업적을 남길 수도 있는 양면성도 있다. 보상의 방어기제는 주로 개인 안에서 이루어지지만 개인 간에도 나타날 수 있다. 부모가 자녀를 대학까지 교육시킴으로써 어린 시절 가난 때문에 정규교육을 받지 못한 자신의 처지를 보상받으려 하는 경우가 대표적이다.

(14) 합리화

합리화(rationalization)는 어떤 행동이 억압되었을 때 사회적으로 용납할 수 있는 핑계나 이유를 들어 그 상황을 해명함으로써 위축된 자아를 보호하는 방어기제로서 일반인들에게서 가장 흔하게 나타난다. 대개 그 설명이나 이유는 합리적이고 이성적인 경우도 있지만 자아가 받아들일 수 없는 그럴듯한 이유로 꾸며진 것들도 많다. 거짓말이나 변명이 의식의 차원에서 발동한 행동이라면, 합리화는 무의식의 차원에서 이루어지는 행동이다. 합리화에는 크게 두 가지 유형이 있다.

① 신포도형

'신포도형(sour grapes)'은 이솝우화에 나오는 '여우와 포도의 이야기'에서 유래된 것이다. 주로 자신이 바라던 것을 얻지 못했을 때 그것의 가치나 중요성을 깎아내림으로써 마음의 위안을 얻고자 할 때 발동하는 방어기제다. 예를 들면, 대학에 낙방한 학생이 "요즘은 대학을 졸업한 사람들이 취업하기 어렵다"고 말하거나 "내가 지원한 대학에 합격하지 못했지만, 거긴 애초에 내가 원했던 학교도 아니었어"라고 말하면서 자신의 과오(過誤)를 인정하지 않고 부정적인 결과를 인식하는 것을 피하는 방편으로 합리화를 사용할 수 있다.

② 달콤한 레몬형

'달콤한 레몬형(sweet lemon)'은 자신이 인정하고 싶지 않은 일이나 상황을 마지못해 받아들여야 할 때, 역으로 그것을 마치 자기가 바라던 것인 양 미화하고 정당화하는 방어기제를 말한다. 예를 들면, 남편의 수입이 적어서 불만인 아내가 '돈 많은 남자들은 대체로 집에 소홀하고 바람도 잘 난다더라. 차라리 수입은 적어도 착실한 내 남편이 더 낫지'라고 생각하며 스스로 위안하는 경우를 들 수 있다. 이 외에도 군대에 입대한 이등병이 낯선 군대생활에 적응하기 힘들 때마다. '피할 수 없으면, 즐겨라'라는 말을 자주 한다면, 그 또한 달콤한 레몬형의 방어기제에 해당된다.

(15) 격리

격리(isolation)는 과거의 고통스러운 기억과 관련된 감정을 의식에서 떼어내는 것과 관련된 방어기제이다. 격리의 방어기제를 사용하는 사람은 고통스러운 사실은 기억해도 그와 관련된 감정은 억압되어 잘 느낄 수가 없다. 가슴 아픈 사건이나 생각은 기억하나 그 기억에 수반된 감정은 기억되지 않는다. 예를 들면, 아버지의 장례식장에서 눈물 한 방울 흘리지 않았던 아들이 시간이 흐른 뒤에, 돌아가신 아버지를 떠올리게 하는 영화 속 주인공이 죽는 장면을 보면서 펑펑 우는 경우를 들 수 있다.

(16) 지성화

지성화(intellectualization)의 방어기제는 불쾌한 감정이나 생각 또는 충동으로부터 자신을 보호하기 위해 사용하는 무의식적 심리전략이다. "슬프고 두려운 감정은 억누르고 논리적으로 생각해야 해!"라고 주문을 외우기도 한다. 이처럼 스트레스나 욕구불만을 유발하는 상황 앞에서 지성화는 부정적 감정에 압도되지 않고 논리적이고 합리적인 생각을 과도하게 의존함으로써 스트레스에 대처하는 방어기제이다. 지성화를 사용하게 되면 스트레스나 문제 상황과는 감정적으로 거리를 둘 수 있는 효과를 얻을 수 있다. 그러나 그 과정에서 감정이 분리되고 타인의 아픔에 공감하지 못하게 되면서 주변 사람들과의 관계가 힘들어질 수도 있다. 지성화는 감정적 반응의 지연, 갈등 회피, 객관적 언어의 사용 등의 특징을 바탕으로 고통스러운 일들에 따른 부정적 감정을 피하고자 할 때 주로 사용된다. 예를 들어, 임종 환자를 자주 접하는 의료진들은 질병과 죽음에 대한 두려움을 떨쳐버리고 자기 일에 집중하기 위해 어느 정도의 거리를 두는 지성화 전략을 사용하기도 한다.

(17) 퇴행과 고착

퇴행(regression)은 현실 세계의 높은 장벽에 부딪혀 무의식의 욕구를 충족하기 어려울 때나 현실에서 심한 좌절을 경험했을 때 과거 수준으로 후퇴하는 행동을 보이는 것을 말한다. 정신분석이론에서는 이런 퇴행의 행동을 보이는 사람은 자신이 어려운 상황에 놓였을 때, 생애발달 초기의 발달단계로 돌아가서 그 시기에 만족을 가져다주었던 유아적 행동을 보인다고 설명한다. 이런 행동의 이유에는 일시적으로 과거 어린 시절의 행동을 보임으로써, 현실의 위협으로부터 자신을 방어하고 내면의 불안을 해소할 수 있다고 믿고 행동하기 때문이다. 예컨대, 대소변을 잘 가리던 아이가 동생이 태어나자 소변을 잘 가리지 못하거나 방바닥을 기어 다니는 행동을 보이는 것 등을 들 수 있다.

반면 고착(fixation)은 인간의 발달과정 중 특정한 시기에 머물고자 하는 강한 욕구에서 비롯된 퇴행적 행동이다. 고착은 유아가 특정 발달단계에서 덜 성장하여 새로운 행동을 획득하지 못한 결과, 어른이 되어도 생애 초기의 특정 시기에 고정된 반응양식을 반복하는 행동을 의미한다. 프로이트(S. Freud)에 따르면, 구강기에서부터 항문기에 이르기까지 심리성적 발달의 각 단계에서 개인이 경험한 내용이 지나치게 만족스러웠다면 그런대로(과잉충족에 따른 방임), 불만족스러웠다면 그 또한 그런대로(좌절을 경험), 두 개의 경험 모두 특정 심리성적 발달단계에 오래 머무르려는 행동 경향으로 나타난 결과라고 설명했다. 예를 들어, 음식과 술, 흡연을 좋아하고 남을 비평하기 좋아하는 사람은 구강기에 고착된 행동이라 할 수 있다. 항문기에 고착된 성격을 지닌 사람은 지나치게 강박적이고 질서정연하지 못한 것을 참지 못하여 타인과 원만한 관계를 형성하기 어렵다.

(18) 해리

해리(dissociation)는 자신 안에 불편한 모습 중 일부가 크게 작동하여, 하나의 인격체에 여러 다른 인격이 동시에 존재하는 모습처럼 보이는 경우를 말한다. 그것은 마치 전혀 다른 독립된 인격체인 것처럼 행동하는데, 주어진 현실이 너무 괴롭고 힘들다고 느낄 때 주로 작동한다. 또는 인간관계에서의 갈등을 마주할 용기가 부족할 때 자신의 인격을 여러 갈래로 쪼개어 현실의 갈등 상황을 회피하려는 심리가 작동하여 나타나기도 한다. 단편적인 예로서, 『지킬박사와 하이드』에 등장하는 주인공처럼 다중인격을 가진 인물이 좋은 예가 된다.

(19) 저항

저항(resistance)은 내면의 자아가 관여하기에는 너무나 괴롭고 불안하며 억압된 자료들이 의식세계로 떠오르는 것을 막아주는 방어기제다. 심리상담의 현장에서 상담자가 중요한 문제에 접근해 들어가면 내담자가 침묵하거나 갑자기 "기억이 잘 나지 않는다"고 말하거나 울어버리는 등 상담을 지연시키는 행위들은 대표적인 저항의 방어기제이다. 매번 미리 약속된 상담시간보다 늦게 나타나거나 사전예고도 없이 상담실에 나타나지 않는 경우도 그렇다. 저항은 주로 개인의 내면에 억압된 내용을 떠올리려 할 때, 과거 경험과 관련한 기억을 떠올릴 수 없는 형태로 나타나기도 한다. 당혹스러워하거나 침묵으로 일관하는 모습들도 저항에 따른 불안의 심리가 작동한 결과들이다. 상담의 여러 장면에서 내담자가 이런 형태로 저항하는 모습을 보인다면, 상담자는 내담자의 억압된 경험들에 가까이 접근하고 있다고 생각해 두는 것이 좋다.

(20) 백일몽

백일몽(day dream)이란 현실적으로 도저히 충족할 수 없는 욕구나 소원을 상상의 세계에서라도 이루려고 하는 행동을 말한다. 이는 현실에서 도피하고 비현실적인 만족을 구하려는 것과 같다. 사회적 활동이 거의 없고 삶에 대한 무기력감을 많이 느끼는 사람에게서 공상의 세계가 더 활성화되는 경향이 있다. 때로는 자신을 높은 사회적 지위와 명성을 얻은 사람으로 미화시키기도 한다. 그 이유는 그래야만 자신의 존재가치와 중요성이 증명받을 수 있다고 믿기 때문이다. 예를 들면, 원하던 대학 진학에 실패한 학생이 마치 그 대학에 합격한 것처럼 상상하면서 캠퍼스의 낭만을 즐기는 장면을 마음속으로 그려보는 행동을 들 수 있다.

(21) 전환과 신체화

이것들은 심리적 갈등이 감각기관, 근육계 외의 신체적 증상으로 표출될 때 사용되는 방어기제들이다. 먼저 전환(conversion)은 심리 내면의 갈등이 신체 감각기관과 근골격계의 증상으로 표출되는 것을 말한다. 그 예로는 글을 쓰는 데 갈등을 느끼는 소설가가 원고를 쓰는 팔에 마비를 느끼거나, 군대에 입대하기 싫어하는 사람이 입영통지서를 받아보고 시각장애를 호소하는 경우를 들 수 있다.

반면 신체화(somatization)는 내면의 갈등이 주로 신체 장기로 표출되는 경우를 말한다. 마치 '사촌이 땅을 사면 배가 아프다'는 속담처럼, 타인을 향한 부러움과 시기심이 복통을 호소하는 증상으로 나타난다면 그것은 신체화의 방어기제가 작동된 결과로 봐야 한다. 예를 들면, 시험을 앞두고 과도한 불안을 느낀 학생이 배탈이 나서 화장실에 자주 간다든지, 건강에 대한 과도한 불안으로 인해 작은 열감기에도 말라리아와 같은 열대지방에나 있을 법한 극심한 전염병에 걸린 것처럼 행동하는 경우를 들 수 있다.

(22) 성화와 금욕주의

이것들은 인간의 성과 관련된 것으로서, 초자아와 본능적 욕구 사이에서 갈등을 많이 겪는 사람에게서 주로 나타난다. 먼저, 성화(sexualization)는 성적으로 별 뜻도 없는 것에 큰 의미를 부여하여 행동하는 것으로 설명할 수 있다. 예를 들어, 한 남성이 고속버스에서 낯선 여성이 옆자리에 앉는 것을 성적으로 상상하고 부끄러워하고 두려워하는 경우를 들 수 있다. 반면 금욕주의(asceticism)는 의식에서 자각되는 모든 쾌락을 반대하면서 금욕하는 데서 만족감을 얻는 것이다. 여기에는 쾌락이냐 아니냐에 대한 가치판단을 내리는 데 도덕적 요소가 개입된다.

(23) 분리와 투사적 동일시

분리(splitting)는 세상을 '좋은 것(all good)'과 '전적으로 나쁜 것(all bad)'으로 구분하고, 자신에게 잘해주는 사람은 좋은 사람이고, 자신에게 조금이라도 잘못해 주는 사람은 전적으로 나쁜 사람이라고 생각하는 방어기제다. 분리의 방어기제를 사용하는 이유는 인간관계에서 상처받은 경험 때문일 가능성이 크다. 그래서 분리는 자기와 타인에 대해 이분법적으로 생각하고 행동하도록 만든다. 이는 가장 원시적 형태의 방어기제이다. 대상관계이론에서는 유아기 '분리－개별화 시기'에 유아들이 주로 사용하는 방어기제라고 설명한다. 상당 부분 경계성 성격장애를 보이는 사람에게서 많이 발견되고, 세상을 보는 관점에서 흑백논리가 두드러지게 나타나는 방어기제이다. 예를 들어, 아이들이 아빠와 함께 TV를 보다가 "아빠, 저 사람은 좋은 사람이야? 악당이야?"라고 묻는 이유는 우리 편이라고 생각해야 안심이 되기 때문이다. 이러한 미성숙한 방어기제는 어른이 되어도 내 편이 아니면 불편한 마음을 가지게 될 때도 활성화된다.

투사적 동일시(projective identification)는 분리의 방어기제와 함께 자신의 내면세계에서 분리된 대상을 타인에게 투사하고 조종하는 방어기제다. 투사적 동일시의 결과로, 갈등상황에서 투사(projection)를 시도한 사람은 빠지고 투사의 대상(projected object)이 된 제3자들 간에 분열이 일어나고 또 다른 갈등상황이 나타날 수도 있다. 대상관계이론에서는 투사적 동일시가 다음과 같은 단계를 거친다고 설명한다. 첫 번째 단계는 A라는 사람이 자신과 가까운 B에게 자신의 내적 이미지를 투사한다. 두 번째 단계는 A의 투사를 무의식적으로 받아들여 내재화한 B가 A의 조종을 받아 느끼고 행동한다. 세 번째 단계는 투사된 내용들이 B에 의해서 수정되어 A에게 재투입된다. 결과적으로 A는 B가 수정하여 재투입한 이미지를 원래 자신이 가지고 있었던 것으로 동일시하게 되는 것이다.

(24) 내사

내사(introjection)는 다른 사람의 생각이나 태도 심지어 가치관까지도 자신의 것으로 만들어 받아들이는 것을 말한다. 투사(projection)가 개인 내면의 갈등을 타인에게 던짐으로써 불안을 해소하는 방어기제라면, 내사는 정반대의 원리로 작용하는 방어기제이다. 내사는 부정적인 감정이나 고통스러운 삶의 경험으로부터 개인 내면의 자아를 보호하도록 돕는 정신적 작용을 의미한다. 자녀의 중심 자아에 내사된 좋은 대상(good object)의 이미지는 이후 자녀의 긍정적 대상관계의 기반이 되어 힘들고 어려운 상황에서도 자신의 긍정성을 믿고 자신을 돌보는 힘으로 작용하기도 한다(임혁, 2025). 그러나 과도한 내사는 개인의 정체성을 혼란스럽게 만들 수 있다. 그래서 타인에 대한 적대적이고 부정적인 감정을 자신에게 돌리기 때문에 우울증 환자에게서 많이 나타난다. 예를 들어, 부모로부터 비난의 말을 많이 듣고 자란 아동이 부모가 자신을 향한 비난의 태도를 내면화하여 자기를 비난하는 듯한 말을 자주 하게 된다면, 그것은 내사의 방어기제가 작동한 결과라 하겠다. 그리고 그것은 엄마를 미워하는 감정을 받아들이기 어려운 아동이 자신을 혐오하는 행동으로 바꿔서 행동할 때도 나타난다. 이때 아동의 중심 자아에 내사된 나쁜 대상(bad object)의 이미지는 아동과 엄마(대상) 모두를 부정적으로 바라보게 만들고 냉혹한 태도를 보이게끔 할 수도 있다.

(25) 수동-공격성 행동

일반적으로 공격성(aggression)은 욕구불만의 원인을 제공했다고 생각하는 사람에 대해 과격한 태도나 행동을 취함으로써 긴장을 해소하려고 하는 심리전략이다. 주로 품행장애나 반사회적 성격장애에서 흔히 목격할 수 있는 공격성은 폭력이나 폭행, 싸움 등의 행동으로 나타나는 경우가 많다. 그에 비해, 수동-공격성 행동(passive-aggressive behavior)은 공격성을 간접적 방식으로 표현하는 방어기제다. 타인의 요구를 들어주는 것을 간접적으로 회피하는 저항방식이다. 수동-공격적 행동은 겉으로 드러나지 않지만 소극적인 방식으로 적대감이나 공격성을 표출하는 행동이다(Wetzler, 1992). 그리고 그것은 현실적으로 분노를 직접 표현하기 부담스러울 때 그 대안으로 사용되는 경우가 많다.

그런데 이러한 행동은 타인에게 불쾌함을 일으킬 수 있고 성격이 나쁘거나 조종하려 든다는 인상을 줄 수도 있다. 수동-공격성 행동을 보이는 사람은 집단의 권위와 요구를 일부러 무시하고 자기에게 주어진 사회적 의무와 책임에 은근히 반항하는 행동을 보인다. 예를 들어, 빈둥거리고 늦장 부리고 자주 고의로 잊어버리며 무능한 척하는 등 타인과 특정 집단의 활동을 비협조적인 방법으로 방해하는 행동을 들 수 있다. 이런 행동을 하는 이유는 환경의 위력과 사회적 권위 앞에서 자신을 보호하면서도 어떤 식으로든 자신 안의 화와 분노의 감정을 표출해야 하는데, 현실적으로 그게 여의치 않기 때문이다. 수동-공격성 행동을 보이는 사람은 상대가 너무 강하거나 그 사람과 관계가 나빠지기 원치 않을 경우, 자신이 피해를 보지 않기 위해 이런 왜곡된 행동을 하기도 한다. 말로는 괜찮다고 하면서 은근히 상대가 자기 기분을 알아서 잘 맞춰주기만 바라는 심리나 "그걸 꼭 말로 해야 해?"라고 말하며 모호한 태도를 보이고 상대방이 알아서 행동해 주기를 바라는 심리도 깔려 있다.

(26) 성숙한 방어기제 : 승화, 유머, 이타주의

한 개인의 심리 내면과 정신건강의 수준을 이해하기 위해서는 얼마나 많은 유형의 방어기제를 사용하고 있는가와 미성숙하고 병리적인 방어기제를 덜 쓰고 긍정적이고 성숙한 방어기제를 얼마나 자주 사용하는지를 파악하는 것이 중요하다(장수한 외, 2017). 베일런트(G. E. Vaillant, 1977; 1992)는 인간이 사용하는 성숙한 방어기제의 대표주자로 승화를 이야기했고, 그 외 유머, 이타주의를 추가로 설명하기도 했다.

먼저, 승화(sublimation)는 본능의 욕구나 자아(ego)가 참고 이겨내기 어려운 충동적 에너지를 사회적으로 용납되는 형태로 바꾸어서 해결하는 방어기제이다. 이는 자신의 정신적 갈등을 해결하며 긴장을 해소하기 위해 훨씬 가치 있고 생산적인 활동에 몰입하도록 도와줄 수 있다. 예를 들면, 어린 시절 싸움만 일삼던 주먹 대장이 자신 안의 공격적인 충동을 권투라는 운동경기를 통하여 발산하고 사회적으로 존경받는 권투선수가 되거나 강력범을 때려잡는 경찰이 되는 것을 예로 들 수 있다.

다음으로 유머(humor)는 기분 나쁘거나 불쾌하고 공격적인 충동이 생겨도 농담으로 그런 부정적인 감정에서 벗어나려고 시도하는 방어기제를 말한다. 유머를 잘 사용하는 사람은 불쾌한 일을 당했을 때도 유머로 승화시켜 받아침으로써 자신의 불쾌감도 어느 정도 해소하는 데 능숙하다. 불안을 유발하는 생각이나 감정을 표현할 때도 타인의 심기를 건드리지 않으면서, 자기 느낌을 즐겁고 공개적으로 표현할 수 있도록 도와줄 수도 있다(최영민, 2010 : 186-187). 그런 점에서, 유머는 '익숙하지 않거나 불안한 상황으로부터 자신을 보호하기 위한 무의식의 방패'의 역할을 가진다.

마지막으로, 이타주의(altruism)는 자신이 받고 싶은 것을 타인에게 베풀면서 즐거움을 느끼는 것을 의미한다. 원래 이타주의(altruism)라는 단어는 라틴어 alter(다른)에서 온 프랑스어 autrui(다른 사람들)에서 유래했다. '착한 일'로 받아들여지는 행동들을 의미하는 이 방어기제는 익명으로 자기의 재산을 사회에 기부하는 행동과 도움이 필요한 사회적 약자들을 위해 꾸준히 봉사활동을 하는 것 모두를 포함한다. 그런데 인간과 환경에 대한 박애정신에서 비롯한 것으로 보이는 이타주의 행동을 보이는 사람의 내면에는 사랑받고 싶고 자신이 속한 사회에서 안전함을 느끼고 싶어 하는 욕구가 깊이 깔려 있다.

3. 스트레스와 정신건강

정신건강 관리에 있어서 스트레스의 관리는 여러 번 강조해도 지나치지 않다. 스트레스의 강도가 높거나 장시간에 걸쳐 스트레스에 노출되면 정신건강에 위험요소가 되고 다양한 정신장애의 원인이 될 수 있다. 복잡한 현대사회에서는 스트레스의 종류가 다양할 뿐 아니라 현대를 살아가는 사람들에게 주요한 관심의 대상이 되고 있다.

1) 스트레스의 개념

스트레스(stress)라는 단어는 원래 라틴어의 strictus 또는 stringere라는 말로서, '팽팽하게 죄다'라는 뜻에서 유래하였다. 이 뜻은 스트레스를 경험할 때 느끼는 답답한 느낌 및 근육의 긴장을 반영한 것으로, 15세기경부터 물리적 또는 정신적 압력(pressure)이라는 뜻으로 쓰이다가 17세기경에는 공학이나 건축 분야에서 일반화되어 '역경과 곤란'의 의미로 이해되기 시작했다.

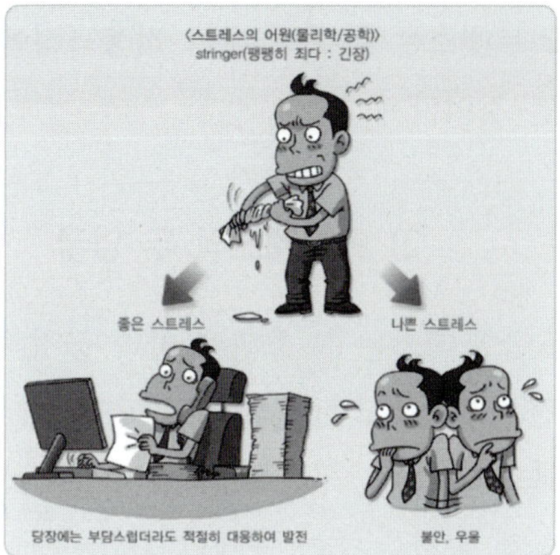
〈스트레스의 어원(물리학/공학)〉
stringer(팽팽히 죄다 : 긴장)
좋은 스트레스
나쁜 스트레스
당장에는 부담스럽더라도 적절히 대응하여 발전
불안, 우울

|그림 3-2| **스트레스의 어원**
출처 : 보건복지부 · 대한의학회 홈페이지.

20세기에 들어서면서부터는 의학적 맥락에서 '스트레스'라는 용어를 처음 쓰기 시작하였으며 현재는 각종 신체질환이나 정신질환의 원인으로 지목되고 있다(김광웅, 2007). 현대과학의 관점에서 스트레스 개념을 우리 신체구조와 연결하여 설명한 선구적인 인물은 캐나다의 내분비학 전문의 한스 셀리에(Hans Selye, 1907~1982)로 알려져 있다. 그는 스트레스가 부신피질 호르몬 분비와 같은 것에 의한 신체적 불균형 상태에 의해 초래된다고 보았다.

셀리에(Selye, 1978)는 스트레스 상태에서 나타나는 개인의 다양한 반응에 대해 관찰한 결과 다음과 같은 세 가지 단계를 제시하였다. 제1단계는 지속적인 충격과 역충격의 단계로 구성되는 '경보반응단계'다. 제2단계는 최대한 순응을 시도해 보지만 그 과정에서 생기는 '저항단계', 제3단계는 순응기제가 무너진 '고갈단계'다. 셀리에(Selye, 1978)는 외부요인의 영향을 받아 유기체가 소모적인 특이 반응을 보이는 것을 두고 스트레스라고 정의하였다(김기태, 2006, 김광웅, 2007 재인용).

사람들은 누구나 삶의 여정에서 여러 가지 좌절이나 실패를 경험한다. 그때마다 사람들은 나름대로 최선을 다해 이를 극복하며 살아간다. 하지만 최선을 다하는 가운데서도 좀 더 잘해야 한다는 심리적 압박을 크게 느낄 수 있다. 환경에 적응하는 인간으로서 이런 종류의 압박은 피할 수 없다. 따라서 스트레스는 환경에 대한 적응과정에서 나타나는 필연적인 인간의 심리반응인 것이다.

2) 스트레스의 두 얼굴

스트레스는 그 효과에 따라 긍정적인 결과를 가져오고 사람을 성장하고 발전시키는 유스트레스(eustress)와 부정적인 결과를 가져오는 역기능적인 디스트레스(distress)로 구분된다. 먼저, 유스트레스(eustress)는 흥미롭고 즐거우며 개인에게 활력을 주는 유쾌한 변화 혹은 성장의 욕구를 실현하기 위해 개인이 선택하는 긍정적이며 건설적인 스트레스 반응을 의미한다. 반면 디스트레스(distress)는 고통스럽고 불쾌하며 부정적인 사건으로 인해 정신적 에너지가 소모되고 질병에 취약하도록 만드는 괴로움이나 고통, 근심 등을 의미한다(이영실 외, 2008). 우리가 보통 스트레스라고 부르는 것은 디스트레스(distress)에 더 가깝다.

이처럼 스트레스는 꼭 우리 몸에 해로운 것만은 아니다. 디스트레스가 부정적이고 파괴적인 성격이 강한 것이라면, 유스트레스(eustress)는 긍정적이고 인간의 성장을 돕는 기능을 가진다. 익숙하지 않은 낯선 생각과 가치 그리고 경험과 대면할 때 그런 고난을 잘 견디고 이겨내면 우리 마음은 더 넓어지고 깊어질 수 있듯이, 적당한 스트레스는 인간을 성장시킨다. 질병에 대한 면역력을 높여주고 신체적 건강 유지에 필요한 최소자극이 되어줄 수 있다.

반대로 스트레스를 무조건 거부하거나 익숙하지 않은 환경에 적응하지 못하고 사회적 관계를 맺는 것을 회피하기만 한다면, 그것은 분명 디스트레스적 반응이라 봐야 할 것이다. 디스트레스(distress)는 마음의 균형을 방해하는 어떤 환경적 압박에 대한 심리 반응이다. 그것은 질병에 대한 저항력을 낮추고 건강을 해치며, 삶의 안녕(well-being)을 방해할 수 있다. 해결되지 않은 디스트레스는 사람의 생명마저 위협할 수 있는 위험한 심리 반응이다.

그런데 스트레스란 우리 눈으로 확인하기 어렵다. 스트레스를 유발하는 사건 그 자체가 스트레스가 아니라 인생의 중요사건에 대한 우리 인체의 반응이 스트레스일 수 있다. 삶의 여러 길목에서 만나는 사건과 사고들에 대한 우리의 지각이 왜곡되어 있다면 스트레스를 더 크게 느낄 것이다. 자신의 삶이 기대에 미치지 못하거나 실망스러울 때도 스트레스가 더 커질 수 있다.

그러므로 정신적으로 건강한 상태를 잘 유지하기 위해서는 스트레스를 잘 관리해야 한다. 그렇지 않으면 스트레스로 인해 우리의 심리와 생리적 균형이 깨져버려서 낙담하는 일이 자주 생기게 된다(닥 췰드리 · 하워드 마틴, 2007). 스트레스는 인간의 신체와 정신을 무력하게 만든다. 스트레스로 인해 우리의 신체는 쇠퇴하고 정서적 고립이 깊어져 호미로 막을 수 있는 병을 키워 호미로 막을 수 있는 것을 가래로도 막지 못하는 일이 발생할 수도 있다.

3) 스트레스의 원인

스트레스 유발인자(stressor)는 개인의 평형상태(내적 균형상태)를 깨뜨리는 작용을 한다. 그것들은 대부분 스트레스 반응을 초래하는 외적 요구나 상황, 환경들이다. 여기에서는 스트레스가 어떤 상황에서 유발되어 발전하게 되는지에 초점을 맞추어 결핍, 좌절, 갈등, 압박이라는 네 가지 측면의 심리 · 사회환경적 요인과 그 외 생물학적 원인과 성격적인 원인에 대해 살펴보도록 하겠다(설진화, 2008; 이영호, 2007; 임창재, 2005).

(1) 결핍

결핍(deprivation)은 개인의 욕구를 만족시킬 수단이 충분하지 않은 상태를 의미한다. 의식주와 같은 인간생존에 필요한 기본욕구와 같이 물질적이든, 애정과 자아존중의 욕구처럼 그 욕구가 충족되지 않는다면 스트레스의 발생은 불가피하다.

① 신체적 고립

신체적 고립은 어떤 집단이나 장소로부터 격리된 것으로서 낯선 환경에서 적응해야 하는 가운데 나타나는 고립감을 말한다. 예를 들면, 낯선 지역으로 이사를 간 아동이 전학한 학교에서 적응될 때까지 느끼는 외로움이나, 자신이 다니던 학교를 졸업하게 됨에 따라 정든 친구들과 헤어지고 익숙했던 환경을 떠나야 하는 과정에서 생기는 불안함과 고립감을 들 수 있다.

② 정서적 고립

사람들은 자신의 권리를 인정받지 못하여 인간으로서 존엄성을 보장받을 수 없을 때 스트레스를 느낄 수 있다. 1인 가구나 독거노인 세대의 증가나 고독사와 같은 사회문제도 이런 정서적 고립으로 인한 스트레스가 심각하여 생기는 문제들이다. 그리고 집단따돌림과 같은 문제들도 한 공간에 타인과 함께 있어도 홀로된 섬과 같은 느낌을 받고 정서적으로 고립되는 것과 관련이 있다. 마치 알베르 카뮈의 소설 『이방인』처럼, 인간은 자신이 소속한 사회와 집단에서 존재감이 없고 강한 소외감을 느낄 때 스트레스를 크게 받을 수 있다.

③ 사회적 결핍

청년실업과 같이 일을 할 수 있는 능력이 있음에도 일할 기회 자체를 부여받지 못할 때 느끼는 상대적 박탈감은 개인의 정신건강에 큰 위협을 줄 수 있다. 자본의 논리에 따른 구조조정과 실업, 재취업 기회의 부족 그리고 비정규직의 고용불안 등 일에 대한 욕구는 있으나 이를 충족할 방법이 없어서 생기는 결핍감으로 스트레스를 경험할 수 있다.

(2) 욕구좌절

욕구좌절(frustration of need)이란 목표지향적 행동이 소기의 성과를 달성하지 못하였을 때 일어나는 것이다. 목표지향적 행동은 지극히 개인적일 수도 있어서 어떤 사람에게는 좌절을 일으킬 수 있지만 어떤 사람에게는 그렇지 않을 수도 있다. 다음은 욕구좌절로 인해 발생하는 현상이다.

① 물리적 측면

물리적 측면에서 나타나는 욕구좌절은 개인의 욕구를 좌절시키는 장애가 환경의 영향을 받아 생기는 경우를 말한다. 예를 들어, 날은 더운데 창문이 열리지 않는다든지, 급한 용무로 엘리베이터를 탔는데 고장이 난다든지, 교통 체증이 심각하여 갈 길이 바쁜데 예정된 시간에 맞춰 도착할 수 없는 경우를 들 수 있다.

② 사회적 측면

사회적 측면에 따른 욕구좌절은 자기 원대로 살기 어려운 상황에서 주로 생긴다. 예를 들면, 연극배우로는 가족들을 부양하기 어렵다고 생각해서 자신이 원하지도 않은 직업을 선택해야만 했다든지, 학력이 낮다는 이유로 직장에서 아무리 좋은 성과를 내도 높은 자리에 오르기 어렵다고 느끼는 등의 상황은 사회적 장애에 따른 스트레스를 받은 경우라 할 수 있다.

③ 신체적 측면

신체적 측면에서의 욕구좌절은 개인의 신체적 자신감과 밀접히 관련된다. 초등학교 때부터 배구선수 유망주였으나 중학교 이후 키가 더 자라지 않아서 포기해야 하는 경우라든지, 비만으로 인해 자존감이 낮아져서 사회적 관계에서 소극적인 태도를 보이는 경우 등을 예로 들 수 있다. 반면에 주변에서 너무 말랐다고 이야기하는 말을 들을 때마다 느끼는 스트레스도 욕구좌절에 따른 스트레스라 할 수 있다. 이때의 스트레스는 부정적 신체상(body image)으로 이어지는 등 신체적 자신감에도 부정적인 영향을 줄 수 있다.

④ 정서적 측면

충분한 정서적 보살핌을 받지 못하고 애정이 결핍된 사람들은 쉽게 스트레스에 휩싸이기 마련이다. 정서적 측면에서의 욕구좌절은 어려서부터 애정의 욕구가 잘 충족되지 못할 때 생기는 욕구좌절의 한 형태이다. 정서적으로 안정되지 못하고 늘 불안함을 느끼는 사람은 욕구좌절의 경험치가 높고 부모와 애착 관계를 잘 형성하지 못한 채 성장했을 가능성이 크다.

(3) 심리적 갈등

인생은 매 순간 선택의 연속이다. 선택은 언제나 어려운 것이어서 비슷한 가치를 지닌 두 개의 목표나 선택의 기로에서 심리적 갈등(psychological conflict)은 커진다. 욕구불만은 동기화된 행동이 방해받을 때 생기지만, 갈등은 두 종류의 가치가 충돌할 때 생기는 것이다. 갈등은 서로 반대되는 내적 욕구가 있거나 두 가지 이상의 욕구를 동시에 충족할 수 없을 때, 또는 내적 욕구나 동기가 외적 욕구와 상반될 때 생긴다.

① 접근 – 접근 갈등

'접근–접근 갈등(positive vs positive conflict)'은 정적 유인가(positive incentive, 긍정적인 모습으로 매력적인 가치로 이끌리게 만드는 것)를 가진 두 개의 목표가 동시에 존재할 때 생기는 갈등이다. 가령, 이번 휴가는 바다로 갈 것인가 아니면 산으로 갈 것인가, 혹은 A회사 제품을 살 것인가 B회사 제품을 살 것인가를 고민하는 것과 같은 양자택일의 갈등이다. 이때 어느 하나를 선택한다는 것은 곧 다른 하나를 포기한다는 것을 의미한다. 이런 경우 결정을 내리기가 쉽지 않다. 선택의 적정시기를 놓쳐서 손해를 본다면 좌절감이나 불안과 스트레스가 나타날 수도 있다.

② 접근 – 회피 갈등

'접근–회피 갈등(positive vs negative conflict)'은 하나의 대상 속에 비슷한 힘의 정적 유인가(접근)와 부적 유인가(회피)를 동시에 포함하고 있을 때 나타난다. 예를 들어, 이 갈등은 열심히 공부하는 것은 싫은데 성적은 잘 받고 싶은 학생의 경우처럼 선택의 상황에 좋은 면과 싫은 면이 동시에 존재하는 것을 들 수 있다.

③ 회피 – 회피 갈등

'회피–회피 갈등(negative vs negative conflict)'은 부적 유인가를 가진 두 개의 대상 중 하나를 선택해야만 하는 피할 수 없는 상황에서 느끼는 갈등으로 개인에게 큰 좌절과 스트레스를 안겨줄 수 있다. 전형적으로 숙제도 하기 싫고 숙제를 안 해서 선생님께 꾸중을 듣는 것도 싫은 학생의 경우를 예로 들 수 있다. 이런 유형의 갈등을 해결하는 능력은 성숙의 정도와 관련된다. 성숙한 사람은 그 결정에 대한 책임을 질 줄 안다. 피할 수 없는 상황에 용기를 가지고 대처하는 힘도 좋다. 그러나 두 개의 양립할 수 없는 불쾌한 상황 중에서 어느 하나도 선택할 수 없어서 우유부단한 모습을 보인다면, 그것은 미성숙한 태도로 스트레스를 대하는 것이다.

(4) 심리적 압박감

개인의 능력을 최우선으로 취급하는 사회에서는 경쟁이 치열할 수밖에 없고, 그로 인한 심리적 압박감(psychological pressure)이 크다. 이런 사회에서는 한번 실패하면 다음에는 꼭 성공해야 한다는 심리적 압박감이 커지게 되고, 비록 성공했다 하더라도 끝없는 성공에 집착하며 괴로움을 느끼게 한다.

① 편견과 선입관

인간사회의 불평등 문제는 주로 인종, 종교, 국적, 출생 지역, 사회적 계층 등 여러 요인에 따라 발생한다. 한번 형성된 사회 인식은 잘 바뀌지 않는다. 서로의 관점만을 고수한다면 나와 다른 사람에 대한 편견과 선입견도 커진다. 이것은 사회갈등을 부추기고 개인의 삶에 주는 부정적 영향이 큰 스트레스 요인이다.

② 범죄와 폭력

각종 범죄와 폭력은 개인의 삶을 위협하는 심각한 사회문제이다. 강도, 살인, 유괴, 테러 등의 범죄 증가는 사람들을 불안하게 만든다. 그리고 혹시라도 사람들에게 자신이 그 희생자가 될까 두려운 마음을 줄 수도 있다. 이처럼 범죄와 폭력도 사람들의 불안과 스트레스의 주요 원인으로 지목되고 있다.

③ 고립과 소외감

4차 산업혁명에 따른 기술의 발달과 AI와 로봇 등의 등장으로 인간의 삶과 직업의 현장에서 인간소외 현상이 심화하고 있다. 사람이 응당 하던 일을 AI나

로봇이 대체하여 직업 세계에서 인간이 설 자리가 점점 없어지는 지금, 그로 인한 고립감은 현대인의 정신건강을 위협하는 주요 스트레스 요인으로 지목되고 있다. 이 외에도 특정 집단이나 조직으로부터 소외될 때 심한 스트레스를 느끼는 경우도 늘어나고 있다. 예를 들면, 이주민, 장애인들과 같이 사회적 차별로 인해 주류사회에서 존재의 가치를 충분히 인정받지 못하는 데에서 야기되는 고립감은 현대인들이 느끼는 대표적인 스트레스로 꼽히고 있다.

(5) 생물학적 원인

① 생물학적인 리듬

생물학적인 리듬은 신경계와 호르몬 체계가 지배하는 생물학적인 활동을 주관하는 자연발생적인 주기이다. 생물학적인 리듬은 분, 시간, 일(日), 년(年) 등의 시간적 주기로 나타난다. 자신의 신체 리듬에 대한 지식은 자신의 기분, 감정 및 민감성을 잘 이해하고 기대하도록 한다.

② 영양섭취

고른 영양 섭취는 건강생활의 유지하는 데 매우 중요하다. 어떤 식습관을 가졌는지에 따라 개인의 정서적 만족이 달라질 수 있다. 특정 음식물을 취하는 것은 스트레스를 직접 자극하거나 피로감과 신경적 흥분을 증가시킬 수 있다. 과도한 카페인 섭취와 니코틴의 축적은 신체의 다양한 스트레스 반응과 연관되어 있다.

(6) 부정적 자기개념과 불안반응성 성격

① 부정적 자기개념

자기지각 혹은 자아개념이란 자신에 대해 가지고 있는 이미지를 말하며, 삶을 영위해 가는 데 상당히 중요한 역할을 한다. 평소 무력감을 자주 느끼거나 자기비하의 말을 자주 하게 되면, 스트레스에 취약한 체질로 변할 수 있다. 자신을 부정적으로 바라보는 자아개념은 스트레스를 증가시킨다. 그리고 정해진 시간까지 일이나 과제를 마치려고 하는 등 시간에 대한 강한 강박증이나 공격적인 행동도 스트레스를 유발하는 주요 원인 중 하나이다. 자신의 능력을 살피지 않은 채 한꺼번에 여러 일을 동시에 추진하려는 욕심들도 스트레스의 유발인자이다.

② 불안반응성 성격

불안반응성 성격을 가진 사람은 스트레스 요인이 사라진 뒤에도 지속적으로 가중된 스트레스를 경험한다. 불안에 대한 반응은 사람, 장소, 사물 등과 같은 어떤 자극을 도전하는 것이나 위협적인 것으로 지각하는 순간에 시작된다. 그것은 때때로 실제보다 더 나쁘게 상황을 인지하고 사태를 지극히 파국적으로 보며 절박하면서도 가혹한 삶이나 죽음을 생각하기도 한다.

4) 스트레스에 대한 인체의 반응

스트레스를 유발하는 것은 인간의 몸과 마음의 균형을 흩트리는 긴장들이다. 그러다 보니 스트레스처럼 긴장도 털어버려야 할 것으로 생각하는 사람들이 많다. 우리는 긴장이란 줄여야 좋은 것으로만 여기는데, 사실 우리 마음속에 심어진 약간의 긴장은 창조적 활동의 중요한 자극이 되어줄 때도 많다. 문제는 스트레스에 어떻게 반응하고 대응하느냐로, 그에 따라 사람의 성장 여부가 결정된다. 중요한 것은 스트레스에 대한 우리의 관점과 반응이다.

(1) 스트레스와 자율신경계

스트레스는 자율신경계와 호르몬을 통해서 인간의 신체에 영향을 준다. 자율신경계는 우리 신체의 90%를 조절하며 교감신경과 부교감신경으로 이루어져 있다. 교감신경계(SNS : Sympathetic Nerve System)는 외부 자극에 따라 강하게 활성화된다. 그것은 위기 상황에 마주쳤을 때 회피하기 위한 기능을 담당한다. 교감신경에 따라 사람은 흥분하면 심장박동이 빨라지고 혈압이 오르며 정신이 또렷해지고 근육의 힘도 일시적으로 증가함을 경험하게 된다.

반면 부교감신경계(PSNS : Parasympathetic Nervous System)는 안전한 상황에서 편안하게 휴식하기 위한 기능을 활성화하는 자율신경계이다(한국해부생리학 교수협의회, 2008). 부교감신경이 흥분한 상황에서는 상대적으로 긴장이 풀어지고 소화흡수기능도 촉진된다. 자동차로 비유하자면 교감신경계는 '액셀'(가속페달)이며 부교감신경계는 '브레이크'(정지페달)에 비유할 수 있다. 이 두 가지 모두가 안전운전에 꼭 필요한 것들이듯, 교감신경과 부교감신경 모두 사람의 신체 균형 유지에 중요한 역할을 한다.

(2) 스트레스와 호르몬의 관계

스트레스와 호르몬의 관계는 코르티솔(cortisol)을 빼놓고 설명할 수 없다. 코르티솔은 스트레스를 유발하는 신경전달물질 역할을 하는 호르몬이다. 그것은 신체의 스트레스 반응에서 광범위한 역할을 하며 스트레스 호르몬으로도 잘 알려져 있다. 적당한 양의 코르티솔은 신체 건강을 유지하도록 돕지만 그 수치가 지나치게 높게 올라가면 신체에 심각한 손상을 줄 수 있다. 스트레스를 겪는 상황에 있을 때, 신체는 오랫동안 많은 코르티솔을 분비해 낸다. 그렇게 되면 우리 뇌는 많은 양의 코르티솔 생산을 유지하도록 신체에 지시를 내리게 되고, 만성적으로 증가한 코르티솔은 신체 면역기능을 손상시킨다. 그 결과, 스트레스를 받을 때마다 우리 몸에 안정을 가져다주는 DHEA(활력 및 안정호르몬)는 감소하게 된다. 그 대신 스트레스 호르몬인 코르티솔은 올라가고 DHEA는 적게 분비되는 상태가 지속되어 인간의 신체와 마음의 회복력이 낮아진다(닥 췰드리 · 하워드 마틴, 2007).

또 다른 스트레스로 인한 호르몬의 변화는 포도당 활용을 감소시키는 것으로 나타나기도 한다. 이는 뼈의 손상과 골다공증을 촉진하면서 근육을 약하게 만들고 피부의 성장과 생식을 방해할 수도 있다. 그리되면 지방의 축적은 증가하고 집중력 및 기억과 학습능력이 떨어질 수도 있다. 코르티솔은 순간적으로 상승하면 12시간까지 유지될 수도 있다. 스트레스를 받으면 순간 머리가 멍해지고 식은땀이 나며, 숨이 가빠지게 되는 것도 코르티솔의 과다분비에 따른 결과로 이해할 수 있다.

(3) 스트레스의 진행단계

우리의 몸은 지속적인 스트레스에 노출되면 신체의 취약한 부분에 이상이 생기게 된다. 스트레스는 그 정도나 지속기간에 따라 인체의 반응도 달라지는 법이다. 다음은 스트레스 진행단계에 대한 설명이다(신호철, 2005).

① 1단계(급성 스트레스)

1단계는 급성 스트레스(acute stress)를 경험하는 단계이다. 이때는 우리의 뇌가 스트레스를 인식하고 그에 대응하기 위해 아드레날린과 코르티솔을 포함한 각종 호르몬 분비를 활성화시킨다. 급성으로 생긴 스트레스 상황으로 심장박동이 빨라지고 혈압은 상승하게 된다. 호흡이 빨라지고 체온이 높아지며 땀이 날 수도 있다. 이때 심리적으로는 불안함과 예민한 행동이 함께 나타난다. 심할 경우 두통과 같은 증상이 나타날 수도 있다. 급성 스트레스 상황에서 생긴 생리적인 변화는 스트레스를 효과적으로 극복하기 위한 우리 신체가 적극적으로 반응한 결과일 수도 있고 일종의 생존 전략일 수도 있다. 아드레날린과 코르티솔의 분비는 증가하고, DHEA와 테스토스테론과 같은 활력과 안정호르몬은 감소하는 것이 특징이다.

② 2단계(만성 스트레스)

제2단계는 만성 스트레스(chronic streess)를 경험하는 단계다. 만성적인 스트레스 상황에서 코르티솔의 분비가 지속해서 증가하게 된다. 반면 우리 신체의 안정화 호르몬으로 불리는 DHEA의 양은 줄어들고 과도한 코르티솔에 만성적으로 노출되는 상황에서 근육이 감소하고 우리 몸속에 체지방이 증가하는 현상이 나타난다. 몸의 뼈는 약해지고 인체의 여러 장기가 손상될 수도 있다. 생리적인 변화로는 피로감과 식욕이 증가하여 체중이 증가하고 혈당이 불안정해지며 면역기능도 저하된다.

실제로 만성 스트레스가 과식을 유발한다는 과학적인 근거를 밝힌 연구도 있다. 그것은 마치 스트레스가 장시간 지속되면 코르티솔과 인슐린의 양이 증가하면서 우리 몸의 지방 세포들에게 지금은 재난과 같이 비상 상황이라고 지각하도록 만들어서 가능한 한 지방을 많이 축적해서 비상시에 대비하라는 신호를 보내게 되는 원리와 같다. 이처럼 만성 스트레스는 우리 몸이 에너지원으로서 지방을 사용하는 능력을 떨어뜨린다. 코르티솔의 증가는 인슐린에 대한 우리 인체의 반응을 떨어뜨리고 비만, 당뇨, 대사성 증후군 X를 유발한다. 그리고 만성 스트레스 상황이 일부 뇌 조직에 나쁜 영향을 주어 기억력 감퇴 문제로 나타날 수도 있다.

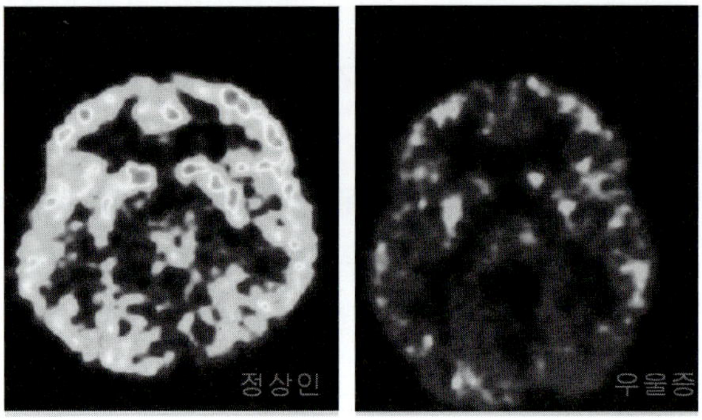

| 그림 3-3 | 정상인과 만성 스트레스로 인한 우울증 환자의 뇌 활성 정도 비교

③ 3단계(부신의 탈진)

제3단계인 부신의 탈진 단계에서는 만성피로가 장시간 지속하여 인체의 중요한 조직이 손상되고 신체의 회복능력이 감퇴한다. 이 단계에서는 이미 뼈와 근육이 심각하게 약해지는데, 식욕은 오히려 증가하는 이상 현상이 발생한다. 그 결과, 에너지 소비는 적은데 불필요한 지방의 축적이 더 많아진다. 인체 내 코르티솔의 양이 계속 축적되면서 고혈압, 당뇨 등 만성질환 발병의 위험성은 더 높아진다. 동반질병으로 만성피로, 우울증, 생리불순, 식욕증가 등의 문제가 나타나기도 한다.

(4) 정서적 반응

미국의 하트매스(HeartMath) 연구소에서는 스트레스를 받을 때 인체에서 가장 먼저 반응하는 부분은 감정(emotion)이고, 스트레스란 감정적 불편감이라고 설명한다(닥 췰드리 · 하워드 마틴, 2007). 스트레스는 신체의 이상 증상뿐만 아니라 불안, 초조, 공포, 우울, 의기소침, 짜증 등과 같은 정서적 반응으로 나타나기도 한다. 스트레스 사건으로 말미암아 유발된 공포·불안·분노 등 부정의 디스트레스(distress) 감정과 기쁨과 집중(몰입)과 같은 긍정의 유스트레스(eustress) 감정 모두 교감신경계가 작동하여 우리 뇌가 고도로 깨어 있는 과각성된(hyperarousal) 상태라는 점은 동일하다. 그러나 부정적 감정은 코르티솔을 분비시키지만 기쁨과 집중은 DHEA를 생성한다(최성애·조 벽, 2013). 같은 과각성 상태여도 분노와 혐오감과 같이 부정적 감정이 유발되는 경우의 스트레스가 크다. 그래서 장기간 지속되는 스트레스는 만성불안, 두려움, 우울, 무력감 등 부정적인 정서적 반응으로 생활의 불편감과 정신질환을 일으키는 주요 원인이 된다.

① 불안과 공포

불안은 스트레스에 대한 가장 흔한 반응이다. 이는 위험을 경고해 주는 신호로 자아가 위협받는다고 느낄 때 나타난다. 위협의 정체를 제대로 파악하고 대처할 수 있을 때는 불안이 없어지지만, 그렇지 않을 때는 불안이 더 커진다(나동석 외, 2008). 그런데 불안에 대한 개인적인 반응이 적절한지에 따라 정상과 신경증으로 나눌 수 있다. 스트레스로 인한 대표적인 신경증은 '노이로제(neurosis)'로 표현된다(김광웅, 2007). 노이로제란 불안과 과로, 갈등, 억압, 억울 등의 감정적인 체험과 스트레스가 원인이 되어 발생하는 신체적인 병적 증상을 말하는 것이다.

② 학습된 무기력

마틴 셀리그만(Martin Seligman, 1942~현재)은 스트레스에 성공적으로 대처하는 것은 학습과 연습으로 가능하다고 주장하였다. 스트레스에 대해 성공적으로 대처하는 방법을 학습하지 못한 사람은 어떤 일을 하든지 아무런 변화가 없음을 여러 번 경험하게 된다. 그로 인하여 무력감을 느끼고 점차 무감동한 상태로 변할 수도 있다(장현갑·강성균, 1996). 셀리그만은 동물실험에서 개에게 충격을 주어 회피 반응을 관찰하였다. 이 실험에서 그는 환경을 통제하지 못하면 스트레스 반응을 보이게 되고 결국에는 스트레스 상황에서 빠져나오려고 하는 최소한의 노력조차 포기하는 것을 발견하였다. 그는 이러한 심리적 반응을 '학습된 무기력(learned helplessness)'이라 명명했다. 학습된 무기력은 특정 증상을 지속하게 만들고, 심각해지면 스트레스의 무게를 이기지 못하게 만들어 중독이나 자살에 이르도록 만들 수도 있다(김광웅, 2007). 그러므로 학습된 무기력은 결코 가볍게 보아 넘길 심리반응이 아니다.

③ 우울감

정신적 긴장과 불안이 계속 축적되면 자신도 모르게 우울감이 찾아올 수도 있다. 사람은 누구나 스트레스를 받게 되면 일시적으로 기분이 우울해지고 열등감이나 후회에 빠지게 된다. 그러나 대부분은 이런 상태를 오래 경험하지는 않지만, 우울증 환자는 한번 깨진 정서적 균형을 되찾지 못하고 많은 어려움을 경험하게 된다(이영호, 2007). 임상적으로 잘 알려진 사실에 따르면, 우울증 환자들은 일반인과 비교하여 지난 1년 동안 4배 정도의 불쾌한 감정을 유발하는 생활사건을 경험한다고 한다(권육상, 1999; 김광웅, 2007). 우울감에 대한 대처는 빠르면 빠를수록 좋다.

5) 효과적인 스트레스의 관리와 대처방법

스트레스를 받을 때 인체에서 가장 먼저 반응하는 부분이 감정(emotion)이다. 스트레스 관리의 열쇠는 바로 우리의 감정을 잘 조절하는 데 달려 있다. 그리고 스트레스 자체보다는 스트레스를 어떻게 받아들이느냐가 더 중요하다. 그리하면 스트레스에 적절하게 대처할 수 있게 되어 만족스러운 삶을 살아갈 수 있다(닥 췰드리 · 하워드 마틴, 2007).

(1) 스트레스 대처의 개념

스트레스 대처(stress coping)는 스트레스를 어떻게 받아들이고 평가하고 있는지에 따라 달라질 수 있는 개인의 반응과 관련된다. 스트레스 자체를 바꿀 수는 없다. 그보다는 스트레스 상황을 어떻게 평가하고 그것을 어떻게 해결해 나가는지가 더 중요하다. 스트레스 대처가 의미하는 바를 설명하면 다음과 같다(권육상, 2000).

먼저, 스트레스 대처는 '환경에 대한 적응(adjustment)'의 과정으로 통달과 숙달(mastery)을 의미할 수 있다(Selye, 1982; White, 1984). 셀리에(Selye, 1982)는 스트레스 대처를 넓은 의미로 해석하고 '생활하는 것 그 자체'라고 설명했다. 매 순간 부딪히는 일련의 생활사건으로 인해 마음의 균형상태가 깨졌다가도 다시 회복하는 과정을 반복하듯 스트레스를 받고 회복하는 과정 그 자체가 스트레스 대처인 셈이다.

다음으로 스트레스 대처는 스트레스의 처리와 관리(management)를 의미하기도 한다. 이것은 통달의 개념과는 다르다. 그 이유는 대부분 스트레스가 통달하거나 완전히 해결할 수 있는 성질이 아니기 때문이다. 이때 사용되는 대처의 개념은 그저 최적의 순응을 위해서 문제를 재정의하거나 참고 견디고 받아들여야 하는 의미에 가깝다. 따라서 스트레스에 잘 대처하려면 먼저 스트레스 상황을 잘 평가해서 대처할 것인지 아니면 그런 상황을 무시하고 살아갈 것인지를 결정해야 한다. 그러기 위해서는 스트레스 상황에 맞설 수 있는 자기 능력을 고려하여 대처 방법을 선택해야 한다. 스트레스 대처는 상당 부분 냉철한 판단과 결정이 요구되는 인지적 사고 과정이라 할 수 있다.

(2) 효과적인 스트레스 관리와 대처방안

현실에서 스트레스 상황은 일일이 열거하기 어려울 정도로 많으며 각각의 상황에 따른 대처방안도 다양하다. 학문적 배경에 따라서도 스트레스를 효과적으로 관리하고 해결하는 방법은 다양하다. 이 중 스트레스를 해결하는 가장 건설적인 방법은 스트레스를 주는 상황을 변화시키는 것이다. 이 방법에는 스트레스 상황에 관한 생각을 변화시키는 것과 그런 상황을 잊고 그 외의 다른 어떤 것을 생각하는 것 등이 있을 수 있다(김규수 외, 2002). 다음은 라자루스와 폴크만(Lazarus & Folkman, 1984)이 제시한 스트레스 대처방법이다.

① 문제집중 대처

문제집중 대처전략은 '환경지향적 대처'와 '내부지향적 대처'로 구분할 수 있다. 먼저 '환경지향적 대처'는 문제를 규정하고 대안적인 해결책들을 나열한다. 그런 다음, 각각의 대안들의 장단점을 비교해 보고 그중 최선의 선택을 하고 그것을 실행에 옮긴다. 반면 '내부지향적 대처'는 자신의 기대 수준을 바꾸거나 대안적인 만족을 추구할 수 있는 방법을 찾는다. 이것은 새로운 행동 기준을 개발하고 새로운 기술을 배우는 것과 같이, 환경을 바꾸는 대신 상황에 대한 생각을 바꿈으로써 스트레스에 대처하려는 전략이다.

② 정서집중 대처

정서집중 대처는 스트레스를 유발하는 상황 자체를 변화시키기보다는 그 상황에서 경험하는 정서적 고통을 감소시키기 위한 노력을 한다. 스트레스의 원인을 회피하거나 스트레스 상황을 인지적으로 재구성하는 전략이다. 이를 위한 방법들로는 '소방적 사고'(이미 일어난 스트레스에 대하여 생각을 바꾸려고 하는 것), '거리 두기'(스트레스를 유발하는 곤란한 상황을 잊어버리려고 노력하는 것), '긴장 해소'(스트레스로 인하여 발생한 불안, 갈등, 긴장을 없애기 위하여 운동, 취미 개발 등 다른 일에 몰두하는 것), '사회적 지지 추구'(다른 사람의 이해와 지지를 얻으려고 노력하는 것) 등이 있다.

③ 문제－정서혼합 대처

사람들은 스트레스 상황에서 문제집중 대처와 정서집중 대처를 통합하여 사용하는 경향이 있다. 문제집중 대처는 스트레스 상황의 조건들을 변화시킬 수 있다고 평가되는 중간 수준의 스트레스에서 자주 사용된다. 반면 정서집중 대처는 높은 수준의 스트레스 상황에서 '이 상황에서 자신이 아무것도 할 수 없다'고 판단될 때 더 많이 사용된다. '문제－정서혼합 대처'에서는 '성장지향'(스트레스를 받은 상황으로부터 자신의 성장에 도움이 되는 효과를 찾으려 함)의 방법과 '직면 허가'(스트레스를 유발하는 상황을 바꾸기 위해 어려움에 맞서 공격적으로 행동함) 등의 방법이 있다.

핵심정리

① **환경에 대한 적응의 의미** : 주어진 환경이나 여건에 자기 자신을 맞추는 과정, 자기의 욕구를 충족시키기 위해 주변의 환경요인을 변화시키는 과정

② **방어기제의 종류** : 억압, 억제, 취소, 반동형성, 상환, 동일시, 투사, 자기에게로 향함, 전치, 대치, 부정, 상징화, 보상, 합리화, 분리 혹은 격리, 지성화, 퇴행·고착, 해리, 저항, 백일몽, 전환·신체화, 성화·분리·투사적 동일시, 내사, 수동-공격성 행동, 승화·유머·이타주의

③ **스트레스의 개념과 원인** : 순기능(eustress), 역기능(distress)으로 구분되며, 스트레스의 원인은 결핍, 욕구좌절, 심리적 갈등, 압박감, 생물학적 원인, 성격적인 원인 등으로 대별됨

④ **스트레스의 증상과 대처** : 주요 증상으로는 신체적 반응, 심리적 반응이 있을 수 있으며, 이에 대한 대처방법으로는 문제집중 대처, 정서집중 대처, 문제-정서혼합 대처 등이 있음

Part

02 정신건강 문제와 정신장애

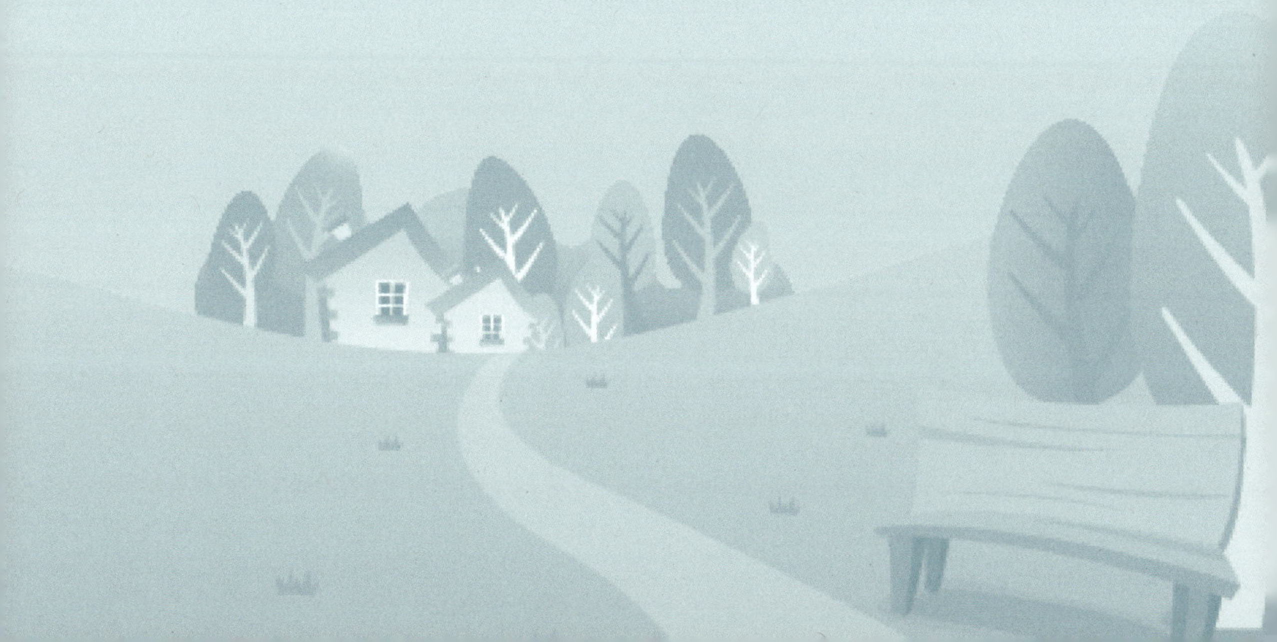

CHAPTER

04 정신장애 1[1]

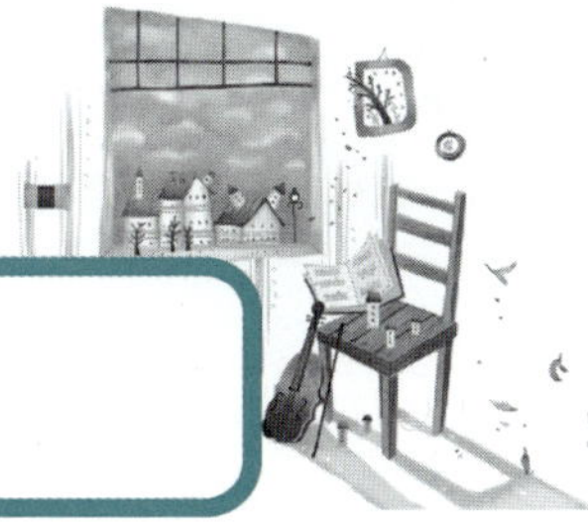

학습목표

1. 불안장애의 개념과 증상 및 치료법에 대해 학습한다.
2. 강박관련장애의 개념과 증상 및 치료법에 대해 학습한다.
3. 외상 후 스트레스 관련장애의 개념과 증상 및 치료법에 대해 학습한다.
4. 신체형 장애의 개념과 증상 및 치료법에 대해 학습한다.
5. 해리장애의 개념과 증상 및 치료법에 대해 학습한다.

일반적으로 정신건강은 일상생활을 하며, 스트레스에 대한 적절하게 대응하는 능력을 갖추고, 만족스러운 개인생활과 사회생활을 할 수 있는 상태를 말한다. 그리고 정신의학에서 언급하고 있는 정신적으로 건강하다는 의미는 첫째, 정신장애가 없고 행동에 뚜렷한 이상이 없이 안정되어 있고 유연한 적응상태, 둘째, 환경의 요구에 순응을 넘어서 올바른 사회 발전에 기여하는 방향으로의 적응이 가능한 상태, 셋째, 성격의 통합과 자신과 주변, 사회에 대한 인식이 가능한 상태라고 할 수 있다(대한신경의학회 편, 2017). 한편 정신장애는 불안, 우울, 초조, 자살사고, 강박적인 생각 및 행동 등 임상적인 행동과 심리적 증후로 인해 많은 고통을 받고 있는 상태라 할 수 있다.

1) DSM-IV에서는 불안장애에 강박장애, 외상 후 스트레스 장애를 포함했으나 DSM-5에서는 각각 개별장애로 분류하고 있다.

1. 불안장애(Anxiety Disorder)

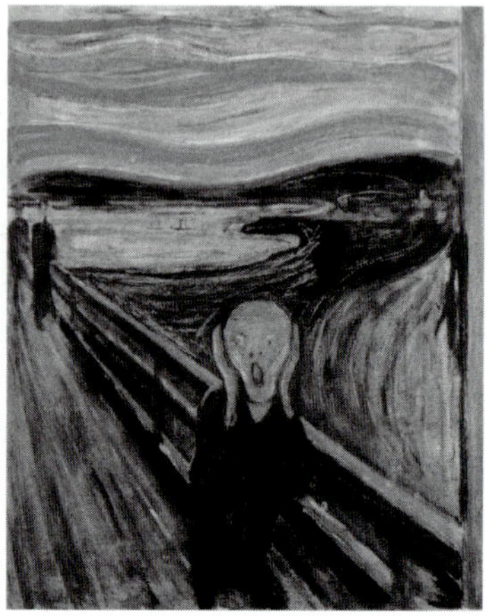

뭉크의 〈절규〉

불안(anxiety)은 마음이 편하지 않고 조마조마하고, 분위기에 따라 술렁거리어 뒤숭숭하고 몸이 편안하지 않은 상태(네이버 국어사전)이다. 이와 같은 불안은 특수한 환경에 적응하기 위한 생체의 가장 기본적인 반응으로 누구든지 불안을 느낄 수 있고, 또 살아가는 데 필연적으로 나타나는 현상이다. 어떤 의미에서 불안은 적응에 긍정적인 기능을 하기도 한다. 위험이나 어려움이 예상되는 상황에서 미리 긴장되고 불쾌해지기도 하는데, 이런 현상은 앞으로 일어날 일에 대비할 수 있게 해주기도 한다. 예를 들면, 중요한 시험이나 입사면접을 앞두었을 때, 불안을 해소하기 위하여 시험과 면접을 열심히 준비한다. 이처럼 위기상황에 대해 뚜렷한 대상이나 이유를 알 수 있는 불안은 정상적인 불안이라고 할 수 있다(마크 윌리암스, 2013).

불안이 긍정적인 부분이 있음에도 불구하고 많은 어려움을 초래하는 이유 중 하나는 불안과 더불어 느끼는 다른 감정을 실제보다 더 강하게 느끼도록 한다는 것이다. 예를 들어, 불안할 때 외롭거나 두려움을 느낀다면 평소 느끼는 감정보다 2~3배 더 외롭거나 두렵다고 느끼기 때문에 불안을 잘 다루면 편안하고 안정적인 정서상태를 유지할 가능성이 높아진다.

한편 일상적인 불안과 달리, 신경증적 불안은 불안의 뚜렷한 대상이나 이유를 찾아내기 어렵다. 혹은 불안의 뚜렷한 이유나 대상을 알기는 하지만 그것 때문에 일상생활에서 대인관계나 사회적 적응에 심각한 문제를 초래한다. 이와 같은 불안은 대부분 무의식적 갈등이나 사회적으로 받아들이기 어려운 무의식적 충동과 관련되어 있고, 충동에 대한 위험신호라고 할 수 있다.

DSM-5에서 불안장애 범주에는 극도의 공포, 불안 및 관련된 행동장애의 특징을 지닌 질환이 포함된다. 공포란 실제로 있거나 혹은 지각된 즉각적인 위협에 대한 감정적 반응이지만, 불안이란 미래의 위협에 대한 예측에서 발생하는 현상이다(DSM-5). 범불안장애, 공황장애, 강박장애, 광장공포증, 선택적 함구증, 이별불안 장애, 특정 공포증, 외상 후 스트레스 장애(PTSD) 등이 포함된다.

1) 범불안장애

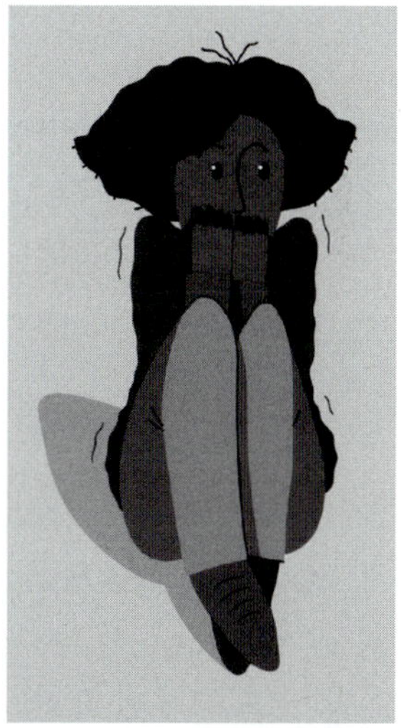

범불안장애(generalized anxiety disorder)는 일상생활 중에 거의 매일 최소한 6개월 이상 과도한 불안과 걱정을 주로 나타내는 질환이다.

과도한 걱정과 불안이 핵심 증상으로, 근육긴장과 초조감을 흔히 동반한다. 불안, 근심걱정 또는 신체적 증상(예 근육통, 몸살 기운, 땀 흘림, 메스꺼움, 설사 등)과 피로감과 불면증 등의 증상이 흔히 동반되고 항상 긴장되어 보인다. 불확실한 상황에 대해 잘 인내하지 못하여 이를 부정적인 것으로 받아들여 회피하고자 노력하며, 불확실한 상황에 직면하게 되면 아무런 반응을 할 수 없는 상태에 놓이는 경향이 있다. 근심걱정의 대상은 가족, 금전문제, 직업 및 질병, 그리고 사소한 일상생활 주변의 사건들이 될 수 있다. 그러나 불안과 걱정의 강도, 기간 및 빈도는 두려워하는 사건의 실제 가능성과 비례하지 않는다.

발병연령은 주로 아동기나 청소년기로, 남녀 비율은 여성이 55~60% 정도로 남성보다 많다. 유병률은 연구에 따라 3~12%를 보이고 있다. 경과양상은 주로 만성적이지만 기복이 있고 스트레스 기간 중 악화되는 특징이 있다. 범불안장애의 치료는 상대적으로 연구가 덜 이루어졌는데, 이유는 개인마다 다르며 발현유형에 따라 서로 다른 치료를 하는 것이 효과적인 것으로 여겨졌기 때문이다. 약물치료, 인지행동치료, 정신분석치료가 효과가 있는 것으로 알려져 있다.

사례

P씨(41세, 여)는 행정업무원으로, "저는 항상 신경이 곤두서 있어요"라고 호소하여 의뢰되었다. 8개월 전까지 오래전부터 알아온 남자친구와 동거했다. 그러나 남자친구가 젊은 여성과 사귀게 되면서 두 사람은 갑작스럽게 헤어졌다. 이 일이 있고 난 후부터 P양은 일상업무와 직장에서 실수할 가능성에 대해 매우 불안해했다. 또한 평소와 달리 긴장감과 피로감을 느꼈고, 초점 맞추기를 어려워하였다. 돈에 대해서도 지나치게 염려하여 절약하다가 결국 주거환경이 덜 좋은 저렴한 아파트로 이사를 했다. 그러면서 끊임없이 주변 동료와 어머니로부터 안심시켜 주는 말을 듣고 싶어 했다. 그녀는 자신을 도울 사람이 아무도 없는 것 같다고 느꼈다. 또한 '너무 무거운 짐'에 대해 부담스러워했다. 3개월 전부터는 안 좋은 일이 생길 것 같았고, 도움을 요청할 수 없을 거라는 두려움 때문에 야간에는 외출을 하지 않게 되었다. 최근 들어서는 주간에도 외출을 피했다. 남자친구와 헤어진 후 무척 슬펐으나 무가치감, 죄책감, 무쾌감증이나 자살하고 싶은 마음이 든 적은 없으며, 체중변화가 없고 잠도 잘 자고 있다고 했다.

출처 : John W. Barnhill(2017). DSM-5 임상사례집. 학지사, pp. 178-181.

2) 공황장애

공황장애(panic disorder)는 갑작스러운 심한 불안발작과 이에 동반하는 죽을 것 같은 두려움을 특징으로 하는 질환이다. 공황발작[2)](panic attack)은 갑작스럽게 심한 공포와 불안함이 수분 내 최고조에 이르고, 이 동안 신체적 및 정신적 증상이 나타나는 것을 말한다. 예기불안을 보이는데, 최소한 1개월 이상 또 다른 공황발작이 일어날까 봐 지속적으로 염려하고, 공황발작의 가능한 결과에 대해 심하게 근심걱정을 하고 회피하는 경향이 있다. 이때 호흡곤란, 심장박동 증가, 가슴이 답답하거나 아픔, 질식감, 현기증, 불안정한 느낌, 비현실적 감각, 발한, 졸도, 근육경련, 죽음의 공포, 미치지 않을까 하는 공포 등이 생긴다. 이러한 증상이 급작스럽게 일어나 수 분 동안 지속되다가 소실되는 것이 보통이나 드물게는 수 시간 지속된다. 감당하기 어려운 공황발작에 대한 예기불안이 생기기 때문에 신경이 극도로 날카로워진다.

2) 공황발작이란 ① 심계항진, 가슴이 심하게 두근거림 혹은 심박동이 빨라짐, ② 땀을 흘림, ③ 몸의 떨림 또는 흔들거림, ④ 숨이 막히는 또는 숨이 답답한 느낌, ⑤ 질식감, ⑥ 흉통 또는 흉부 불쾌감, ⑦ 오심 또는 복부 불쾌감, ⑧ 현기증, 비틀거리는 느낌, 어지러움 또는 기절할 것 같은 느낌, ⑨ 비현실감(비현실적인 느낌) 또는 이인증(자신으로부터 분리된 듯한 느낌), ⑩ 통제력을 잃거나 미칠 것 같은 두려움, ⑪ 죽을 것 같은 두려움, ⑫ 지각이상(둔하거나 따끔거리는 느낌), ⑬ 오한 또는 열감 등 심한 공포와 불편을 수반하는 증상이 뚜렷이 나타나는 등 위의 13가지 중 적어도 4개 이상이 갑자기 생겨서 10분 내에 최고조에 이르는 경우를 말한다.

회피증상이 심한 경우에는 광장공포증이 생길 수 있는데, 공황장애 환자의 1/3에서 광장공포증이 먼저 발생하기도 한다. 또한 우울증상이 흔히 동반되기도 한다.

공황장애의 발병연령은 다양하지만 대개 청소년 후기부터 30대 중반 사이에서 가장 많이 발병한다. 임상장면에서는 장애가 좋아졌다가 다시 나빠지는 굴곡현상을 보이면서 만성적인 경과를 밟는 경향이 있다. 약 30%의 환자는 수년 내 재발 없이 완전히 완화돠고, 약 35%의 환자는 현저히 호전되는데, 호전과 악화를 반복한다.

약물치료는 극심한 공황공포를 줄여주는 효과가 비교적 신속하고 정확하며, 약물을 중단하였을 때 6개월 내 25~50%가 재발한다. 그 외 인지행동치료, 불안조절기술, 이완요법, 실제생활 노출기법 등이 효과적인 것으로 알려져 있다.

사례

M씨(23세, 여, 미혼)는 심장전문의에 의해 의뢰되었다. 2개월 전 그녀는 심계항진, 호흡곤란, 오한, 떨림, 곧 죽을 것 같은 두려움 등의 급성 증상으로 네 차례나 응급실을 찾았다. 이때마다 발병은 급속도로 이루어졌다. 증상이 몇 분 지나지 않아서 극도로 달했고, 그녀는 두려움으로 탈진 상태가 되어 심장이 마비되었다고 확신했다. 이 삽화가 발생할 때마다 일반적인 신체검사, 활력징후(맥박, 호흡, 체온, 혈압검사 등), 독소 검사, 심전도 검사 등의 의학적 평가를 받았으나 결과는 언제나 정상이었다.
M씨에 따르면, 지난 3개월 동안 이러한 발작이 공황증상과 함께 직장, 가정, 운동 중에도 발생하는 등 총 다섯 차례가 있었다. 다른 발작이 일어날 것에 대해 지속적으로 두려워하게 되면서 이미 여러 날 병가를 냈고, 운동, 운전, 커피를 피했다. 자신의 심장이 무언가 잘못되었고, 정확한 진단이 없으면 곧 죽게 될 것이라고 확신했다. 한밤중에 잠들어 있는 동안에도 공황발작이 일어나자 결국 정신과 전문의를 만나 보라는 제의를 받아들였다.

출처 : John W. Barnhill(2017). DSM-5 임상사례집. 학지사, pp. 167-171.

3) 광장공포증

광장공포증(agoraphobia)은 그리스어로 광장인 agora와 공포증을 말하는 phobos의 합성어로, 탈출하거나 도움을 구하는 것이 어려운 장소에서 현저한 공포와 불안을 경험하는 질환이다. 광장공포증은 자신의 집 이외의 장소에서 적절한 기능 수행을 심하게 저하시킬 수 있으므로 환자를 거의 무력화시키기도 한다.

광장공포증은 개방된 장소나 안전하지 않은 곳에서 극심한 불안과 공포를 경험한다. DSM-5에 따르면 다음 증상 중 2개 이상에서 두려워하거나 불안하게 여긴다. 이러한 상황에서 공황 증상 혹은 유사한 증상이나 무기력하고 당혹스러운 증상이 나타날 경우에 벗어나기 힘들거나 도움을 받을 수 없다는 생각을 하며, 이런 공포와 회피행동이 6개월 이상 지속되어 심한 고통을 경험하고 사회적 적응이 어려울 때 광장공포증이라 할 수 있다.

- 대중교통수단(예 자동차, 버스, 기차, 배, 비행기)을 이용하는 것
- 개방된 공간(예 주차장, 시장, 다리)에 있는 것
- 폐쇄된 공간(예 쇼핑몰, 극장, 영화관)에 있는 것
- 줄을 서 있거나 군중 속에 있는 것
- 집 밖에서 혼자 있는 것

광장공포증인 사람은 공포대상의 장소에 임하는 것을 최대한 피하며, 공포상황에 노출되는 기회가 생기면 그것을 아는 순간부터 예기불안이 일어나서 이 때문에 스스로 무기력해지고 또 우울해진다. 심한 경우에는 집 안에서 꼼짝 못하고 밖에 전혀 나가지 못하는 정도에까지 이른다. 만일 공포대상이나 공포상황에 노출될 때는 불안으로 인한 여러 가지 자율신경계의 신체변화로 불안은 더욱 악화된다.

현재로서 가장 효과적인 치료방법은 약물치료와 인지행동치료로 알려져 있지만, 이 장애가 신체장애와 병발하는지를 확인할 필요가 있다. 환자에게는 병의 개념과 갑작스러운 공황발작에 대해 정확하게 설명해 주는 것이 치료에 도움이 된다. 그리고 전문가는 불안에 대한 예비적 단계에서 나타나는 환자

의 예기불안에 대해서도 이해하고 개입하는 것도 중요하다. 그 외에, 기타 행동치료적 기법으로 불안조절기술, 이완요법, 실제생활 노출기법 등을 사용하는 것도 권장된다.

사례

35세 주부가 남편과 함께 내원하였다. 그녀는 수년 전부터 지하철이나 버스를 탈 때 쓰러질 것 같은 느낌을 받았다고 한다. 그러한 증상을 몇 번 경험하게 되자 점차 쇼핑몰, 영화관, 은행과 같은 더 많은 장소들을 기피하게 되었고, 최근에는 남편을 동반하지 않으면 혼자서는 집 밖으로 거의 나가려 하지 않는다고 하였다. 그녀는 자신의 이러한 모습이 비이성적이고 과도하다는 사실을 알고 있었지만 상황에 대한 두려움이 너무 커서 도저히 어쩔 수 없다고 말한다.

출처 : 대한신경정신의학회 편(2017). 신경정신의학(제3판).

4) 사회불안장애

사회불안장애(social anxiety disorder, 사회공포증)는 사회공포증(social phobia)과 혼용하여 사용하기도 한다. 사회불안장애가 있는 사람은 자신이 주목받고 평가받는 사회적 관계나 상황을 회피하거나, 두려워하거나, 불안하게 여긴다. 어떤 특정한 사회적 상황이나 활동상황(친밀하지 않은 사람과의 모임, 다른 사람이 보는 앞에서 먹거나 마셔야 하는 상황, 다른 사람 앞에서 뭔가를 수행해야 하는 상황 등)에서 다른 사람에게 나쁘게 평가되거나, 당황하거나, 모욕당하거나, 거부당하거나 혹은 자신이 다른 이들을 공격할지도 모른다는 생각을 가지고 있다.

사회불안장애의 핵심 임상양상은 면밀한 관찰과 부정적 평가를 받을 수 있는 사회적 상황에 대한 현저하고 심각한 공포와 불안이며, 이는 증상을 유발할 수 있는 사회적 상황에 대한 회피로 이어지게 된다. 대부분 13세에서 20세 사이의 이른 나이에 발병하게 되어서 사회적, 직업적 기능의 손상을 유발하게 된다.

사회불안장애는 사회적 억제나 수줍음과 같은 아동기의 과거력과 관련이 있다. 발병은 심한 긴장이나 치욕스러운 경험으로 인해 갑자기 시작될 수도 있고, 또 서서히 시작될 수도 있다. 장애의 경과는 흔히 지속적으로 나타난다. 즉, 증상이 성인기에 약화되거나 완화되기도 하지만 그 기간은 보통 일생 동안 지속된다. 대인상황에서 얼굴이 붉어질까 불안해하거나 자신의 시선에 문제가 있다고 생각하여 다른 사람들을 기피하는 것, 연단공포, 쓰기공포, 회식공포, 이성공포 등 다양하다.

인지행동치료와 약물치료가 효과적이며, 개인이 경험하는 공포의 대상을 정확히 파악하여 개별화된 개입을 하는 것이 중요하다. 집단치료, 인지행동치료, 실제상황 노출치료, 사회기술훈련, 체계적 둔감화 등 공포대상이나 상황에 조금씩 천천히 노출시켜서 불안을 감소시키는 치료전략을 사용하는 것도 도움이 된다.

사례

44세 은행지점장이 내원하였다. 이 남성은 오래전부터 다른 사람들 앞에서 발표하는 것을 두려워해 왔다고 한다. 따라서 그는 그러한 상황을 가능한 한 피하면서 지내왔으나 최근 한 달 전 지점장으로 승진한 후 부하 직원 앞에서 어쩔 수 없이 말을 해야 하는 상황이 늘어나자 잠을 잘 수 없을 만큼 불안과 걱정이 심해져서 정신과를 찾았다. 그는 지점장으로 승진한 것이 후회가 된다며 괴로워하고 있다.

출처 : 대한신경정신의학회 편(2017). 신경정신의학(제3판), p. 324.

5) 분리불안장애

분리불안장애(separation anxiety disorder)는 애착대상(어머니, 아버지 등 주 양육자)과 떨어지는 것에 대한 불안으로 일상생활에 심각한 장애를 초래하는 질환이다. 아동은 애착대상에게 재난, 질병, 부상 등 불행한 일이 생겨 다시는 보지 못할 것 같은 불안에 휩싸여 지나치게 걱정하고 애착대상이 옆에 있어야 안심을 하며 잠시라도 없으면 애착대상을 확인하려고 한다.

아동의 발달수준을 고려하였을 때, 수줍고 겁 많은 아이가 처음 유치원이나 놀이방, 학교 첫 등교 시 엄마와 떨어지지 않으려는 행동은 일시적이거나 정상발달에 속한다고 보는 것이 타당하다. 그러나 아동이 정상발달 수준을 넘어, 엄마와 떨어지는 것을 두려워하여 학교에 가지 않으려는 행동을 지속적으로 보이거나 과도한 불안과 공포를 보인다면 분리불안장애가 아닌지 유심히 살펴보아야 한다.

12세 미만에게 가장 흔한 불안장애로 다른 불안장애보다 발생연령이 어린 편이다. 혼자 집에 있지 못하고, 잠을 잘 때 양육자가 옆에 있어야 안심한다. 이별의 불안에 대한 스트레스로 복통, 두통 등 신체증상을 호소하기도 한다.

치료는 걱정이 어디서 오는지 아이와 대화를 통해 해결하고, 지지적 면담치료, 잠자리 분리를 목표로 하는 긍정적 행동수정기법, 긴장이완요법, 체계적 탈감작법 등 인지행동치료가 도움이 된다. 약물치료도 나이와 증상의 정도를 고려하여 선택할 수 있다.

2. 강박관련장애(Obsessive-Compulsive and Related Disorder)

강박장애는 DSM-5에 의해 이제 개별 진단명으로 분류되게 되었다. DSM-5에서 강박관련장애로 강박장애, 신체이형장애, 저장장애, 발모장애, 피부 뜯기 장애 등이 포함된다.

1) 강박장애

강박장애(obsessive-compulsive disorder)는 자신의 의지와는 무관하게 어떤 특정한 생각이나 행동이 계속 반복되는 증상이다. 이런 것이 불합리하다는 것을 알고 없애려 하나 그럴수록 불안하고 초조해진다. 즉, 강박 및 관련 장애는 개인의 의지와는 상관없는 생각, 충동, 의식이 떠오르면 여기에 집착하고 과정을 반복하여 부적응문제를 낳는다.

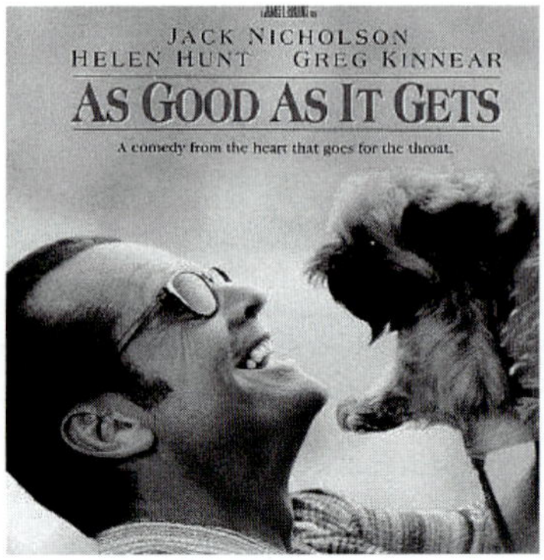

강박장애를 다룬 영화
〈이보다 더 좋을 순 없다〉

강박장애는 유전적 요인, 부모의 육아방법 및 환경적 요인이 모두 설득력 있게 제기되는데, 사춘기나 성인 초기에 발병하는 경향이 많으며 남자에게 많다. 강박장애의 전형적인 증상은 강박사고(obsession)와 강박행동(compulsion)이 있다. 먼저, 강박사고는 오염이 되었을지도 모른다는 걱정과 같은 '사고(thoughts)', 끔찍한 장면과 같은 '영상(images)', 또는 누군가에게 해를 끼칠 것 같은 '충동(urges)'으로 나타난다. 반복적이고 지속적이며, 즐겁거나 자발적인 것이 아니라 침습적이고 원치 않는 내용으로, 상당한 불안이나 고통을 초래한다. 개인은 이러한 사고, 충동, 또는 영상을 무시하거나 억제하려고 노력하거나, 다른 생각이나 행위로(즉, 강박행동을 통해) 중화시키고자 한다. 강박사고의 흔한 예는 악수할 때 오염되지 않을까 하는 오염에 대한 생각, 문을 잠그지 않고 그냥 나오지 않았나 하는 걱정과 반복적인 의심 등이 이에 해당한다.

다음으로 강박행동은 반복적인 행동(예 손 씻기, 줄 맞추기, 확인하기 등) 또는 정신적 활동으로서, 강박사고에 대해 반응하거나 엄격하게 지켜져야 하는 규칙(ritual)에 의해 그렇게 해야만 할 것 같은 압박을 느낀다. 정신적 활동으로서의 강박행동은 반복하여 기도하기, 숫자 세기, 마음속으로 단어를 반복하기 등과 같이 정신적인 심상활동을 행하는 경우이다.

더러운 물질이 손에 묻어 오염되었을지도 모른다는 걱정이 유발하는 불쾌한 느낌은 손을 씻어야 완화될 수 있는데, 오염되었을지도 모른다는 것이 강박사고이고, 불안을 완화시키기 위해 씻는 행동은 강박행동에 해당된다. 강박행동의 목적은 오로지 자신이 느끼고 있는 불안이나 고통을 방지하거나 감소시키기 위함이지 결코 기쁨이나 만족을 얻고자 하는 것이 아니다.

강박장애는 점진적으로 진행하다 발병하는 경우가 흔하다. 출산이나 승진과 같은 책임감의 증가 등이 촉발 요인이 되기도 한다. 다수가 범불안이나 짜증, 우울, 우유부단, 공포증, 신체불안 등 전구증상을 경험한다. 발병부터 치료 개시까지 평균 7년 이상 소요되며, 치료 없이 회복하는 경우는 40년 후 20%에 불과하다.

강박장애는 약물치료와 행동치료 또는 그 병용이 가장 효과적인 치료방법이다. 강박장애와 더불어 불안과 우울이 동반될 경우에는 MAO억제제와 항우울제와 같은 약물을 통해 치료하는 것도 도움이 된다. 그러나 이 장애의 경우 비록 강박증이 있기는 하지만 사회생활을 잘 유지하고 있는 사람의 경우에는 정신치료를 실시하면 상당한 효과를 볼 수 있다. 행동치료기법으로는 인지행동치료와 집단치료, 사고중단기법 등을 활용한 치료방법이 효과적이며, 증상이 일찍 발견되고 치료를 받을수록 더욱 좋다.

사례

A씨는 결혼을 한 30세의 초등학교 교사이다. 그런데 학생들의 성적 기록카드를 반복해서 점검하고, 운전한 길을 다시 돌아가 보고, 자신의 부모에게 끔찍한 일이 생기지 않을까 하고 끊임없이 생각하고, 자신의 건강에 대해서 지나치게 염려하고, 그리고 혼자 식료품점에서 물건 사는 일에 어려움을 겪은 지 5년이 되었다. A씨는 고등학교 때 처음으로 자기의 행동들을 점검하기 시작하였다. 밖으로 나가기 전에는 전기난로를 껐는지, 헤어아이론을 껐는지를 반복해서 체크하였다. 이렇게 점검하고 또 점검하는 습관은 대학교에 진학하면서 더욱 심해지게 되었다. 지난 5년간 증상은 더욱 나빠졌고, 하루 중 3~4시간은 자신의 행동을 점검하는 데 시간을 보냈다.

2) 신체이형장애

신체이형장애(body dysmorphic disorder)는 실제로는 외모에 결점이 없거나 그리 크지 않은데도 불구하고 자신의 외모가 기형적이라고 여겨 과도하게 집착하는 질병이다. 신체이형장애를 지닌 사람은 거울을 반복적으로 보며 확인하거나 지나치게 몸단장을 하고 자신의 외모를 다른 사람과 비교하는 등의 행동을 한다. 많은 경우 외모를 고치기 위해 성형수술이나 시술을 받기도 하나 만족하지 못하는 경우가 많다. 병적 집착은 모든 신체 부위가 대상인데, 주로 피부, 머리, 코에 나타난다. 증상의 시작은 갑작스럽게 나타날 수도 있고, 점진적일 수도 있다. '눈썹이 참 진하네요' 혹은 '코가 어머니를 닮았군요' 등 주변 사람의 말에 의해 촉발될 수도 있다.

유병률은 0.7~2.4%로 보고되고 있는데, 대부분 피부과 환자의 9~12%, 성형외과 환자의 3~53%, 교정치과 환자의 8% 그리고 구강외과 환자의 10%에서 관찰되는 등 임상환자군에서는 유병률이 매우 높은 편이다(대한신경정신의학회, 2017). 약물치료와 인지행동치료가 효과적이다.

3) 저장장애

저장장애(hoarding disorder)는 쓸모나 가치가 없는 물건을 수집하고 버리지 못하는 것으로, 물건을 처분하거나 버리기가 어려워 물건이 쌓여서 주거공간을 제대로 사용할 수가 없을 정도로 집 안을 가득 채우기도 한다. 저장장애는 사춘기에 시작되는 경우가 많고 평균 발병연령은 16~17세이다. 처음에는 경미한 수준이나 점진적으로 발병하고 치료를 받지 않으면 점차 악화되어 30대 중반이 되며 문제가 커지는 경우가 많다.

핵심적인 증상은 쓸모나 가치가 없는 것을 버리지 못하는 증상이다. 생활공간이 저장한 물건들로 가득 차 적절하게 활용할 수 없음(예 주방에서 더 이상 요리나 설거지를 할 수 없음)에도 불구하고, 물건을 구입하거나 주워 와서 쌓고 또 저장한다. 수집이 어려울 경우나 버려야 할 때 고통을 경험한다. 그 외 우유부단하고 완벽주의 경향이 있으며, 특히 실수와 관련된 걱정이 많다.

저장장애의 치료는 인지행동치료와 약물치료가 도움이 된다. 증상과 소유에 대한 인지적 오류를 탐색하고 수정하여 의사결정능력과 대처능력을 향상시킬 수 있나. 또한 SBS에서 방영한 <죽어도 못버리는 사람들(2013)>이 보여주듯 전문가나 주변인의 도움으로 집 안 잡동사니를 제거하고 버리기를 실천하기도 한다.

사례

중년 남성인 M씨는 평소에도 근검절약을 중시하며 물건을 잘 버리지 못하는 사람이었다. 그런데 3년 전에 실직하고 나서부터 신문지, 광고지, 헌 신발 등과 같이 불필요한 물건을 일체 버리지 않고 모아두기 시작했다. 뿐만 아니라 길거리에 버려진 물건들까지 주워와 집안에 쌓아놓았다. 재활용이 가능한 것이라면 무엇이든 수집하여 집안에 차곡차곡 보관해 두었다. 점차 수집물품이 증가하여 거실을 비롯하여 안방까지 물건으로 가득 찼다. 가족의 반대에도 불구하고 M씨는 언젠가 쓰임새가 있을지 모르는 물건의 소중함을 모르는 처사라고 일축하며 보물이라도 된 듯 보관하고 있다. 이로 인하여 다른 가족은 가정생활에 커다란 불편을 겪고 있으며 M씨와의 갈등이 심화되고 있다.

출처 : 권석만(2014). 현대임상심리학. 학지사.

4) 발모장애

발모장애(trichotillomania, hair-pulling disorder)는 자신의 털을 반복적으로 뽑는 경우를 말한다. 털은 머리카락, 눈썹, 속눈썹, 겨드랑이, 안면부, 음모나 항문부 부위 등을 모두 포함한다. 1987년에는 충동조절장애로 분류되었다가 DSM-5에서 강박 및 관련 장애로 분류되고 있다. 발모장애는 성인과 청소년에서 1~2%로 추산되며, 사춘기에 발병하는 경우가 흔하다. 아동의 경우 남녀 비율이 비슷하나 성인에서는 여성이 10배 정도 높다.

털뽑기는 하루에 잠깐씩 산발적으로 일어날 수도 있고 몇 시간, 수개월이 지속될 수도 있으며 탈모가 나타난다. 탈모를 가리기 위해 화장을 하거나 스카프 등을 착용하기도 하며, 이러한 털뽑기는 사회적, 직업적, 학업, 여가활동 등 다른 중요한 기능 영역에서 현저한 고통이나 손실을 초래한다.

발모장애가 있는 사람들의 다수가 심한 스트레스를 받았을 때 증상이 시작되었다고 보고하고 있다. 행동치료가 효과적인 것으로 알려져 있는데, 자기관찰법과 더불어 털을 뽑으려는 충동이 들 때 털을 뽑는 대신 다른 행동(예 독서할 때 두 손을 책 위에 올리기 등)을 하게 하는 습관반전법 등이 있다. 약물치료를 병행하면 효과적이다.

5) 피부 뜯기 장애

피부 뜯기 장애(excoriation disorder, skin-picking disorder)는 반복적으로 피부를 벗기거나 뜯어 피부가 손상되는 경우를 말한다. 신체이형장애처럼 매력적이지 않다고 생각하는 부분을 제거하려는 것이 아니라 건강한 피부를 뜯거나 벗기기도 한다. 처음으로 DSM-5에서 강박관련장애에 포함되었다.

굳은살, 뾰루지 또는 딱지를 잡아 뜯거나 건강한 피부를 문지르거나 긁거나 쑤시는 등 다양한 행동을 반복적으로 하여 피부가 손상되고 변색되거나 흉터가 생기기도 한다. 이런 행동을 줄이거나 그만두려고 시도하지만 실패하며, 이로 인해 일상생활이나 사회적 활동을 못하게 된다. 불안이나 긴장이 높아지거나 스트레스를 받으면 증가하며, 피부의 변형뿐만 아니라 심리적으로도 죄책감이나 수치심 등으로 고통받기도 한다. 피부 뜯기 장애는 일반적으로 사춘기에 시작되는 경우가 많고, 약 1~2%의 사람에게 이 장애가 있으며, 그중 75%가 여성으로 나타났다.

피부 뜯기에 초점을 맞춘 인지행동치료와 약물치료가 효과 있다. 행동치료에서는 우선 피부 뜯기를 하는 사람으로 하여금 자기관찰을 통해 피부를 뜯거나 벗기는 행동의 횟수나 상황을 기록하여 자신의 증상을 자각하게 한다. 더불어 습관반전훈련을 통해 피부를 벗기는 행동이 일어날 때 다른 행동을 하도록 가르친다. 특히 피부 벗기기와 동시에 할 수 없는 행동을 하도록 학습시켜 문제행동을 멈추도록 하는 훈련이 효과적으로 알려져 있다.

사례

중년인 J씨는 3년 전에 우연히 얼굴을 만지다가 피부가 거칠다는 느낌을 받으면서 피부를 벗기는 행동을 하기 시작했다. 평소에도 피부를 만지다가 매끈하지 못하다고 느끼면 손가락으로 피부를 몇 시간씩 벗기곤 했다. 이렇게 하고 나면 기분이 개운하고 안도감을 느낄 수 있었다. 특히 스트레스 후에는 더욱 안도감을 경험했다. 1년 전부터는 거의 매일 피부 벗기기를 하고, 2~3시간씩 계속하여 입술과 코 주위에 심한 상처가 생겼고, 얼굴 전체에 붉은 반점이 나타났다. 자신의 행동이 잘못되었다는 것을 알고 있지만 얼굴 피부가 가렵거나 콕콕 쑤시는 감각을 참을 수가 없기 때문에 멈출 수가 없었다.

출처 : 권석만(2014). 현대임상심리학. 학지사.

3. 외상 및 스트레스 관련 장애 (Trama-and Stressor-Related Disorders)

외상 및 스트레스와 관련되는 정신장애의 범주에는 외상 후 스트레스 장애, 급성 스트레스 장애, 적응장애, 반응성 애착장애, 탈억제성 사회 유대감장애 등이 포함된다. 여기에서는 소아에게 발생하는 장애를 제외한 외상 후 스트레스 장애, 급성 스트레스 장애, 적응장애를 중심으로 살펴보고자 한다.

1) 외상 후 스트레스 장애

외상 후 스트레스 장애(PTSD : Post-Traumatic Stress Disorder)는 지진, 강풍, COVID-19와 같은 감염병, 태풍과 같은 자연재해, 전쟁, 살인, 교통사고, 강간, 화재, 폭행 등 사회적 재해로 인해 개인에게 심각한 충격을 주는 외상 사건을 경험한 후 나타나는 부적응적 심리 반응을 말한다. PTSD는 사건 발생 한 달 후 시작되어 충격적인 사건의 재경험과 이와 관련된 상황 및 자극으로부터 회피하는 행동을 보인다.

우리나라에서는 성수대교 붕괴사건(1994. 10. 21), 삼풍백화점 붕괴사건(1995. 6. 29), 대구지하철 방화사건(2003. 2. 18), 천안함 침몰사건(2010. 3. 26), 경주 마우나리조트 붕괴사고(2014. 2. 17) 등으로 인해 나타나는 급성 스트레스 증후군으로 보고된 바 있다. 2014년 세월호 침몰사건(4. 16)은 외상 후 스트레스 장애와 그 대처에 대해 전 국민의 관심을 받았다. 재난 이후 모든 사람이 외상 후 스트레스 장애를 경험하는 것은 아니므로 초기 대처가 매우 중요하다. 세월호 침몰사건 이후 재난이나 테러 직후, 초기 고통을 줄이고 단기적 적응과 장기적 기능회복을 위한 심리적 응급처치 교육 및 전문가 양성 등이 이루어지고 있다.

PTSD는 어느 연령층에서도 나타날 수 있다. 일반 인구 중 평생유병률은 1~3% 정도로 추정되지만, 진단받을 정도는 아니더라도 유사한 증상을 경험하는 사람은 5~15%에 이른다. 재난을 당한 사람들 중에서 75%까지 이 장애가 나타나기도 하는 등 재난 이후에 지속적으로 사고피해자들의 삶에 다양한 위협을 주고 있는 것으로 보고되고 있다.

주된 원인은 이 질환의 특성상 외상 및 그로 인한 스트레스가 발병의 필요조건이기는 하지만 그것만으로는 충분하지 않다. 피해자가 가지고 있던 성격경향과 생물학적 취약성 그리고 사건의 심각성 내지는 피해자가 상대적으로 느끼는 사건에 대한 지각 정도에 따라 증상이 다양할 수 있으므로, 사건 전후의 환경요인 등을 다각적으로 검토할 필요가 있다.

주된 증상은 다음 네 가지이다. 이와 더불어, 우울, 불안, 일상생활에 대한 집중곤란, 흥미상실, 대인관계에 무관심하고 멍한 태도를 보이면서 짜증과 놀람 그리고 수면장애를 동반하는 경우도 많다. 심할 경우, 해리나 공황발작과 같은 증상이 나타나기도 한다. 특히 사고로 인해 희생자가 있을 경우, 혼자 살아남은 것에 대한 죄책감으로 인해 고통스러워하기도 한다. 회복된 이후에도 상당 기간 사고경험과 비슷한 위험상황을 회피하고 그런 비슷한 자극으로 증세가 악화되기도 하며, 약물남용이 병발하기도 한다.

① 외상사건에 대한 반복적 회상이나 악몽에 시달리는 등의 외상경험에 대한 **침습**적인 증상(원하지 않으나 반복적으로 경험하는 의미)
② 외상사건과 관련된 기억이나 생각, 느낌을 피하려 노력하고, 사건에 대한 회상을 일으키는 활동들과 장소, 혹은 사고와 관련된 사람들을 지속적으로 **회피**
③ 외상에 대한 중요한 측면을 회상할 수 없거나 공포, 분노, 죄책감 등 **인지와 감정의 부정적 변화**
④ 수면문제, 과도한 놀란 반응, 무모한 자기파괴적인 행동 등 외상과 연관된 **각성과 반응성**

증세가 가벼울 경우에는 발병 초기에 적절한 약물 및 단기정신치료를 실시하여 가능한 한 빨리 이전의 생활로 돌아가게 하는 것이 좋다. 약물치료의 경우에는 삼환계 항우울제를 사용하는 것이 일반적인 용례인데, 우울증 치료와 동일하고, 치료기간은 최소 8주가 소요된다. 그리고 정신치료의 경우에는 단기간으로 개입하되 주로 위기개입기법이 적용된다. 피해자가 재난을 부인하려는 충동을 극복하도록 도와주고 안심시켜 주며, 사고로 인한 복잡한 감정을 이완하도록 돕는다. 기타 행동치료, 인지치료 등이 사용되기도 하며, 증상이 심하거나 자살 혹은 폭력의 위험성이 있을 경우에는 입원치료가 권장된다.

사례

R씨는 37세의 남자로 직업은 소방관이다. 그는 신체 2/3 정도의 화상을 입고 병원에 입원하였다. 그러나 병원에서 퇴원한 후 일주일이 지나고 외래치료를 받으러 왔는데, R씨는 무서워 떨면서 말을 더듬고 괜찮을 것이라는 의사의 조언에도 아무런 반응이 없었다. R씨는 자신감 있는 모습을 보이려고 애를 썼고, 자주 주위를 힐끗 살피고, 안절부절못하며, 그러고는 이내 울음을 터뜨렸다. 다시 안정을 되찾은 뒤, R씨는 어쩌다가 자신이 혼자 불타는 건물에 들어가서 위험한 불 옆에 있게 되었는지에 대한 생각을 잠시도 멈출 수가 없었다고 말하였다. 그리고 R씨는 정신과 의사에게 "잘 알다시피 꽤 강한 남자의 몰락이죠"라고 말하였다.

출처 : 김청송(2014). 정신장애 사례연구, p. 300.

2) 급성 스트레스 장애

급성 스트레스 장애(acute stress disorder)는 외상 사건을 직접 경험하였거나 다른 사람에게 일어난 사건을 생생하게 목격하고 난 직후에 시작되며 부적응적 증상이 3일에서 1개월까지 지속되어 정상적인 생활이 불가능할 때를 말한다. 증상이 1개월 이상 지속되면 외상 후 스트레스 장애로 진단한다. 외상사건은 죽음의 위협, 심각한 부상, 폭력, 성폭력, 아동기 신체적 학대, 납치, 인질 등 다양하며, 직접 경험하거나 가까운 가족이나 친지에게 발생한 사건을 목격하거나 발생한 것을 알게 되는 것 등이 포함될 수 있다.

외상사건 후 외상 후 스트레스 장애와 같은 외상사건에 대한 반복적인 기억이나 꿈을 꾸는 침투반응, 긍정적 기분을 경험할 수 없는 부정적 기분, 해리증상, 회피증상과 각성증상을 경험한다. 급성 스트레스 장애를 겪는 개인은 수면 개시 및 유지에 문제가 있는데, 이는 적절한 수면을 방해하는 악몽 또는 상승된 각성도와 연관될 가능성이 높다.

다음 증상 중 9개 이상의 증상이 3일 내지 1개월 이내에 발생하였을 때 진단할 수 있다.

① 사건에 대한 거북하고 괴로운 기억이 반복적이며 통제할 수 없음
② 사건에 대한 괴로운 꿈이 반복됨
③ 외상성 사건이 반복된다는 느낌
④ 사건이 생각나는 경우
⑤ 긍정적인 감정을 계속 느낄 수 없음
⑥ 현실감이 달라짐
⑦ 외상성 사건에 대한 중요한 부분을 기억하지 못함
⑧ 해당 사건과 관련된 고통스러운 기억, 생각 또는 감정을 회피하려고 노력함
⑨ 사건과 관련하여 외부적으로 생각나게 하는 것(사람, 장소, 대화, 활동, 대상 또는 상황)을 피하려고 노력함
⑩ 수면장애
⑪ 흥분 또는 분노 분출
⑫ 위험 가능성에 과도하게 집중함(과잉각성)
⑬ 집중의 어려움
⑭ 큰 소음, 갑작스러운 움직임 또는 기타 자극에 과장된 반응(놀람반응)

외상의 종류에 따라 유병률은 다르게 나타나는데, 강간이나 가정폭력, 총기사고의 목격과 같은 외상은 20~50%로 가장 높은 유병률을 보인다. 교통사고 13~21%, 심한 화상 피해자는 10%, 산업재해 피해자는 6~12%를 나타낸다. 급성 스트레스 장애는 치료하지 않고 방치하면 더 심각한 외상 후 스트레스 장애로 발전할 수 있다. 따라서 정서적 지지와 더불어 인지적 재구성을 중심으로 한 인지행동치료가 증상을 완화시킬 뿐만 아니라 PTSD를 예방하는 데 효과적인 것으로 알려져 있다.

3) 적응장애

적응장애(adjustment disorder)는 스트레스로 인해 겪는 반응으로 고통스러운 감정적 또는 행동적 증상을 경험하는 경우이다. 스트레스 사건이 시작한 지 3개월 이내에 발달한다. 불쾌한 일을 겪으며 화가 나고 당황하며 우울한 기분이 드는 것은 일반적일 수 있으나 사회적, 학업적, 직업적으로 어려움을 겪게 될 때 적응장애라 할 수 있다. 적응장애는 스트레스 사건 및 증상 발현과 밀접한 관련이 있으므로 충분한 연관성이 필수적이다.

외상 후 스트레스 장애처럼 극심한 외상사건이 아니더라도 주요생활사건은 적응장애를 유발한다. 예를 들어, 실직, 시험의 실패, 사업실패나 재정의 악화, 갑작스러운 실연, 이혼, 상급학교로의 진학이나 전학, 결혼이나 부모가 되는 것, 은퇴 또는 정년퇴직 등 다양하다. 적응장애에서 가장 흔한 부적응 증상은 우울한 기분, 불안, 품행문제(과도한 음주나 폭력적 행동 등) 등이다. 아동기에는 신체적 증상이 동반될 수 있고, 청소년의 경우 무단결석, 거짓말, 폭행 등 비행행동으로 나타날 수도 있다.

일반적으로 정신건강의학과를 방문하는 외래환자의 5~20%가 해당된다고 하며, 적절한 치료가 이루어지면 예후가 좋은 편이다. 개인 및 집단 정신치료와 약물치료가 도움이 될 수 있고, 특히 스트레스 요인이 지속되는 경우를 제외하면 심리적 치료가 가장 적절하다. 스트레스 요인을 제거하거나 줄여주고, 그럴 수 있는 상황이 아니라면 스트레스 상황에 적응할 수 있도록 실질적인 수단을 제공하는 것이 도움이 된다. 또한 스트레스 요인에 대한 반응을 개선하고 부정적인 행동을 변화시키는 방향으로 개입하는 것이 좋다.

사례

36세 남자 회사원 A씨는 2개월 전 회사 구조조정 과정에서 희망퇴직을 권고받은 뒤, 밤에 잠을 이루기 어렵고, 쉽게 짜증을 부리는 일이 많아졌다. 1개월 전부터는 근무시간 중에 집중력이 떨어지고 멍한 시간이 늘어나기 시작하였다. 어느 순간 불안초조해지다가 가슴이 답답하고 빨리 뛰는 일이 있었으며, 점차 기분이 없어지고 무기력해졌다. '내가 회사를 그만두면 가족을 어떻게 돌볼 수 있을까', '10년 동안 회사를 위해 얼마나 열심히 일했는데, 이렇게 억울한 일이 나에게 일어났을까' 하는 생각에 하루 종일 일이 손에 잡히지 않았다. 종합병원 내과에서 검진을 받았으나 특별한 소견이 없어 정신건강의학과 진료를 권유받았다.

출처 : 대한신경정신의학회 편(2017). 신경정신의학.

4. 신체형 장애(Somatoform Disorder)

신체형 장애의 공통적인 특징은 일반적인 의학적 상태를 시사하는 신체적 증상은 있지만 실제 이러한 신체적 증상이 일반적인 의학적 상태나 물질의 직접적인 효과, 혹은 다른 정신장애 등으로는 충분히 설명되지 않는 경우이다.

1) 신체화 장애

신체화 장애(somatization disorder)는 임상적으로 유의하게 여러 가지 신체적 증상을 반복적으로 호소하지만 그러한 증상들을 객관적으로 설명할 수 있는 원인이나 소인을 찾을 수 없는 경우이다. 즉, 의학적으로는 신체적 질병이 발견되지 않는데, 본인은 신체적 증상을 호소하는 경우를 신체화 장애라고 한다. 40~50대의 중년 여성에게 많이 나타나는 '화병'도 대표적인 신체화 장애 중의 하나라고 할 수 있다.

신체적 증상은 다양한 부위의 통증, 위장계통의 증상, 성적 증상, 그리고 가성 신경학적 장애가 혼합되어 있는 것이 특징인데, 이를 설명해 낼 수 있는 객관적인 원인은 없다. 그러나 이들은 의사의 치료를 받기 위해 입원을 하기도 하고 실제 수술을 받기도 한다. 신체적 증상을 치료할 목적으로 약을 남용하기 때문에 내성이 생기기도 하고 중독되기도 한다. 불안과 우울증을 호소하는 경우가 많다.

장애의 발병은 보통 30세 이전에 시작되나 최초의 증상은 청소년기에 시작될 수 있다. 경과양상은 자연적으로 회복되는 경우는 매우 드물고, 만성적 과정을 거치는 것이 보통이다. 평생 유병률은 여성의 경우 0.2~2%, 남성의 경우 0.2%이다. 특히 여성의 경우 월경불순이 가장 초기에 나타나는 증상 가운데 하나이고 성적 증상은 흔히 가정불화와 관련되어 있다.

약물치료와 정신치료에 대부분 일시적인 증세의 완화를 보이나 환경과 환자의 성격이 밀접하게 연관되어 있어 만성화되기 쉽다. 주로 신뢰를 기반으로 하는 공감적 관계를 제공하는 장기적인 지지적 심리상담을 통해서 관리해주는 치료전략이 효과적이며, 동시에 환경적 개입으로 가족치료, 환경조정 등과 인지치료를 통한 의식의 전환을 추구한다.

사례

S양은 32세의 결혼한 직장여성으로 생리불순으로 내원한 산부인과의 의사에 의해서 정신과로 의뢰되었다. 그녀는 생리불순과 며칠 동안 지속되는 편두통을 호소하였다. 그러나 정밀검사에서 이상소견은 없었다. 그리고 심장발작을 할 것 같은 가슴의 통증을 자주 호소하였지만 심전도검사에서는 음성반응이 나왔다. 천식 때문에 의식을 잃었다가 회복된 적이 있었고, 정서적으로 흥분하면 숨이 찬다고 하였다. 류머티스성 관절염으로 고통을 받고 있고, 잠자기가 매우 어려울 정도로 관절 마디마디가 쑤신다고 했지만 관절에 이상은 없는 상태였다. 또한 메스꺼움과 구토, 위부팽만감 그리고 때로는 아무것도 먹을 수 없는 날이 있다고 하였으나 실제로 몇 가지 위장검사를 했을 때 특별한 질병은 없었고, S양의 영양상태는 좋아보였다. 신경학적 검사는 정상이었다.

2) 전환장애

전환장애(conversion disorder)는 심리적인 갈등에 의하여 뚜렷한 감각기능의 장애나 근육운동기능에 극적인 기능상실을 일으키는 병으로, 여성들에게 특히 많다. 의학검사상 아무런 신체적인 이상은 없는데 신체적인 기능변화나 상실을 호소하며, 발병악화 등이 일시적인 환경의 자극들에 의해 일어난다. 이런 증상이 발생함으로써 자신에게 도움이 될 때 주로 발생한다. 그러나 전환장애가 의도적으로 꾸며서 나타나는 것은 아니다.

피동의존적, 피동공격적, 히스테리성 성격을 가진 경우에 잘 발생한다. 발병은 사춘기와 성년기 초기에 잘 일어난다. 대개 자존심이나 체면을 손상시키거나 이해관계에서 손해를 보는 어려움이나 자극들이 발병의 직접적인 계기가 된다. 이런 증상으로 인해 주위 사람들의 관심을 끌고 자기에게 유리하게 혹은 체면손상이나 불리한 상황을 피하는 계기를 얻게 된다.

흔히 증상은 대개 첫째, 운동장애로 손발이 떨리거나 전신이 떨리거나 마비가 되며 경련을 일으켜 쓰러진다. 둘째, 감각장애로 피부의 감각마비로 인하여 “무릎 이하에 감각이 없다”고 호소하나 신경의 분포와는 일치하지 않는 증상을 보인다. 이러한 두 가지 증상이 동반되거나 독자적으로 나타난다.

대개 급작스럽게 발생했다가 치료를 하지 않아도 곧 해소된다. 그러나 때로는 예외적으로 한 가지 증상이 수년간 지속되는 수도 있다. 또한 증상의 회복은 빠르더라도 자주 재발할 수 있으며 이로 인하여 생활의 지장을 초래한다. 치료는 일반적 지침으로 증상이 생김으로써 얻을 수 있는 2차적 이득을 차단함과 동시에 면담을 통해 문제를 파악하고 마음의 갈등을 풀어주는 것이 중요하다. 적절한 시기에 증상을 완화시킬 목적으로 사용하는 약물요법은 일시적으로 효과를 볼 수 있다. 개인심리상담과 집단치료가 도움이 되고 어린 아이의 경우는 놀이요법이 효과가 있는 것으로 알려져 있다.

사례

22세 직장여성 K양은 기숙사에서 사소한 빨래 문제로 옆방의 친구와 말다툼을 하다 갑자기 쓰러지며 입과 목이 옆으로 돌아가는 증세를 보여 싸우던 친구와 주변의 사람들이 놀라서 병원 응급실로 데려갔다. K양은 고등학교 졸업 후 약 1년 전부터 옷 만드는 공장에서 일을 하며 기숙사에서 생활하였다. 평소 성격이 명랑하고 다른 사람과 잘 어울리나 자주 토라지기도 하고 시샘도 잘하며, 어떨 때에는 K양이 지나치게 호들갑을 떨며 잘해주어 주변 사람들이 다소 부담을 느낄 때도 있다고 한다. 응급으로 실시한 여러 가지 신체적인 검사에서 아무런 이상이 발견되지 않아 정신과로 의뢰되었고 치료 후 수시간 내에 증세의 호전을 보였다.

3) 건강염려증

건강염려증(hypochondriasis)은 신체적 증상이나 기능에 대해 잘못된 해석을 근거로 비현실적으로 자신이 중병을 가지고 있다는 공포나 믿음에 사로잡혀 있는 상태이다. 지극히 정상적이라는 의학적 설명에도 불구하고 자신에게 병이 있다는 비현실적인 믿음이나 공포는 지속되어 사회생활이나 직업에 지장을 가져온다. 이러한 증상이 6개월 이상 지속될 때 건강염려증이라고 한다. 이들은 여러 의사들을 찾아다니며 검사를 하지만 항상 자신들이 합당하고 충분한 진료를 받고 있지 못하다고 생각한다.

발병연령은 어느 연령에서나 시작될 수 있지만 주로 초기 성인기에 일어나고 경과는 만성적이며 증상의 완화 및 악화가 반복되는 경우가 많다. 그러나 때로는 완전히 회복되는 경우도 있다. 일반 인구의 유병률은 알려져 있지 않으나 내과 진료를 찾아오는 사람들 중 약 4~9% 정도로만 추정되고 있다. 남성과 여성의 빈도는 비슷하다. 정확한 감별진단으로 신체적 질환의 유무를 확인해야 한다. 평소 운동이나 취미생활을 통해 가볍고 안정된 마음을 유지한다. 약물치료, 정신치료, 합리정서적 행동치료가 효과가 있다.

사례

P씨는 대기업에 근무하는 사원으로 대학을 졸업하자 곧장 회사에 입사하였다. 사내 경쟁적인 분위기와 과중한 업무로 인하여 야근도 불사하며 열심히 일하였다. 40대에 접어들자 곧 부장으로 승진하여 주위의 부러움을 사게 되었다. 그 후 언제부터인지 피곤하고 의욕이 없고 잠이 잘 오지 않아 이 병원 저 병원 다니면서 여러 검사를 하였으나 이상이 없다고 하였다. 그러나 그 자신은 무슨 병이 있을 것만 같은 생각이 들었고 '검사가 잘못된 것은 아닐까?', '의사가 숨기는 것은 아닐까?'라는 걱정을 떨쳐버릴 수가 없었다. 그래서 다시 병원쇼핑을 하듯 검사를 하였고 이럴 때마다 의사에게서 "병이 없으니 신경 쓰지 말라", "신경성이니 너무 걱정하지 말라"는 이야기를 들었고 이런 후 얼마간 괜찮다가 다시 아무래도 병이 있는 것 같은 생각이 들었다.

5. 해리장애(Dissociative Disorder)

1) 해리성 기억상실

해리성 기억상실(dissociative amnesia)은 환경의 심한 자극으로 인하여 급격히 나타나는 기억상실, 둔주 혹은 인격의 변화가 있는 경우로서, 이 장애의 주요 특징은 정보를 회상하는 능력을 잃어버리는 것이다. 어떠한 고통스러운 상황에 처해서 급격히 발병하고 대개는 짧은 기간이 지나면 급작스럽게 회복되는 편이다.

스트레스를 받은 직후 자신의 신상에 대한 일들을 회상할 수 없는 경우도 있고, 배우자가 사망하는 것과 같은 외상적 경험을 겪은 후 상당 기간 동안에 있었던 사실들을 기억하지 못하는 경우도 있으며, 또 자신의 전 생애를 통해서 혹은 특정한 기간에 있었던 중요한 사실을 선택적으로 망각하는 수도 있다. 그리고 이와 같은 증후는 몇 시간 지속되는 수도 있지만, 몇 해까지 비교적 장기간 지속되는 경우도 있다.

사춘기 혹은 초기 성인의 여성에서 주로 발생한다. 전시나 천재지변 시에 많이 발생하며, 통상 심리치료 상담, 약물치료, 증상소거 후에도 지속적인 지지와 상담이 필요하다.

사례

L양은 35세의 미혼여성으로 밤중에 거리를 돌아다니다가 경찰에 의해 발견되었다. L양은 자신의 이름을 기억하지 못했고, 자기가 지금 어디에 살고 있는지도 기억을 하지 못했다. 또 자신의 지갑, 운전면허증 및 주민등록증도 알아보지 못하였다. 경찰은 가족들과의 연락이 여의치 않아 인근 병원에서 검사를 받았다. L양은 가슴의 약간의 타박상을 제외하고 신체적 질병증상은 없었다. 그리고 자신이 병원에 오게 된 이유에 대한 혼란과 기억상실 이외의 인지기능은 비교적 정상이었다. 다음 날 담당의는 L양의 가족을 만났고, 이틀 전 L양이 직장동료와 함께 출근하던 중 교통사고가 났었다는 것을 알게 되었다. 이 사고 당시 L양은 약간의 타박상을 입고 무사했지만, 옆자리에 타고 있던 동료는 안전벨트를 매지 않아 심각하게 부상을 당하였다고 하였다. 이것이 L양의 잘못은 아니지만 이후 L양은 자신을 자책하는 것처럼 보였고, 위축되었으며, 누구와도 이야기를 하지 않으려고 했다고 한다. 이후 그녀는 아파트에서 사라졌고, 가족들은 그녀를 찾고 있었다. 며칠이 지나자 그녀의 기억은 서서히 돌아오기 시작했다. 처음에는 친구를 알아보지 못했으나 차츰 사건의 세세한 부분들을 기억해 내기 시작하였다.

2) 해리성 주체성 장애

소위 '다중성격장애'라고도 하는 해리성 주체성 장애(dissociative identity disorder)는 한 사람이 둘 이상의 성격을 가지고 있으며, 한 번에 한 성격이 그 사람의 행동을 지배하는 경우에 해당된다. 한 사람이 둘 이상의 성격을 가지고 있으며, 한 번에 한 성격이 그 사람의 행동을 지배하지만, 주체적 성격은 다른 성격이 일으키는 행동을 기억하지 못하는 것이 특징이다. 즉, 변화된 성격에서 원래 성격으로 돌아갔을 때 그동안 생긴 일을 망각하게 된다. 이는 만성적 장애로서 흔히 어릴 때 정신적 외상, 특히 성적 학대를 받은 사실이 원인인 경우가 많다. 각각의 성격은 나름대로 하나의 기억체계와 전형적인 행동을 지니고 있다. 따라서 흔히 성격들 중 어떤 것도 다른 성격에 대한 자각을 보여주지 않으며, 어떤 경우에는 A라는 성격이 B라는 성격에 대한 경험을 의식하고 있는 반면에 B라는 성격은 A에 대해 의식하지 않는 일방향적인 기억상실증이 생기는 경우가 많다.

사춘기 이후에는 여성에게서 많이 나타나고, 아동의 경우 남아에게 많이 나타나는 것이 특징이다. 특히 가족력이 있을 때 발병률이 높은 편이고, 정신과 입원환자의 0.5~2.0%를 차지하는 것으로 보고되고 있다. 동반되는 질병으로는 불안장애, 기분장애, 신체형 장애, 성기능장애, 물질사용장애, 섭식장애, 수면장애, 외상 후 스트레스 장애 등이 있다(민성길, 2009). 임상적으로 성격들 간의 행동 차이와 분리된 자아개념들은 아주 놀랍고 당황스러울 정도이다. 그들은 자신을 서로 다른 성, 나이 그리고 성적인 성향(sexual orientation)을 가진 것으로 경험한다. 이 장애를 가지는 사람은 드라마 <킬미힐미(2015)>의 주인공처럼 서로 다른 성격 속에서 차별화된 옷차림을 하고, 심지어 소지품이나 흥미 그리고 대인관계 양식까지도 다른 모습을 보이기도 한다. 서로 다른 성격 속에서 나타나는 가치관이나 신념체계가 다르고, 서로 다른 글씨체를 구사하기도 하며, 손동작이나 말하는 패턴 그리고 억양까지도 다를 수 있다.

해리성 주체성 장애의 원인에 대해서 정확히 알려진 바는 없지만, 대체로 아동기 초기에 심한 신체적·성적 학대를 받을 경우, 이에 대처하는 수단으로서 '자기유도 최면(self-induced hypnosis)'을 걸어 해리성 주체성 장애가 발생한다는 주장이 있다.

주요 임상양상으로는 교육의 성격과 하나의 변화된 성격이 교대되는 이중성격(dual personality)과 고유의 성격과 두 가지의 변화된 성격들이 서로 교대되는 삼중성격(triple personality)이 있으며, 그 이상의 다중성격이 나타나는 것이 특징이다. 한 대규모 증례 보고에 따르면, 해리성 주체성 장애 환자의 평균 성격은 일곱 개 정도로 보고되고 있으며, 이 중 약 절반 정도는 5~10개의 성격이 존재하는 경우가 많다. 이때 지배적인 성격이 있을 수도 있으나 없는 경우도 많다. 한 성격에서 다른 성격으로의 전환은 갑작스럽게 혹은 점진적으로도 일어날 수 있다. 스트레스 상황, 성격 간의 다툼, 깊이 내재된 심리적 갈등에 의해 성격의 전환이 초래된다.

해리성 주체성 장애를 보이는 사람들은 상호교차로 일어나는 성격을 인식할 수도 있지만, 그렇지 못할 수도 있다. 정신과에 치료를 받으러 오는 성격유형은 흔히 '주인성격(host personality)'인 경우가 대부분이고, 그 이름이 법적인 이름으로 불린다. 주인성격은 흔히 우울하고 불안하며 피학적이고 과도하게 도덕적인 경우가 많다(민성길, 2009). 변화된 성격은 고유의 성격과는 상반되거나 어린아이 같은 경향을 띠는 것이 보통이다. 평소의 윤리도덕관이 억압했던 행위, 즉 윤락이나 범죄 등을 다른 성격이 되었을 때 저지르기도 한다. 소설 『지킬 박사와 하이드 씨』[3]의 주인공이 좋은 예가 된다. 이 병의 경과는 급격한 발병으로 다른 유형의 해리장애보다 예후가 더 나쁘고 대부분은 만성적인 질병으로 경과되는 경우가 많아서, 변화된 성격이 장기간 지속될 때도 있다. 병이 조기에 발병될수록 예후가 나쁜 것으로 평가되고 있다.

이 장애를 치료할 수 있는 방법은 없는 것으로 보고되고 있으며, 필요에 따라 약물투여 또는 지속적 수면유도를 실시하는 방법으로 치료하는 경우가 일반적이다. 최면을 통해 성격의 종류를 발견할 수 있지만, 그 효과는 그리 크지 않아서 궁극적으로는 통찰정신치료가 제공될 필요가 있다(민성길, 2009). 성

3) 로버트 루이스 스티븐슨이 쓴 단편소설이다. 원제는 《지킬 박사와 하이드 씨의 이상한 사건(The Strange Case of Dr. Jekyll and Mr. Hyde)》이지만 한국에는 줄인 제목으로만 알려져 있다. 영미권에서도 종종 줄여서 부른다.

격들 간에 대화를 하도록 하여 재통합을 시도하면 전체 행동을 통제할 수 있게 되며, 증상이 회복된 이후에도 재발방지를 위한 지지정신치료를 하거나 필요에 따라 근본적 갈등이나 유발요인을 밝히기 위해 정신분석치료를 시행하기도 한다. 약물치료는 효과가 없으나 항우울제나 항불안제를 병용해서 사용하기도 한다.

사례

1997년 William Stanley Milligan은 미국 오하이오주 콜럼버스에서 세 명의 여자를 강간했다는 이유로 체포되었다. 여자들 중 두 명은 그가 오하이오 주립대학의 '교내강간자'라고 증언했고, 범죄 현장 한 곳에서 발견된 지문은 그의 것이었다. 그를 진찰한 심리학자와 정신과의사는 Milligan의 성격 안에 적어도 10개의 성격이 있음을 알아내었다. 결국 Milligan은 정신이상이라는 이유로 무죄판결을 받았다. Kennenth Bianchi라는 한 남자가 로스엔젤레스 근방에서 강간 살인죄로 기소되었다. 그는 해리성 정체감 장애로, 그의 성격 중 하나가 제정신이 아닌 상태로 살인을 했다며 자신의 무죄를 증명하려고 했으나 그 노력은 실패로 돌아갔다. Sirhan Sirhan은 깨어 있는 상태에서 상원의원 Robert F. Kennedy를 암살했다는 것을 기억하지 못했다. 그러나 최면하의 흥분된 상태에서는 자신이 Kennedy를 죽였다는 것을 기억했고, 암살 장면을 재연하기까지 했다.

출처 : 홍창희 외 공역(2006). 사례요약.

3) 이인성 장애/ 비현실감장애

이인성 장애(depersonalization disorder) 또는 비현실감장애(derealization disorder)는 자신에 대하여 비현실적이고 이상한 감각을 느끼는 증상을 보이며, 일시적으로 자신의 현실감각이 상실되는 장애를 일컫는다. 스스로를 감정이 없는 로봇이나 기계와 같은 느낌이 든다고 하고, 자신으로부터 떨어져서 마치 자신을 보고 있는 듯한 느낌을 보고하기도 한다(대한신경정신의학회, 2017). 비현실감이란 자신의 환경으로부터 떨어져서 자신을 둘러싼 환경이 허구적이고 실재적이지 않은 느낌을 말한다. 이런 증상을 경험하더라도 현실검증능력은 유지되고 있기 때문에 스스로도 자아이질적으로 느낀다(신경정신의학, 2017). 지각(perception)과 자아의 경험에 변화가 일어나 일시적으로 자신의 현실감각이 상쇄되는 상태로 기억장애는 일어나지 않는다. 대체로 자기 자신이 변했다는 이인증(depersonalization)

과 자신을 둘러싼 외부세계가 달라졌다는 비현실감(derealization)을 호소하는 등 지속적이고 반복적으로 지각의 변화를 느끼고 현실감각이 일시적으로 상실되는 것이 특징이다.

심리적·신경학적 원인(예 내분비장애) 등에 의해 주로 나타나는 것으로 보고되고 있으며, 뇌전증, 뇌종양, 감각박탈, 감정적 외상, 우울과 불안 등이 장애를 유발하는 주요 요인으로 지목된다. 흔히 심한 스트레스 후 쉴 때 잘 나타나고, 심리적 측면에서는 '어려운 환경에 처해 통상적인 수단으로 극복하지 못할 경우에, 비상수단을 동원하여 현실을 부정하는 과정에서 나타나는 이인증 현상'과 관련이 많다.

이인증은 신체지각의 변화, 관찰자 또는 배우와 같은 느낌으로서의 자기(self)의 이중성, 타인으로부터의 분리, 그리고 자신의 감정으로부터의 분리 등이 특징이다. "내가 없는 것 같다", "어떤 것도 진짜 같은 느낌이 들지 않는다", "내 생각이 내 머릿속에 있는 것 같지 않다" 등으로 표현하기도 한다.

비현실감은 자신을 둘러싼 외부 환경에 대한 지각의 변화가 특징이다. 사람, 물건, 자연 등이 달라졌다는 느낌과 낯설다는 느낌 등 늘 경험하는 외부 환경과의 분리감을 경험한다. 때로는 사물이 커 보이거나 작아 보이는 등 왜곡되어 보이거나 시간이 빨리 흐르거나 천천히 가는 느낌 등의 시간 감각의 왜곡이 동반되기도 한다.

남녀 발생 빈도는 비슷하다고 하나 대체로 남성보다 여성에게 2배 정도 흔하다고 추정한다. 주로 15~30세에 흔하게 발생하며(평균 호발연령 16세), 성인 중기에서 극히 드문 것으로 보인다. 일반적으로 경미한 증세는 회복 가능하지만 대개 만성화되어 일정하게 유지되거나 변동을 보여도 재발하는 경우가 많다. 불안과 우울이 2차적으로 동반되기도 하는데 이때가 더 심하게 보이는 경우라 하겠다.

약물치료는 동반된 다른 증세를 치료하기 위해 사용하는 데 불과하며, 이인증 자체에 특효약은 없다. 지지적 또는 분석적 정신치료를 시도하여 현실적응능력 및 자아의 힘을 강화해 주는 데 주력하는 것이 주요 치료방법으로 사용된다.

사례

20세의 남학생이 자기가 미쳐버리는 것이 아닌가 하는 걱정에서 진찰을 받으러 왔다. 요즘 2년 동안 이 학생은 자기가 자기의 '밖에 있다'는 느낌이 드는 일을 여러 번 경험하고 있었다. 이때 실제의 자기는 몸 속에서 죽어 있는 것 같은 느낌을 받았고, 몸의 평형을 유지하지 못하고 가구에 부딪히곤 하였다. 이런 일은 다른 사람들이 있을 때 특히 잘 일어나는 경향이 있었는데, 특히 불안할 때 그러하였다. 그런 일이 일어나고 있을 때는 몸이 자연스럽게 조절되지 않는다는 느낌이 들었고, 생각은 '안개에 싸인 듯이' 느껴졌는데, 마치 몇 년 전에 맹장수술 때문에 마취되었던 때와 비슷했다. 그럴 때면 그는 머리를 흔들거나 자기를 향해서 "그만둬!"라고 소리를 지르는 방법으로 이 고통에서 벗어나고자 하였다. 이것은 순간적으로는 도움이 되었지만 일시적인 것이었고, 죽어 있는 감각이나 자기 자신의 밖에 있다는 느낌이 곧 되살아났다. 이런 일의 빈도와 지속시간이 보다 심해지고 있다는 것을 깨닫게 되자 이러다 미쳐버리게 될까 봐 두려운 나머지 병원을 찾게 된 것이었다.

출처 : 최정윤(2006). 사례요약.

핵심정리

① **불안장애** : 범불안장애, 공황장애, 광장공포증, 사회불안장애, 분리불안장애
② **강박장애** : 자신의 의지와 상관없이 강박사고와 강박행동이 지속되는 불안증세가 특징
③ **외상 후 스트레스 장애** : 외상적 사건 이후 지속적으로 외상경험으로 인한 고통을 호소
④ **신체형 장애** : 신체화 장애, 전환장애, 건강염려증
⑤ **해리장애** : 해리성 기억상실, 해리성 주체성 장애, 이인성 장애(비현실감 장애)

CHAPTER

05 정신장애 2

학습 목표

1. 조현병과 우울장애 및 양극성 관련 장애의 개념과 특성에 대해 학습한다.
2. 조현병과 우울장애 및 양극성 관련 장애의 치료와 대처방법에 대해 배우고 익힌다.
3. 조현병과 우울장애 및 양극성 관련 장애의 진단기준을 정확히 이해하고 정신장애인에 대한 편견을 해소하기 위한 방법을 토론한다.

이 장에서는 대표적인 정신질환으로 분류되는 조현병, 기분장애 등에 대해 살펴보고자 한다. 이들 질환은 흔히 말하는 정실질환으로 그 유병률이 높고, 초기에 적절한 치료를 하지 않으면 만성화되어 사회적 기능의 손상으로 일상생활과 사회생활에 장애를 초래할 수 있다. 또한 이들 정신질환은 부정적인 사회적 편견(폭력적이다, 마음이 약해서 생긴다, 무섭다, 고치기 힘든 병이다 등)으로 인하여 병을 남들에게 알리기보다는 숨김으로써 더욱 악화되는 어려움을 겪고 있는 경우가 많다.

1. 조현병(Schizophrenia)

조현병은 매우 당황스럽고, 정상인의 사고로는 이해하기 어려운 질병이다. 또한 가족이나 친구 등 주변인을 당황스럽게 하고 어떻게 대처해야 할지 혼돈스럽게 하는 주요 정신질환 중 하나이다. 조현병이라고 하면 흔히 정신이 분열되어 없어지는 것이 아닐까 막연한 두려움을 갖게 되는데, 조현병의 평생 유병률은 전 세계 인구의 약 1%로 100명 중 1명 꼴로 아주 흔한 병이다. 또한 지역이나 문화권 혹은 시대와 상관없이 유사한 빈도를 보인다.

조현병은 뇌의 기능, 그중에서도 특히 정신기능의 장애를 유발한다. 사물을 지각하고 생각하는 것, 감정을 느끼는 것, 생각을 표현하고 행동하는 것 등 여러 측면에 걸쳐 광범위한 이상증상을 일으키는 병이라고 할 수 있다.

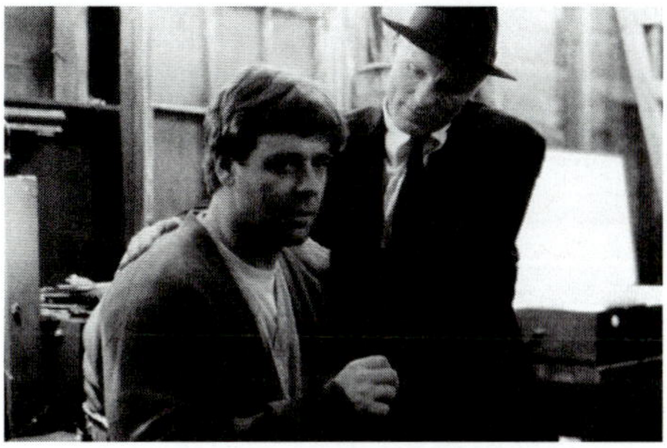
영화 〈뷰티풀 마인드〉

1) 조현병의 발생원인

조현병의 원인은 아직 정확히 밝혀진 바는 없으며, 어느 한 요인에 의해 발병하기보다는 생물학적 요인, 심리적 요인, 사회문화적 요인, 스트레스-취약성 모델 등 다양한 요인들이 복합적으로 작용하여 발생하는 것으로 알려져 있다.

(1) 생물학적 요인

우리 뇌의 신경통로를 연결하는 화학물질인 신경전달물질의 이상설이다. 뇌에서 일어나는 전기적 신호의 전달은 서로 연결된 다수의 신경세포를 통해 이루어지며, 이들이 서로 연결되어 있는 부위를 '신경연접'이라고 하는데, 인간의 뇌에는 수십억 개의 세포와 수조 개에 이르는 연결부위가 있다고 한다. 전기적 신호가 이 연결부위를 뛰어넘기 위해서는 신호의 전달체계가 필요하며, 우리의 신체에서는 신경전달물질이 신경세포로부터 다음 신경세포로 신경을 전달하고 있다. 즉, 우리는 이러한 신경전달물질을 통하여 생각하고, 느끼고, 지각하고, 행동한다는 것인데, 조현병의 발생과 관련된 가장 중요한 신경전달물질은 도파민(dopamine)과 세로토닌(serotonin) 등이다.

조현병에서는 전기적 신호의 전달이 신경세포 사이의 연결부위에서 장애를 받게 된다. 뇌의 일부 영역에서는 신경전달물질 가운데 도파민이 너무 높고, 또 다른 영역에서는 도파민이 너무 적게 존재하며, 그 결과 신호의 많은 부분이 잘못 전달되게 된다. 조현병 환자의 뇌구조 연구에서 대뇌피질이 위축되고 있음이 밝혀졌다.

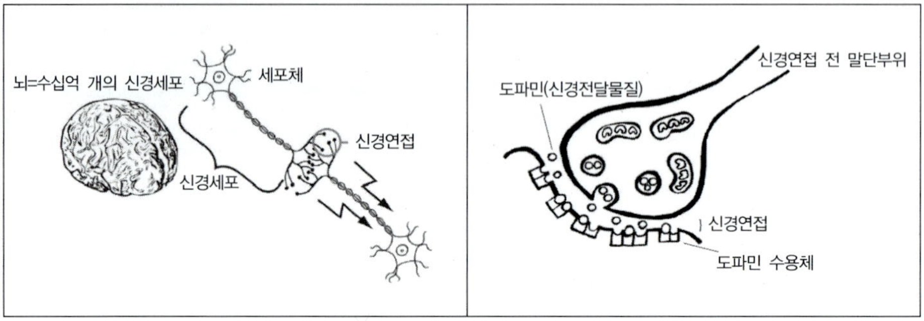

| 그림 5-1 | 신경세포와 신경연접 및 도파민을 통한 신경원 사이의 신호 전달

출처 : 황태현(2006). 조현병 환우, 보호자 및 정신보건전문가를 위한 정신건강 교육 프로그램 얼라이언스. 경기 : 용인정신병원(WHO 협력기관).

유전적인 요인으로는 부모 중 한 사람이 조현병인 경우 자녀가 발병할 확률은 8~18%, 양친 모두가 조현병인 경우에는 35~45%, 일란성 쌍생아의 일치율은 50%, 이란성 쌍생아의 일치율은 12~14%로 나타났다. 비혈연관계 연구에서는 의붓형제 간의 발병률이 1.8%로 일반 인구보다 높은 것으로 나타났는데, 이는 환경적인 요인을 암시하는 것이다.

(2) 심리적 요인

프로이트, 융, 설리반, 베이트슨, 리츠 등 다양한 학자들이 조현병의 심리적 요인에 대해 설명하였다. 프로이트(S. Freud)는 조현병 환자 '슈레비'의 망상적 장애를 예로 들어 성적 퇴행설을 주장하였다. 스트레스가 가해지면 그에 대한 반응으로 어릴 때 잘 통합되지 못하여 아버지에 대한 동성애적 애착상태로 퇴행하지만 현실적으로 받아들이기 힘든 동성애의 위험을 처리하기 위하여 이 충동을 무의식적으로 부정하고 이를 망상적인 사고체계로 타인에게 투사한다고 하였다. 하트만(Hartman)은 조현병의 병적 증상을 심한 갈등, 조절 불가능한 과도한 공격성과 관련시켜, 이것이 자아기능의 자율적인 발전을 저해하여 지각장애, 논리적 사고와해, 대인관계 장애를 일으킨다고 주장했다.

설리반(Mary Stack Sullivan)에 따르면, 조현병은 정신 내부의 갈등보다 인간관계의 깊은 장애에서 기인된다고 보고 초기 대인관계, 모자관계의 이상 때문이라고 보았다. 리츠(Ritz)는 조현병 환자의 모는 지배적이고 부는 약하고 수동적이며 무관심하다고 주장하는 등 가족 간의 상호관계와 의사소통의 장애를 발병의 원인이라고 제시하였다. 베이트슨(G. Bateson)은 이중구속(double bind) 개념을 연구하였는데, 이것은 부모가 아이에게 말과 행동의 모순된 의사소통을 되풀이할 경우, 자녀의 내적 갈등이 심화되고 분노와 불안감이 커지며 급기야 자녀의 의사소통능력이 저하되고 사회성의 발달을 저하하게 되는데, 조현병 환자는 소아기에 이런 상황에 반복적으로 노출되었다고 주장한다.

(3) 사회문화적 요인

조현병 발병빈도는 가장 낮은 사회계층에 많다는 주장도 있으나 병의 원인이라기보다는 결과라고 브로일러(E. Breuler)는 주장한다. 일부에서는 산업화와 도시화가 정신분별병의 원인과 관련이 있다고 주장한다. 도시화, 공업화, 이민 같은 문화에 대한 적응과정, 경제적 변동, 문화적 변동이 이 병의 소인을 가진 사람에게 발병을 재촉하는 요인이 될 수 있다(이영호, 2006).

(4) 스트레스-취약성 모델

조현병은 여러 가지 원인요소들이 복합적으로 작용하여 발병하는 복합질병이라는 것이 현재 지배적인 견해이다. 스트레스-취약성 모델은 생물학적, 환경적 및 정신사회적 요인을 모두 포함하는 것으로, 원래 취약성을 가지고 있는 사람에게 어떤 스트레스가 가해지면 조현병의 증상을 일으키게 된다는 가설이다. 즉, 어떤 개인이 특별한 취약성(vulnerability)을 가지고 있어, 어떤 환경적·심리사회적 스트레스를 받으면 정신병이 발병하게 된다는 것이다.

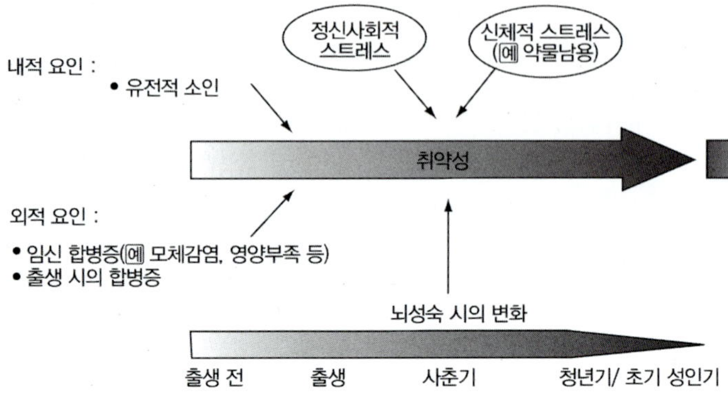

❙그림 5-2❙ 스트레스-취약성 모델

출처 : 황태현(2006). 조현병 환우, 보호자 및 정신보건전문가를 위한 정신건강 교육 프로그램 얼라이언스. 경기 : 용인정신병원(WHO 협력기관).

2) 임상적 특징

조현병의 주요 증상은 사고, 지각, 언어, 감정, 행동, 의욕 등 모든 영역에 걸쳐 다양하게 나타난다. 이러한 다양한 증상들은 환자마다 다르고 또 어떤 경우에는 한 환자에서도 시기에 따라 다르게 나타난다. 다음은 조현병의 대표적인 증상들이다.

(1) 망상

망상(delusion)이란 사고에 장애가 생긴 것으로, 그 사람의 교육적·문화적 배경을 고려하더라도 사실과는 다른 생각을 실제 사실이라고 믿는 것이다. 이러한 잘못된 믿음은 일반인들이 동의할 수 없는 내용일 뿐만 아니라 어떠한 논리적인 대화나 설득, 과학적인 근거 제시에도 교정되지 않는 특징을 가지고 있다. 환자에 따라 망상은 다양하게 나타나는데, 보통 여러 망상을 복합적으로 갖는 경우가 많으며 어떤 망상은 환청경험과 직접적인 연관이 있기도 하다. 망상으로는 피해망상, 관계망상, 과대망상, 조종망상, 신체망상 등이 있다.

사고장애

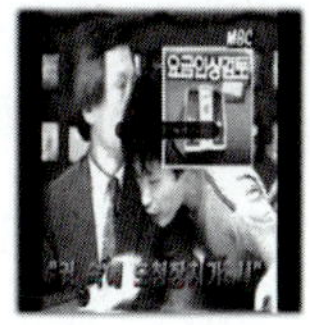

- **피해망상** : 누군가가 나에게 해를 입히려고 하고 내 인생을 비참하게 만들려 하며, 심지어 '나를 죽이려 한다'고 생각하는 유형
  - 예 나는 아주 중요한 사람이기 때문에 경찰이 나를 쫓고 있다. 누군가 나를 죽이려고 음식에 독을 넣었다.
- **관계망상** : 주위에서 일어나는 일상적인 사건들이 자신과 특별한 관계가 있다고 생각하는 것
  - 예 방송의 내용이 나를 빗대어 이야기한다. 유명 가수가 공연 중에 나에게 사랑한다는 신호를 보낸다.

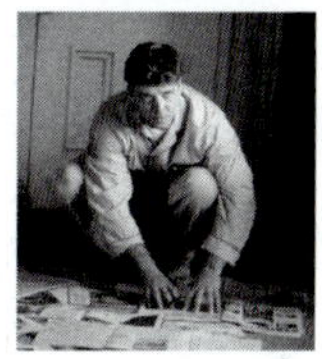

- **과대망상** : 실제보다 자신이 아주 위대한 인물이거나 혹은 특수한 초능력이나 영적인 힘을 가졌다는 것
  - 예 나는 하나님의 아내다.
- **조종망상** : 무엇인가 또는 누군가 자신의 생각과 행동을 조종하고 있으며 자신은 그것에 저항할 만한 힘이 없다고 생각
  - 예 TV나 라디오에서 들리는 소리를 신이나 다른 사람이 자신에게 무엇인가를 '지시'하거나 '주입'시키는 것이라고 생각하는 것

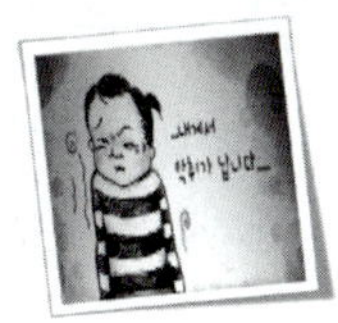

- **신체망상** : 자신의 신체 어느 부위가 이전과는 달라졌다고 믿거나 혹은 자신의 몸에 큰 이상이 있다고 믿는 것
  - 예 내장이 썩어 들어 간다. 코가 삐뚤어져서 성형수술을 해야 한다.

(2) 환각

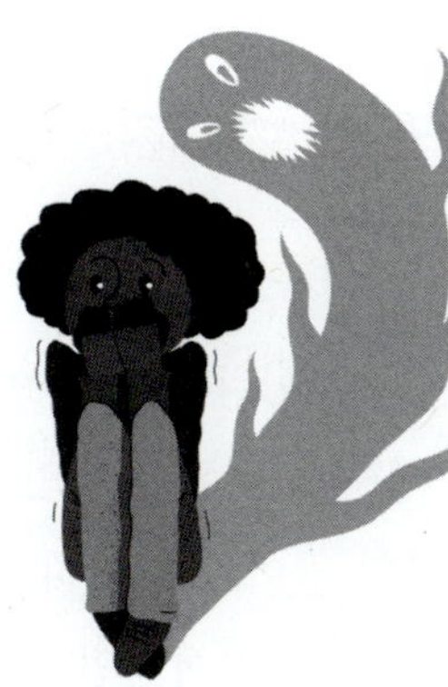

환각(hallucination)은 주위에 자극이 없는데도 자극이 있는 것처럼 잘못 지각하는 것으로, 조현병의 가장 특징적인 증상이다. 환각은 환청, 환시, 환미, 환촉, 환후 등의 지각장애로 나타나며 대표적으로 환청이 있다. 즉, 주위에 아무도 없는데 사람의 말하는 소리가 들리는 증상으로, 그 내용은 대부분 간섭하거나 비웃거나 유혹하거나 명령하는 내용으로 환자에게 불쾌감을 주지만, 매우 드물게 충고나 칭찬과 같은 듣기에 기분 좋은 내용도 있다.

(3) 와해된 언어

와해된 언어(disorganized speech)는 사고사정의 장애로, 논리적 연결을 잃거나 토막토막으로 단절되어, 조현병 환자가 말을 계속하지만 상대방이 거의 알아들을 수 없으며 '말의 핵심'을 찾을 수 없는 것이다. 조현병의 주요 증상 중 하나이다. 사고이완(loosening of association)은 생각이 한 주제에서 연관성이 없는 다른 주제로 진행되는 것으로, 아주 심하면 전혀 이해되지 않는 생각이나 말을 하는 지리멸렬(tangentiality)이 나타난다. 일정하게 유지하기가 어렵거나 생각이 순식간에 왔다갔다 하여 쉽게 집중하지 못하며 때로는 쉽게 주의가 산만해진다.

(4) 극도로 와해된 또는 긴장성 행동

조현병 환자는 깨어 있으면서도 꼼짝하지 않고 말도 하지 않고 모든 자극에 대해 전혀 반응을 보이지 않거나(긴장성 혼미상태), 스스로 행동을 조절하지 못하고 목적 없는 활동을 보이기도 한다(긴장성 흥분상태). 또한 뚜렷한 목적 없이 어떤 신체적 운동을 반복하거나(상동증, 예 몸을 앞뒤로 흔드는 것), 어떤 목적하에 하는 정상적인 행동 같아 보이지만 그 양상이 이상하거나 내용이 없는 행동을 한다(매너리즘, 예 손으로 머리카락을 연신 쓰다듬어 올리거나 혹은 얼굴을 찡긋거리는 것). 그 외에도 반향행동증, 자동복종, 거부증, 사회적 위축 등이 함께 나타난다.

(5) 음성증상

음성증상이란 정상적으로 나타나는 정신기능이 결핍된 것을 의미한다. 감퇴된 정서적 표현과 무의욕증이 대표적이다. 둔마된 혹은 단조로운 정서란 감정표현의 깊이가 현저히 감소하고, 부적절한 감정표현을 하는 것을 말한다. 눈여겨볼 만한 정서적인 반응이나 표현이 거의 보이지 않으며, 심한 경우 어떤 상황이나 자극에도 얼굴표정은 마치 인형처럼 무표정하고 꿈적하지 않아 흡사 감정이라는 것이 전혀 존재하지 않는 사람처럼 보인다. 어머니가 돌아가

셨다는 충격적인 말을 듣고도 아무런 감정변화를 나타내지 않으며 심지어는 미소를 짓기도 하는 것이 좋은 예가 된다. 그러나 겉으로는 이러한 모습을 보이나 실제는 아주 정서적이며 단지 그것이 겉으로 표현되지 않거나 부적절하게 드러나는 것일 뿐이다.

무의욕증은 활력이 없고 관심과 흥미, 의지나 의욕을 상실한 듯이 보이며 목표지향적인 행동을 시작하고 그것을 완수하는 능력이 상실된 것을 말한다. 대부분의 시간을 빈둥거리며 보내며 때로 자신의 외모에도 신경 쓰지 않아 다른 사람들로부터 게으르다는 오해를 받기도 한다. 이 외에 무언증, 무쾌감증 등이 이에 속한다.

조현병 환자는 난폭함, 폭력과 연관짓는 경향이 있으나 일반인 범죄율이 2.5%인 반면 정신장애인의 범죄율은 1.8%로 낮으며 오히려 위축되어 있고 혼자 있기를 좋아한다.

〈표 5-1〉 **조현병 증상**

환자들의 주된 호소	• 남들에게 들리지 않는 소리가 들린다. • 남들에게 보이지 않는 것들이 보인다. • 주변 사람들이 내 생각을 알고 있다. • 주변 사람이 나를 감시하거나 해치려 한다. • 머릿속이 혼란스럽고 불안하다.
가족들이 감지하는 변화	• 혼잣말을 하거나 혼자 웃는다. • 주변 상황이나 신체 상태에 과도한 의심과 집착을 한다. • 말의 앞뒤가 안 맞고 횡설수설한다. • 대인관계나 사회활동 없이 혼자만의 세상에 고립되어 지낸다.

출처 : 국립정신건강센터(2019). 조현병에 관한 올바른 이해. http://ncmh.go.kr/센터자료실.

3) 진단 및 경과

조현병은 주로 청소년과 청년기에 많이 발생하는데, 이때 흔히 보이는 정상적인 감정적 변화와 전구증상[1)]이 혼돈되어 병의 조기발견과 조기치료를 하는 데 장애가 된다. 흔히 관찰되는 전구증상은 다음과 같다.

① 몸에 이상이 있다고 생각하는 막연한 건강염려증
② 몸과 주변의 세상이 자신과 동떨어진 비현실적인 느낌
③ 평상시에는 관심 없던 철학적, 종교적 주제에 대한 집착
④ 집중력 저하, 긴장, 불안양상
⑤ 불면, 사회부적응, 성격변화, 학업문제, 대인관계 변화
⑥ 특이한 생각과 행동, 의미 없는 말, 이상지각, 정서불안
⑦ 실제로 존재하지 않는 것의 지각(환각)
⑧ 혼잣말, 혼자웃음, 충동적인 행동
⑨ 비합리적이고 잘 이해되지 않는 믿음(망상)
⑩ 논리성의 결여로 인한 동문서답, 지리멸렬한 말
⑪ 정서의 장애로 인해 말, 생각과 일치하지 않는 감정표현
⑫ 감정표현이 적고, 단조로우며 표정이 없음
⑬ 기타 여러 가지 이해할 수 없는 이상행동

조현병 환자의 30%는 잘 회복되었고, 50%는 부분적으로 회복되었으며, 나머지 20%는 만성적으로 정신병적 증상을 가지고 있다고 한다. 우리나라에서 조현병 발병 후 치료를 받기까지 걸리는 시간은 52주로, 세계보건기구(WHO)에서 추천하는 12주보다 4배가량 길다.

❙그림 5-3❙을 보면 조현병에 있어 조기에 발견하거나 잘 관리되어 재발을 방지한 경우에는 비교적 좋은 치료효과를 얻을 수 있다. 그러나 주변의 무관심과 정신질환에 대한 편견 때문에 치료시기를 놓치는 경우가 많은 것이 사실이다.

1) 전구증상은 초기증상이라고 할 수 있는데, 발병할 즈음 나타나는 증상으로 조기발견과 조기치료에 있어 매우 중요하다.

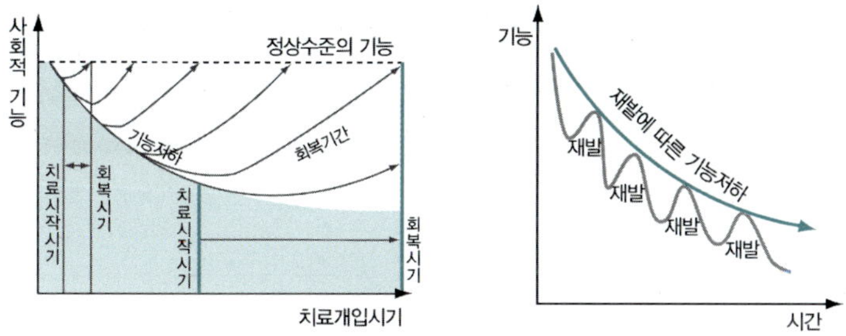

치료개입시기에 따른 회복시기　　정신증의 만성화

❙그림 5-3❙ 치료개입시기에 따른 회복시기와 정신증의 만성화

출처 : 서울시광역정신보건센터(2004). 상담자를 위한 정신건강 안내서.

최근에는 시군구 정신건강복지센터에서 조기정신병을 선별하기 위한 다양한 활동을 하고 있다. 선별검사로 대상자가 되면 전문의와 심층면담과 프로그램을 통해 조기에 치료받도록 하고 있다. 조현병은 살펴본 바와 같이 지속적인 망상과 환각 및 현실검증의 장애로 인한 행동장애 등이 중요한 증상이다. DSM-5에 따른 조현병의 진단기준은 <표 5-2>와 같다.

〈표 5-2〉 **조현병 DSM-5 진단기준**

A. 다음 증상 중 2개(또는 그 이상)가 있어야 하며, 1개월 중 상당 기간 동안 존재해야 한다(단, 성공적으로 치료된 경우 짧을 수 있음). 적어도 1, 2, 3 중 하나는 반드시 있어야 한다.

1. 망상(Delusion)
2. 환각(Hallucinations)
3. 와해된 언어(예 빈번한 일탈이나 지리멸렬)
4. 심하게 와해되거나 긴장성 행동
5. 음성증상(예 감정표현의 감소나 무욕증)

B. 발병한 이후 상당 기간 동안 직업, 대인관계, 자기관리 같은 하나 또는 그 이상의 주요 생활영역의 기능수준이 발병 전과 비교하여 현저하게 감소된다(아동기나 청소년기에 발병한 경우에는 대인관계, 학업, 직업에서의 기대되는 성취의 수준에 이르지 못함).

C. 장해의 징후가 적어도 6개월 이상 지속되어야 한다. 6개월 기간은 진단기준 A를 충족시키는 증상(활성기 증상)이 존재하는, 적어도 1개월의 기간을 포함하고 있어야 하며, 이 기간은 전구기와 잔류기를 포함할 수 있다. 전구기나 잔류기에는 음성증상만 있거나 진단기준 A에 있는 증상 가운데 2개 이상의 증상이 악화된 형태로 나타난다(예 괴상한 믿음, 이상한 지각적 경험).

D. 분열정동장애나 정신증 양상이 있는 기분장애는 배제될 수 있다.

E. 약물이나 다른 의학적 상태에 의한 생리적 효과로 인한 것이 아니다.

F. 만약 자폐 스펙트럼이나 아동기에 발병하는 의사소통장애의 과거력이 있을 때는 현저한 망상이나 환각, 조현병에 다른 요구되는 증상을 더하여, 적어도 한 달 이상 지속될 경우에만 추가로 조현병의 진단을 붙인다.

출처 : 미국정신의학회(2013). 정신장애 진단 및 통계편람(DSM-5).

4) 치 료

조현병 발병 후 첫 3~5년 이내에 기능변화가 크게 발생한다. 그래서 발병 이후 5년 이내를 회복을 위한 결정적 시기라고 한다. 따라서 초기의 적극적인 치료와 개입이 매우 중요하다. 조현병의 예후가 좋은 경우는 발병이 급성일수록, 증상의 지속기간이 짧을 때, 과거 정신과적 병력이 없을 때, 발병할 만한 원인적 사건이 분명하게 있을 때, 발병 전에 직업상이나 사회적으로 적응이 잘 이루어지고 있을 때, 결혼생활을 잘 유지한 경험이 있고 주위에 살고 있는 사람들과 대인관계가 좋아 감정적으로 따뜻하고 자연스러운 유대관계를 맺고 있을 때, 발병 시 나이가 많을 때 등이다.

조현병의 치료의 핵심목표는 정신증상을 조절하고 재발을 방지하며 사회 및 직업 기능을 유지하는 것이다. 원인이 분명하게 밝혀지지 않았고, 매우 복잡다양하기 때문에 치료 또한 복합적이고 총괄적인 접근이 필요하다.

(1) 약물치료

조현병의 치료에 있어 항정신병 약물은 증상을 경감시키는 데 결정적인 역할을 하고 있다. 특히 망상과 환각과 같은 급성기의 정신병적 증상을 포함하여 조현병의 양성증상의 감소에 매우 효과적이다. 그러나 무기력감, 사회적 철퇴와 같은 음성증상을 감소시키는 데는 효과가 약한 것으로 알려져 있다.

약물치료는 재발과도 관련되는데 약물치료를 하지 않을 경우 조현병 재발률은 80%나 되지만 약물치료의 경우 8~40%의 재발률을 보이고 있다. 약물치료가 효과적임에도 불구하고 항정신약물의 주요 문제는 약물의 부작용이 수반된다는 점이다. 예를 들어, 안면근육, 다리, 혀, 팔 근육의 강직, 안절부절 등의 부작용은 개인이나 가족이 약물을 복용하는 것을 꺼리게 하는 주요한 이유로 작용한다. 따라서 약물치료의 가장 중요한 전략은 약물부작용을 최소화하고 항정신병약의 효과는 최대화하는 것이다.

(2) 정신사회재활치료

조현병의 약물치료를 비롯한 다양한 치료기법이 개발되면서 지역사회를 기반으로 하는 치료 및 재활이 이루어지고 있다. 정신사회재활치료의 목표는 대처능력을 강화시킴으로써 독립적 사회생활기술을 향상시키고자 하는 것으로, 개인정신치료, 집단치료, 가족상담 및 치료, 정신건강교육, 사회기술훈련, 인지재활훈련, 행동적 치료방법, 가족교육, 자조모임 등 다양하게 이루어지고 있다.

(3) 상담치료

상담이란 개인이 가지고 있는 어려움을 전문가와 상담을 통하여 자신의 내면적인 감정의 문제를 찾아내어 긍정적인 삶의 변화를 유도하는 것이다. 상담치료를 통해 문제의 원인과 그것이 지속되어 온 배경을 이해하게 되고 해결을 위한 시도를 할 수 있게 되며, 자신의 잠재력과 가능성에 대한 신뢰를 회복해 나가게 된다. 상담치료에는 다양한 종류가 있다. 면담기법에 따라 지지적 정신치료, 인지행동치료, 정신분석치료 등이 있으며 진행방식에 따라 미술치료, 음악치료 등 다양한 분야로 나뉜다. 특히 초기 정신병 대상자에게 지지적 정신치료와 인지행동치료가 도움이 된다고 보고되고 있다.

(4) 사례관리

사례관리란 지지와 격려를 필요로 하는 대상에게 지역사회 내에서 안정된 생활을 유지해 나갈 수 있도록 지속적이고 통합적인 서비스를 제공하는 것이다. 사례관리는 정신건강복지센터, 병원기반 사례관리 기관 등에서 정신건강 전문요원이 개별서비스를 제공하며 대상자의 욕구 및 상황에 따라 가정방문, 전화상담・내소상담을 통해 이루어진다. 포괄적으로는 모든 시군구의 희망복지지원단에서도 사례관리를 통해 실질적이고 통합적인 서비스를 제공하고 있다.

사례

민호(가명) 씨는 30세 남자로 평소 소극적이고 예민한 성격이다. 어렸을 적에 아버지가 술에 취하면 항상 어머니와 민호 남매를 구타하였고, 특히 어머니가 외도한다며 폭언과 폭행이 심하였다. 그가 초등학교 1학년 때 어머니는 결국 남매를 두고 도망간 후 이혼하였다. 초등학교 4학년 때 아버지는 옷가게를 하던 새어머니와 재혼하였으나 새어머니는 아버지가 없으면 밥을 제때 챙겨주지 않고, 학용품을 살 돈도 주지 않는 등 구박하고 이복동생이 원하는 것은 거의 해주어, 민호 씨는 새어머니와 갈등이 많았다. 고등학교 3학년 때 가난과 새어머니의 편애 때문에 가출을 하였으나 여동생의 조현병 발병 소식을 듣고 다시 귀가하여 갈등은 여전하였다. 이런 갈등을 피하기 위해 군입대를 하였으나 계속되는 훈련과 상사들의 기합 등으로 위축되고 말도 없고 우울해하였으며, 부적절한 행동으로 인하여 집단구타를 당하기도 하였다. 그러던 중 '저놈이 나를 죽이려 한다', '도망가라', '얼굴이 삐꾸러진 것 같으니까 수술을 해라. 안 그러면 죽는다'는 등의, 주위 사람들이 자신을 비난하는 수근거림이 들리는 증상을 보여 의가사 제대하였다.

2. 우울장애(Depressive Disorder)

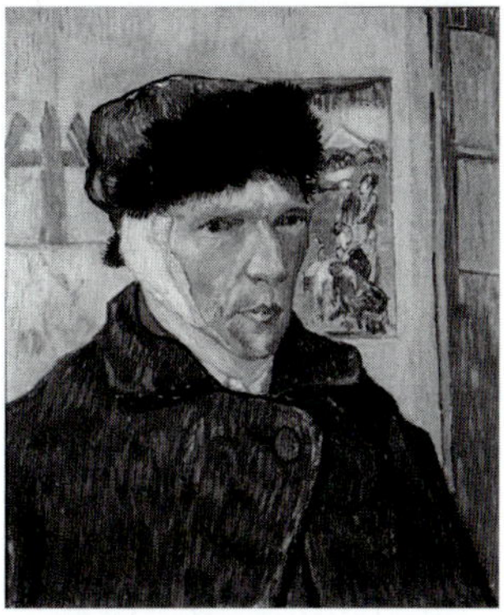
우울증으로 인해 자신의 귀마저 잘라버린 빈센트 반 고흐 – 자화상

우울은 일상생활에서 흔히 겪을 수 있는, 일시적으로 기분이 저하되는 자연스러운 감정이다. 정신의학에서 말하는 우울한 상태란 일시적으로 기분만 저하된 상태를 뜻하는 것이 아니라 사고의 형태나 흐름, 사고의 내용, 동기, 의욕, 관심, 행동, 수면, 신체활동 등 전반적인 정신기능이 저하된 상태를 말한다.

우울장애는 기분장애에 포함되어 있다가 DSM-5에 의해 독립된 진단범주로 분류되었다. 슬픔, 공허감, 짜증스러운 기분과 수반되는 신체적·인지적 증상 등은 개인의 기능을 현저히 저하시키며 현실적응을 어렵게 만든다. 우울장애는 그 증상의 심한 정도와 지속기간에 따라 주요우울장애, 지속적 우울장애, 월경전 불쾌감장애, 파괴적 기분조절부전장애 등으로 분류한다.

1) 원 인

(1) 생물학적 요인

미국정신의학회의 자료에 따르면, 남녀 평생유병률에 차이가 나타나는데 여성의 10~25%, 남성의 5~12%로 남성보다 여성에게 흔하다. 여러 연구마다 유병률의 차이를 보이지만 가장 유병률이 높은 정신장애 중 하나이다. 가족 중 심각한 우울장애를 경험한 사람이 있는 경우, 아닌 사람에 비해 1.5~3배 정도 발병 가능성이 높다는 연구가 있다. 생화학적 요인으로 신경전달물질의 불균형으로 인해 발병한다. 특히 노르에피네프린(norepinephrine), 세로토닌(serotonin), 도파민(dopamine)의 감소는 우울증과 관련된다.

(2) 환경 및 생활사건

우울장애는 가족의 죽음, 실직, 실연과 같은 주요 생활사건이 있은 후 처음 발병하는 경우가 많다. 첫 번째 우울증 때 스트레스가 뇌의 상태에 영구적인 변화를 야기하고 이 변화가 결국 신경전달물질 체계나 신경세포 내 신호체계를 변화시켜 신경세포를 감소시키거나 시냅스를 감퇴시켜 이후에는 특별한 스트레스가 없어도 우울증이 쉽게 재발한다고 보기도 한다. 이러한 스트레스에는 두 가지 주요 유형이 있다. 첫 번째는 다른 사람들에게도 뚜렷한 주요 생활사건의 스트레스이며, 두 번째 유형은 남에게는 드러나지 않는 일상생활의 작은 스트레스나 자극으로, 예를 들면 조그마한 실망, 좌절, 비판, 논쟁들이다. 시간이 지나면서 쌓이고, 보상해 줄 만한 긍정적인 사건들이 없을 때 심각하고 만성적인 부정적 영향을 일으킨다.

생활사건과 우울에 관한 조사에서 우울한 환자가 정상인보다 우울이 발생하기 전 6개월 동안 중요한 생활사건을 3배 정도 더 경험한 것으로 보고되었다. 이 사건들에는 자존감의 상실, 사람들과의 불화, 원치 않는 사건, 생활양식의 붕괴 등이 포함된다.

(3) 심리적 요인

프로이트의 정신분석 등은 어느 단일의 정신역동 요인으로 우울증의 발병을 설명하였는데, 우울을 사랑하는 사람의 상실 후에 생기는 명백한 죄책감, 분노 등이 결국 자신에게로 향하며 내재화한 것으로 보고 있다. 우울함에 대한 정신역동적 관점에서는 자존감의 저하에 따라 우울증이 발생한다고 간주한다. 자존감에 대한 위협은 일상생활의 기능 저하, 분명한 자기정체감의 부재, 불충분한 역할 수행으로 발생된다.

아론 벡은 어린 시절 만들어진 부정적인 믿음 때문에 우울증에 대한 취약성이 생긴다고 하였다. 이런 믿음이 보통에는 잠복되어 있다가 위기 상황이 생기면 활성화되어 이와 관련된 부정적인 사고들을 촉발하고, 이러한 사고에 반복적으로 노출되면 결국 우울증에 빠지게 된다고 주장하였다(김선욱 외 공역, 2015 : 137).

2) 진단 및 임상특징

(1) 주요우울장애

주요우울장애는 조증이나 경조증 없이 우울한 삽화만이 1회 이상 나타나는 경우를 말한다. 우울한 기분을 주된 증상으로 하며, 다양한 심리적 문제가 동반된다. 슬픔, 죄책감, 고독감, 무가치감, 허무감, 절망감 등 고통스러운 정서를 경험하며 눈물을 흘리며 울기도 하고 심한 상태에서는 무표정, 무감각한 정서를 보일 수 있다. 아동·청소년의 경우 분노, 불안정, 짜증스러운 감정 표출의 형태로 나타나기도 한다.

주요 임상양상은 기분증상, 사고 및 인지 증상, 지각장애, 정신운동증상, 기타 등으로 구분할 수 있다. 주요우울장애의 핵심은 기분의 부정적 변화다. 우울장애에서 기분변화는 단순한 우울감으로 나타나지 않는 경우도 많으며, 고통스러운 기억의 회상, 불쾌한 사건에 대한 감수성의 증가, 즐거운 시간에 대한 감수성의 감소, 무쾌감증, 무감동, 감정적 둔감 등의 형태로 나타나기도 한다(대한신경정신의학회, 2017).

우울감은 불행감, 괴로움, 슬픔, 낙담, 공허감 등으로 나타날 수 있으며, 매우 고통스러운 감정으로 극심한 신체적 통증보다 더욱 고통스럽게 느껴질 수도 있다. 극심한 고통으로 죽고 싶은 생각이 들기도 하며, 전반적인 사회적 수행능력에도 부정적 영향을 준다. 우울감 이외의 기분증상으로는 무감동, 흥미나 즐거움의 상실 등이 있다.

일상생활 속에서 정서적 공감이 없어지고, 현실감이 소실되는 일종의 이인증이 나타난다. 평소의 신선한 정서적 표현이 없어지고, 기분이 좋지 않으며, 일상적인 일에 관심이 없어진다. 생기 없고 자신이 목석과 같은 사람이 된 듯한 느낌을 가진다. 표정이나 행동에 슬픈 정동이 나타나고 가면을 쓴 것처럼 무표정하며 자신감이 결여된다. 아침에 우울감이 심해지고 저녁에 가벼워지는 경향이 있다.

우울사고의 특징은 거의 대부분에 대한 관점이 부정적이라는 것이다. 환자가 느끼는 죄책감은 비현실적이며 모든 일을 자기 자신의 책임으로 돌린다.

사고가 둔해지고 생각이 떠오르지 않으며 이해력이 저하된다. 인지증상으로 집중력과 주의력이 저하되고, 부정적 사고, 죄책감, 자살 사고 등이 흔하다. 우울장애 환자는 자신, 세상 그리고 미래에 대한 부정적 평가를 하는 경향이 있다. 결과적으로 자신의 건강, 사회적 지위, 가정의 앞날, 사업의 장래성 등에 대해 절망적으로 확신하며 건강염려증, 신체망상, 빈곤망상, 허무망상, 죄업망상 등이 나타날 수 있으며 사고의 흐름이나 행동이 느려지기도 한다.

정신운동증상은 정신운동초조와 정신운동지체로 구분할 수 있다. 정신운동초조는 불안, 자극과민성 등이 동반되며 우울장애에서 흔하다. 말이 빨라지거나 안절부절못하며, 머리카락을 잡아당기는 등의 형태로 나타난다. 정신운동지체는 신체 움직임의 속도 저하, 자발적인 운동의 중단, 가면과 같은 표정, 구부정한 자세와 아래를 향하는 시선, 자극에 대한 반응시간의 지체, 말소리 크기의 감소 및 말을 멈추는 시간의 증가 등으로 나타난다. 또한 사소한 일에도 큰 노력이 필요할 정도의 극도의 피로감, 마치 시간이 멈추거나 천천히 흐르는 듯한 주관적 느낌, 주의력과 기억력의 저하, 불쾌한 주제에 대한 반복적이고 고통스러운 생각의 반추 등을 경험한다. 노인에게서 정신운동지체가 심한 경우 기억력 저하, 지남력 장애, 혼돈 등을 경험하며 가성치매의 형태로 나타날 수 있다(대한신경정신의학회, 2017).

기타 증상으로 가장 흔한 신체적 증상은 식욕부진과 체중감소이다. 수면장애 역시 대표적인데, 특히 새벽에 자주 깨고 깊은 수면이 감소하며, 야간의 얕은 수면으로 인해 우울로 인한 고통을 온종일 지속적으로 겪는다. 성욕 감퇴도 나타나며, 때로는 과수면과 성욕 및 성적 활동이 강박적으로 증가하기도 한다.

〈표 5-3〉 주요우울장애 DSM-5 진단기준

A. 다음 증상 가운데 5가지(또는 그 이상)의 증상이 2주 연속으로 지속되며 이전의 기능 상태와 비교할 때 변화를 보이는 경우, 증상 가운데 적어도 하나는 (1) 우울 기분이거나 (2) 흥미나 즐거움의 상실이어야 한다.
   1. 하루 중 대부분 그리고 거의 매일 지속되는 우울 기분에 대한 주관적으로 보고(예 슬픔, 공허감 또는 절망감)하거나 객관적으로 관찰됨(예 눈물 흘림)(주의점 : 아동·청소년의 경우는 과민한 기분으로 나타나기도 함)
   2. 거의 매일, 하루 중 대부분, 거의 또는 모든 일상 활동에 대한 흥미나 즐거움이 뚜렷하게 저하됨
   3. 체중 조절을 하고 있지 않은 상태에서 의미 있는 체중의 감소(예 1개월 동안 5% 이상의 체중 변화)나 체중의 증가, 거의 매일 나타나는 식욕의 감소나 증가가 있음(주의점 : 아동은 체중 증가가 기대치에 미달되는 경우)
   4. 거의 매일 나타나는 불면이나 과다수면
   5. 거의 매일 나타나는 정신운동초조나 지연(객관적으로 관찰 가능함. 단지 주관적인 좌불안석 또는 처지는 느낌뿐만이 아님)
   6. 거의 매일 나타나는 피로나 활력의 상실
   7. 거의 매일 무가치감 또는 과도하거나 부적절한 죄책감(망상적일 수도 있는)을 느낌(단순한 병이 있다는 데 대한 자책이나 죄책감이 아님)
   8. 거의 매일 나타나는 사고력이나 집중력의 감소 또는 우유부단함(주관적인 호소나 객관적인 관찰 가능함)
   9. 반복적인 죽음에 대한 생각(단지 죽음에 대한 두려움이 아닌), 구체적인 계획 없이 반복되는 자살 사고, 또는 자살 시도나 자살 수행에 대한 구체적인 계획

B. 증상이 사회적, 직업적 또는 다른 중요한 기능 영역에서의 임상적으로 현저한 고통이나 손상을 초래한다.

C. 삽화가 물질의 생리적 효과나 다른 의학적 상태로 인한 것이 아니다.

D. 주요우울 삽화가 조현정동장애, 조현병, 조현양상장애, 망상장애, 달리 명시된 또는 명시되지 않는 조현병 스펙트럼 및 기타 정신병적 장애로 더 잘 설명되지 않는다.

E. 조증 삽화 혹은 경조증 삽화가 존재한 적이 없다.

출처 : 미국정신의학회(2013). 정신장애 진단 및 통계편람(DSM-5).

(2) 지속적 우울장애

지속적 우울장애(persistent depressive disorder, dysthymia)의 핵심은 경한 우울 증상이 지속되는 것이다. 흔한 주관적인 증상으로는 슬픔, 집중력 저하, 우유부단함, 만성적이고 광범위한 절망감, 낮은 자기 가치감과 자존감을 들 수 있다. 객관적 증상으로는 식욕 및 수면장애(증가 및 감소), 활력수준의 현저한 변화 등이다.

주요우울장애 환자와 달리 더 가볍지만 만성적인 우울증상을 보이며, 이런 우울증상이 2년 이상 지속된다. 식욕부진이나 과식, 지속적인 과다수면, 활력의 저하 및 피로감, 자존감 저하, 집중력 감소 및 결정곤란, 절망감 중 2가지 이상 증상이 나타날 경우 진단을 내릴 수 있다.

(3) 월경전 불쾌감장애

월경전 불쾌감장애(premenstrual dysphoric disorder)는 월경전증후군 중에서 우울감, 흥미 감소, 불안, 집중력 저하, 스스로 통제하기 어려운 느낌, 지속적이고 뚜렷한 분노감, 과민함 등의 기분증상이 일상생활에 심각한 기능저하를 초래할 정도일 때를 말한다. 월경 시작 1주 전 발생해서 월경 시작까지 점점 증가했다가 월경이 시작되면 며칠 이내로 감소되며 월경이 끝나면 대부분 사라진다. 여성의 3~9%에서 나타나며, 월경주기마다 난소에서 분비되는 호르몬과 뇌 신경전달물질의 상호작용 등이 원인으로 알려져 있다.

(4) 파괴적 기분조절부전장애

파괴적 기분조절부전장애(disruptive mood dysregulation disorder)는 자신의 불쾌한 기분을 조절하지 못하고 분노행동으로 표출하는 것으로 10세 이전에 시작된다. 아동기, 청소년기에 주로 나타나서 성인기에 다른 우울장애로 진전할 가능성이 높다. 아동·청소년의 경우 1년 유병률이 2~5%이며 연령이 증가할수록 유병률이 감소한다.

파괴적 기분조절부전장애는 좌절을 견디지 못하고 촉발자극에 비해 현저히 과도한 언어적 또는 행동적으로 표현되는 심한 분노폭발을 반복하여 친구관계와 가족관계에서 어려움을 겪는다. 분노폭발은 발달수준에 부적절하고 평균 매주 3회 이상 나타나며, 분노폭발 사이에도 거의 매일 하루 대부분 짜증이나 화를 내는데, 이는 다른 사람에 의해서도 관찰된다. 이러한 증상이 12개월 이상 지속되고, 3가지 상황(학교, 가정, 또래와 함께 있는 상황) 중 2개 이상에서 나타나며 6세 이상 18세 이전에 진단할 수 있다.

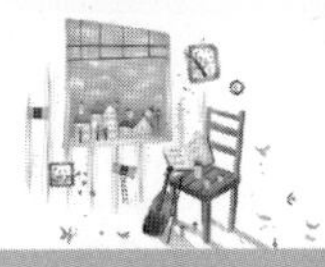

3) 치 료

증상이 경미한 우울증 환자는 대부분 약물치료와 함께 정상적인 일상생활을 계속할 수 있다. 자살기도나 가능성이 있는 환자, 치료거부 및 비협조적인 환자, 증세가 심한 환자, 위기개입이 필요한 환자의 경우 입원치료가 필요하다.

(1) 약물치료

항우울제는 주로 선택적 세로토닌 재흡수 억제제(SSRI)와 같은 약물이 상용된다. 이들은 뇌의 세로토닌 수치를 조절하여 기분을 개선하는 데 도움을 준다. 기타 약물로 노르에피네프린-도파민 재흡수 억제제(NDIR)와 같은 다른 항우울제도 사용될 수 있다.

(2) 인지행동치료

우울증 치료의 가장 효과적인 방법 중 하나로, 부정적인 사고 패턴을 변화시키고 긍정적인 행동을 촉진한다. 전문가는 자신과 세계에 대한 부정적인 태도를 버리고, 대신 유연성 있고 적극적이고 긍정적인 사고방식을 가지며 새로운 인식과 행동반응을 연습하도록 돕는 것이 중요하다. 우울증 환자를 위한 행동활성화, 스트레스와 불안을 줄이고 정서적 안정을 도모하는 데 수용전념치료와 마음챙김과 같은 인지행동치료가 도움이 된다.

(3) 기타 개입

규칙적인 신체활동은 기분은 개선하고 우울증 증상을 완화하는 데 효과적이다. 또한 건강하고 규칙적인 식습관과 수면관리 등 생활습관은 우울증 증상 완화에 매우 중요하다. 그 외 최근에는 뇌 자극 치료와 같은 새로운 방법이 연구되고 있으며, 약물이나 심리치료에 반응하지 않는 환자에게 효과적일 수 있다.

3. 양극성 관련 장애(Bipolar and Related Disorder)

양극성 관련 장애는 행동양상이 과도하게 저하되거나 고조되며, 개인생활이나 단체생활에서 부적응인 감정상의 장애이면서 병리현상을 동반한다. 즉, 인지기능, 생리기능, 대인관계, 업무수행 등 다양한 영역에서 장애가 나타난다. 양극성 관련 장애는 기분이 들뜨고 신나는 것이 지나쳐서 흥분된 상태(조증)와 앞서 언급한 우울한 상태 중 어느 하나씩을 주기적으로 경험한다. 조증 상태에서는 지나친 행복감이나 낙천적 사고 그리고 과도하게 상승된 자기존중감으로 인한 과잉활동이 두드러지게 나타난다. 이 기간 동안에는 일시적으로 현실감각이 상실되기도 한다. 우울단계로 들어가면 일반적인 우울증 환자와 임상적으로 구분되지 않을 정도의 비슷한 상태가 되기도 한다. 양극성 장애의 평생유병률은 1%로 내외로, 남녀 모두 비슷하다.

1) 원 인

양극성 관련 장애는 유전, 생물학적 요인, 심리사회적 요인 등이 복합적으로 작용하여 발병을 유발한다고 알려져 있고, 신체질환이나 약물에 의해서도 유발될 수 있다.

(1) 생물학적 요인

양극성 관련 장애는 환자의 친인척에서 그 빈도가 더 높다. Ⅰ형 양극성 장애의 경우, 1차 가족 중에서의 빈도가 일반 인구의 빈도보다 약 8~18배 많다. Ⅱ형 양극성 장애에서는 1.5~2.5배 많다. 유전적인 요인으로, 일란성 쌍둥이의 경우 한쪽이 양극성 장애를 가지고 있을 때 다른 쪽도 양극성 장애를 가질 확률은 65% 정도이며, 이란성 쌍둥이의 경우에는 14% 정도로 나타났다(김혜련, 2007 : 132). 최근 양극성 장애환자들의 뇌 연구에서 에피네프린(epinephrine), 세로토닌(serotonin), 도파민(dopamine)과 같은 신경전달물질들의 기능이 원활하지 못한 것이 발견되고 있다.

(2) 환경 및 생활사건

양극성 관련 장애 환자는 인지적 요인이나 환경적인 요인도 중요하게 작용하고 있는데, 이들은 부정적인 일들에 대해 생각하거나 상상할 때 이를 정상인들보다 훨씬 더 현실적인 것으로 생각하고 행동하지만, 사실상 그 내용들이 비현실적인 경우가 많고 생활사건 자체에 대한 인지적 왜곡이 심한 경우가 많다.

(3) 심리적 요인

인지적 측면에서 벡(Beck)은 우울을 자신, 자신의 세계, 자신의 미래에 대한 부정적인 평가를 하는 인지상의 문제라고 하였으며, 발달과정에서 어떤 경험이 개인을 예민하게 하고 우울함에 빠지기 쉽게 만든다고 주장하였다. 반면 조증은 이러한 상실된 대상과 고통스러운 현실에 대한 과장적 반응이라고 볼 수 있다. 여러 요인으로 발생한 우울증에 대한 부인의 기전이 작용하여 나타난다. 이것은 오랜 우울증에 대한 반동형성으로 이해되기도 한다.

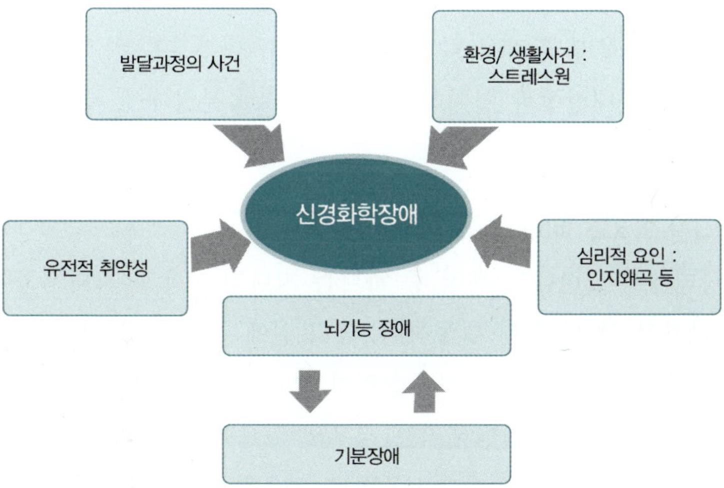

| 그림 5-4 | 기분장애 통합모형

출처 : 도복늠 외(2001). 최신 정신간호학 재구성.

2) 임상특징

(1) 조증상태

① 기분의 고양

조증상태(manic state)에서는 들뜨고 유쾌하고 자신만만한 기분을 주축으로 하는 각종 정신활동의 변화가 나타난다. 평소의 성격이 좀 더 명랑해진 것처럼 보이며, 활동이 많아지고, 악의 없는 농담을 잘 하고, 잘 웃고 유쾌하며, 자신감에 차 있고, 낙관적인 태도를 보인다. 심해지면 가정에서 폭군처럼 행동하기도 하고, 직장에서 안하무인, 자만심이 높고, 자신감에 찬 상태에서 '절대', '최고' 등 단정적인 용어를 즐겨 사용하며 능력에서 벗어난 사업을 벌여 실패하기도 한다.

② 사고장애

우울상태와는 달리 사고의 흐름이 빠르고 비약이 심하며 이로 인해 타당한 결론에 도달하지 못하기도 하고, 그럴듯한 계획과 묘책을 잘 떠올린다. 그러나 주의집중이 잘 되지 않고 과대관념, 과대망상이 동반되기도 한다. 지각장애는 없으나 드물게 환각이 나타나기도 한다. 대부분은 착각의 형태로 나타나며, 내용은 과대망상과 일치하고 심한 경우 흥분상태에 착란, 섬망이 나타나기도 한다.

③ 지나친 의욕과 과대행동

조증상태에서 나타나는 특징 중 하나는 지나친 의욕과 과대행동이다. 새벽에서 저녁까지 쉴 새 없이 활동하며, 남의 일에 참견을 잘 하고, 과대한 사업계획을 세우나 끝맺음이 어려워 실패하거나 금전낭비가 심하게 나타나기도 한다. 성욕이 항진되어 방탕해지는 경우도 있으며, 자신의 행동에 대한 자책과 후회감은 없다. 매사에 동분서주하나 피로감을 느끼지 않으며 잠을 자지 않고, 계획하고 활동한다. 식사를 등한시하여 체중이 종종 내려가나 때로는 식사를 많이 하여 체중이 올라가는 경우도 있다.

(2) 우울상태

양극성 우울상태(depressive state)는 보통 정서와 행동의 거의 모든 면(사고와 언어의 속도, 기력, 식욕, 체중, 성욕, 즐거움을 느끼는 능력 등)에서 지연되거나 감소하는 특징이 있다. 이와 함께 피로감, 활동 감소, 대인관계 위축, 의욕감퇴, 현저한 수면변화(주로 불면이나 일부 과다수면) 등을 보인다. 경미한 인지적 인지와 지각 기능의 왜곡을 보이는 경한 신체적·정신적 지체로부터 심각한 우울성 혼미, 망상, 환각, 의식의 혼탁까지 다양하다. 또한 양극성 우울증에서 자살사고는 흔히 나타나는데, 자포자기, 무감동, 죄책감, 부적합감 등을 경험한다.

3) 진단과 경과

(1) 제Ⅰ형 양극성 장애

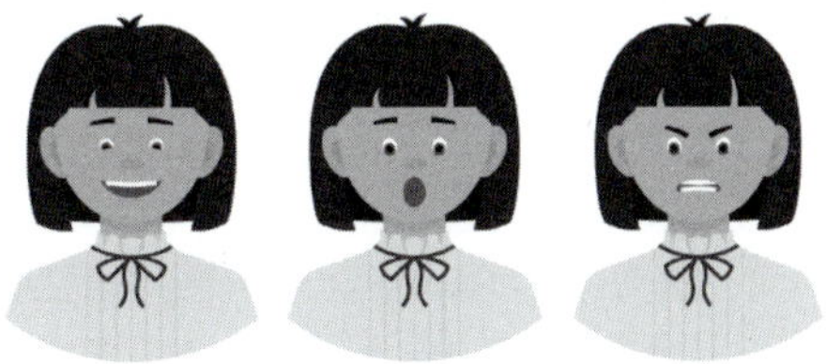

제Ⅰ형 양극성 장애(bipolar Ⅰ disorder)는 조증과 우울증이 교대로 또는 조증이 반복적으로 나타나는 장애로, 반드시 조증삽화가 존재해야 하며, 주요우울삽화가 있거나 없는 경우를 말한다. 진단을 위해서는 이런 증상이 최소 1주간 지속되어야 한다. 주로 주요우울장애보다 조금 빠른 20대에 발병하는 편이며, 가족력이 20%이다. 남성의 경우 첫 삽화는 조증삽화가 더 많고, 여성의 경우는 주요우울삽화가 더 많은 경향을 보인다. 조증삽화나 우울삽화로 인한 대인관계의 문제들로 환자들은 심각한 사회적 어려움을 겪는다.

〈표 5-4〉 제Ⅰ형 양극성 장애 DSM-5 진단기준

A. 진단 기준은 적어도 한 번의 조증삽화를 만족하는 것이다.

B. 조증, 주요우울삽화는 조현정동장애, 조현병, 조현양상장애, 망상장애, 기타 또는 달리 분류되지 않는 조현병 스펙트럼 및 기타 정신병적 장애로 설명되지 않는다.

조증삽화의 진단기준

A. 비정상적으로 들뜨거나, 의기양양하거나, 과민한 기분 그리고 목표지향적 활동과 에너지의 증가가 적어도 1주간(만약 입원이 필요한 정도라면 기간에 상관없이), 거의 매일, 하루 중 대부분, 지속되는 분명한 기간이 있다.

B. 기분 장해 및 증가된 에너지와 활동을 보이는 기간 중, 다음 증상 가운데 세 가지(또는 그 이상)를 보이며(기분이 단지 과민하기만 하다면 네 가지), 평소 모습에 비해 변화가 뚜렷하고 심각한 정도로 나타난다.

1. 자존감의 증가 또는 과장된 자신감
2. 수면에 대한 욕구 감소(예 3시간의 수면으로도 충분하다고 느낌)
3. 평소보다 말이 많아지거나 끊기 어려울 정도로 계속 말을 함
4. 사고의 비약 또는 사고가 마치 질주하듯 빠른 속도로 꼬리를 무는 주관적인 경험
5. 주관적으로 보고하거나 객관적으로 관찰할 수 있는 주의 산만(예 중요하지 않거나 관계없는 외적 자극에 너무 쉽게 주의가 분산됨)
6. 목표지향적 활동의 증가(직장이나 학교에서의 사회적 활동, 또는 성적 활동) 또는 정신운동초조(예 목적이나 목표가 없이 부산하게 움직임)
7. 고통스러운 결과를 초래할 가능성이 높은 활동에의 지나친 몰두(예 과도한 쇼핑 등의 과소비, 무분별한 성행위, 어리석은 사업 투자 등)

C. 기분 장해가 사회적, 직업적 기능의 뚜렷한 산상을 초래할 정도로 충분히 심각하거나, 자신이나 타인에게 해를 입히는 것을 방지하기 위해 입원이 필요한 경우, 또는 정신병적 양상이 동반되는 경우이다.

D. 삽화가 물질(예 물질남용, 투약 또는 기타 치료)의 생리적 작용의 결과나 다른 의학적 상태에 의한 것이 아니다.

출처 : 미국정신의학회(2013). 정신장애 진단 및 통계편람(DSM-5).

(2) 제Ⅱ형 양극성 장애

제Ⅱ형 양극성 장애(bipolar Ⅱ disorder)는 대개 일차적으로 우울상태가 시작되고 적어도 1회 이상 우울증과 경조증 상태가 겸하여 일어난다. 제Ⅰ형 양극성 장애보다 젊은 나이에 발생하고 결혼생활에 장애가 더 심하며, 우울장애보다 자살위험도 더욱 크다고 한다. 경과는 만성적이다.

(3) 순환성 장애

순환성 장애(cyclothymic)는 제Ⅱ형 양극성 장애의 경한 상태에 해당되며, 경조증과 경우울증의 삽화가 교대로 나타나거나 6개월~2년 기간 동안에 연속적으로 2개월 이상 나타난다. 주요 증상으로는 우울기에는 우울증상과 같은 부적당감, 사회적 고립, 활동 부족, 성적 욕구 감퇴, 자존심 저하, 약물사용과 약물남용 등이 있으며 조증기에는 높은 자존심, 자만심, 활동이 분주함, 충동적인 대인접촉, 수면 부족, 주의집중 감소, 자극적 탐닉 등 사회적, 직업적으로 중등 정도 또는 심한 정도의 장애가 있다. 평생유병률은 1% 정도이고 여성이 남성보다 3 : 2로 많으며 대부분 15~25세 사이에 발생한다. 1/3이 주요 우울장애나 제Ⅱ형 양극성 장애로 발전한다.

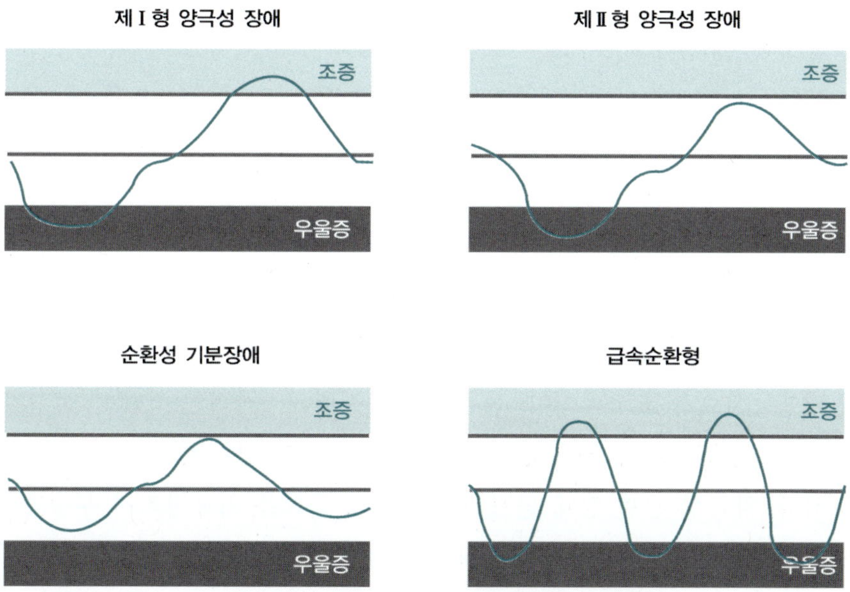

| 그림 5-5 | 양극성 관련 장애 유형별 경과패턴

4) 치 료

양극성 관련 장애는 만성질환이므로 관리와 예방이 매우 중요하다. 개인의 상태와 증상의 양상에 따라 개입이 달라질 수 있다.

(1) 입원치료

양극성 관련 장애 환자에서 입원치료는 우울삽화의 경우에는 자살위험이 있거나 위기개입이 필요한 경우, 조증삽화의 경우에는 급성증상 악화, 자살이나 살인 위험이 있는 경우, 가족 및 사회적 지지구조가 미흡한 경우 등에 필요하다.

(2) 약물치료

양극성 관련 장애에서 약물치료는 매우 효과가 있고 중요한 치료방법이다. 기분안정제(리튬, 라모트라진, 발프로산 등)는 기분을 안정시키고 조증 및 우울증 에피소드를 예방하고 조절하는 데 효과적이다.

그 외 혼란상태를 치료하거나 조증 및 우울증 에피소드를 치료하는 데 항정신병약과 항우울제를 사용하기도 한다.

(3) 심리사회적 치료

인지행동치료가 효과적이며, 심리치료는 질병의 2차적인 장애를 방지하고, 역동적인 요인의 해결, 의사소통능력, 긴장 감소, 대인관계, 사회적응을 위해 필요하다. 양극성 관련 장애 환자의 심리치료 목적은 자포자기적 우울증이나 과잉행동에 의지하지 않고 이별이나 고독감에 직면할 수 있도록 하여 이전상태로의 회복에 이르도록 돕는 데 있다.

환자의 자신의 감정을 인식하고 조질하는 방법을 배우는 정서조절치료, 대인관계와 사회적 기능을 개선하는 데 초점을 맞춘 대인관계치료, 스트레스관리 등 다양한 치료적 개입이 도움이 된다.

그 외 수면패턴을 일정하게 유지하는 것은 기분안정에 매우 중요하며, 규칙적인 운동과 생활패턴은 안정적인 생활을 유지하는 데 도움이 된다.

〈표 5-5〉 **우울 및 양극성 관련 장애 DSM-5 진단기준**

구 분		주요 양상
양극성 관련 장애	제Ⅰ형 양극성 장애 (bipolar Ⅰ disorder)	비정상적, 지속적으로 상승되고, 과장되거나 흥분한 기분이 적어도 1주일 이상 지속되는 과거나 현재의 조증 에피소드의 경험. 에피소드는 사회적으로나 직업상으로 극심한 기능의 손상을 야기할 정도로 심각하다. 양극성 장애는 조증(조증 에피소드에 제한), 우울증(조증 과거력이 있고, 현재는 우울양상을 보이는) 또는 혼합형(조증과 우울양상이 같이 있는)으로 분류될 수 있다.
	제Ⅱ형 양극성 장애 (bipolar Ⅱ disorder)	한 번 또는 그 이상의 주요 우울 에피소드가 있거나 과거에 있었고 적어도 한 번의 경조증(hypomanic) 상태가 있다. 조증 에피소드는 없다.
	순환성 장애 (cyclothymic)	2년 동안 여러 번 비정상적으로 상승, 과장 또는 흥분된 기분을 경험한 경조증 증상이 있고, 이러한 기분은 조정 에피소드의 기준도, 우울증 에피소드의 기준도 충족시키지 못한다.

핵심정리

① **조현병** : 주로 청소년과 청년기에 많이 발생하는데, 이때 흔히 보이는 정상적인 감정적 변화와 전구증상이 혼돈이 되어 병의 조기발견과 조기치료를 하는 데 장애가 됨. 주요 증상은 왜곡된 현실 지각, 망상, 환각, 혼란된 사고, 정서표현의 단조로움 등

② **우울장애** : 기분이 저조한 상태가 지속되고 수면, 식욕, 성욕, 사회적 활동에서 심각한 변화가 나타나는 것을 특징으로 함

③ **양극성 관련 장애** : 제Ⅰ형, 제Ⅱ형 양극성 장애로 나누어지며 우울증과 조증(경조)이 교대로 나타나는 것을 특징으로 함

CHAPTER

06 성격장애

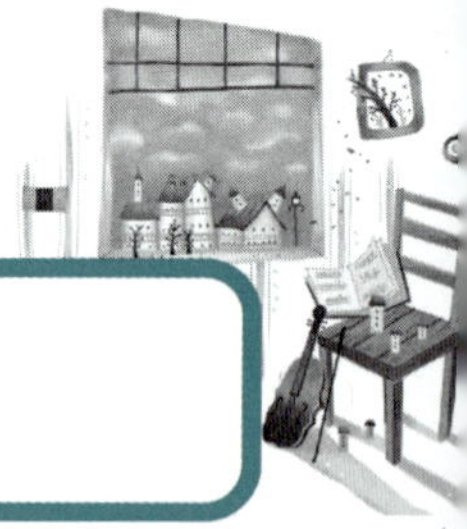

> **학습목표**
> 1. 성격장애의 개념과 유형 및 발생원인에 대해 학습한다.
> 2. 성격장애에 대한 이해를 바탕으로 적절한 치료와 대처방법을 익힌다.
> 3. 성격장애를 가진 사람을 대하는 성숙한 시민의식에 대해 토론해 본다.

1. 성격장애의 개념

1) 성격장애의 종류와 특징

성격(personality)이란 한 사람의 본질적인 특징으로, 그 사람이 진정 어떤 사람인가를 나타내는 것이다. 평생 동안 비교적 변함없이 일관된 행동양상과 태도, 감정, 대응반응, 습관 등으로 예측 가능한 경향을 보인다. 영화 속에서 성격장애를 가진 인물을 보는 것은 그리 어려운 일은 아니다. 한국영화에서는 배우 김혜수가 주연한 <얼굴 없는 미녀>는 경계성 성격장애를, 외국영화 <양들의 침묵>에서 안소니 홉킨스가 열연한 렉터 박사는 반사회적 성격장애의 전형적 인물로 묘사된 적이 있다. 외국의 영화에서는 다양한 성격장애의 군상들이 표현되고 있는데, 영화를 통하여 좀 더 용이하게 성격장애를 이해할 수 있을 것이다.

DSM-5의 정의에 따르면, 성격장애(personality disorder)란 그 개인의 문화적 기대로부터 심하게 벗어난 지속적인 내적 경험과 행동양식을 특징으로 한다. 광범위하고 완고하며 청소년기 또는 성인기 초기에 시작되어 계속되며, 이로 인하여 생활에 불행과 장애를 초래하는 성격 특성으로 정의된다. DSM-5에서 성격장애는 <표 6-1>과 같이 세 군으로 나누어진다.

〈표 6-1〉 **성격장애의 분류**

분류	종 류	특징적 임상양상	치 료	경과/ 예후
A군	편집성 성격장애 조현성 성격장애 조현형 성격장애	괴팍하고 편벽한 성격 특성 이상하고-엉뚱한 괴상하고 별남 사회성이 결여되고, 타인과 친밀한 관계 형성이 어려움	구조, 재활, 지지, 약물	안정/ 좋지 않음
B군	반사회성 성격장애 경계성 성격장애 히스테리성 성격장애 자기애성 성격장애	극적이고 변덕스러운 성격 연극적이고, 변덕스러움, 충동적임 극적-감정적 대인관계의 불안정성	지지, 탐색, 사회치료, 개별치료, 약물	불안정/ 불안은 나이가 들면서 호전
C군	회피성 성격장애 의존성 성격장애 강박성 성격장애	불안하고 겁이 많은 성격 걱정, 두려움 불안-공포 대인 및 정신적 갈등 많음	탐색, 재활치료, 집단치료	수정 가능/ 양호

지역사회에서 성격장애가 얼마나 많은지를 파악하기는 매우 어렵지만 대체로 일반 인구의 10~20%가 1개 이상의 성격장애의 진단기준에 부합된다는 추정보고가 있다. 정신과적 장애를 가진 사람에게 성격장애가 있을 확률은 일반인에 비해 높게 나타나고, 대개 젊은 나이에 진단된다. 종류에 따라 남자에게 많은 경우(반사회적, 조현성, 강박적 성격)와 여자에게 많은 경우(회피성, 의존성 성격), 그리고 남녀 간 비슷한 경우(경계성, 조현형 성격) 등 성격장애의 유형별로 다양하게 나타난다.

2) 원 인

성격장애는 다른 정신장애와 마찬가지로 어느 하나의 학설만으로 설명될 수 없고 여러 요인들에 의해 복합적으로 설명된다.

(1) 유전적 요인

성격장애의 유전적 요인에 대한 증거는 미국에서 시행된 15,000쌍의 쌍둥이에 대한 연구에서 잘 나타난다. 일란성 쌍둥이 중 성격장애의 일치율은 이란성 쌍둥이보다 3~4배 높으며, 생후 전혀 다른 환경에서 자란 쌍둥이의 경우에도 비슷한 일치율을 나타내었다. 조현형 성격장애 환자의 가족은 조현병이 많고, 반사회적 성격장애 가족 중에는 알코올중독이 많으며, 경계성 성격장애 가족에는 기분장애가 많고, 히스테리성 성격장애 가족은 신체화 장애와 관련이 높은 것으로 잘 알려져 있다.

(2) 체형 및 기질적 요인

에른스트 크레치머(Ernst Kretschmer)는 체형과 성격 사이에 밀접한 관계가 있다고 보고 체형에 따른 성격분류를 연구한 바 있다. 키에 비해 허리둘레가 큰 비만(肥滿)형은 순환성 성격이 특징이고 우울병에 걸리기 쉽다. 가슴, 허리둘레에 비해 키가 큰 세장(細長)형은 조현성 성격이 많고 조현병에 걸리기 쉽다. 키나 허리둘레보다 가슴둘레가 발달한 투사(鬪士)형은 강박적인 성격의 소유자가 많고, 뇌전증환자인 경우 현저한 반사회적 행동이 많다고 한다.

어릴 때부터의 기질도 성격장애와 관련이 있는데, 예로서 어려서 공포심이 많았던 사람은 향후 회피성 성격을 가질 수 있고, 어려서 경한 신경학증 증후가 있던 사람은 나중에 반사회적 및 경계성 성격장애가 되기 쉽다. 그러나 성격장애 및 신경증적 장애는 기질적·병리학적 소견만으로는 설명하기 어렵고, 특수한 경우 중추신경의 기질적 변화가 이상행동의 원인이라고 추정하기도 한다.

(3) 심리적 요인

프로이트를 비롯한 정신분석학자들은 성격성향을 인간의 욕동(drive)과 환경 사이의 상호작용의 결과로서, 그리고 심리사회적 발달단계 중 어느 한 단계에 고착된 결과로 보았다. 그리하여 그들은 <표 6-2>와 같이 성격양상은 심리적으로 결정적인 어떤 시기에 있는 리비도(libido)가 고착된 결과로 보았다.

〈표 6-2〉 심리적 결정시기에 따른 성격양상

구 분	특 징
구강기적 성격	수동적, 의존적, 과식, 물질남용 성향, 우울
항문기적 성격	인색, 정확성, 완고성
강박적 성격	완고, 강한 초자아
자기애적 성격	공격성, 자기위주

(4) 사회문화적 요인

성격장애는 불우한 가족관계에서 많이 나타나는 경향이 있다. 어린이의 기질과 부모의 양육방식이 조화되지 않으면 문제가 생길 수 있다. 예를 들어, 난폭하고 폭군 같은 아버지 아래에서 양육을 받은 사람은 불안장애를 유발할 가능성이 크고, 강박적인 부모가 아이를 양육하면 아이가 강박적인 성격을 가질 가능성이 크다. 또한 공격성이 쉽게 용인되는 문화에서는 편집성 및 반사회적 성격장애가 나타나기 쉽다. 물리적 환경도 문제가 될 수 있는데, 밀폐되거나 과밀한 환경은 어린 아이들을 공격적이며 부산하게 만들기 쉽다.

2. 성격장애의 진단기준 및 유형

1) 진단기준

DSM-5에서 성격장애의 진단기준으로 <표 6-3>을 제시하고 있다. 여기서는 각 성격장애에 따른 진단보다는 각 성격장애의 특성들을 살펴보고자 한다.

〈표 6-3〉 성격장애 DSM-5 진단기준

A. 개인의 문화적 기대로부터 현저히 일탈하는 지속적인 내적 경험과 행동의 패턴이 다음 중 2가지 이상에서 뚜렷해야 한다. ① 인지 ② 정서성 ③ 대인관계기능 ④ 충동조절
B. 그 패턴이 개인적 및 사회적 상황에 광범위하게 걸쳐 있으며 융통성이 없다.
C. 그 패턴이 사회, 직업 또는 다른 중요한 기능영역에서 임상적으로 중요한 불편이나 장애를 초래한다.
D. 그 패턴이 안정되어 있고 오랜 기간 지속하며 발생이 최소한 청소년기나 초기 성인기로 거슬러 올라간다.
E. 다른 정신장애의 증상이나 결과로 일어나는 것이 아니다.
F. 물질(예 약물남용, 약물치료)의 사용이나 전신 신체질환(예 두부손상) 때문에 일어나는 것이 아니다.

출처 : 미국정신의학회(2013). 정신장애 진단 및 통계편람(DSM-5).

2) 성격장애의 유형

(1) 편집성 성격장애

편집성 성격장애(paranoid personality disorder)는 부당한 의심과 타인의 행동을 위협적이거나 고의로 해를 끼치려는 것으로 잘못 해석하는 경향으로 특징지어진다. 이 경우에 속하는 사람들은 주로 고루한 고집쟁이, 부정행위 수집가, 배우자에 대한 병적 질투심을 갖는 자, 소송을 좋아하는 괴짜 등으로 대별된다.

(2) 조현성 성격장애

조현성 성격장애(schizoid personality disorder)의 기본 양상은, 일생 동안 사회적으로 위축(withdrawal)되어 있으며, 다른 사람들과 관계를 맺고 적절히 반응하는 데에 어려움이 있다. 지나치게 내향적이며 온순해 보이지만 정서가 빈약하고, 외부활동에 관심이 없는 것이 특징이다. 이들은 다른 사람들이 볼 때 괴팍해 보이고 외톨이처럼 보인다. 혼자 지내고 정서적으로 냉담하고

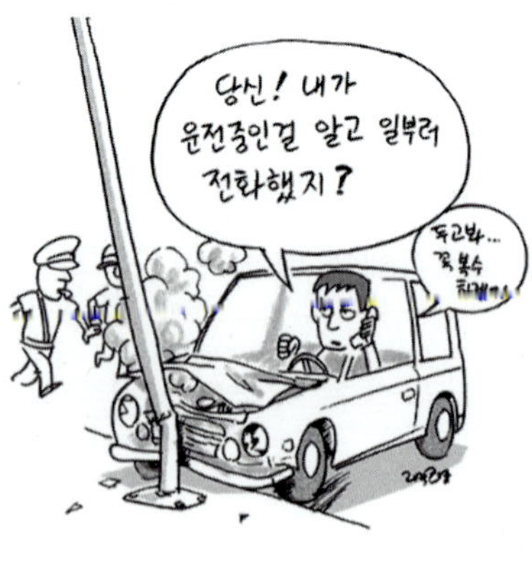
당신! 내가 운전중인걸 알고 일부러 전화했지?
두고봐... 꼭 복수

무관심하며 타인에 대한 따뜻함이나 부드러움이 없으며, 이성교제에 대한 욕구도 거의 없고, 타인의 느낌, 칭찬 또는 비평에 무관심하다. 가족을 포함해서 친밀한 관계에 있는 사람은 단지 한두 사람뿐이나. 그러나 조현형 성격장애에서 보이는 언어, 행동 또는 사고의 괴이한 면은 없다.

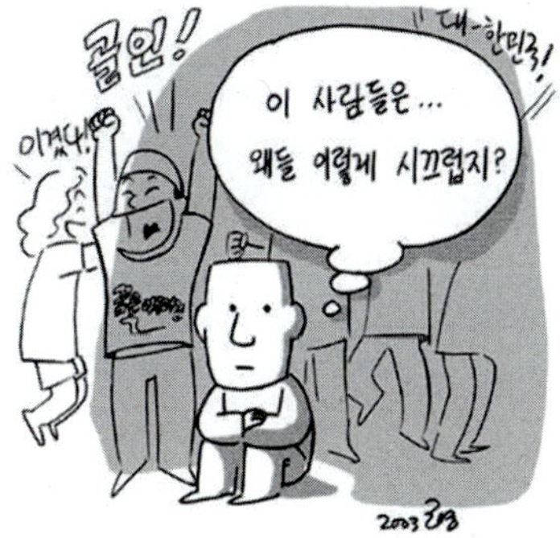
골인!
대~한민국!
이 사람들은… 왜들 이렇게 시끄럽지?

(3) 조현형 성격장애

조현형 성격장애(schizotypal personality disorder)를 가진 사람의 행동은 일반 사람들의 눈에도 괴이하거나 이상하게 보인다. 대인관계의 결함과 인지 및 지각의 왜곡이 특징이다. 즉, 사회적 고립, 텔레파시 같은 마술적 사고, 관계망상, 피해의식, 착각, 이인증 등이 나타난다. 이는 조현병과 다소 공통점이 있으나 정신병으로 보기 어려워 증상이 가벼운 경우 해당한다.

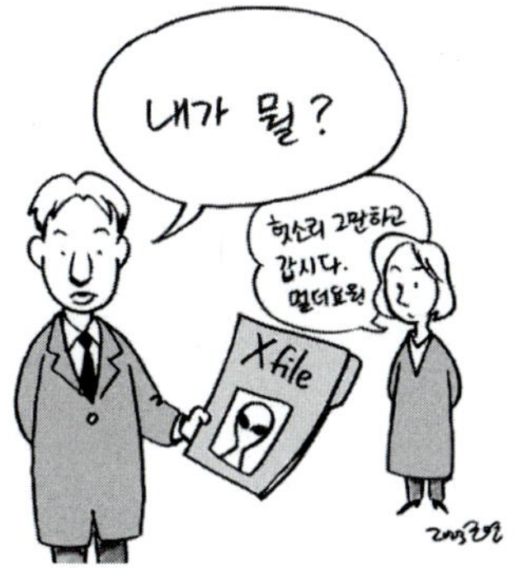
내가 뭘?
헛소리 그만하고 갑시다. 멀더요원!
X file

(4) 반사회성 성격장애

반사회성 성격장애(antisocial personality disorder)는 가장 오래되고 가장 흔히 발견되는 성격장애 중 하나이다. 타인들을 의식적으로 속이는 현저한 특징과 함께 죄책감이 없고, 착취적이며 무책임한 행동이 특징이다. 이들은 사회적·정상적 규범에 맞추지 못하는 성격이지만 이들이 범죄인이라는 뜻은 아니다. 영화 <양들의 침묵>의 안소니 홉킨스가 연기한 렉트 박사, <Wall

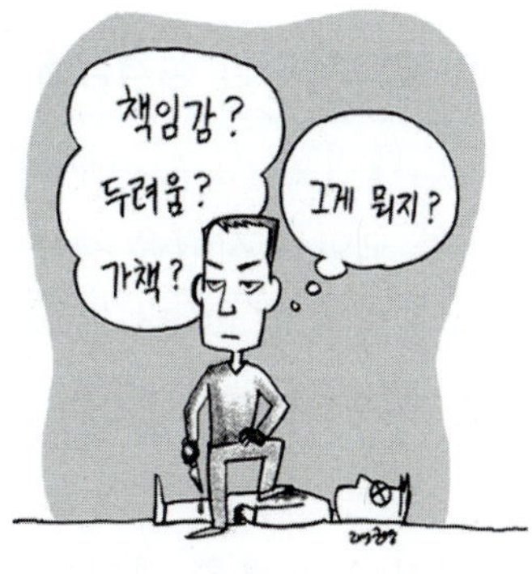
책임감?
두려움?
가책?
그게 뭐지?

Street>에서 마이클 더글라스는 그가 숙청한 동료들이나 그 과정에서 파멸된 생활들에 대하여 아무것도 보살펴 주지 않는 무정한 실업가의 역할을 연기한다. 그는 "탐욕은 좋은 것"이라는 말로 도덕성이 미치지 않는 영역에서 뛰어난 역량을 발휘하기도 한다.

(5) 경계성 성격장애

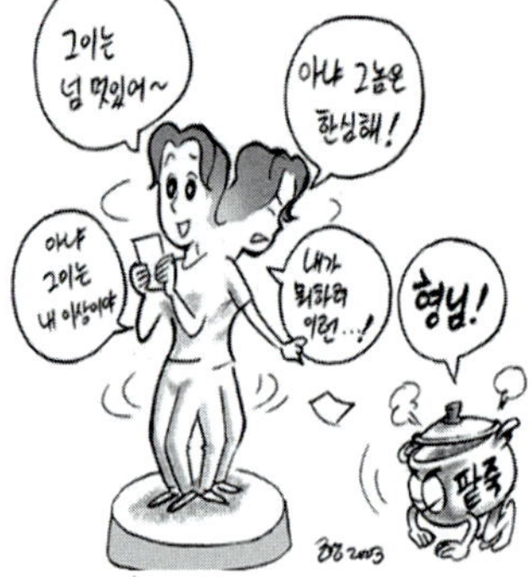

경계성 성격장애(borderline personality disorder)는 정서, 행동 및 대인관계의 불안정과 주체성의 혼란으로 모든 면에서 변동이 심한 이상성격을 지칭한다. 신경증적 장애와 정신병 상태의 경계선상에 있다고 보여진다. 이들은 항상 위기상태에 있는 것처럼 보이며, 참을 수 없는 분노감을 나타내고 논쟁적이고 요구적이며, 자신의 문제의 책임을 다른 사람에게 전가하려 한다. 평상시에도 기분의 변동이 심하며 만성적인 공허감과 권태를 호소하기도 한다. 영화 <위험한 정사(Fatal Attraction)>에서 주인공은 유부남과 무절제한 주말의 정사에 쉽게 동의하고, 그러고 나서 병적으로 그에게 매달리게 된다. 그 후 그가 그녀와 거리를 두자, 그녀는 그에게 되돌아와 달라고 애원한다. 결국 그녀는 그의 차를 파괴하고, 그의 가족에 살그머니 접근하여 그의 딸을 납치한다.

(6) 히스테리성 성격장애

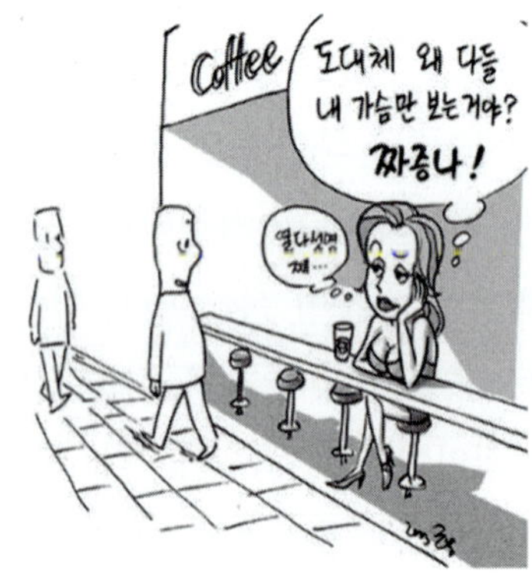

히스테리성 성격장애(histrionic personality disorder)를 보이는 사람은 흥분을 잘하고 감정적인 사람들로서, 다양하고 연극적이며 외향적이고 자기주장적·자기과시적이며 허영심이 많다. 다른 사람들의 관심과 주의를 끌기 위해 과장된 표현을 하지만 실제로는 의존적

이고 무능하며 타인과 지속적으로 깊은 인간관계를 갖지 못한다. 영화 속에서 히스테리성 성격을 보자면, <바람과 함께 사라지다>의 비비안 리가 전형적인 예가 된다. 영화의 시작에서 그녀는 친목회에서 형제 두 명이 그녀와 사귀는 데 경쟁하게끔 유도하여 애를 먹인다. 그녀의 애정을 얻으려고 경쟁하는 남자에 둘러싸인 그곳에서 그녀의 천성을 볼 수 있다.

(7) 자기애성 성격장애

자기애성 성격장애(narcissistic personality disorder)는 나르시스와 관련한 신화에 바탕을 두고 유래되었다. 나르시스는 연못에 비친 자신의 모습과 사랑에 빠져버렸다. 그곳을 떠날 수 없어 그는 오랫동안 시선을 고정하게 되고, 사랑으로 수척해지고 마침내 죽게 된다. 자기애성 성격장애에서는 자신의 재능, 성취도, 중요성 또는 특출성에 대한 과대성, 다른 사람의 비판에 매우 예민하나 공감의 결핍 그리고 남들이 자기를 얼마나 좋게 보고 있는지에 항상 집착하고 타인에게 계속적인 관심과 칭찬에 대한 욕구가 특징이다.

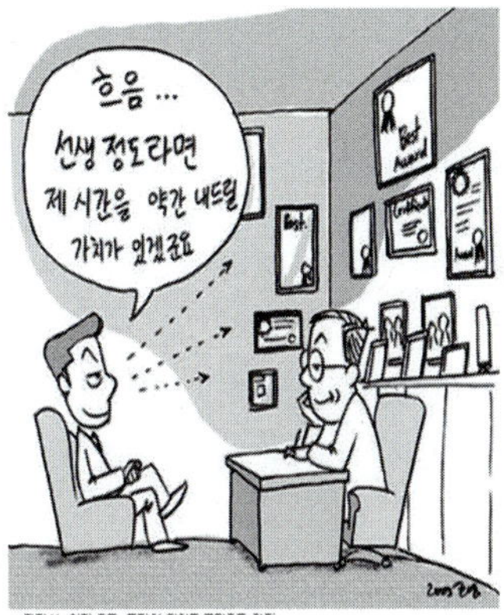
흐음…
선생 정도라면
제 시간을 약간 내드릴
가치가 있겠군요

(8) 회피성 성격장애

회피성 성격장애(avoidant personality disorder)는 사회적 상황에서의 억제, 내향성과 불안이 특징이다. 거절과 배척에 대해 극도로 예민하며 사회적으로 위축된다. 그들은 내심 친밀함을 강하게 원하고 있으나 겉으로는 부끄러워한다. 그들은 사람들이 전적으로 자신을 받아들이기를 원한다. 흔히 열등 콤플렉스(inferior complex)를 가지고 있다고 생각된다. 사

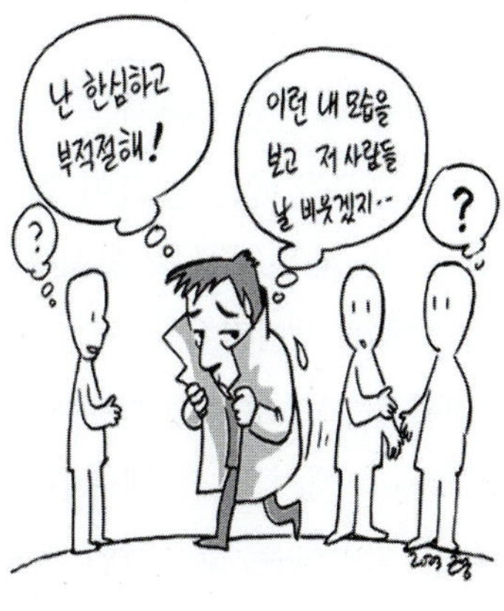
난 한심하고
부적절해!
이런 내 모습을
보고 저 사람들
날 비웃겠지‥
?
?

회적으로 은둔적인 생활을 하지만 실제로는 남들과 안정된 친분관계를 갖기를 열망하고 있다. 그러나 상대방으로부터의 거절에 대하여 지나치게 민감하고 두려워하기 때문에 조건 없이 확고한 보장을 받을 수 있는 대인관계만을 갖고자 하는 것이 특징이다.

(9) 의존성 성격장애

의존성 성격장애(dependent personality disorder)는 복종적인 행동과 정서적인 지지에 대한 과다한 욕구들이 특징이다. 자신의 욕구를 타인의 욕구에 종속시키고 자신의 삶의 중요 부분에 대한 책임을 타인에게 전가하며, 자신감이 결여되고 혼자 있게 되었을 때 심하게 괴로움을 느끼는 성격장애이다. 이 성격유형에 해당되는 사람은 프로이트(Freud)가 구강적 성격이라고 묘사한 의존성, 비관적, 성에 대한 공포, 자기의심, 수동성, 피암시성, 인내심 결여 등의 특징을 다 보이고 있다. 영화 <록키(Rocky)>에서 남편에게 지나치게 의존하고, 겁이 많고 수줍으며, 남편이 없으면 무능한 사람처럼 보이는 등의 캐릭터인 록키의 아내가 대표적인 예가 된다.

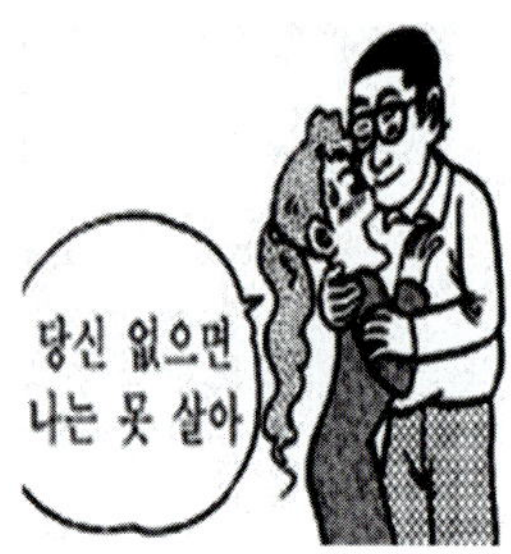

(10) 강박성 성격장애

강박성 성격장애(obsessive compulsive personality disorder)는 감정적 억제, 규칙성, 고집, 완고함, 우유부단, 완벽주의, 융통성 없음 등이 특징이다. 대인관계에서는 따뜻함이나 부드러움을 표현하는 능력이 결여되어 있고, 모든 일에 사무적이고 형식적이어서 다른 사람들에게 거리감을 주게 된다. 또한 다른 사람들에게 냉담하며 지나치게 통제된 생활을 하므로 옹졸한 사람으로 보여지기도 한다. 영화 <애정의 조건(Terms of Endearment)>에서 셜리 맥레인처럼 반복적으로 자기 딸의 인생을 지배하려는 참견하기 좋아하는 강박적인 사람과 같은 유형이 대표적인 예가 된다.

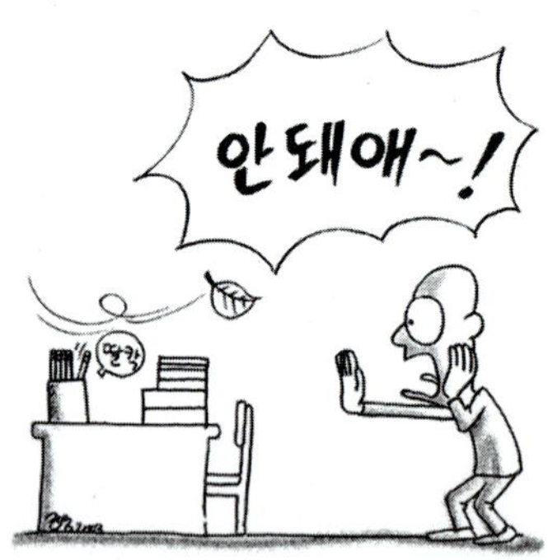

잎새에 이는 바람에도 그는 두려워 했다...

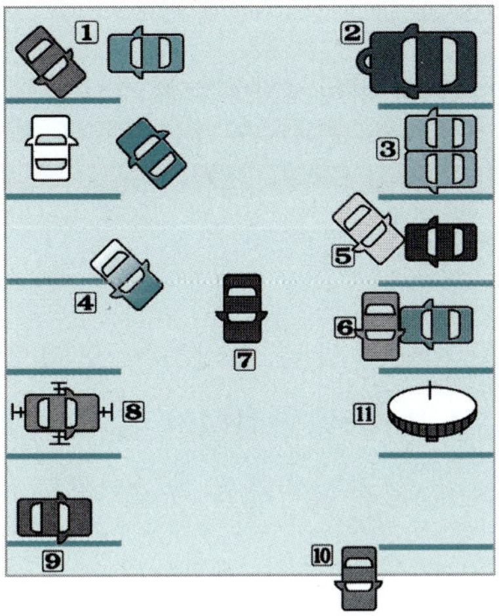

성격장애자들의 주차하는 모습

1. 편집성－코너에 다시!!!
2. 자기애적 성격장애－두드러진 차 외견
3. 의존성 성격장애－보호받고 있다고 느끼기 위해 다른 차가 필요해
4. 수동－공격성 성격장애－두 영역에 걸치기
5. 경계성 성격장애－맘에 드는 차와 부딪히기
6. 반사회적 성격장애－다른 차를 방해하기
7. 히스테리성 성격장애－드라마틱한 효과를 위해 중앙에 주차
8. 강박적 성격장애－주차공간 내에서 정렬
9. 회피성 성격장애－귀퉁이에 숨기
10. 조현성 성격장애－다른 차가 접근하는 것을 참을 수가 없어
11. 조현형 성격장애－우주에 주차한 것처럼 주차

❙그림 6-1❙ 각 성격장애가 주차하는 모습을 통한 이해

출처 : 하지현(2008). 성격장애의 분류와 진단, p. 184.

3) 치 료

성격장애는 성격장애의 유형과 환자의 필요에 따라 그 치료 방법이 상이할 수 있으며, 치료하기 매우 어려운 병으로 알려져 있다. 성격장애의 치료는 환자의 고통을 경감하고 부적응 행동을 줄이며, 개인적 성격 특성을 수정하는 것을 목표로 하며 많은 시간이 소요될 수 있다.

(1) 심리치료

환자의 무의식적인 감정과 과거 경험을 탐색하며 현재의 행동에 미치는 영향을 이해하도록 돕는 정신역동치료가 있다. 인지행동치료는 부정적 사고 패턴을 인식하고 긍정적인 사고로 변화시키는 데 중점을 두며, 변증법적 행동치료는 감정치료와 대인관계 향상에 효과적이고, 특히 경계선 성격장애에 많이 사용된다.

(2) 약물치료

성격장애를 직접 치료하지는 않지만, 우울증이나 불안감과 같은 증상 경감을 위해 정신과적 약물을 사용하기도 한다.

(3) 집단치료

여러 환자가 함께 참여하여 경험을 공유하고 서로 지지하는 모임으로, 환자들은 다른 사람들의 경험을 통해 자신을 이해하고, 사회적 지지를 받을 수 있다. 대한신경정신의학회(2017)에서 제시한 성격장애자를 위한 치료의 기본 원칙은 다음과 같다.

① 중립적, 공감적 태도가 중요하다. 역전이를 조심해야 한다.

② 환자 행동의 원인에 대한 설명보다 행동 자체에 초점을 맞추어야 한다.

③ 같은 불평을 반복해서 듣기보다 불공평하다고 느끼는 사건들에 대처하는 방안을 논의한다.

④ 치료자와 환자는 협력자로서의 관계를 맺어야 한다. 환자와 치료에 대한 계약을 맺지 말아야 하고, 치료에 대한 환상을 갖지 않게 하여야 하며, 선의라도 거짓말을 하지 않아야 한다.

⑤ 환자의 행동에 대해서 책임을 지는 태도를 갖고, 실제로 책임을 지는 것을 치료의 방향으로 정해야 한다. 환자의 행동에 대해서 화를 내지 말아야 한다. 또한 환자 행동의 결과를 보호하려고만 해서도 안 된다.

사례

27세의 젊은 여성이 만성적인 우울감과 비관적이고 부정적인 사고 그리고 열등감 등을 이유로 개인 정신과 의원에서 치료를 받아오다가 입원치료를 권고받고 대학병원으로 전원되었다. 그녀는 국문학 석사학위를 취득하고 약 2년 전에 대기업에 취직이 되어 서울로 오게 되었다. 그녀의 호소는 매사에 걱정하고, 예를 들면 직업에 관한 일, 남편의 일, 장래의 전망에 대해서 우울해진다고 하였다.

그녀는 이전에 장기간에 걸쳐 개인 정신과 의원에서 치료를 받은 적이 있었다. 대학시절에는 약 2년간 주 2회씩 면담치료를 받았고, 대학원 시절에는 약 1년간 정신치료를 받았다. 그녀가 호소하는 증상은 우울한 기분, 열등감, 비관적인 생각 등의 감정이 지속된다는 것이며, 그러한 증상들은 16세 내지 17세 경부터 있어 왔다고 하였다. 대학에서의 성적은 비교적 좋은 편이었지만, 그녀는 언제나 매우 뛰어난 학생들의 일만을 생각하였다. 남성을 보거나 만나게 되면 그녀는 경직되어 서먹서먹한 태도를 취하거나, 어떤 때는 될 수 있는 한 빨리 앞서서 가버리고는 하였다. 그러고 나서는 자신을 힐책하고 몇 달이나 그 남성에 관한 일을 공상하였다. 그녀는 자신이 받았던 치료는 도움이 되기는 하였지만, 다소라도 우울하다는 감정이 없어졌던 때를 생각해 낼 수가 없다고 하였다.

졸업 후 당시에 교제하던 남성과 결혼하였다. 그녀는 그가 특별한 사람은 아니지만 그만하면 괜찮은 사람이라고 생각하고, 처음에는 자기에게 반려자로서 남편이 필요하다는 이유로 결혼을 결정하였다. 결혼하자마자 이들 부부는 말다툼을 시작하였다. 그녀는 남편의 옷차림, 직업, 부모 등에 대해서 극히 비판적이었으며, 남편 쪽에서도 거꾸로 그녀가 거부적이고 지배적이며 기분파라고 비난하였다. 그녀는 그와 결혼한 것은 잘못된 것이라고 느끼기 시작하였다.

최근에 와서 그녀에게 직업상의 어려움이 닥쳐왔다. 회사 안에서 그녀에게 맡겨지는 일은 대단히 수준이 낮은 것으로서, 중요하고 책임이 있는 일은 배당되지 않았다. 그녀는 주어진 일을 적당히 하고 요구받은 일 이외에는 하지 않았으며, 적극성이나 능동성은 보이지 않았다고 인정하였다. 그녀는 자신의 상사를 자기중심적이고 무관심하며 불공평한 사람이라고 주장하면서도, 그의 직업적 성공에 대해서는 부러워하였다. 그녀는 자신에게 그리고 남편에게도 확실한 연줄이 없기 때문에 직장에서 출세하기는 틀렸다고 느끼고 있으면서도, 금전이나 지위, 권력에 대한 꿈을 꾸고 있었다.

그녀는 남편의 친구들 부부와 교제를 가졌다. 그녀는 그 부인들이 자신을 하찮다거나 시시한 인간으로 보고 있다고 확신하였으며, 자신에게 호감을 보이는 사람들은 다분히 자신보다는 어려운 여건의 사람이라고 생각하였다. 부부관계, 직업, 대인관계 등의 불만에서 오는 부담 때문에 피로해지고 인생에 대한 흥미를 상실한 나머지 그녀로서는 세 번째로 정신과 치료를 받게 되었다.

출처 : 박두병(1996). 알기 쉬운 일반정신의학.

핵심정리

① **성격장애의 개념** : 성격장애는 그 개인이 문화적 기대로부터 심하게 벗어난 지속적인 내적 경험과 행동양식을 보이는 것으로서, 성격경향이 융통성이 없고 상황에 맞게 적응을 하지 못하여 사회적 기능이나 직업적 증진이 중대한 장애를 일으키고 개인 자신에게도 고통을 야기하는 정신장애

② **성격장애의 유형과 특징**

- **편집성 성격장애** : 부당한 의심과 타인을 고의로 해치려는 경향
- **조현성 성격장애** : 지나치게 내향적이며, 사회적 위축이 두드러짐
- **조현형 성격장애** : 대인관계의 결함과 인지 및 지각의 왜곡이 특징
- **히스테리성 성격장애** : 자기주장적, 자기과시적, 허영심이 많음
- **자기애성 성격장애** : 자신의 재능, 성취도, 중요성, 과대성이 두드러짐
- **반사회성 성격장애** : 죄책감이 없고, 타인에 대해 착취적이며, 무책임하고 사회규범을 잘 지키지 않음
- **경계성 성격장애** : 정서, 행동, 대인관계의 불안정 및 주체성의 혼란이 심하여 무책임한 행동이 특징
- **회피성 성격장애** : 사회적 상황에서의 억제, 내향성과 불안이 특징
- **의존성 성격장애** : 복종적 행동과 정서적 지지에 대한 과다한 욕구가 특징
- **강박성 성격장애** : 감정적 억제, 고집, 완고함, 완벽주의가 특징

Part

03

생애발달과정과 정신건강 문제

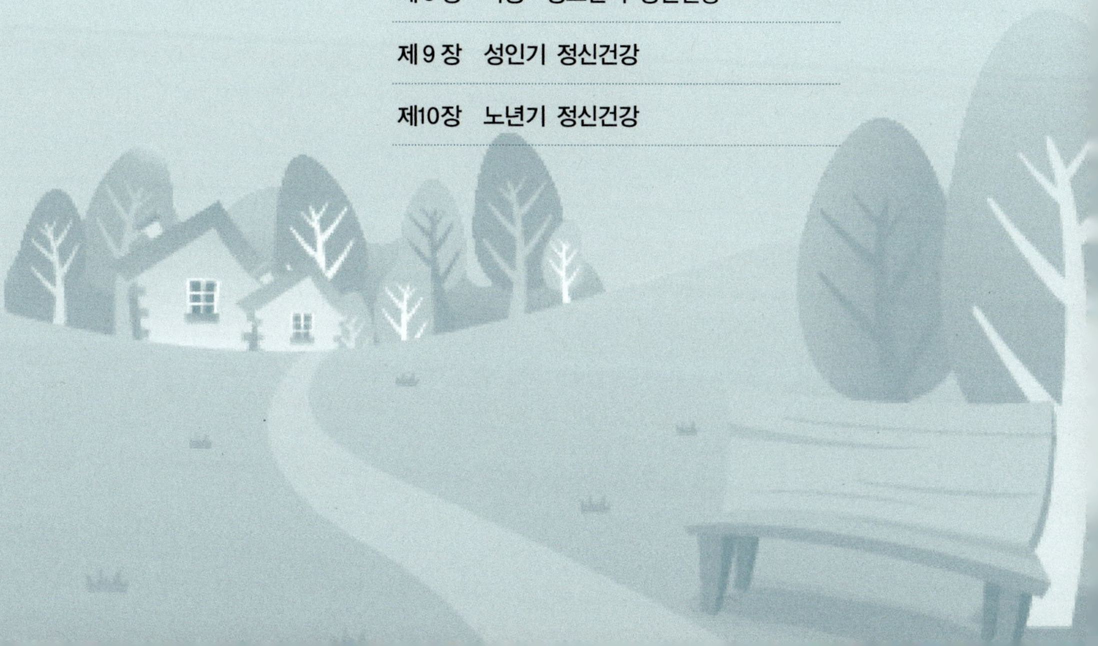

CHAPTER 07

태내기 및 영유아기 정신건강

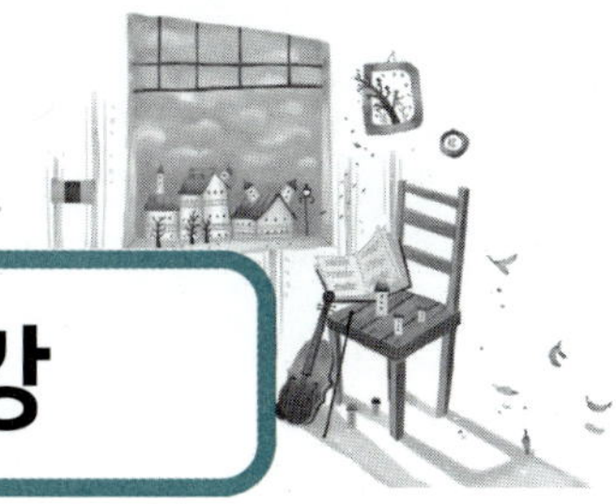

학습목표

1. 태내기 및 영유아기의 발달과업과 정신건강의 중요성을 이해한다.
2. 태내기와 영유아기의 정신건강에 영향을 미치는 요인을 탐색한다.
3. 태내기와 영유아기에 나타날 수 있는 정신건강 문제의 예방과 개입방안에 대해 토론한다.

1. 태내기 발달과업과 정신건강

1) 임신과 출산

개인의 인생주기가 태어나서 죽는 그 시점이라면, 가족의 생활주기는 남녀가 만나 결혼을 하는 시점부터 모두 사망할 때까지이다. 가족의 생활주기를 지나는 가운데 중대한 위기 중 하나가 임신과 출산이다. 임신과 출산은 가족 내 새로운 구성원이 탄생하는 것이며 가족 내의 남편 혹은 아내로서의 역할 이외에 부모로서의 역할을 부여해 준다. 이와 같이 새로운 역할의 부여는 남편, 아내 그리고 세상에 첫 발을 내딛는 자녀 모두에게 큰 스트레스가 되고, 이를 잘 극복하지 못할 경우 갈등과 긴장을 초래하기도 한다.

보통 심리상담 중에 상담자가 내담자에게 '원하는 임신(wanted baby)'이었는지 혹은 '원하지 않는 임신(unwanted baby)'이었는지에 대해 질문하는 경우가 종종 있다. 이 같은 질문은 출산한 자녀와의 첫 대면과 상호작용 같은 사건보다는 자녀와 부부 상호 간에 가지고 있는 태도와 감정이 더 중요하다는 의미가 내포되어 있다. 자녀출산 이후 몇 주 동안 결정되는 것이 아니라 자녀가 태어나기 전에 가지고 있던 태도와 감정이 자녀가 태어난 후에도 오랫동안 지속되기도 한다. 사실 부모-자녀 간의 접촉과 상호작용 속에서 생기는 사건은 부모가 가지고 있던 이러한 감정과 사고에서 비롯되는 경우가 많다.

행복한 결혼생활을 원하는 부부가 원해서 출산을 하는 경우라면 문제가 될 것은 거의 없다. 그러나 부부간의 갈등이 있거나, 두 사람 중 한 사람은 자녀를 원하지 않거나, 위기에 처한 결혼을 구제하기 위해 출산을 하게 된다면, 분명 태아에게도 바람직하지 못한 영향을 줄 수 있다. 또한 상대 배우자를 묶어두거나 처벌하기 위해, 주변 기대에 의해 자녀를 갖고자 하는 것도 그 자녀에게 결코 좋은 일이 아니다. 이런 경우 섬세한 돌봄이 필요한 자녀의 욕구나 소망이 무시될 수 있기 때문이다. 따라서 임신과 출산이라는 중대한 일들을 신중하게 고민하고 결정을 내릴 필요가 있다.

2) 태아의 정신건강에 영향을 미치는 요인

태내기는 수정이 시작되고 나서 태어나기 전까지를 보편적으로 태아라고 하기도 하나 의학적으로는 임신 8주 말경 X-ray에 뼈세포가 나타나는 때부터 출생 전까지를 태아(fetus)라고 한다(조복희 외, 2004).

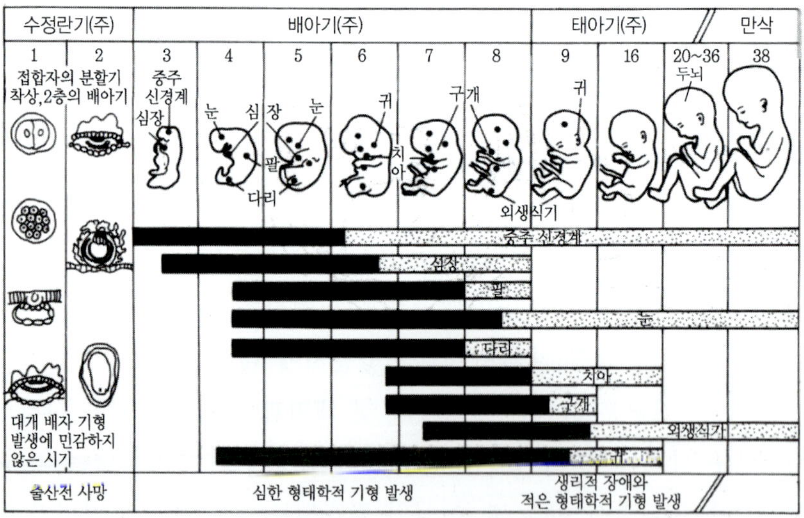

| 그림 7-1 | 태아발달의 결정적인 시기

출처 : 조복희 · 정옥분 · 유가호(2004). 인간발달-발달심리적 접근, p. 99.

태아는 태반을 통해 모체로부터 영양소와 산소를 공급받고, 일산화탄소와 노폐물을 배출한다. 태반은 5개월경 완성되는데, 태아의 발달에 중요한 자양분을 제공해 준다. 양수는 태아를 외부충격과 압력으로부터 보호해 주며 체온을 일정하게 유지시켜 준다. 이를 통해 태아는 양수라는 수중공간에서 충분한 운동과 발육을 할 수 있다.

태내기는 수정 후부터 약 280일 동안을 말하는데, 태내발달은 수정에서부터 임신 3개월까지의 임신 1단계, 임신 4~6개월까지의 임신 2단계, 임신 7개월부터 출산 시까지의 3단계로 나눌 수 있다.

(1) 부모의 정서상태

임산부가 어떤 자극을 느끼면 자궁 내의 태아는 빤다든가 발로 찬다든가 하는 반응을 한다. 태아의 정신건강은 특히 임산부의 신체적 건강과 정신적 건강에 크게 좌우된다. 동서고금을 막론하고 태교가 중요시되는 이유는 임신 중이라 하더라도 태아는 하나의 생명체이고, 어머니의 배 속 교육이 자녀의 인성 형성에 중요한 영향을 미치기 때문이다.

산모의 정서적 상태 또한 매우 중요하다. 산모가 남편이나 자녀 등 가족의 죽음, 경제적인 심각한 위기 등 스트레스에 노출될 경우 자연유산이나 조산을 유발할 수 있으며, 저체중이나 호흡장애를 초래할 가능성이 커진다. 임신 후 18주가 되면 태아가 소리에 반응하며 특히 음악 소리에 집중하게 되는데, 부부싸움이나 큰 소리가 산모의 태반을 통해 태아에게 전달되어 마치 천둥소리처럼 인식되어 태아의 정서적 스트레스를 유발할 수 있다.

동물연구에서 임신기간 중 어미가 받은 스트레스가 출생 후 새끼들의 행동에 영향을 미친다고 알려져 있고, 최근 인간에게도 같은 현상이 나타난다고 보고되고 있다. 산모의 호르몬이 태반을 통과하여 태아에 영향을 미치므로, 산모가 정신적 스트레스를 받게 되면 스테로이드 호르몬을 비롯한 각종 스트레스와 연관된 호르몬들이 태아의 순환기에 영향을 미쳐 혈압을 변화시킬 수 있다(민성길, 2004 : 111).

(2) 산모의 약물복용

산모가 흡연·알코올 등 각종 유해 약물에 노출될 경우, 태아의 기형아 출생 가능성이 높아진다. 선천성 기형의 비율은 1.51%이며, 그중 4~5%는 약품이나 화학제에 의한 것이다. 1961년 초 독일에서 사지가 없거나 시각, 청각에 손상을 입거나 다른 형태의 기형을 지닌 아이들이 많이 나타나기 시작하여 그 원인을 조사한 결과, 임신 초기의 입덧을 완화시켜 주는 안정제인 탈리도마이드(thalidomide)가 기형아 출생의 원인으로 밝혀졌다. 또한 피임약으로 임신이 된 후에도 이를 모르고 계속 복용할 경우 태아의 심장혈관 등에 문제가 발생할 수도 있다.

임신 중 알코올을 섭취할 경우 태아가 알코올증후군(FAS : Fatal Alcohol Syndrome)에 걸릴 수 있다. 태아 알코올증후군에 걸린 아이는 눈이 작고 미간이 짧으며, 코가 낮고 짧고, 인중이 거의 없으며, 얼굴이 납작하고 턱이 짧아 얼굴 윤곽이 덜 형성된다. 또한 뇌기능 저하로 IQ가 70 정도이며, 암기 및 사고력의 저하 등으로 일생 동안 학습장애를 겪어 학습부진의 가장 중요한 원인으로 알려져 있으며, 주의가 산만하고 성격도 원만하지 못한 특징이 있다. 미국의 경우 태아 알코올증후군의 유병률은 인구 1만 명당 1명꼴로 나타나는 것으로 보고되고 있다.

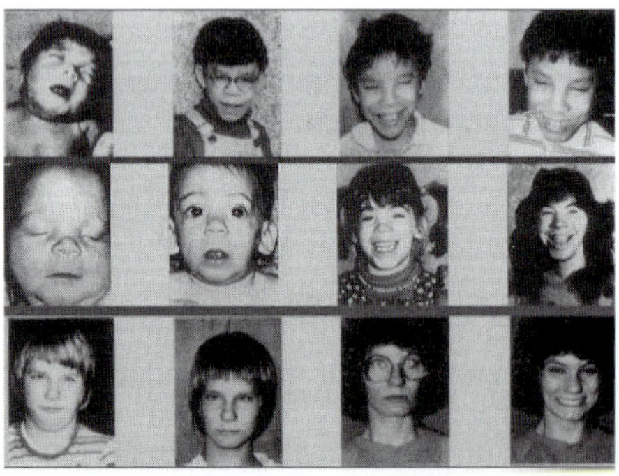

왼쪽에서 오른쪽으로 성장하는 과정에서 찍은 사진임

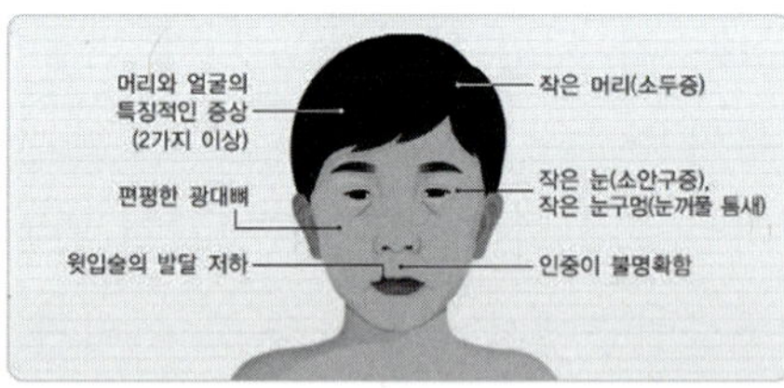

┃그림 7-2┃ 태아 알코올증후군

출처 : 미국 National Institute on Alcohol Abuse and Alcoholism; 보건복지부·국립보건연구원·대한의학회.

산모의 흡연과 관련한 다수의 연구결과에서 임신한 여성이 담배를 피우면 조산의 위험이 높고, 몸무게가 정상아보다 크게 미달되어 태어날 가능성이 매우 높다는 것이 밝혀졌다. 흡연하는 어머니에게서 출생한 아이를 11세까지 추적 연구한 결과, 신체적 장애와 지적 장애가 뚜렷이 나타났고, 학습능력이 뒤처졌을 뿐만 아니라 사회적응력도 부족한 것으로 밝혀졌다.

(3) 산모의 영양상태

수정에서 출산 시까지 태아는 성장에 필요한 모든 영양분을 전적으로 엄마가 섭취하는 영양에 의존하므로 엄마의 영양상태는 태아의 발달에 결정적인 영향을 미친다. 태아의 영양부족은 태아의 골격, 콩팥, 장기관의 발육을 저해하고, 신체기형의 원인이 될 수도 있으며, 태아의 지능발달에도 부정적인 영향을 미칠 수 있다. 출생 후 정상적인 환경에서 충분한 영양이 공급되면 아동들은 정상적인 지적 발달을 보이나 출생 후에도 불충분한 영양공급이 계속되면 지적 발달의 지체와 무관심, 무반응, 무기력 등 사회성 발달의 결함을 보일 수도 있다.

(4) 기타 요인

태아의 건강상태에 영향을 미치는 요인으로 모의 여러 가지 질병의 영향이 있다. 잘 알려진 풍진은 태아에게 지적장애, 신체장애, 청각장애, 심장질환을 유발할 수 있으며, 후천성 면역결핍증, B형간염, 당뇨, 매독이나 임질 등도 태아의 발달에 치명적인 영향을 줄 수 있다. 최근 첫 아이의 출산이 늦어지는 경향이 있는데, 산모의 나이가 많을수록 태아의 건강에 부정적인 영향을 미칠 수 있다.

3) 태 교

우리나라를 비롯하여 동양에서는 엄마 배 속에 열 달 동안 있는 태아를 하나의 인격체로 존중하였다면 서양에서는 아기가 태어나야지만 비로소 하나의 인격체로 여겼다. 따라서 서양보다 동양에서 태교가 더 중요하게 여겨지고 있다. 그러나 의학이 발달하면서 서양에서도 태아가 산모의 건강과 정서상태, 외부환경 등의 영향을 받는다는 사실이 알려지면서 태교에 관심을 보이고 있다. 태교의 영향에 대해서는 여러 가지 의견들이 있으나 한국의 전통적인 태교에서는 늘 바른 말 고운 말을 쓰고, 좋은 것을 먹으며, 몸가짐을 바르게 하도록 했는데, 이는 임부와 태아 간의 긍정적인 상호관계를 형성하여 출산 이후에도 이러한 관계가 지속적인 영향을 주어 자녀가 건강한 성장을 하도록 이끌기 위한 것이다.

태교는 산모의 정서상태와 밀접한 관련이 있다. 한국의 전통태교에서는 임신 3개월이 되면 아이의 기품이 형성되므로 기품 있는 주옥, 명향 등을 가까이하고, 6개월이 되면 심성이 형성되므로 고운 말만 들으며, 선현의 명언을 외우고, 시를 읽거나 붓글씨를 쓰며, 품위 있는 음악을 듣고, 매화나 난초의 은근한 향을 맡으라고 하였다. 산모는 태아에게 긍정적인 영향을 줄 수 있도록 정성을 다하고, 부모로서의 마음가짐과 자세를 갖추도록 일찍이 준비하며, 생명체를 존중하는 자세에 더 큰 의미가 있다고 할 수 있을 것이다.

태아의 유전적 요인에 의한 질병

- **헌팅톤병** : 우성인자에 의한 질병 중 대표적인 것으로 심각한 신경계의 장애로 정신적·신체적 기능이 급격히 저하됨
- **테이-삭스병** : 중추신경계가 쇠퇴하는 악성질환으로 출생 후 3~4년 내에 사망
- **페닐케토뉴리아** : 아미노산 대사장애
- **식클셀 빈혈증** : 빈혈과 질병에 대한 저항력이 떨어지는 것이 특징
- **시스틱 파이브로시스** : 폐와 소화기 이상과 관련

2. 영 · 유아기 발달과업과 정신건강

1) 영 · 유아기 발달과업

영 · 유아기는 일명 학령전기라고도 불리며, 출생 이후부터 6세까지의 시기를 말한다. 출생 이후부터 2세까지는 영아기로, 인간의 발달과정 중 가장 중요한 시기이다. 신체적인 성장이 급격하게 이루어지고 운동과 감각기능이 빠르게 발달하며, 언어적 발달과 성격발달의 기초가 되는 정서발달도 두드러지게 나타난다. 3세부터 6세까지는 유아기로, 영아기에 비해 속도는 완만하지만 꾸준한 신체발달과 정서발달이 이루어지는 시기이다. 유아기는 가장 초보적인 수준의 사회화 과정이 이루어지며, 발달과업 성취 여부가 이후의 발달단계에 영향을 미친다. 영 · 유아기에 나타나는 발달과업을 살펴보자.

(1) 신체적 발달

영 · 유아들의 신체적 성장 · 발달은 매우 빠른 속도로 이루어지므로 적절한 양육환경을 제공하고 충분한 영양소를 섭취할 수 있도록 하여, 신체적으로 건강한 상태를 유지할 수 있도록 해야 한다. 신체동작이 더욱 세분화되면서 신체적 변화와 발달이 충분히 이루어질 수 있도록 영양분과 더불어 다양한 놀이와 유희 활동을 제공해 주는 것이 좋다.

유아기에는 신변처리와 관련한 일상적인 동작을 혼자서 할 수 있게 되는데, 4~5세경에는 혼자서 옷을 입고 벗으며 단추를 채우거나 벗길 수도 있다. 영 · 유아가 대 · 소변을 잘 가리기 위해서는 항문 괄약근의 발달이 매우 중요하므로, 적절한 시기에 적절한 방법으로 대 · 소변 가리기 훈련을 하는 것이 중요하다. 일반적으로 대 · 소변 가리기 훈련은 3세 전후가 적당하다고 하며, 부모의 훈육 태도에 따라 개인차가 존재하기 때문에 엄하고 억압적인 것보다는 칭찬하고 격려하는 것이 바람직하다.

(2) 심리적 · 정서적 발달

영 · 유아의 심리 · 정서의 발달은 부모와의 '애착관계'[1)]의 형성 정도에 큰 영향을 받는다. 부모와의 신뢰관계를 형성하는 것은 영 · 유아가 안정적이고 긍정적인 자기상을 가지는 데 반드시 필요하다. 모성이 따뜻하고 풍부한 보살핌을 받은 영 · 유아는 어머니에 대한 애착이 생기고 이를 통해 자기가 태어난 세상이 근본적으로 좋고 세상이 자기를 환영한다는 것을 느낌으로써 자신감이 넘치는 아이로 성장할 수 있다.

영아기에는 부모의 적절한 양육과 보호가 중요하며, 아이가 어떠한 불쾌한 자극이나 외부세계에 대한 두려움으로 인하여 불안함을 느끼거나 울고 있을 경우, 부모는 아이를 안아주고 영아의 욕구를 충족시켜 주기 위해 세심한 주의를 기울여야 한다. 한편 유아기에는 자신의 공포와 분노, 호기심, 질투, 애정 등의 감정들을 사회적으로 용납되는 방식으로 표현할 수 있는 능력을 배울 수 있도록 하여 적절한 수준의 사회화가 이루어지도록 훈육해야 한다.

만약에 영 · 유아가 부모로부터 충분히 지지받지 못하고 자신의 욕구가 거절된다고 느낀다면, 불안해하거나 공포를 느낄 수 있다. 공포는 신체적 · 심리적 위험에 대한 반응으로 나타나며, 불안의 정서는 공포반응과 밀접한 관련이 있다. 영 · 유아기의 불안은 애착행동이나 낯가림과 관련이 있는데, 주 양육자 특히 어머니와의 분리가 주된 원인인 경우가 많다. 따라서 영 · 유아의 심리정서적 발달을 위해 그러한 요인들이 출현할 수 있는 양육환경의 제거 및 개선이 요구된다.

1) 애착(attachment)이란 영아와 보호자 사이에 형성되는 친밀한 정서적 유대감을 의미한다. 유아는 아버지와는 주로 놀이를 통해, 어머니와는 계속적인 상호작용을 통해 애착관계를 형성한다. 애착은 종족을 보존하기 위해 주위 환경에 적응하는 데 필요한 요소로서, 애정이나 사랑과 같은 긍정적 정서의 의미를 지닌다. 영아기에 형성된 애착은 이후 인지, 정서, 사회성 발달에 중요한 영향을 미치게 된다(Thompson, 1998, 장수한 외, 2008 재인용). 영아들은 생후 6~8개월이 되면서 애착관계를 형성하게 되고, 애착의 정도는 12개월 전후에 절정에 달했다가 18개월이 되면서 다른 사람에게 확대되기도 한다. 이러한 애착은 부모가 영아에게 필요한 자극을 주고, 영아가 울거나 신호를 보낼 때 신속하게 반응함으로써 길러진다. 영아기의 신체접촉이 애착관계를 형성하는 데 중요한 요인이 되고 있다.

(3) 사회적 발달

사회성 발달에 영향을 미치는 중요한 요인으로는 부모와의 기본적인 신뢰감 형성과 '대상 영속성(object permanence)[2]'의 확립이 있다. 즉, 부모와의 기본적인 신뢰감 형성은 또래 아이들과의 관계에 중요한 영향으로 작용한다. 만약에 영・유아가 부모와의 이별을 경험하거나 부모에 대한 대상 영속성을 확보하지 못하게 된다면, 그것은 분리불안(seperation anxiety)[3]으로 나타나 사회적 발달에 부정적으로 작용할 수 있다.

분리불안은 낯가림과 함께 부모에 대한 애착 정도의 중요한 지표가 되며, 부모로부터 안정된 애착관계를 형성한 영아는 그렇지 않은 아이보다 분리불안 반응을 덜 보이는 경향이 있다. 이를 바탕으로 영아는 어머니를 기지로 삼아 주변환경을 탐색하며, 영・유아의 사회적 발달에 영향을 미친다. 그러므로 이 시기 영・유아의 사회적 발달을 위한 가장 기초적인 과제는 부모와의 애착관계를 어떻게 형성할 것인가에 달려 있다고 볼 수 있다.

또래 아이들과의 놀이는 유아의 사회성 발달에 중요한 영향을 미친다. 놀이를 통해 유아는 사회적 관계를 형성하고 사회적 기술과 역할을 배운다. 이 시기에는 남아와 여아가 성을 분리해서 노는 경향이 있는데, 이 무렵의 유아는 남녀 간 성 차이를 어렴풋이 이해하게 되며 이것은 나중에 자신이 속한 사회의 남녀 성역할에 대한 이해의 기초를 제공하기도 한다. 그러므로 영・유아기 아동의 사회적 발달과제를 성공적으로 성취하기 위해서는 영・유아의 성역할에 적합한 놀이환경을 조성해 주어야 하며, 영・유아가 독립성과 자율성을 가지고 생활할 수 있도록 도와줄 수 있는 부모의 양육태도의 함양이 요구된다. 부모의 무조건적인 허용과 과잉보호는 적절치 못하며, 아이의 눈높이와 욕구에 따른 따뜻하고 애정 있는 부모의 양육태도가 필요하다.

---

2) 대상 영속성 개념은 24개월경 습득되는데 이는 대상이 눈 앞에 보이지 않아도 그 대상이 존재한다는 사실을 인식할 수 있는 능력이다. 이를 획득함으로써 영아는 눈 앞에 자신이 볼 수 있는 것에만 전적으로 의존하던 것에서 벗어나며, 대상의 영상을 마음속에 지속할 수 있는 능력이 생긴다. 이는 이 시기 이후에 오는 여러 가지 복잡한 표현적 사고발달의 첫 번째 단계이다.

3) 분리불안은 영아가 부모나 애착을 느끼는 대상과 분리될 때 느끼는 불안을 의미한다. 분리불안은 돌 전후에 나타나기 시작해서 20~24개월경에 없어진다.

2) 영 · 유아기 정신건강 문제와 개입방안

영 · 유아기의 정신건강 문제는 성인기의 정신건강 문제와는 달리 아동발달의 개념을 빼고서는 생각하기 어렵다. 소아청소년 정신의학에서는 정상적 행동과 한두 가지 특정 증상이 발달과정 중에 일어난다고 해서 그 아동이 정신장애를 가졌다고 할 수는 없다고 본다. 그러므로 발달학적 관점에서 영 · 유아기 정신건강 문제를 살펴볼 수 있다. 일반적으로 영 · 유아기 시기에 흔히 제기되는 정신건강 문제로는 자폐증을 포함한 자폐 스펙트럼 장애, 애착장애, 배설장애 등이 있다.

(1) 자폐 스펙트럼 장애

자폐 스펙트럼 장애(ASD : Autism Spectrum Disorder)는 일반적으로 3세 이전에 발병하며, 의사소통적 언어기술과 전반적인 지적 수준은 자폐장애의 예후에 영향을 미치는 중요한 요소이다. 소수만이 성인기에 독립적으로 일하면서 살아가며, 약 30%는 부분적인 독립이 가능하다.

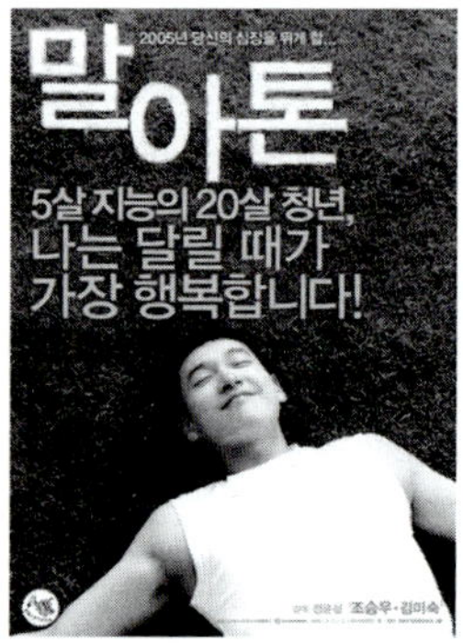

영화 〈말아톤〉

스펙트럼 장애의 발생률은 10세 이하 아동 1만 명당 4.5~9.5명 정도로, 소아는 인구 1,000명당 1명 정도의 유병률을 보이고 있다고 한다. 최근 한국의 역학조사 결과 7~12세 아동의 2.64%가 자폐 스펙트럼 장애로 나타났으며, 여아보다 남아에서 발생하는 경우가 많은데, 미국의 경우 남아 70명당 한 명꼴로 자폐 스펙트럼 장애를 가지고 있다. 자폐아의 4~32%는 언젠가 뇌전증(epilepsy)이 발생하는 경향이 있다. 유전적으로 자폐아의 형제자매들은 2~7%에서 자폐 스펙트럼 장애에 이환되는데, 이는 일반인보다 50~200배나 많은 유병률이다. 일란성 쌍둥이에서의 일치율이 이란성 쌍둥이에 비해 훨씬 높다.

원인은 매우 다양하여 초기에는 정신사회적 또는 정신역동적 요인으로 보았으나, 최근에는 중추신경계 장애 등 생물학적 요인으로 보는 견해가 지배적이다. 자폐아는 가족 및 환경의 변화에 매우 민감하게 반응하여 정신사회적 스트레스(예 가정불화, 동생 출생, 잦은 이사)가 발생하면 그 증상이 악화되는 경우가 많다. 최근에는 자폐 스펙트럼 장애가 생물학적 요인 등과 관련된다는 보고가 증가하고 있다. 출생 전후의 뇌손상과 뇌염, 선천성 풍진 등 뇌의 뚜렷한 기질적 병변이 자폐 스펙트럼 장애와 동반되는 경우가 많다.

자폐 스펙트럼 장애는 하나의 행동적 증후군으로, 사회적 상호교류에 있어서 질적인 지장, 의사소통 및 언어발달 장애, 행동장애와 현저하게 제한된 활동 및 관심 등이 특징이다. 대인관계가 질적으로 저하되어 모든 자폐아는 부모나 다른 사람과의 사회적 관계를 발전시키지 못한다. 사람들과의 시선 접촉을 피하며, 신체적 접촉을 싫어하고, 혼자 지내려 한다. 사람보다는 장난감, 세탁기 같은 사소한 물건 등에 더 관심이 많다. 부모에 대한 애착행동이 별로 없으며, 학령기가 되어도 친구가 없고, 성인이 되어도 대인관계나 이성관계를 정상적으로 맺지 못하는 경우가 많다.

의사소통에서도 말문이 트이는 시기가 지났는데 전혀 말이 없거나, 괴상한 소리를 지르거나, 인칭대명사를 제대로 사용하지 못하거나(예 나를 너라고 한다. '나 장난감 가지고 놀래?') 또는 반향언어(echolalia)[4]를 보인다. 유아기에도 옹알이를 하지 않는 등 언어발달이 비정상이거나 늦다. 이들 중 약 40% 정도는 평생 동안 언어발달이 이루어지지 않는 경우가 많다.

괴상한 행동을 반복적으로 되풀이하는 상동적 행동(stereotype behavior)을 보인다. 흔히 발가락 끝으로 걷거나 몸을 주기적으로 흔든다. 또한 주위 환경의 변화에 대한 저항이 많아서 새로운 환경이나 새로운 경험을 받아들이지 못하고 똑같은 것만 고집하고, 이를 그대로 유지하려는 경향이 있다. 어디를 가도 같은 길로만 가거나, 한 가지 음식만을 먹고, 특정 대상이나 장난감에 병적으로 지속적인 애착을 보이며, 한 가지 질문을 반복적으로 되풀이한다. 놀이가 제한되어 있어 창조적이거나 상상력이 풍부한 상징적 놀이요소가 결여되어 있다. 주의가 산만하고 부산하며 가만히 있지 못하는 과다 활동은 자폐아가 흔히 보이는 증상으로, 머리를 박는다든지 살갗을 할퀴거나 물거나 머리카락

4) 반향언어란 다른 사람의 언어를 무의식적으로 되풀이하는 증상이다.

을 뽑는 등의 자해행위를 보이기도 한다. 이 밖에 불면증, 식사문제, 유뇨증, 유분증이 자주 나타난다.

모든 자폐 스펙트럼 장애를 가진 아동에게 특별한 능력이 있는 것은 아니나, 수학이나 뛰어난 장기 암기력, 음악적·예술적 재능, 시각적 사고력, 아주 어려운 문제를 해독하는 능력, 극단적인 집중력 등 뛰어난 능력을 보이는 경우도 흔히 있다.

〈표 7-1〉 자폐 스펙트럼 장애 DSM-5 진단기준

다음 A, B, C, D 진단기준을 모두 충족하여야 한다.

A. 사회적 의사소통과 사회적 상호작용의 결여

(1) 사회적 의사소통과 사회적 상호교류의 결여
사회적 접근이 비정상이고 정상적인 대화 주고받기가 안 되는 것부터, 관심, 정서, 감정을 공유하지 못하는 것 혹은 사회적 상호작용을 시작하지 못하거나 사회적 상호작용에 반응하지 못하는 것까지 다양한 상황에서 상호성 결여가 나타날 수 있음

(2) 사회적 상호작용에 사용하는 비언어적 의사소통 행동의 결여
(a) 언어적·비언어적 의사소통을 거의 하지 못함
(b) 시선접촉과 신체언어가 비정상적임
(c) 몸짓을 이해하고 사용하는 능력의 결여
(d) 표정과 비언어적 의사소통이 전혀 없음

(3) 발달수준에 적절한 관계를 만들고 발전시키고 유지시키는 능력의 결여
(a) 다양한 사회적 맥락에 적절한 행동조절이 어려움
(b) 상상놀이를 함께 하기 어려움
(c) 친구를 사귀기 어렵고 또래에 대한 관심이 없음

B. 제한적이고 반복적인 행동, 관심 혹은 활동방식(다음 중 최소 2가지)

(1) 정형화되거나 반복적인 동작, 물체 사용 혹은 구어
정형화된 단순한 움직임 : 장난감을 한 줄로 늘어 세우거나 물건을 뒤집어서 엎어놓거나, 반향언어를 사용하거나 괴상한 어구를 말함

(2) 언어적 혹은 비언어적 행동에 있어 반복적이고 고의적인 행동에 고착됨. 변화에 대한 강한 반항
(a) 조금만 변화가 있어도 심하게 불쾌해함
(b) 행동전환이 어렵고, 경직된 사고패턴이 있음
(c) 인사가 의례화되어 있음
(d) 매일 같은 길을 가고 같은 음식을 먹으려 함

(3) 비정상적으로 한곳에 집중된 혹은 집착적인 관심
(a) 특이한 물체에 대한 강력한 집착
(b) 특이한 물체에 대한 몰두
(4) 감각자극에 대해서 과도하거나 과소한 반응, 환경에서 제공되는 특정 감각 양식에 비정상적인 관심을 보임
(a) 고통, 온도에 대한 현서한 무감각
(b) 특정 소리나 무늬에 대한 부정적 반응
(c) 특정 물체를 만지고 냄새 맡는 데 집착
(d) 한 물체를 극단적으로 만지거나 냄새를 맡음, 빛 혹은 회전하는 물체에 매료
C. 장애는 초기 아동기에 발견되어야 함(단, 사회성의 요구가 환자의 제한된 능력을 넘어서는 지점까지는 드러나지 않을 수도 있음)
D. 장애는 매일매일 기능 수행을 총체적으로 제한하고 방해함

출처 : 미국정신의학회(2013). 정신장애 진단 및 통계편람(DSM-5).

자폐 스펙트럼 장애는 만성질환이며 예후는 대체로 나쁜 편이다. 자폐아의 지능 정도와 언어발달 정도에 따라 결정되는 것으로 생각된다. 최초 진단 시 지능이 IQ 70 이상이고, 5~7세에 말을 하였으며, 특수교육을 받은 자폐아에서 예후가 가장 좋다. 장기적으로 보아 성인이 되면 약 15%만이 직업을 가지고 자립된 생활을 할 수 있으며, 20%는 타인의 보조를 받으며 간신히 생활할 수 있다. 대개 자폐아의 약 2/3는 평생 동안 가족에 의존하거나 장기간 입소 생활을 요한다.

자폐 스펙트럼 장애 아동의 치료 및 개입방안은 약물치료와 지역사회에 기초한 교육프로그램으로 이루어진다. 자폐 스펙트럼 장애를 완치할 수 있는 약물이나 특수치료는 아직 개발되지 않았지만, 조기에 발견하여 적절한 치료를 제공하는 것이 중요하다. 치료목표는 행동장애를 감소시키고 언어습득, 의사소통, 자립기술 습득 등을 개선하는 것이며, 자폐증의 증상이 인지되자마자 일관성 있고 구조화된 학습환경에서 개별화된 교육 프로그램을 실시하는 것이 필요하다. 또한 아동이 적절하게 반응하도록 보상과 반복을 사용한 행동수정 기법을 사용한다.

약물치료는 다양한 행동증상을 감소시키기 위하여 보조적으로 투여한다. 할로페리돌(haloperidol)[5], 리스페리돈(risperidone)[6] 등은 행동증상을 감소시키고 학습 효과를 촉진한다. 최근 리스페리돈을 사용하여 자폐장애 증상 중 공격성, 과잉행동, 자해행위를 효과적으로 감소시켰다는 보고가 있다.

무엇보다 부모 상담 및 교육을 통해 아동과 최대한 정서적 애착관계를 형성할 수 있도록 돕는 것도 좋은 방법이 될 수 있다. 전문가와 부모는 자폐증 아동과 접촉하려는 노력을 지속적으로 기울일 필요가 있고, 이러한 접촉을 통해 그들을 외부 세계로 안내하는 것이 치료에 도움이 된다.

(2) 애착장애(attachment disorder)[7]

① 분리불안장애

분리불안장애(separation anxiety disorder)는 애착 대상으로부터 분리될 때 혹은 분리될 것으로 예상될 때 느끼는 불안의 정도가 일상생활을 위협할 정도로 심하고 지속적인 경우를 말한다. 즉, 집이나 주요 애착대상으로부터 분리될 때 사회적 위축, 무감동, 슬픔을 보이고 일과 놀이에 집중하지 못하는 것을 말한다. 원인으로는 불안정하거나 밀착된 가족관계, 부모의 과잉보호, 의존적인 성향의 아이에게 많이 나타날 수 있다. 발병의 계기가 되는 사건으로 부모의 질병, 동생 출생, 어머니의 직장 출근, 잦은 이사, 전학, 부모의 다툼, 애완동물의 질병이나 죽음, 이민 등의 스트레스 후에 발생할 수 있다.

부모, 특히 어머니가 옆에 있어야 안심하고, 헤어져 있을 때는 어머니에게 나쁜 일이 생겨서 서로 보지 못하게 될까 자꾸 불안해한다. 그래서 자꾸 전화를 걸어서 어머니의 존재를 확인하게 된다. 혼자 집에 있지 못하고, 잠을 잘 때 어머니가 옆에 있어야 안심하며, 어머니와 헤어지거나 어머니나 자신에게 사고가 나는 등의 분리를 주제로 한 꿈을 많이 꾼다. 그 외에도 복통, 두통 등 잦은 신체 증상을 보여 무의식적으로 어머니의 관심과 사랑을 구하기도 한다(네이버 건강).

---

5) haloperidol : 진정제의 하나. 조현병 등의 정신병 치료에 효과가 있음

6) risperidone : 미국의 제약회사 존슨앤드존슨(Johnson & Johnson)이 개발한 조현병 치료제

7) DSM-5에서는 불안장애 하위 진단에 포함된다. SNUH서울대학병원 자료 참고

주로 학령기 이전의 이른 나이에 발생하고 청소년기 이후에는 흔하지 않다. 일반적으로 악화와 호전이 반복되며, 부모와의 분리 가능성에 대한 불안, 분리되어야 하는 상황에 대한 회피가 몇 년 동안 지속될 수 있다. 분리불안장애가 지속되는 경우 성인이 되어서는 자신과 배우자에 대해 지나친 관심을 가지고 이들과 분리될 때 심한 고통을 경험하기도 한다. 남성보다는 여성에게서 많이 나타나는 편이다.

② 반응성 애착장애

반응성 애착장애(reactive attachment disorder)는 애착이 형성되지 않거나 무분별한 애착행동을 나타내는 것을 말한다. 사회적 관계를 지나치게 경계하며, 억제적·양가적 반응을 나타낸다. 적절한 보살핌을 받지 못한 아동에게 많이 발생하는 편이지만, 심한 방임과 학대에도 불구하고 안정된 애착관계를 형성하는 아동도 있다. 대개 5세 이전에 시작되며, 아동과 돌보는 사람의 개인적인 요소, 심리사회적 발탁의 강도와 기간, 개입의 내용에 따라 경과가 다양하다. 적절하고 지지적인 환경이 주어지면 상당한 호전이 있지만, 그렇지 않으면 장애가 지속될 수도 있다.

(3) 배설장애

배설장애(elimination disorder)는 대·소변을 가릴 충분한 나이가 되었음에도 이를 가리지 못하거나 적절하지 못한 장소에 배설하는 것을 말한다. 배설장애의 경우 부모가 아동들에게 적절한 대·소변 가리기 훈련을 시키도록 지도하는 방법이 가장 좋은 방법으로 알려져 있다. 필요하다면 놀이치료와 부모를 대상으로 한 정신치료나 가족치료를 병행하는 것도 도움이 된다.

① 유뇨증

유뇨증(enuresis)은 신체질환이 없거나 5세 이후에도 지속적이며 반복적으로 소변을 가리지 못하는 때를 말한다. 적어도 연속 3개월 동안 주 2회 빈도로 일어나고, 사회, 학업(직업), 또는 다른 중요한 기능영역에서 임상적으로 심각한 고통이나 손상을 초래하며, 아동의 자존감에 영향을 미친다. 원인으로는 지연되거나 느슨한 대·소변 가리기 훈련, 심리사회적 스트레스, 자발적 배뇨를 할 수 없을 정도의 적은 방광용적, 깊은 잠과 꿈 등의 수면 요인 등이다. 한 번도 소변을 가리지 못했던 일차성 유뇨증과 일정 기간 분명하게 소변을 가린 후에 장애가 나타나는 이차성 유뇨증으로 구분된다. 일차성 유뇨증은 5세에 시작되며, 이차성 유뇨증은 5~8세에 발병한다. 유뇨증을 가진 아동의 대부분은 청소년기에 소변을 가릴 수 있게 되지만, 약 1%는 성인기까지 장애가 지속된다.

② 유분증

유분증(encopresis)은 4세 이후에도 지속적이며 반복적으로 대변을 가리지 못하는 것을 말한다. 즉, 적절하지 않은 곳(예 옷 또는 바닥)에 불수의적이든 의도적이든 반복적으로 대변을 보며, 이러한 일이 적어도 3개월 동안 최소한 매월 1회 발생할 때를 말한다. 원인은 부적절하고 일관성 없는 대·소변 가리기 훈련과 입학 및 동생의 출생 등 심리사회적 스트레스 등이다. 일차성 유분증은 대변 가리기가 이전에 성취되지 않았던 경우를 말하며, 일정 기간 대변을 가린 후에 발생하는 경우를 이차성 유분증이라고 한다. 유분증은 몇 년 동안 간헐적으로 악화되면서 지속될 수 있으나 만성화되는 경우는 거의 없다.

핵심정리

① **태내기 정신건강의 영향요인** : 태아가 건강하게 성장하는 데는 유전적인 요소, 부모의 정서상태, 산모의 영양상태 및 약물복용, 산모의 건강 정도 등이 복합적으로 영향을 미친다.

② **영유아기 정신건강의 영향요인** : 영유아기는 부모와의 애착관계 형성과 밀접한 관련이 있으며 이는 평생 동안의 대인관계에 영향을 미친다고 하여도 지나치지 않다. 이 시기에 분리불안 및 대상 영속성이 확립된다.

③ **영유아기 주요 정신건강 문제와 유형** : 자폐 스펙트럼 장애, 애착장애, 배설장애 등

CHAPTER

08 아동 · 청소년기 정신건강

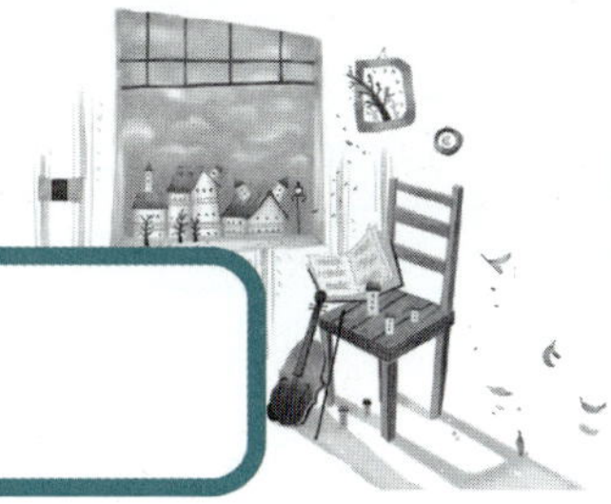

학습목표

1. 아동 · 청소년기의 발달과업에 대해 종합적으로 이해한다.
2. 아동 · 청소년 정신건강 문제 유형과 진단기준에 대해 학습한다.
3. 아동 · 청소년기에 나타나는 정신건강 문제에 대한 심리사회적 개입방안에 대해 토론한다.

1. 아동 · 청소년기 발달과업과 정신건강

아동 · 청소년기는 아동기와 청소년기로 나누어 살펴볼 수 있다. 아동기는 학령기라고도 불리며, 일반적으로 6세에서 12세 사이의 초등학교 시기를 의미한다. 생활의 중심이 가정에서 학교로 옮겨가게 되면서 또래집단과의 상호작용이 활발하게 이루어진다. 이때 원만한 인간관계를 맺음으로써 건강한 성격을 형성하는 것이 중요한 과제이다.

청소년기는 일반적으로 13~24세 사이의 시기를 말하지만, 우리 사회에서 청소년기의 연령기준이 명확하지는 않다.[1] 사춘기에서 시작하여 성인기의 시작과 함께 끝나는 과도기로, 급격한 신체적 발달 및 변화를 경험함과 동시에 지적 능력과 자의식(sense of identity)이 발달하여 긴장과 불안 등의 다양한 감정을 경험하게 된다.

청소년기에는 과도기적 단계에서 겪는 불안, 갈등, 고민 등으로 여러 가지 심리적 변화를 겪게 되는데, 이러한 과정에서 '나는 누구인가?'에 대한 끊임없

1) 우리나라의 경우 법적인 근거에 비추어 보면, 아동복지법에서는 아동을 18세 미만인 사람으로 규정하고 있으며, 청소년기본법에서는 9~24세 이하를 청소년으로 규정하고 있다. 또한 청소년보호법에서는 청소년을 19세 미만인 사람으로 규정하고, 민법에서는 미성년자를 19세 미만의 자로 규정하고 있다. 뿐만 아니라 학술적으로도 청소년기에 대한 정확한 연령 구분은 이루어지지 않고 있다.

는 물음을 통해 자아정체감을 형성하게 된다. 이처럼 아동·청소년기는 급격한 신체적·정서적인 변화를 경험하게 되면서 다양한 심리사회적 특성을 보이게 되는데, 아동·청소년기에 나타나는 발달과업을 살펴보자.

1) 신체적 발달

아동은 신체적 발달이 영·유아기에 비해 속도는 느리지만 꾸준하다. 영·유아기에는 머리둘레가 가슴둘레보다 컸다면, 점차 팔, 다리가 성장하고 근육이 발달하면서 신체적 균형을 맞춰 나가게 된다. 이러한 신체적 성장은 청소년기에 이르러 성장폭발(growth spurt)로 비유될 만큼 급격한 신체적·성적 성장을 이룬다. 이러한 급격한 신체 변화로 인하여 청소년들은 혼란을 겪고 그들의 심리사회적 발달에 큰 영향을 미친다.

이러한 급격한 신체적·성적 변화로 인해 청소년은 자신의 외모, 신체에 민감하게 반응하게 되며, 자신의 신체상(body image)[2)]이 곧 자아상으로 연결되기도 한다. 또 이러한 발달양상은 성차, 개인차에 따라 차이가 있기 때문에 지나치게 성장 속도가 빠르거나 느린 경우 심리적·사회적으로 부적응을 경험하기도 한다.

아동·청소년기에는 운동기능이 발달하면서 유아기에 잘 수행하지 못했던 다양한 활동을 할 수 있게 되므로 올바른 식습관과 적절한 운동발달을 도모하면서 동시에 급격한 신체 변화에 따른 심리적 불안감이나 두려움을 해소할 수 있도록 도와주어야 한다. 신체가 튼튼하고 운동을 잘하는 아동은 쾌활하고 창조적이며 적극적인 자기표현을 할 수 있는 반면에, 신체가 허약하고 운동을 잘 하지 못한다고 스스로 평가하는 아동은 소심하고 겁이 많으며 소극적일 수 있다.

아동은 또래 아동들과 자신의 모습을 비교해 가면서 자신을 평가하게 되는데, 이는 개인적인 만족과 사회적응능력에 중요한 영향을 미친다. 또한 아동의 운동발달능력은 아동의 성격발달과 자아개념 형성에도 영향을 미친다.

---

2) 신체상(body image)은 자신의 신체에 대한 자신의 느낌으로 자아존중감에 영향을 미친다. 타인의 평가, 혹은 다른 사람과의 비교를 통해서 형성되며 사회적 흐름이 반영되기도 한다. 대체로 여아가 남아보다 부정적인 자아상을 가지고 있다.

2) 심리 · 정서적 발달과업

아동은 유아기에 비해 안정적으로 정서가 발달하게 된다. 유아기에 정서상태가 일시적이고 돌발적이었다면, 아동기에는 지속적이고 안정적으로 변화하게 된다. 아동은 한 사람의 얼굴표정이 항상 그의 진짜 감정을 드러내는 것이 아니라는 사실을 이해하기 시작한다. 또한 한 번에 한 가지 이상의 정서를 동시에 경험할 수 있다는 사실을 이해하게 되면서 동시에 일어난 경험으로 긍정적 혹은 부정적인 감정을 느낄 수 있음을 이해하게 된다.

청소년기는 급격한 심리적 변화로 '질풍노도기(a time of storm and stress)'라고 부르기도 한다. 청소년은 아동에서 성인으로 성장하는 과도기적 단계에서 아동과 성인 어느 집단에도 속해 있지 않기 때문에 역할과 지위에 대한 모호성, 독립과 의존의 양면적 욕구 등을 이유로 불안과 혼란을 경험한다.

청소년기 가장 중요한 심리 · 정서적 발달과제는 자아정체감[3]을 형성하는 것이다. 자아정체감의 형성은 아동기의 경험에 그 뿌리를 두고 있으며 청소년기에서부터 시작하여 성인기까지 지속적으로 발달하게 된다. 이 시기에 청소년은 지금까지 의식하지 않았던 자기 자신과 인생 문제에 대해 깊은 관심을 가지고 이전과는 다른 새로운 시각으로 진지하게 생각하게 된다. 이 과정에서 자신에 대한 탐색을 하면서 '나는 누구이며, 왜 존재하는지?' 등에 대해 자문(自問)하게 된다.

청소년은 질문에 대한 해답을 찾는 데 있어 부모의 양육방식, 사회, 학교 등 주변 환경의 영향을 받는다. 따라서 부모, 교사 그리고 주변 어른은 청소년이 자신의 개성, 자질 등을 발견하면서 건강한 자아정체감을 형성할 수 있도록 원조하는 것이 필요하다. 자아정체감은 청소년의 대인관계, 자아존중감, 자기수용, 자기주장, 목표지향성 등에 영향을 미치게 된다.

---

3) 자아정체감은 장소, 위치에 따른 역할에 따라 변하는 것이 아니라 어느 위치에 가든지 그 자신으로서 통합성을 갖는 것을 말한다. 따라서 생애발달별 변화, 즉 시간적 흐름에 따라 변하는 것은 자아정체감이라고 할 수 없다. 즉, 자아정체감은 자신과 타인을 구별된 인격체로 인식하고 내가 바라보는 나와 타인이 바라보는 나를 일관성 있게 지각하고 통합하는 총체적인 체제라고 할 수 있다.

3) 사회적 발달과업

아동・청소년기는 이전과 달리 학교, 사회 등 가정 밖에서 보내는 시간이 많아진다. 아동은 부모, 교사 그리고 또래와 중요한 사회적 관계를 맺게 된다. 특히 교사와 또래와의 관계형성은 아동의 학교생활 적응과 사회성 발달에 중요한데, 교사는 아동의 역할모델(role model)로서 동일시 대상이 되며 아동은 교사를 통해 사회적 역할을 습득한다. 아동은 또래집단과 상호작용하면서 친밀한 관계를 형성하고 싸우고 화해하는 반복적인 경험을 통해 학교생활의 적응과 사회성 발달이 이루어진다. 이때 부모와 교사는 자녀의 학교생활 및 교우관계를 살피고 적절히 지도하여 또래 속에서 잘 적응해 나가도록 지지해 주어야 한다.

청소년은 부모나 가족으로부터 독립하려는 경향을 보이며 친구들 간의 우정을 가족 간의 애정보다 더 중요하게 여기고 이성친구에 대한 관심도 커진다. 최근 인터넷의 확장과 정보지식 산업의 급격한 발전으로 컴퓨터 게임, 다양한 사회관계망에서의 활동이 활발해지면서 온라인에서의 사회적 관계가 청소년들에게도 매우 중요해지고 있다. 반면 인터넷 기반의 청소년 활동영역이 확장된 만큼 이와 관련한 청소년 문제, 즉 인터넷 중독, 게임중독 그리고 청소년 유해 사이트 등에 대한 사회적 고민도 깊어져야 할 것이다. 이와 관련한 내용은 '제4부 현대사회의 정신건강 이슈와 대안'에서 보다 자세하게 다룰 것이다.

2. 아동・청소년기 정신건강 문제와 개입방안

아동・청소년기는 급격한 신체적 성장과 심리사회적인 변화를 경험하고, 자아정체감을 형성하면서 복잡하고 다양한 지적・감정적 작용이 일어나는 시기이다. 또래집단에 의존하는 경향이 강해지고, 자신 및 타인에게 보여지는 신체상에 집착하기도 한다. 특히 학업성적, 학교생활, 또래관계, 교사와의 관계 등에서 발생하는 다양한 스트레스원은 향후 우울, 불안 등과 같은 정신병리 증상을 야기할 수 있다. 이러한 증상의 유무와 정도를 평가하기 위해 아동이 자신의 나이에 맞는 발달상태인가, 발달단계에 맞는 행동과 정서를 가지고 있는가, 그 행동이 아동의 발달상태에 적합한가를 확인해야 한다.

일반적으로 아동 · 청소년기에 가장 많이 제기되는 정신건강 문제로 주의력결핍－과잉행동장애를 포함한 행동장애, 신체형 장애, 정서장애 등을 들 수 있으며 이에 대해 살펴보고자 한다.

1) 행동장애

행동장애는 억압된 감정을 무의식적으로 행동화하는 것으로, 행동상의 두드러진 특성을 보인다. 대표적인 행동장애에는 주의력결핍, 과잉행동, 충동성이 함께 나타나는 주의력결핍－과잉행동장애, 거짓말, 싸움, 도벽, 무단결석 등의 비행을 나타내는 품행장애 등이 있다.

(1) 주의력결핍－과잉행동장애

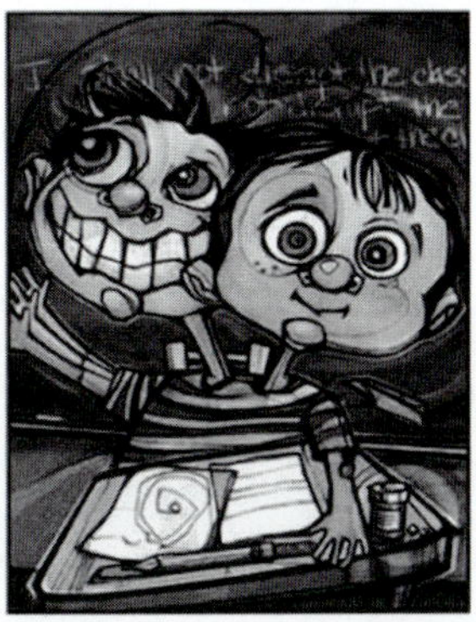

ADHD(Attention Deficit Hyperactivity Disorder)는 아동기에 가장 일반적으로 나타나는 장애로, 남아가 여아보다 약 3배 정도 높다. 전 세계적으로 학령기 아동 · 청소년의 ADHD 유병률은 3~8% 정도이고, 우리나라 연구결과는 초등학생의 6~8% 정도가 ADHD 증상을 가지고 있는 것으로 보고되고 있다. 보통 7세 이전에 발병하며, 지속적인 주의결핍(inattention), 과잉활동(hyperactivity), 충동성(impulsivity) 그리고 또래관계의 어려움 등의 특징을 보인다.

ADHD의 정확한 원인에 대해 아직 충분히 밝혀지지는 않았지만, 신경생물학적 요인을 여러 요인 중의 하나로 본다. 노르에피네프린(norepinephrin)과 도파민(dopamine)에 작용하는 중추신경자극제가 ADHD 치료에 효과적인 것으로 알려져 있어 이들 신경전달물질이 ADHD 원인과 강한 연관성을 가진다고 한다. 발달적 요인으로 출생 전이나 출산할 때 입었을 미세한 뇌 손상 혹은 외상(trauma)으로 인한 뇌 손상 때문이라는 추정도 있다. 환경적 요인으로는 임산부의 영양부족, 흡연, 과도한 스트레스 그리고 감염 등이 태아에게 영향을 줄 수 있다고 한다. 출생 이후 부모의 적절한 돌봄 박탈이 아동의 주의력결핍과 관련 있다는 보고가 있으나, 사회경제적 요인(예 경제상태, 특정 지역이나 계층)은 ADHD와 관련이 없다고 알려져 있다.

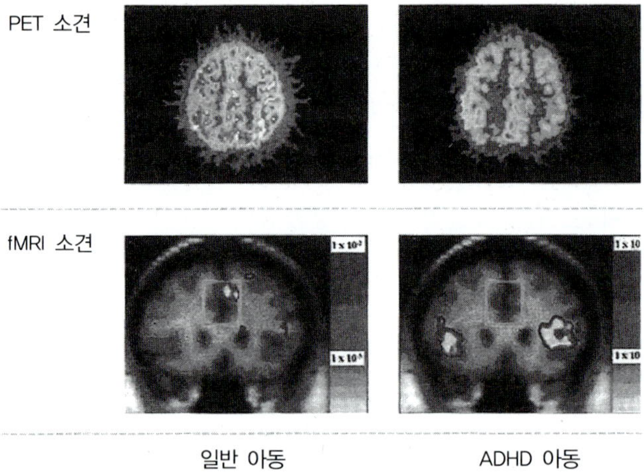

❙그림 8-1❙ ADHD 아동과 일반 아동의 뇌단층 촬영결과 비교

ADHD 아동은 유아기부터 자극에 민감하여 소음, 빛, 온도 등의 환경변화에 과민한 반응을 보인다. 또 쉽게 잠들기가 어렵고 자주 우는 경향이 있다. 걸음마기 이후에는 활동이 부산하고 위험한 행동을 서슴없이 하며 가만히 앉아 있지 못하고 자리에 앉아도 계속 움직인다. 유치원이나 학교에 가서는 또래들과 자주 부딪치고 싸우는 등의 문제행동을 보이기도 한다. 수업 중에 교사의 지시를 따르지 않으며, 주의가 산만하여 자주 지적을 받는다. 학습장애, 언어장애, 발달성 협응장애가 동반되는 경우가 많으며, 이차적으로 정서장애와 행동장애가 흔하게 동반되는 경우가 많다(대한신경정신의학회, 2017).

ADHD를 진단하기 위해서는 출생력과 발달력에 대해 알아야 하는데, 가정과 학교생활에 대한 부모와 교사 등 적어도 2명 이상이 보고한 자료를 근거로 진단 내릴 수 있다.

〈표 8-1〉 **주의력결핍-과잉행동장애 DSM-5 진단기준**

A. (1) 또는 (2) 가운데 한 가지 이상이 만족되어야 한다.

(1) 다음 중 6개 또는 그 이상의 부주의 증상이 부적응적이며 발달수준에 맞지 않는 정도로 최소 6개월간 지속되어야 한다.

부주의

(a) 학업, 일, 기타 활동 중 세심한 주의를 기울이지 못하거나, 부주의한 실수를 자주 한다.
(b) 과제수행이나 놀이 중 지속적 주의집중에 어려움을 자주 갖는다.
(c) 대놓고 이야기하는데도 듣지 않는 것처럼 보일 때가 자주 있다.
(d) 지시를 따라오지 않고 학업이나 심부름을 끝내지 못하는 경우가 자주 있다(반항적이거나 혹은 지시를 이해하지 못해서가 아니다).
(e) 과제나 활동을 체계적으로 조직하는 것에 곤란을 자주 겪는다.
(f) 지속적으로 정신을 쏟아야 하는 일을 자주 피하거나, 싫어하거나, 혹은 거부한다.
(g) 과제나 활동에 필요한 것을 자주 잃어버린다(예 숙제, 연필, 책 등).
(h) 외부에서 자극이 오면 쉽게 주의가 산만해진다.
(i) 일상적인 일을 자주 잊어버린다.

(2) 과잉행동-충동성 : 다음 중 6개 또는 그 이상의 과잉행동, 충동성 증상이 부적응적이며 발달수준에 맞지 않는 정도로 최소 6개월간 지속되어야 한다.

과잉행동

(a) 손발을 가만두지 않거나, 자리에서 꼬무락거린다.
(b) 가만히 앉아 있어야 하는 교실이나 기타 상황에서 돌아다닌다.
(c) 적절하지 않은 상황에서 지나치게 달리거나, 혹은 기어오른다(청소년이나 성인은 안절부절못함의 기분만을 갖기도 한다).
(d) 조용하게 놀거나 레저활동을 하지 못하는 수가 많다.
(e) '쉴 사이 없이' 활동하거나 혹은 마치 '모터가 달리는 것 같이' 행동한다.
(f) 자주 지나치게 말을 많이 한다.

충동성

(g) 질문이 끝나기도 전에 대답해버리는 수가 많다.
(h) 차례를 기다리는 것이 어렵다.
(i) 다른 사람에게 무턱대고 끼어든다(예 말참견).

B. 과잉행동-충동적 증상이나 부주의 증상으로 인한 장애가 12세 이전부터 나타나야 한다.
C. 이런 증상으로 인한 장애가 2가지 또는 그 이상의 환경(학교, 직장, 집)에서 나타난다.
D. 사회, 학업 또는 작업 기능에서 임상적으로 심각한 장애가 있다는 근거가 확실하다.
E. 증상이 주로 조현병 또는 기타 정신질환의 과정에서 발생되는 것은 아니며, 다른 정신질환(예 기분장애, 불안장애, 해리장애 또는 성격장애, 약물중독)에 의한 것이 아니다.

출처 : 미국정신의학회(2013). 정신장애 진단 및 통계편람(DSM-5).

ADHD는 청소년기나 성인 때까지 지속되기도 하고, 사춘기가 되면 호전되기도 하는 등 그 경과 및 예후는 다양하다. 대개 과잉행동 증상은 쉽게 회복되나, 주의력결핍과 충동성 문제는 오래 지속된다. ADHD 아동의 15~20%는 성인기까지 증상이 지속되는데 충동성은 그대로 지속되는 경우가 많으며 반사회적 행동, 물질사용문제, 기분장애 등에 취약성을 가진다. 가능한 한 조기에 아동의 사회기술 개선과 공격성 감소, 가족환경의 개선을 통해 좋은 예후를 얻을 수 있다.

ADHD의 치료는 약물치료가 가장 효과적인 것으로 알려져 왔으나, 증상개선과 함께 아동과 그 가족의 삶을 변화시키고 심리적 문제를 함께 해결했을 때 치료의 효과가 크다(구은미 외, 2009). 국내에서 가장 흔하게 사용되는 약물은 메틸페니데이트(methylphenidate)가 있으며, 이는 ADHD 환자의 70~85%가 과잉행동이 감소하고, 주의집중력이 증가하여 학업을 개선시키는 등의 효과가 있다고 한다(대한신경정신의학회, 2017). 약물은 사람들이 집중하거나 조용히 있는 것을 도울 수는 있지만, 아동에게 책을 읽는 방법이나 다른 사람들을 존중하고 배려하는 태도까지는 알려줄 수 없다.

약물치료와 함께 심리사회적 치료를 병행하는 것이 증상치료에 효과적인데 인지행동치료가 효과적이다. 인지치료의 경우 아동이 비합리적 신념을 깨닫게 하여 스스로의 문제행동과 사고방식을 개선시켜 줄 수 있다. 이야기를 통해 인지적 변화를 도모할 수도 있고, 행동치료의 경우에는 충동적이고 과잉행동적인 아동의 행동을 강화와 조절을 통해서 점진적으로 개선하여 올바른 생활습관을 익힐 수 있도록 도와주는 방법도 효과적이다.

아울러 집단활동을 통해 자신의 분노를 조절하고, 기초학습 및 공감능력을 향상시키는 프로그램에 참가하여 치료에 도움을 받을 수 있다. 무엇보다 ADHD는 아동의 증상에 대한 부모와 교사의 충분한 이해와 협조가 필수적이며 이에 따른 환경조정이 필요하다.

(2) 품행장애

품행장애(conduct disorder)는 소아 또는 청소년기에서 가장 흔히 관찰되는 질환 중의 하나로서, 18세 이전에 발병한다. 주요 특성은 반복적으로 다른 사람의 권리를 침범하거나 자신의 나이에서 지켜야 할 사회적 규범을 어기는 행동이 나타나는 것이다. 이러한 행동은 사회적 · 학습적 · 직업적인 영역에서의 기능손상을 초래하며, 인지적인 기능이 떨어지는 경우도 많아 충동적이거나 지루함을 참지 못하고 계속해서 자극을 찾으려는 특징이 있다(김기태 외, 2009).

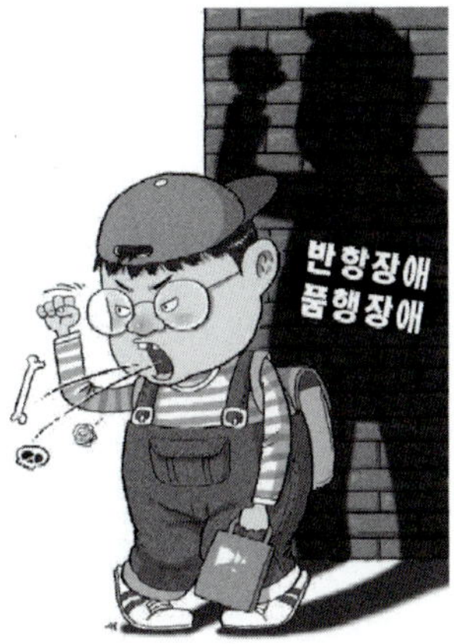

품행장애의 평생유병률은 9.5%(남성 12%, 여성 7.1%)로, 남자가 여자에 비해 3~4배 정도 흔하게 발생한다. 남자는 10~12세, 여자는 14~16세부터 시작해서 18세 이전에 주로 발병한다. 사회경제적 요인과 밀접한 관련이 있는데, 낮은 사회경제적 계층, 범죄율이 높은 동네에서 자라거나 사회적 와해가 있는 경우 발병 위험이 높다(대한신경정신의학회, 2017).

품행장애의 발생은 유전적 · 생물학적 · 심리사회적 요인들이 복합적으로 작용하는 것으로 간주된다. 유전적 요인은 반사회적 성격장애나 알코올중독 등의 질환을 가진 부모에게서 유전되는 경우로, 유전만으로는 설명할 수 없고 가족환경적 요인과 생물학적 요인이 함께 작용하는 것으로 알려져 있다. 신경생물학적 요인은 세로토닌(serotonin) 이상이나 성호르몬 이상, 전두엽 활성화 차이 등이 원인이 되어 발병되는 것으로 알려져 있는데, 특히 공격적인 경향의 품행장애에서 이 요인이 두드러진다.

심리사회적인 요인으로는 부모의 강압적인 태도와 잘못된 훈육방식, 취약한 가정환경(이혼, 재혼, 양육자의 교체 등 가족구조의 변화 등), 부모의 범죄성향과 정신병리 등이 행실 문제 및 비행의 중요한 요인이 될 수 있다. 또 장기간에 걸친 가정폭력과 아동학대 역시 품행장애의 주요 요인으로 지목된다. 그 외 인적인 결함이나 인지적인 왜곡 그리고 지역사회와 학교, 대중매체의 영향이 품행장애의 요인이 될 수 있다.

품행장애는 발병 시기에 따라 '소아기 발병형(10세 이전 발병)'과 '청소년기 발병형(10세 이후 발병)'으로 분류하고 있다. 품행장애의 진단기준은 다음과 같다.

〈표 8-2〉 품행장애 DSM-5 진단기준

A. 다른 사람의 기본 권리를 침해하고 나이에 맞는 사회적 규범 및 규칙을 위반하는, 지속적이고 반복적인 행동양상으로서 다음 가운데 3개 이상의 항목이 지난 12개월 동안 나타나고, 적어도 1개 항목이 지난 6개월 동안 나타난다.

사람과 동물에 대한 공격성

(1) 흔히 다른 사람을 괴롭히거나, 위협하거나, 협박한다.
(2) 흔히 육체적 싸움을 도발한다.
(3) 다른 사람에게 심각한 신체적 손상을 일으킬 수 있는 무기를 사용한다(예 곤봉, 벽돌, 깨진 병, 칼 또는 총).
(4) 사람에게 신체적으로 잔혹하게 대한다.
(5) 동물에게 신체적으로 잔혹하게 대한다.
(6) 피해자와 대면한 상태에서 도둑질을 한다(예 노상강도, 날치기, 강탈, 무장강도).
(7) 다른 사람에게 성적 행위를 강요한다.

재산의 파괴

(8) 심각한 손상을 입히려는 의도로 일부러 불을 지른다.
(9) 다른 사람의 재산을 일부러 파괴한다(방화는 제외).

사기 또는 도둑질

(10) 다른 사람의 집, 건물, 차를 파괴한다.
(11) 물건이나 호감을 얻기 위해, 또는 의무를 회피하기 위해 거짓말을 흔히 한다(예 다른 사람을 속인다).
(12) 피해자와 대면하지 않은 상황에서 귀중품을 훔친다(예 파괴와 침입이 없는 도둑질, 위조문서).

심각한 규칙위반

(13) 13세 이전에 부모의 금지에도 불구하고 밤늦게까지 집에 들어오지 않는다.
(14) 친부모 또는 양부모와 같이 사는 동안 적어도 두 번 가출한다(또는 오랫동안 돌아오지 않는 한 번의 가출).
(15) 13세 이전에 시작하여 무단결석을 자주 한다.

B. 행동의 장애가 사회적, 학업적 또는 직업적 기능에 임상적으로 심각한 장애를 일으킨다.
C. 18세 이상일 경우, 반사회성 성격장애의 진단기준에 맞지 않아야 한다. 발병연령에 따라 유형을 세분한다.

심각도의 세부진단
- **가벼운 정도** : 진단을 내리기 위해 요구되는 정도를 초과하여 나타나는 문제가 매우 적고, 다른 사람에게 단지 가벼운 해를 끼친다.
- **중간 정도** : 품행문제의 수와 다른 사람에게 끼치는 영향의 정도가 '가벼운 정도'와 '심각 정도'의 중간이다.
- **심각 정도** : 진단을 내리기 위해 요구되는 정도를 초과하여 나타나는 품행문제가 많거나 또는 다른 사람에게 심각한 해를 끼친다.

출처 : 미국정신의학회(2013). 정신장애 진단 및 통계편람(DSM-5).

품행장애의 경과를 예측하기는 어려우나 성인이 되면 증상이 호전될 수 있다. 예후가 좋은 경우는 품행장애로 진단할 만한 증상이 조기에 발견되고 증상의 강도가 심각하지 않으며 공존 병리가 없고 지능이 정상 수준일 때이다. 그러나 발병연령이 낮거나, 지능이 낮거나, 또래 관계가 적어 사회적응기술이 부족하고, 형제, 부모의 지지가 없을 때, 공격성이 동반되고 증상이 심각한 경우 만성적으로 발전할 수 있으며, 성인기에 반사회성 성격장애나 물질 사용 장애가 발생할 확률이 높다.

품행장애는 변화에 대한 동기가 낮은 탓에 치료관계 형성이 어려운 편이며, 다각적 치료가 필요하다. 즉, 개인심리치료, 가족치료 그리고 정신과 치료를 통해 가족, 지역사회 자원을 이용하고, 품행장애의 증상을 조정하는 것이 가장 좋다. 환경적으로 일관성 있는 규칙을 만들어서 다양한 문제행동을 조정하도록 하는 것도 치료에 도움이 된다. 또한 따뜻한 환경 내에서 용납과 사랑을 장기간 지속적으로 일관되게 제공함으로써 내적 억제력, 긍정적 자아상 회복, 새로운 적응기술을 획득하도록 하는 것도 좋은 방법이 된다. 가정 분위기가 무질서하거나 아동학대가 있다면 소아를 가정으로부터 분리시키고 일관성 있고 조직화된 환경에서 돌보고, 일상생활에서 장기간 부적응 상태를 보이면 문제해결능력을 개선시키는 개인정신치료가 필요할 때도 있다(민성길 외, 2006).

2) 신체형 장애

심리적인 갈등이 신체적인 증상으로 발현되는 장애로 틱장애, 섭식장애 등을 포함하고 있다.

(1) 틱장애

틱(tic)은 불수의적으로 갑자기 빠르게 반복적으로 불규칙하게 움직이는 근육의 상동적인 움직임이나 발성을 뜻한다. DSM-5에서는 이전 진단기준보다 틱장애를 세분화해서 뚜렛장애, 만성 운동 또는 음성 틱장애, 일과성 틱장애로 분류한다.

① 뚜렛장애(Tourette's disorder) : 운동 틱 + 음성 틱 동반

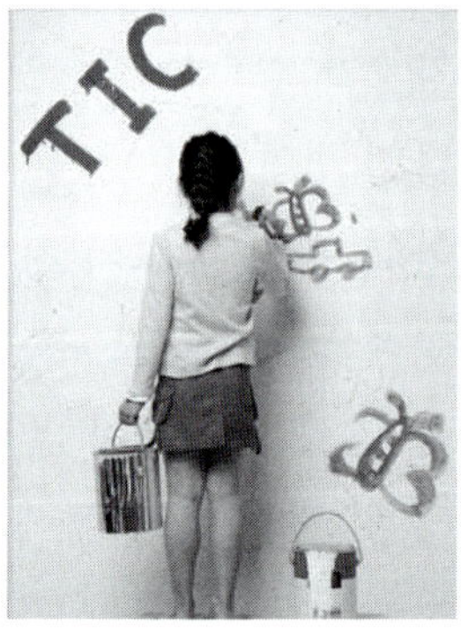

뚜렛장애는 다양한 운동 틱, 음성 틱, 외화증(coprolalia), 반향언어증(echolalia)이 나타나는 증후군으로, 그 유병률은 1만 명당 4~5명으로 추정된다. 운동 틱은 대체로 7세에 호발하고, 음성 틱은 평균 11세경에 나타나며, 여아보다 남아에서 3~4배 높게 나타나고, 18세 이전에 발병한다. 뚜렛장애는 다양한 운동 틱과 하나 또는 하나 이상의 음성 틱이 1년 이상 지속될 때를 말한다. 원인은 주로 생물학적인 것으로 알려져 있으며, 가족 내에서 흔히 발생하고, 일란성 쌍둥이에서 일치율이 높다.

가장 흔한 초기 증상으로 눈 깜박거림, 머리의 틱, 얼굴 씰룩거림이 있다. 음성 틱은 '음, 음' 하며 혀를 차거나 말하면서 '끙끙'거리거나 '악', '윽' 등의 비명소리를 내거나, 코를 킁킁거리는 소리, 무엇을 빨거나 입맛 다시는 소리 등이 속한다. 틱장애에서 스트레스나 불안은 틱 증상을 악화시키며 수분 내지 몇 시간 동안 틱을 억제할 수 있으나 증상을 완전히 해소할 수는 없다. 증상이 장기화되면 환자는 심한 적응문제(학교, 친구관계, 직장 등)가 생기고 우울장애 등 정서장애나 심하면 드물지만 자살기도를 하기도 한다(민성길 외, 2006). 그러나 증상이 계속됨에도 불구하고 적응을 잘하는 경우도 많다.

뚜렛장애에 대해 정확한 진단과 적절한 치료가 이루어지지 않을 경우, 예후가 만성적이며 평생 지속되기도 하는데, 그 양상은 호전과 악화를 반복한다. 뚜렛장애의 효과적인 치료방법은 약물치료이며 심리치료는 행동장애나 적응문제가 있을 때 병행하는 것이 좋다.

② 만성 운동 또는 음성 틱장애(chronic motor or vocal tic disorder)

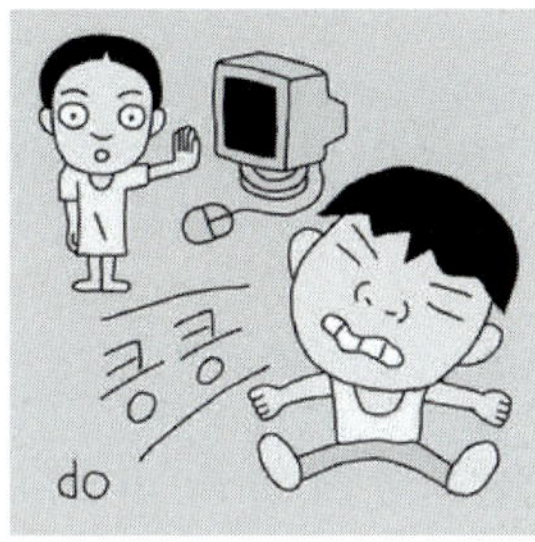

동시에 1~3개의 근육군이 틱을 보이거나 또는 음성 틱이 적어도 1년 이상 있는 경우를 말한다. 발생빈도는 아직 명확히 밝혀지지 않았으나, 가족 내 유병률이 높은 편으로 주로 학령기 남아에서 발병률이 높다.

눈을 깜박거리는 것으로 시작하여 안면근육을 씰룩거리거나 머리, 어깨, 팔, 다리를 들썩거리거나 킁킁거리거나 이상한 소리를 지르는 음성 틱을 보이기도 한다. 만성 음성 틱은 만성 운동 틱보다 상당히 드문 편이다. 음성 틱은 소리가 크거나 격렬하지 않고 뚜렛장애처럼 사람들의 눈에 잘 띄지 않는다. 뚜렛장애와 마찬가지로 약물치료가 효과적이며, 틱 증상으로 인해 불안, 우울 등이 동반될 경우 심리치료, 가족치료, 행동치료 등을 적절히 병행할 수 있다.

③ 일과성 틱장애(provisional tic disorder)

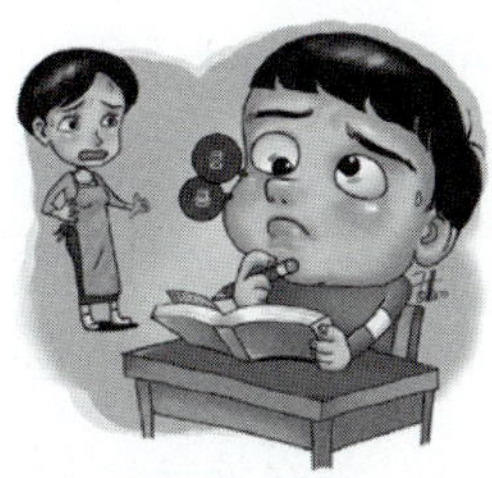

틱 증상은 주로 눈을 깜빡거리거나 얼굴의 씰룩거림이며, '얼굴－목－상지－하지'로 이동하나, 음성 틱은 드문 편이다. 운동 틱 또는 음성 틱이 하루에 여러 번, 거의 매일 최소 4주 이상 12개월 이내로 지속되는 경우 일과성 틱장애로 진단된다. 보통 7~16세 이전에 나타난다. 대부분은 더 심한 틱장애로 이행되지 않으나 스트레스가 있을 때 재발할 수 있으며, 극소수에서 만성 운동 또는 음성 틱장애나 뚜렛장애로 진행되기도 한다.

틱 증상이 나타나는 초기에 가족들은 그냥 지켜보거나 관찰하다가 증상이 점점 심해져서 아동의 일상생활에 지장을 주거나 불안, 우울과 같은 정서장애가 발생하면 정신과적 검사와 소아신경과적 검사를 한 후 그 결과에 따라 치료해야 한다. 다른 틱장애와는 달리 먼저 지지적 정신치료, 가족치료 그리고 행동치료부터 시작해서 증상이 심각한 경우에만 약물치료를 병행할 필요가 있다.

(2) 소아섭식장애

소아섭식장애(eating disorder)는 식생활 습관의 장애로서 아동・청소년의 신체발달과 심리사회적 적응에 중요한 영향을 미친다. 이 증상이 심하면 아동・청소년의 신체발달을 저해할 수 있으며, 죄책감, 수치심, 우울증, 스트레스 등의 원인이 되기도 한다. 섭식장애는 주로 여아에게 많으며, 거식증과 폭식증이 이에 속한다.

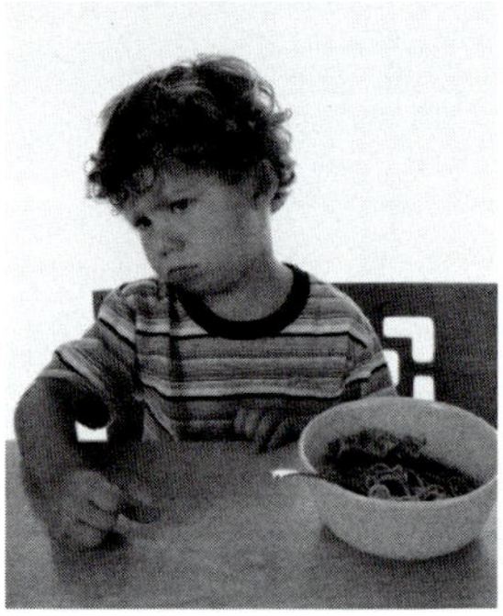

① 거식증(anorexia nervosa)

식욕을 상실하지 않았음에도 불구하고 자신의 체중을 최소화하기 위하여 불필요하게 음식의 섭취를 거부하는 신경성 식욕부진으로 굶주림을 통하여 날씬함을 혹독하게 추구하는 것이 특징이다. 거식증의 원인은 비만에 대한 공포이며, 자신의 체중을 실제 체중보다 높게 지각하는 왜곡된 신체상(distorted body image)을 가지고 있는 것이 특징이다. 부모로부터 받지 못한 애정에 대한 분노의 표출이거나, 마른 신체상을 추구하는 현대사회의 문화적 현상으로 보는 견해도 있다. 수개월간 적절한 영양을 섭취하지 못해 신체기능이 약화되어 빈혈, 저혈압, 월경불순, 심장기능 약화, 골다공증 등을 일으킬 수 있으며, 심하면 생명을 잃을 수도 있다(Santrock, 1997 : 376).

② 폭식증(bulimia)

한꺼번에 많은 양의 음식을 섭취하고 체중의 증가를 막기 위해 인위적으로 토하거나 설사약을 복용하는 등의 비정상적 섭식행동을 반복하는 정신과적 질환이다. 거식증은 대개 마른 신체상태를 보이지만, 폭식증은 전형적으로 정상적인 체중을 유지하고 건강하며 사교적인 모습을 보인다는 점에서 다르다.

폭식증이 있는 아동·청소년은 거식증처럼 자신의 체형이나 체중에 대해 왜곡된 신체상을 가지며, 많은 양의 음식을 섭취함으로 인해 죄책감, 수치심, 우울증 등에 빠지게 된다. 폭식증은 정서적 스트레스나 고통스러운 사건이 선행되는 경우가 많으며, 지나친 다이어트와 번갈아 나타나는 경향이 있고, 주로 혼자 있을 때 이루어진다. 이것은 폭식, 구토, 설사약의 복용 등으로 인하여 복통, 소화장애, 충치, 월경불순, 약물중독 등을 초래할 수 있다.

3) 정서장애

아동·청소년의 정서장애는 불안증, 공포증, 우울증, 강박증 등 여러 가지 유형이 포함된다. 아동·청소년이 매사에 의욕이 없고 공부나 창의적인 일을 귀찮아하며 정서적으로 안정적이지 못하고 걱정과 두려움이 많은 등의 감정상의 문제를 보인다. 여기서는 아동·청소년의 우울장애, 자해 및 자살 그리고 학교공포증에 대해 살펴보고자 한다.

(1) 아동·청소년 우울장애

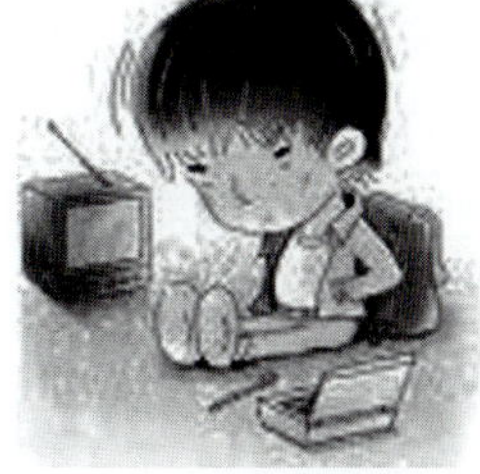

우울장애(depressive disorder)를 가진 아동·청소년은 자주 슬퍼하고 울거나 어떤 일이나 미래에 대해 희망이 없다고 자주 말하고 놀이 및 활동에 대한 흥미가 감소하는 증상을 보인다(김기태 외, 2009). 하지만 우울증은 일반적인 우울한 느낌이나 불행한 감정을 느낀 것만으로 진단될 수 없으며, 경험한 스트레스에 비해 우울한 감정이 지나칠 정도로 심하게 나타나거나, 우울장

애를 일으키는 선행사건이 불분명할 때 진단될 수 있다.

아동·청소년기 우울장애의 특징은 성인에서 보이는 전형적 우울감, 죄책감 등의 증상 외에 짜증, 분노발작, 신체증상 호소 등을 흔히 나타낸다. 청소년의 경우 무단결석, 약물남용, 가출, 비행 등의 문제로 드러나고 신체증상이나 성적 저하로 위장하여 우울증상이 감추어진 형태인 '가면성 우울(masked depression)'을 나타내기도 한다. 보통 아동기보다 청소년기에 우울증이 증가하는 경우가 더 흔하고 우울증이 심각한 경우 다른 부정적 정신건강을 야기해 자살에까지 이를 수 있으므로 우울장애에 대한 특별한 주의와 관심이 요구된다.

아동·청소년기의 우울장애에 대한 근본적인 원인은 아직 밝혀지지 않고 있지만, 유전적 요인, 생물신경학적 요인, 심리사회적 요인들에 관한 연구가 이루어지고 있다. 유전적인 요인에 관한 증거로 우울장애 아동·청소년의 가족 내에 우울증을 앓고 있는 환자가 많은 것을 볼 수 있다. 생물신경학적 요인으로는 신경내분비계의 이상, 뇌 신경전달물질, 특히 노르에피네프린, 세로토닌, 아세틸콜린 등의 이상, 신경생리학적 소견 등이다. 심리사회적 요인으로 부모갈등, 이혼, 결손가정의 아동이 우울장애에 취약하고, 특히 아동학대나 성폭행 피해 아동·청소년에서 우울장애가 높게 발생하고 있다.

청소년의 경우 매사에 부정적이거나 반항적이 되어 가족과 잦은 마찰을 빚으며 심한 경우 가출, 알코올 및 약물남용과 비행을 저지른다. 학업에 대한 집중곤란, 흥미상실로 인해 성적이 떨어지며, 심한 경우 학업을 포기하고 등교를 거부하는 등 사회생활 전반에 걸쳐 장해가 초래된다. 환각이나 망상은 우울감에 의해 2차적으로 생기는 것으로 우울감의 주제와 관련이 깊다(대한신경정신의학회, 2017). 여러 사람들과 대화하는 조현병의 환청과는 달리 자신을 '비난하는 소리', '죽음 혹은 자살을 유도하는 소리', '죄책감', '허무', '처벌'에 관한 환청이 대부분이다. 사춘기 이전의 아동에서는 망상이 드물지만 사춘기 정신병적 우울장애의 경우 약 절반 정도에서 망상을 보인다.

아동·청소년 우울장애의 예후는 발병연령, 재발빈도, 공존질환에 따라 다양한데, 일반적으로 어린 나이에 발병할수록 예후가 나쁘고 회복되는 듯하지만 재발하기 쉽다. 만약 치료가 적절히 이루어지지 못하면 학습장애, 자살, 약물남용, 비행, 품행장애 등의 합병증이 동반된다.

아동 · 청소년 우울장애의 치료는 생물학적 기질, 유전적 취약성, 인지-정서 발달의 수준, 가정환경 등 다양한 요소를 포함한 다각적인 접근이 필요하다. 가출, 등교거부, 약물남용, 특히 자살의 위험성이 있을 경우 입원치료를 하는 것이 바람직하다. 약물치료를 통해 뇌의 신경전달물질인 세로토닌과 노르아드레날린의 양을 증가시켜 우울증상의 완화를 도모할 수 있다. 또한 정신과적 면담을 통해 부정적 사고, 인지 왜곡, 문제 행동 그리고 불안정한 정서를 다루어야 한다. 놀이치료는 정신치료를 수행하기 어려운 10세 미만의 소아들에게 시행되는데, 자신의 생각과 감정을 간접적으로 표현할 수 있도록 하여 의미 있는 사람들과의 관계형성을 촉진시킨다. 또한 인지행동치료는 우울장애로 인한 소아의 심리정서적 문제를 해결하기 위해 사고진행과정, 인지기능을 재구조화하는 데 효과적이다. 이 외에도 가족치료를 통해서 아동 · 청소년의 정상발달에 대해 부모가 다시금 학습하고 자녀의 문제를 인식하고 문제해결에 필요한 도움을 제공할 수 있다.

(2) 아동 · 청소년기의 자해 및 자살

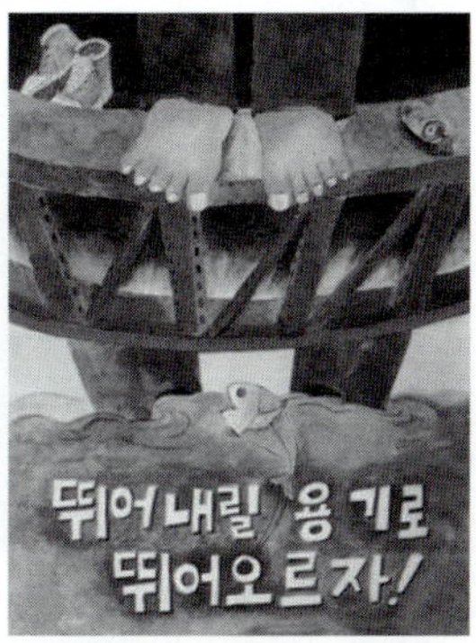

2022년 통계청 사망원인 통계에 의하면, 10대 청소년 자살은 인구 10만 명당 337명, 자살률로는 7.2%로 우리나라 10대 사망원인 순위 1위를 차지했다(보건복지부, 2024). 자살은 우울, 물질남용과 밀접한 관계가 있으며, 죽음의 개념에 대한 불명확함, 구체적 계획을 세우고 시도할 만한 능력 부족 등으로 인하여 사춘기 이전의 자살은 그 비율이 낮다.

자살을 시도한 청소년은 대체로 외롭고, 소외되어 있으며, 따돌림을 받고 있다고 느끼고, 부모나 친구로부터 사랑을 받지 못한다고 생각할 경우에 극단적인 행동을 취할 수 있다. 우리나라의 경우 성취욕이 높고 완벽을 추구하는 성향이 강한 청소년일수록 성적저하, 입시실패로 좌절하여 자살하는 경우가 많다고 보고되고 있다. 또한 친구와 함께 동반자살과 모방자살을 시도하거나 매스컴의 영향을 쉽게 받는 경향이 있다.

자살은 사후치료가 불가능하기 때문에 가장 근본적인 치료책은 예방이라고 할 수 있다. 자살을 시도하는 사람들은 자살에 대한 경고 내지 자살의 의사를 밝히거나 특유의 행동유형을 나타내므로 이를 빨리 파악하여 즉각적인 개입을 취하는 것이 무엇보다 중요하다.

최근에는 자살뿐만 아니라 청소년의 자해, 즉 비자살성 자해(NSSI : Non-Suicidal Self-Injury)가 급격하게 증가하고 있다. 비자살성 자해는 2013년 DSM-5에서 처음으로 따로 분리되었는데, 죽음을 목적으로 하지 않지만 고의적으로 자신의 신체조직을 손상시키는 행동이다. 일반적으로 베기(cutting), 심각한 긁기, 태우기 등이 포함된다. 우리나라 청소년의 자살시도율(2005~2022년)은 계속 낮아지다가 2020년을 기점으로 다시 올라가는 추이를 보이고 있다. 고등학교에 비해 중학교 학생들의 자살시도가 상대적으로 높았는데, 청소년의 학년 자살시도율을 보면 중1과 중3 시기에 자살시도율이 높고, 성별로는 여학생의 자살시도율이 남학생보다 높다. 이는 상대적으로 여학생이 우울증에 취약하고 자해 문제에 노출되어 있으며 다른 연령층과는 달리 10대 때는 조현병이나 조울증의 발병이 높지 않기 때문일 것으로 추정된다(질병관리청, 2022).

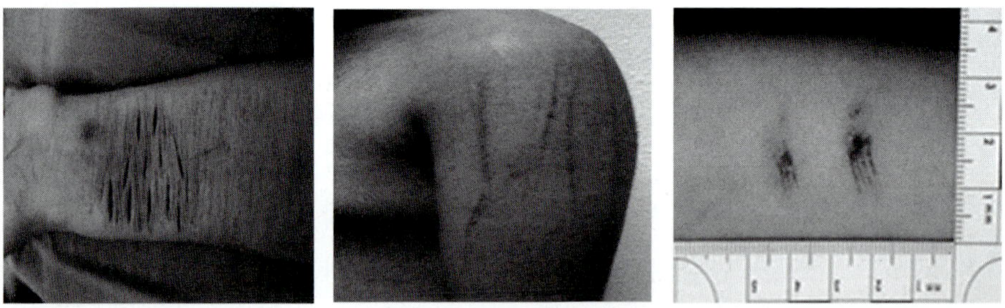

베기(cutting) 긁기(scratching) 뽑기(picking)

| 그림 8-2 | 자해 상처

자해는 고통스럽고 괴로울 정도의 감정을 해소해 주고, 멍한 느낌에 대응하여 살아 있음을 느끼게 해준다. 즉, 청소년들은 스트레스에 대처하기 위한 방법으로 자해를 하는 것이다. 따라서 스트레스를 해소할 수 있는 대안을 제시하고 훈련하도록 도와주는 것이 좋다. 호흡과 이완훈련을 한다든지, 자해하고 싶은 마음이 들 때 얼음물을 마시거나 얼음을 씹어 먹기, 걷기, 운동하기, 향수나 향초를 활용하기, 진정되는 음악 듣기 등 자기진정 방법을 활용하면 도움이 된다. 한편 일선 학교 및 교육청에서도 자해행동을 보이는 학생을 돕기 위한 교사용 가이드 책자나 단기 프로그램을 개발하여 보급하고 있다.

사례

"죽고 싶다는 생각을 많이 했어요. 죽으려고 시도한 적도 있었어요. 목을 조르거나 손목을 그었어요. 자해를 하면 우울하다는 생각이 사라진 것 같아요. 처음에는 아팠는데 긋다 보니 안 아파요. 살기 싫어서 자해하는 것 같아요. 그런데 하고 난 후에 마음이 편해져요. 무거운 짐을 내려놓은 느낌? 시원함이 생겨요. 지금은 칼이 없어서 손톱으로 긁어서 상처를 내요."

출처 : 경기도교육청(2017). 자해해동을 보이는 학생을 돕기 위한 교사용 가이드.

(3) 학교공포증

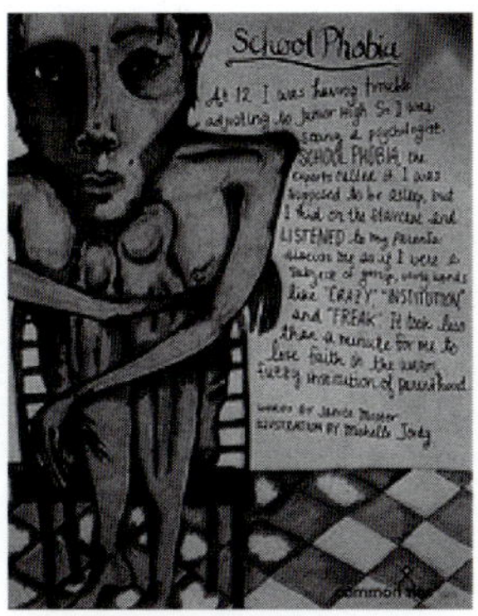

학교공포증(school phobia)은 격리불안장애의 한 유형으로, 가정이나 애착을 가진 사람으로부터 분리되어 적어도 4주 동안 학교에 가는 것에 대해 과도한 불안을 가진 상태를 말한다. 학교공포증은 학교 가는 것 자체에 대한 두려움이라기보다는 애착대상으로부터 격리되는 두려움과 관련 있다. 7~8세에 주로 발병하고 가정 분위기가 지나치게 밀착되어 있으며 아동에게 과보호 경향을 보일 경우 발생할 수 있다. 아동은 애착대상의 존재를 확인하기 위해 등교 거부를 하거나 교육활동에 참가하는 것을 꺼리고 분리되는 상황이 예상될 때 심한 불안을 느끼며, 때로는 신체적 증상을 호소함으로써 부모의 관심을 유발하기도 한다.

때로는 교사에 대한 불평과 불만, 학업에 대한 염증, 다른 학생에 대한 불만 등을 호소하는 모습은 학교에 갈 수밖에 없는 상황에서 나타나고 학교에 가지 않아도 되는 순간 사라진다. 학교공포증으로 인하여 학교에 장기간 결석하게 되면 아동의 학업, 친구관계, 교육활동, 사회성 발달에 심각한 문제가 발생할 수 있으므로 조기에 개입해 전문적인 상담 및 치료를 요한다. 전문가와 부모는 아동의 불평, 불만 그리고 요구사항을 무조건 받아주거나 반대로 방임 내지 야단만 치기보다 아동이 학교에 가기 싫은 이유를 분석하여 학교출석에 대한 공포와 같은 부정적 정서를 버리고 즐겁게 학교생활을 할 수 있도록 도모해야 한다.

핵심정리

① **아동·청소년기의 주요 특징** : 아동·청소년기는 신체적 발달이 급격하게 일어나는 시기이며, 심리적으로도 자아에 대한 탐색이 이루어지는 시기

② **주요 정신건강 문제와 유형**

- **행동장애** : ADHD(주의력결핍－과잉행동장애), 품행장애
- **신체형 장애** : 틱장애, 소아섭식장애
- **정서장애** : 아동·청소년 우울장애, 아동·청소년기의 자해 및 자살, 학교공포증

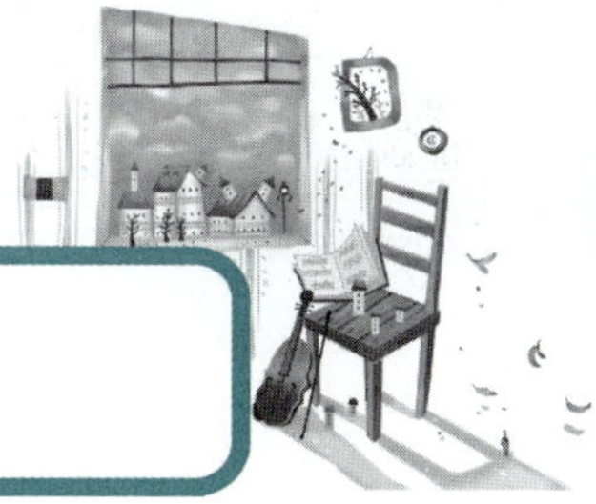

CHAPTER

09 성인기 정신건강

학습목표

1. 성인기에 나타나는 주요 정신건강 문제들을 알아보고 그 원인을 살펴본다.
2. 이 시기에 중요한 생애발달과업인 결혼생활과 자녀양육의 어려움과 관련한 문제들을 이해한다.
3. 성인기에 경험하는 주요 정신건강 이슈(실직, 스트레스, 갱년기 등)의 예방에 대해 토론해 본다.

1. 성인기 발달과업과 정신건강

성인기는 성인 초기를 장년기(25~39세)와 성인 후기를 중년기(40~64세)로 나누어 보는데, 에릭슨(Erikson)은 이 시기를 친밀감 대 고립감(intimacy vs isolation) 단계로 명명하였다. 이 시기에는 취업, 결혼과 출산, 자녀양육 그리고 노부모 부양 등 여러 가지 막중한 일을 동시에 수행하면서 열정적으로 일하고, 힘을 쏟는 시기라고 규정하였다. 성인기는 청소년기에 주된 고민이었던 자아정체성에 대한 문제를 넘어서, 가족뿐만 아니라 직장과 사회적 관계로 맺어진 다양한 사람들과의 관계에서 자신의 삶을 이어나간다. 그렇기 때문에 그들이 경험하는 문제는 개인적 차원이기보다 주변 환경의 영향을 받게 되고 이로 인한 스트레스로 심리적 부담과 정신건강의 문제가 발생할 수 있다.

1) 신체적 특성

성인기가 되면 신체기능은 절정에 이르렀다가 40대 전후로 점진적으로 감퇴하기 시작한다. 신체수행능력, 체력, 정력, 지구력도 성인기에 절정을 이루게 된다. 근력은 25세에서 30세 사이에 절정을 이루며, 30세에서 60세 사이에 10% 정도의 근력 감퇴가 일어난다(정옥분, 2004 : 496-497). 후에 노화가 더 진행되면 피부 탄력이 줄어들며 쉽게 건조해지고 모발에서 탈모와 함께 백발이 생기기 시작한다. 시력과 청각을 비롯하여 인체의 오감능력이 나이 듦에 비례해서 기능 면에서 저하되는 시점이 성인기 후반의 모습이다.

〈표 9-1〉 연령과 신체기능의 변화

신체기능	변화가 시작되는 시기	변화상태
시 각	40대 중반	수정체가 두꺼워져 조절력이 떨어진다. 가까이 있는 물체가 잘 안 보이고(원시) 빛에 민감하다.
청 각	50~60세	아주 높거나 아주 낮은 음조(tone)의 소리를 잘 듣지 못한다.
후 각	40세경	냄새를 구분하는 능력이 감소한다.
미 각	없음	맛을 구별하는 능력의 변화는 거의 없다.
근 육	50세경	근육조직의 상실
골 격	30대 중반 여성은 폐경 이후 가속화	뼈의 칼슘성분 상실(골다공증)
심폐기능	35~40세	가만히 앉아 있을 때는 연령변화가 없지만 운동을 하거나 일을 할 때 연령변화가 나타난다.
신경계	성인기 내내 점차적인 변화	신경세포의 수지상 돌기 감소
면역체계	청년기	세포성 면역을 담당하는 T세포의 감소
생식기능	여성(30대 중반) 남성(40세경)	여성 : 가임능력의 감소, 폐경 후 완전상실 남성 : 약 40세경에 활동성 있는 정자의 수가 감소하기 시작, 성년기부터 테스토스테론의 점차적인 감소
세 포	점차적	피부, 근육, 힘줄, 혈액을 포함한 대부분의 세포가 점차적으로 감소
신 장	40세	척추디스크의 압축현상으로 80세까지 1~2인치 정도 신장이 감소한다.
체 중	일정 변화 없음	체중은 연령에 따른 일정한 변화패턴이 없으나 일반적으로 중년기에 체중이 제일 많이 나가고 노년기에 서서히 감소한다.
피 부	30~40세	탄력성을 잃으면서 주름이 생기기 시작한다.
모 발	50세경	모발이 가늘어지고 점차 흰색으로 변한다.

출처 : Bee, H.(1998). Lifespan development(2nd ed.). Addison-Wesley, 정옥분(2004) 재인용.

2) 심리적 특성

성인기에 들어서면 인생에서 홀로서기가 시작된다. 이제껏 형제나 부모에 의해서 보호받고 지지받았던 것에서 벗어나 심리적으로 독립하게 됨에 따라, 초기 성인기에는 새로운 삶의 도전과 함께 미래에 대한 희망을 가지는 동시에 과연 자신이 잘할 수 있을까라는 양가감정이 나타나기도 한다. 심리적으로 안정적인 사람은 계획된 목표에 맞추어서 직장을 가지고 결혼을 하면서 자식을 낳고 가정을 꾸리면서 생활하지만, 그렇지 못한 사람들은 가정이 제공해 주는 심리적 위안을 다른 방법으로 대체하려고 노력한다.

성인 후기에 들어서면 경제적으로 안정감을 느끼고, 동시에 부부와 자녀관계에 따른 친밀감이 어느 정도인가에 따라서 심리적인 균형이 이루어진다. 만약 이 시기에 예기치 않은 사고, 실직, 물질남용이나 가정의 갈등을 경험하게 되면 심각한 심리적 갈등을 경험하게 되고 중년기의 위기가 찾아올 수도 있다. 중년기 위기는 인간발달과정에서 필연적으로 나타나는 만큼 각별히 유의해서 개입해야 할 문제이다.

3) 사회적 특성

성인기는 사회적 관계가 가장 두드러지게 확장되는 시기라고 할 수 있다. 가족과 친구에서 벗어나 직장동료와 이성 그리고 다른 많은 사회체계와 교류를 가지고 상호작용을 시도한다. 이 시기에 사람들의 관심은 본격적으로 사회라는 집단에서 정해진 규칙과 법에 의거해서 다른 이들과 함께 공존하는 방법을 습득하고, 취업, 직장생활 그리고 가족구성 등에 초점을 둔다. 성인 초기에는 자신의 적성과 비전에 부합하는 직업선택과 결혼 그리고 자녀 출생 여부에 대해 그 어떤 세대보다 깊은 고민을 한다. 성인기에는 각자의 적성에 맞는 직업을 선택하는 일이 중요한 만큼 직업을 유지하는 것도 중요하다. 또한 자신의 가치관에 맞는 다양한 사회적 관계를 유지하는 것이 중요하며, 결혼을 통해 심리적 안정감을 추구하기도 한다.

성인 후기에서는 직장생활의 안정과 더불어 원만한 가정을 유지하고, 자녀를 건강하게 양육하고 원가정의 노부모 부양 등 복합적인 삶의 장면에 직면한다. 결혼생활에 있어서, 신혼 초기에는 결혼 만족도가 가장 높으나 자녀출산 이후 서서히 감소하다가 성인 후기에는 부부가 각자의 생활에 몰입하는 경향을 보이기도 하고 청소년인 자녀와의 갈등이 최고조에 달하면서 결혼 만족도가 낮아질 수도 있다.

2. 성인기 정신건강 문제와 개입방안

1) 성인기의 가족문제와 정신건강

(1) 결혼생활과 정신건강

결혼이란 적절한 연령에 도달한 성인 남녀가 이성교제와 배우자 선택 과정을 통해 애정과 신뢰를 확인한 후 이루어지는 두 사람의 육체적·정서적·경제적·사회적·법적 결합을 의미한다. 결혼은 두 성인 남녀가 자유 의지를 가지고 선택하는 하나의 생활양식이자 사회제도이며 합법적인 성적 욕구의 충족, 자녀 출산과 양육을 통한 가계계승, 생식행위를 통한 사회구성원의 충원, 정서적 안정과 친밀한 관계 형성 등의 중요한 의미를 가진다. 따라서 대부분의 사람들은 결혼을 통하여 개인적 욕구 충족과 이에 대한 법적 승인 및 사회적 인정을 획득함과 동시에 사회적 의무와 책임을 지게 된다.

과거에는 일정한 연령에 도달한 남녀가 반드시 치러야 하는 통과의례로 여겨졌던 결혼이 오늘날에 와서는 더 이상 필수적인 과정이 아닌 선택의 문제로 인식되고 있다. 최근 이혼율이 급증하고 비혼이나 동거를 선택하는 사람들이 지속적으로 증가하고 있지만, 여전히 많은 사람들이 일생을 통하여 한 번 혹은 그 이상의 결혼생활을 선택하고 경험한다는 점에서 결혼은 중요한 사회제도 중의 하나이다.

오늘날의 부부관계는 과거의 권위적인 관계에서 양성이 동등한 입장으로 변화하고 있다. 여성이 가사, 육아, 직장생활을 병행하게 되면서 일-가정 양립의 문제를 두고 부부간의 갈등이 빈번히 일어난다. 이 과정에서 배우자에 대한 관계적 측면에서 스트레스를 받게 되고, 나아가 우울, 불안, 가정폭력 등의 심각한 문제를 겪으면서 이혼으로 비화되는 경우도 종종 나타나고 있다.

존 가트맨은 40여 년간 결혼생활을 연구한 결과, 부부간 갈등 중 69%는 해결하기 어려운 문제이며 31%만이 해결할 수 있는 문제라고 한다. 존 가트맨은 부부간 풀리지 않는 문제는 영속적 갈등주제와 관련이 있다고 하였다. 풀리지 않는 문제는 상황과 무관하게 두 사람 사이에 지속적으로 반복된다. 이 문제만 거론되면 비난받고 거부당하며 이해받지 못하는 기분이 들어서 억울하고 불쾌하고 슬프고 화가 나는데, 부부 두 사람 중 한 사람이라도 그렇게 느끼면 이는 영속적 갈등이다. 영속적 갈등의 주제는 돈, 종교, 친구, 술 등 각자의 유전자, 환경, 성장과정 등을 통해 오랜 기간 형성된 것이다. 따라서 부부는 그런 주제에 대해 강박적으로 풀려고 하기보다 관리하는 데 초점을 두어야 한다. 그런 문제가 나올 때 어떻게 표현하고, 어떻게 말을 주고받고, 어떻게 행동할까 생각하면서, 즉 대화로 서로의 입장을 들어주고 말하는 것이 도움이 된다(최성애, 2012).

결혼생활 동안에 일어나는 결혼부적응을 최소화하면서 행복한 삶을 이어가는 데 필요한 지침을 몇 가지 제시하면 다음과 같다.

첫째, 부부관계에서 갈등을 숨기거나 회피하지 않고 함께 해결책을 찾아야 한다. 결혼부적응에서 나타나기 쉬운 무관심과 거부는 부부간의 갈등을 유발하는 원인이 되기도 한다.

둘째, 성숙한 대화를 통해서 갈등을 해소한다. 원만한 결혼생활에서 부부간의 진솔한 감정표현과 함께 정확한 의사소통이 중요하다. 이때 나에게 현재 일어나고 있는 생각과 느낌에 대해서 말로 표현하는 '나-전달법(I-Message)'을 사용하여 부부간의 갈등을 해소하는 것도 현명한 방법이 될 수 있다.

셋째, 결혼적응 기간을 장기간으로 바라본다. 결혼생활 동안에 위기는 언제, 어떻게 닥쳐올지 알 수 없다. 그 시기가 결혼 초기, 출산기 또는 자녀의 독립기와 같이 시기별로 큰 사건마다 또는 불규칙적으로 나타날 수 있다. 부부가 눈앞에 보이는 갈등요소에 얽매이기보다는 미래에 초점과 가능성을 두고 보다 멀리 보는 관점의 변화가 필요하다.

(2) 자녀양육과 양육 스트레스

성인 초기에는 처음 자녀를 낳고 양육하는 과정에서 느끼는 어려움이 크다. 아이의 성장과 발달에 관련해서 가지게 되는 기대와 부담을 함께 경험하기도 한다. 핵가족이 일반적인 현대사회에서는 저출산으로 자녀가 줄어들고, 경쟁적인 사회 분위기는 심리적・경제적으로 양육부담을 가중시키기도 한다. 맞벌이 부부의 증가는 자녀돌봄에 있어 잠재적 갈등요인이다. 2020년 코로나19와 같은 세계적인 전염병의 확산으로 인하여 어린이집, 유치원, 학교에 갑작스러운 휴원 및 휴교 조치가 내려졌다. 국가에서 지원하는 돌봄체계가 가동되었으나 제한적이고, 직장에서 자녀돌봄으로 인한 휴가나 제도가 적절히 지원되지 않는 사회적 환경은 맞벌이 부부에게 자녀양육부담이 가중된 사례라 할 수 있다.

부모에게 양육 스트레스란 자녀교육, 훈육, 안정적 돌봄 등 부모로서의 역할에 따른 부담이나 자녀양육과 관련하여 갑작스럽게 증가된 가사노동이나 통제하기 힘든 자녀의 행동 등으로 인하여 부모가 겪는 육체적・정서적 부담 등을 말한다. 일반적으로 양육 스트레스는 아버지보다는 어머니가 더 많이 느끼는 것으로 보인다. 특히 자녀의 발달에 따른 특수한 자녀의 행동이나 자녀문제가 발생했을 때, 부모로서 자신의 역할에 대해 느끼고 있는 감정이나 생각이 스트레스가 될 수도 있다. 마지막으로 양육자의 질병이나 정서적인 문제 또는 도움을 줄 수 있는 사람들의 지원 부족, 그리고 이혼, 배우자의 사망 등과 같은 생활사건이다. 자녀가 건강히 성장하는 모습을 기대하며 바라는 대로 되었을 때만큼 부모에게 행복한 순간은 없을 것이다. 그러나 부모는 자신의 욕심과 자녀에 대한 비현실적 기대로 인해 자녀와 갈등이 생기기도 하고, 그로 인한 스트레스를 제때 해소하지 않으면 자녀를 행복한 눈으로 바라보기 어려울 것이다. 양육 스트레스와 관련하여 부담감을 낮추고 건강한 성인기를 보내기 위한 방법은 다음과 같다.

첫째, 자녀양육 참여는 부부가 함께 할 수 있도록 한다. 부 혹은 모 혼자 자녀양육을 책임질 것이 아니라 부모가 공동으로 함께 자녀를 양육하여 부담감을 최소화하고 부부가 서로 의지할 때 건강한 자녀의 성장을 이룰 수 있다.

둘째, 자녀를 양육함에 있어서, 주변과 경쟁하거나 비판적이지 않아야 한다. 다른 아이와 비교하여 '우리 아이는 왜 이럴까' 하면서 자녀에게 회의적인 태도를 보이기보다 자녀의 입장에서 공감하는 태도를 가져야 한다.

셋째, 자녀의 기질과 성향에 따라 훈육방법을 선택하는 것이 좋다. 예를 들어, 내향적인 아이일 경우 아이가 속이 깊고 알아서 한다고 생각하여 관심을 덜 가지기보다 자녀의 마음이 어떠한지 물어보고 표현하도록 이끌어 주는 것이 더 바람직하다.

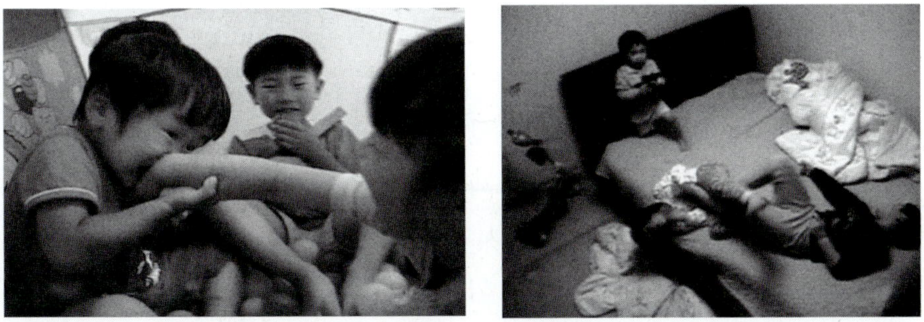

출처 : SBS. <우리 아이가 달라졌어요>

(3) 부모 부양과 정신건강

우리나라에서 부모 부양은 전통적으로 중요한 덕목으로 인식되어 왔다. 노부모를 모시는 것은 효의 실천이고, 자신을 낳아준 부모의 은공에 대한 당연한 보답으로 여겨왔다. 그러나 최근에는 개인의 가치관, 생활방식 그리고 가족구조 등의 변화를 포함해 사회환경의 급격한 변화로 부모 부양과 효에 대한 인식이 크게 달라지고 있다. 따라서 부모는 자식에게 부양의무를 강요하거나 기대하기 어렵고, 자녀의 실제 부양수준 또한 부모의 기대에 미치지 못할 때가 많다.

성인기에 부모의 위치는 그 전 시기와 역전 현상이 일어난다. 즉, 아동기에는 부모에게 의존적인 모습을 보이다가 성인기에 들어가면서부터는 오히려 부모가 자녀에게 의존하는 형태로 변화된다. 또한 핵가족을 넘어 1인 가구 중심의 가족체계에서 치매와 같은 질환을 겪는 부모를 돌보는 데에는 현실적인 한계가 있다. 예를 들어, 가족이 치매부모의 문제행동에 대해서 적절히 대처하지 못하거나 맞벌이 부부인 경우 돌보아 줄 사람이 없거나 경제적 어려움에 직면하면서 점차 가족구성원 전체가 소진(burn out)에 빠질 수도 있다. 부양에 대한 심리적·경제적 부담이 지속되면 가족갈등이 심화되고 나아가 노인 학대, 부모 유기 및 방임 등의 사회문제로 이어진다.

사회적 해결책으로 노인장기요양보험제도를 비롯해 노인부양 부담을 완화하는 경제적 지원과 민간영역에서의 다양한 노인돌봄서비스 등의 사회적 지지체계가 마련되고 있으나 여전히 한계가 있다. 특히 중장년층은 만혼·비혼 자녀의 독립이 늦어지는 데 따른 성인 자녀 돌봄과 노령의 부모세대를 부양해야 하는 이중부담을 떠안는 경우가 늘어나고 있다. 이러한 부양부담의 양상은 가족 내 갈등 증가, 부양으로 인한 일상생활 및 사회생활 제약을 야기시켜 중장년층의 사회적 관계의 축소와 단절, 갱년기와 같은 신체적 변화와 동반해 우울증을 비롯한 심리적·정서적 어려움을 불러오게 된다.

이러한 복합적 문제를 해결하기 위해서 첫째, 부모세대와 자녀세대의 공감형성과 이해가 필수적이다. 부모세대는 양육에 대한 보상으로 부양을 강요하기보다 서로 간의 가족애를 확인하고 배려하고, 자녀세대는 부모에 대해서 존경과 함께 자신들의 노후에 대한 준비 차원에서 책임을 지는 자세가 필요하다. 둘째, 사회적 제도를 보완하여 경제적 안정을 이루고 부모부양 부담을 줄여나가야 한다. 노인장기요양보험제도가 돌봄부담을 줄이는 데 긍정적인 영향을 주고 있고, 2016년부터 국민연금관리공단을 중심으로 중장년층의 노후준비지원 서비스가 운영되고 있다. 하지만 정책의 실효성을 높이기 위해 적극적인 보완이나 서비스의 확대가 요구되고 있다. 또한 지역사회에서 노부모 부양부담을 지원하기 위한 통합돌봄시스템이 구축되어 부담을 줄일 수 있도록 시스템의 재정비가 필요하다. 셋째, 스트레스 관리, 신체건강 유지, 마음챙기기 등 자기관리를 위한 교육과 치매 교육, 노후계획 그리고 돌봄서비스 정보 접근 등 돌봄자로서의 개별 역량을 강화하는 프로그램 등이 도움이 될 것이다.

효도 약속하고 상속받는 효도계약서

최근 한 증권사가 '효도계약서'를 소개하는 강좌를 열었다. 효도계약서는 일종의 조건부 증여 계약서다. 효도계약서에는 노부모가 자식에게 재산을 물려주는 조건으로 집 방문 횟수나 입원·병간호비 지급 등의 내용이 담긴다고 한다. 씁쓸하지만 현실 속 얘기다.

효도를 계약해야 하는 시대

최근 유명 배우가 96세 조부로부터 효도를 조건으로 집과 땅을 증여받았음에도 그러한 부양의무를 다하지 않았다고 하여 조부가 증여받은 재산을 반환하라는 소송을 제기한 사건이 있었다. 이 사건을 계기로 증여 시 효도를 조건으로 하는 내용을 담은 소위 '효도계약서' 작성이 사회적으로 이슈가 됐다. 위 사건에서는 효도계약서를 작성하지 않았다.

강좌의 사례에 나온 효도계약서에는 부모가 생전에 자녀에게 재산을 물려주면서 '매년 몇 번 이상 부모의 집을 방문할 것', '부모가 아플 경우 입원비를 모두 부담할 것'과 같이 부모에게 효도를 어떻게 해야 한다는 식의 내용이 담겼다.

효도계약서는 민법상 조건부 증여가 가능하다는 점에 착안한 부모와 자식 간의 계약이다. 본래 한 번 증여가 완료된 재산은 되돌릴 수가 없으나, 예외적으로 수증자가 증여자에 대한 부양의무를 이행하지 않는 때 증여계약을 해제할 수 있도록 민법에서 규정하고 있다. 효도계약서는 이러한 민법 규정을 근거로 자녀가 재산을 물려받은 뒤 부모를 부양하지 않는 경우에 물려준 재산을 반납하도록 하는 내용을 담았다.

최근 사례가 하나 더 있다. 계약서라기보단 각서였다. 각서 내용은 이렇다.

"본건 증여를 받은 부담으로 부모님과 함께 동거하며 부모님을 충실히 부양한다. 아들은 위 부담사항 불이행을 이유로 한 부모님의 계약해제 기타 조치에 관해 일체의 이의나 청구를 하지 아니하고, 즉시 원상회복의무를 이행한다."

이런 내용의 각서를 아들로부터 받은 후 2층 주택과 대지를 증여했다가 아들이 부모를 충실히 부양하지 아니하자 각서에 따라 아들에 대하여 부모가 소유권 이전 등기 말소 청구를 제기한 사건에서 대법원은 아들에게 부모로부터 증여받은 재산을 원상회복하라는 판결을 내렸다. 이 소송은 무려 10여 년간 진행됐다.

부모가 승소할 수 있었던 것은 증여 당시에 '부모를 잘 모시겠다'는 각서, 즉 효도계약서를 받아두었기 때문이었다. 효도계약서의 양식이 따로 존재하는 것은 아니나, 부모가 자녀에게 바라는 부양의무를 구체적으로 적시하고, 자녀가 부양의무를 위반하는 경우 증여계약을 해제하고 증여한 재산을 모두 반환한다는 내용을 포함해야 향후 발생할 수 있는 분쟁에서 유리하다. 효도계약서가 있다 해도 자녀가 부양의무를 다하지 아니하는 경우 소송으로 다투어야 하기 때문이다. 실제 증여계약을 해제하는 상황에 이르기까지 상당한 심리적인 고통을 막을 수는 없다는 뜻이다. (이하 생략)

출처 : 중앙시사매거진(2019. 6. 3). http://jmagazine.joins.com/forbes/view/326256

2) 성인기의 직업과 정신건강

(1) 직무 스트레스와 정신건강

직업활동은 건강한 성인기를 보내는 데 매우 중요한 역할을 한다. 성인은 직업을 통해서 자신의 성취감을 높일 수 있으며, 사회적 활동에도 적극적으로 참여할 수 있다. 또한 자신의 직업환경에서 업무를 충실히 수행함으로써 얻어지는 근로활동의 만족은 인생을 살아가는 데 중요한 원동력을 제공해 줄 수 있다. 그러나 직장동료와의 갈등, 과다한 업무 그리고 폭언·폭력과 같은 직장 내 괴롭힘 등은 직장인들의 건전한 직업활동을 방해하는데, 이를 직무 스트레스라고 한다.

다시 말해 직무 스트레스는 조직의 요구와 개인의 반응능력 간의 심각한 불균형 지각상태로서 조직 요구에 부응하지 못해 일어나기 때문에 인간과 환경의 관계에서 이해될 필요가 있다. 직장 동료와의 갈등, 과다한 업무, 상사의 폭언과 폭언 그리고 직장 내 괴롭힘은 직장인들이 주로 경험하는 직무 스트레스원으로, 직장생활을 하는 성인들의 정신건강에 부정적인 영향을 미친다. 직무 스트레스에서 발생하는 압박과 긴장, 초조 등으로 인해서 개인의 근로동기가 낮아질 수 있을 뿐만 아니라, 나아가 업무상 받은 스트레스를 해소하기 위해서 음주나 흡연, 약물남용과 같은 문제도 발생할 수도 있다. 또한 심리적으로 위축되어 고립되거나 우울증이 발생할 수도 있으며 자살과 같은 극단적 선택을 하기도 하므로 중요하게 다룰 필요가 있다.

사례

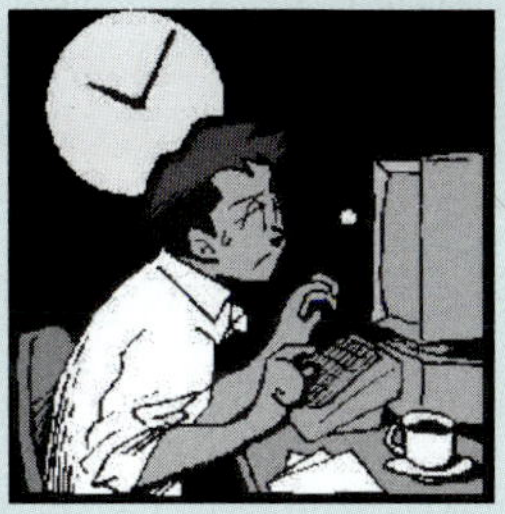

자동차정비공장에서 근무를 하는 이○○ 씨는 35세의 남성이다. 2007년 자동차 정비업무에 종사해 오다가 2019년 4월부터 정비소의 관리책임자를 맡게 되었다. 하루 종일 기계만 상대하던 사람이 하루 종일 사람을 상대하게 되었고, 업무 성격이 변한 이후 스트레스를 많이 받게 되었다. 이○○ 씨는 스트레스로 인해 무기력감과 열등감이 누적되어 왔고, 2022년 2월 회식 도중에 갑자기 가슴이 답답하며 숨을 쉬지 못할 것 같은 증상을 경험하였다. 이후 정밀검사를 받았으나 신체적으로는 아무런 이상이 발견되지 않았다. 하지만 공황장애 및 전환장애가 추정되었고, 정신과적 면담과 약물치료를 받게 되었다.

성인기 직업활동에서 직무 스트레스를 줄여 건강한 정신건강을 유지하고 근로활동의 만족도를 높일 수 있는 방안은 다음과 같다.

첫째, 조기에 직무 스트레스를 발견하여 해소시키기 위한 방안이 검토될 필요가 있다. 초기에 이러한 스트레스가 감지될 수 있도록 정기적인 적성검사 및 전문가 상담을 실시하여 스트레스가 누적되는 상황을 방지하는 것이 필요하다. 시·군·구 정신건강복지센터에서 생애주기별 사업 중 하나로 직무 스트레스에 대한 검사와 상담을 실시하고 있다. 적절하게 지역사회자원을 활용하는 것도 좋은 방법이 될 수 있을 것이다.

둘째, 직무 스트레스에 노출되었을 때 직장 내 상담 관련 부서에서 초기 대응을 한다든지, 직무 스트레스와 관련한 사항을 직장의 상사와 의논하는 것도 좋을 것이다.

셋째, 무엇보다 본인 스스로가 자신의 스트레스를 관리할 수 있어야 한다. 과다한 업무 이후에는 충분한 휴식을 취하며, 여가나 취미활동을 통해 즉각적으로 스트레스를 발산하는 능동적인 행동이 필요하다.

(2) 실직

성인기에서 사람들은 본인의 의지 또는 타의에 의해서 직업활동을 그만두게 될 수도 있다. 최근 우리 사회에서는 40~50대에 조기퇴직하는 인구가 증가하고 있는 반면, 퇴직에 대한 준비는 부족한 경우가 많다. 하물며 계약직의 경우에는 반복적인 실직을 받아들여야 하는 상황에 더욱 민감할 수 있다. 치열한 구직활동으로 입사 후에 직업활동에 전념하지만 갑작스럽게 실직의 위험에 놓이게 되면 누구나 큰 충격을 받게 된다. 갑작스러운 실직은 기본적으로 경제적 문제에 직면하게 하고, 자존감 및 사기를 떨어뜨려 사회적 위축을 초래한다.

실직으로 인해서 겪게 되는 심리적 문제와 경제적 문제는 성인기의 정신건강을 위협하는 중요한 요인이 된다. 미처 준비되지 못한 상황에 대한 불안과 함께 다시 무언가에 도전하거나 준비해야 한다는 중압감으로 오는 스트레스를 견디는 일은 매우 힘들다. 또한 실직으로 인한 불안과 걱정이 무력감을 유발하고 자기비하나 일탈행동으로 이어질 수도 있으며, 우울과 부정적인 생각을 도피하기 위해 문제행동(담배나 음주)이 증가할 수도 있고, 급기야 중독의 상태에 빠질 수도 있다.

실직 그 자체로 인한 좌절과 상실도 심각한 문제이지만 추후 재취업을 하더라도 삶에 지속적인 후유증을 남길 수 있어 정신건강에 부정적인 영향을 미칠 수 있다. 따라서 개인의 노력과 함께 사회적 시스템으로 그 후유증을 최소화하도록 해야 할 것이다. 이에 대해 몇 가지 제안을 하면 다음과 같다.

첫째, 실직자 스스로 자신이 할 수 있는 일을 찾아서 평소의 생활패턴을 유지하는 것이 중요하다. 실직 후에도 규칙적인 활동을 유지할 수 있도록 지원한다. 좌절 뒤에 몰려오는 상실감이나 허무로 인한 불규칙적이고 불건전한 생활은 신체적·정신적으로 좋지 않다.

둘째, 가족이나 친구를 통한 지지체계의 개발이 필요하다. 심리적으로 안정을 유지할 수 있도록 적절한 휴식을 취함과 동시에 가족이나 친구를 통한 동기부여를 받는 것은 부정적 감정을 극복할 수 있는 힘의 원천이 될 수 있다. 또 이것을 통하여 재취업에 도전할 수 있는 기회를 제공받을 수 있다.

셋째, 실직자들에게 지역사회 내에 존재하는 재취업훈련이나 자기역량강화 훈련에 참가하는 기회를 제공해야 한다. 취업 관련 훈련을 통해서 자신의 또 다른 능력을 발견할 수 있고, 자신의 적성에 맞는 업무를 찾을 수 있는 기회를 통해 자신감을 회복하는 일은 실직자들의 정신건강 문제를 예방하는 데 매우 효과적이다.

3) 성인기의 정신건강 문제

(1) 갱년기 장애

성인기 후반인 50대 전후에 나타날 수 있는 문제로 갱년기를 들 수 있다. 여성의 경우, 갱년기 장애는 신체적으로 폐경과 함께 나타나는 경우가 많다. 갱년기에 접하게 되면서 여성은 자신이 늙어간다는 것을 실감하게 되고, 아름다웠던 시절을 그리워하며 쉽게 우울한 상태에 빠지는 경우가 많다. 한편 이 시기에 남성은 직장활동으로 외부활동이 주를 이루고, 자녀들은 역시 성장 후에 가정보다는 바깥으로 나가 있는 경우가 많다. 빈 둥지에서 홀로 집을 지키는 외로움이 정서적으로 불안정한 상태를 만들게 되고 신체적인 변화에 대한 불안은 더욱더 가속화될 수 있다.

① 신체적 변화

여성의 경우, 폐경에 의한 가장 현저한 생리적인 변화는 호르몬 분비의 변화이다. 폐경 후에는 난소기능이 저하되므로 에스트론(estrone) 및 에스트라디올(estradiol)의 혈중치가 낮아지는 등, 호르몬의 변화가 현저하게 나타난다. 이렇게 에스트로겐(estrogen) 분비가 감소될 때 월경 양상의 변화, 혈관 운동신경 실조, 기타 정신적 증상 등이 출현한다. 또한 골다공증, 당뇨, 고혈압 등 다른 신체질환의 발병률을 증가시키는 경향도 있다. 남성의 경우에는 성욕 감퇴, 만성피로, 무기력 그리고 우울감 등으로 인해 외부 활동에 대한 관심이 적어지면서 신체적 활동량이 감소되는 것이 대표적으로 나타나는 갱년기 증상이다.

② 심리적 변화

갱년기에서 나타나는 주된 호소는 우울과 불안이라고 할 수 있다. 신체적인 변화와 함께 이어지는 정서적인 불안정감으로 인하여 기분의 조절이 어려워지고 작은 사건에 대해서 받아들이는 힘이 상대적으로 약해진다. 또한 사회적으로 위축되고, 한없이 작아지고 약해지는 자신을 보고 상실감과 괴리감에 휩싸일 수도 있다.

사례

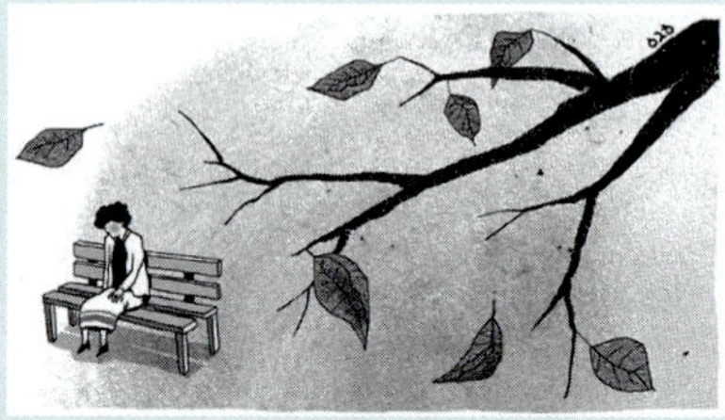

52세의 김○○ 씨는 기혼여성으로 한 달 이상을 가만히 있지 못하고 왔다갔다 안절부절못하며, 고독하고 슬퍼서 울기도 하는 증상을 주 호소로 내원하였다. 평소 살림도 잘하고 가족의 수발도 잘 하던 평범한 가정주부였던 김○○ 씨는 갱년기 증상이라며 호르몬 요법을 받으면서 얼굴이 달아오르고 야간에 발한하는 현상은 호전되었지만 점점 밥맛이 없고, 복부가 당겨오는 느낌을 지울 수가 없었다. 자신의 장래에 대해서 걱정하고 울기도 하며 지난 일을 되씹고 후회하며, 차라리 죽겠다는 자살생각 및 초조, 불안으로 가족에 의해서 강제로 입원하게 되었다.

③ 갱년기 정신건강 관리

갱년기의 정신건강 관리를 위해 먼저 갱년기 증상으로 나타나는 심리적 불안 및 우울에 대해서 대처할 방안을 준비한다. 이완요법이나 명상, 요가 등은 정서적인 면을 다스리고 조절하는 데 도움이 될 수 있다. 또한 가족이라는 공동체를 통해서 안정감과 소속감을 재확인하고, 자신이 힘들어하는 것에 대해서 가족도 알고 공감하고 서로 이해하고 격려하는 것은 심리적 안정을 높일 수 있다. 마지막으로 약물치료나 호르몬제를 이용하여 건강을 유지하는 방법이 있다. 항우울제나 항불안제를 통하여 우울과 불안에 대처하고, 호르몬 주사를 통해서 불규칙한 호르몬 분비를 조절하여 어려움을 극복하는 방법도 좋은 방법이다.

(2) 화병

우리 사회에서만 나타나는 특이한 현상이 있는데 바로 화병이다. 화병은 한국 민속 증후군으로서, 글자 뜻 그대로 영어로는 '분노 증후군(anger syndrome)'으로 번역되며 분노의 억제로 인해서 발생하는 것이다. 불면, 피로, 공황, 임박한 죽음에 대한 두려움, 우울한 정동, 소화불량, 식욕부진, 호흡곤란, 빈맥, 전신 동통 및 상복부에 덩어리가 있는 듯한 느낌 등이 대표적인 증상이다.

화병은 흔히 성인 후기에 중년의 여성들이 주로 호소하고 있다. 다른 문화권에서는 좀처럼 볼 수 없는 이 화병은 한국적인 문화적 특성에 기인한다. 흔히 말하는 "울화통이 터진다"라는 말이 화병으로 풀이되는 말이다. 우리 문화에서 화병이 발생하는 이유는 옛날부터 '남아 선호 사상'에서 이어지는 가부장적 사고방식의 틀 속에 갇혀 살아온 여성들이 시부모와의 갈등 속에서 겪는 어려움과 괴로움을 내재시켜서 쌓아두다가 중년기에 접어들면서 화병이라는 증상으로 나타나는 것이다.

① 화병의 경과

화병에서 나타나는 신체적인 특징에는 입이 마르거나 목이 마름, 두통이나 어지러움, 잠들기 어렵거나 자주 깸, 가슴이 두근거림 등이 있으며, 심리적인 특징에는 사소한 일에도 화가 나거나 분노감을 표출하는 것, 삶이 허무하게 느껴지거나 혹은 자신이 초라하고 불쌍하게 느껴지는 자기연민의 감정 등이 있다. 분노를 억제함으로써 억누르고, 이로 인해서 감정이 역류하게 된다.

〈표 9-2〉 **화병의 경과**

분노기	화가 치밀어 오르는 시기이다. 화를 직면했을 때 나타나는 현상으로 분노가 치미는 증상이 대표적이다. 그렇지만 이 시기가 오래가지는 않는다. 단기적으로 분노가 폭발하는 시기로 몇 분 혹은 며칠 지나고 나서 분노기는 끝나게 된다.
갈등기	분노기를 지나고 나서 분노를 해소하는 시기에 나타나게 된다. 다툼이 있었다면 '용서할까? 말까?'와 같은 고민이 있는 시기이다. 이 시기에는 고민이 많고 불안하거나 쉽게 놀라는 등의 정신적인 증상이 많다.
체념기	참는 생활을 지속하는 단계이다. 더 이상의 큰 스트레스가 없는 경우에 그저 참으며 시간을 보내게 된다. 그렇지만 마음속에서는 억울함과 분함을 완전히 제거하지 못했기 때문에 같은 스트레스를 겪게 되면 증상으로 바로 연결된다. 이 시기는 마음속에서 참는 것을 많이 하여 우울한 기분으로 빠지거나 반대로 열정적으로 일에 매달리기도 한다.
증상기	오랜 기간 동안의 분노, 억울함은 마음속 수면 아래 있는 듯하지만, 시간이 지나면서 억제할 수 있는 힘이 부족하게 되면 증상으로 나타나게 된다. 이 시기는 중년 여성에게는 갱년기와 만나서 더욱 증상을 뚜렷하게 호소하게 된다. 이 시기는 오랜 기간 동안의 억울함으로 인하여 분노보다는 우울이나 불안의 증상을 많이 가지고 가슴 답답함, 치밀어 오름, 무엇인가 걸린 느낌, 얼굴의 열감 등 화병의 신체증상이 뚜렷하게 나타나는 시기다.

출처 : 대한한방신경정신과학회 · 화병연구센터(2013). 화병임상진료지침서.

② 화병의 치료

분노를 마음속에 깊이 담아둠으로써 나타나는 화병의 주된 원인은 배우자와의 관계에서 기능적인 의사소통과 감정표현 그리고 왜곡된 인식이다. 배우자와의 갈등이나 불만에 대해서 침묵하고 참는 것으로 회피했던 행동의 결과가 시간이 흐른 후 심리정서에 악영향을 미치는 것이다. 그래서 적절한 시기에 배우자와의 관계에서 비롯되는 부부갈등 문제는 조기에 해결하는 것이 좋다.

전문가와의 상담을 통해 부부는 그동안 모호하고 추상적이었던 대화에서 갈등의 원천에 직면하고, 자신의 현재 기분과 감정을 있는 그대로 표현하는 훈련이 필요하다. 적절한 대화와 소통을 통해서 배우자 역시 자신의 문제점을 이해하고, 자신의 배우자가 받는 고통에 대해 공감하고 이해하면서 치료에 동참하는 것도 중요하다.

(3) 군복무와 정신건강

우리 사회에서는 신체·정신적으로 건강한 성인기 남성은 의무적으로 병역에 대한 책임을 가지고 있다. 과거에 비해 병영 내에서 구타나 폭언, 욕설과 같은 가혹행위가 줄어들고 여기에 대한 노력이 성과를 보이고 있지만, 군사훈련과 계급사회라는 특수한 조직 분위기에 적응하는 데는 누구나 어려움과 부담을 가질 수밖에 없다. 이 때문에 TV나 신문에서 종종 보도되는 탈영과 총기난사, 자살 등은 입대를 앞둔 성인기 남자들에게 있어서 불안감을 조성하며, 병역을 수행 중인 자녀의 부모들은 늘 초조함 속에서 지내게 된다.

① 군복무의 스트레스

군대조직은 대단위의 인원을 일사불란하게 움직이게 하기 위해서 통제된 생활을 하는 데서 비롯되는 불편함을 감수하는 것 자체가 스트레스다. 특히나 신세대 장병들이 군복무에 있어서 힘들어하는 점은 국가와 내 가족을 지킨다는 것에서 느끼는 심리적 부담감과 신체적으로 고된 훈련을 견뎌내야 하는 어려움, 자유로운 이동의 제한 등을 들 수 있는데, 이는 군장병들에게 상당한 스트레스 요인이 되고 있다.

2년 가까운 장기간의 군 복무기간 또한 장병들이 느끼는 스트레스 중의 하나이다. 군 복무기간의 단축이 계속해서 논의되고 있고 실제로도 계속해서 조금씩 줄어들고 있는 추세이지만, 이 기간 동안에 사랑하는 가족과 연인과의 헤어짐에 대한 고통은 큰 편이다. 입대 전 사소한 갈등은 언제든지 만나 해결 가능하나 군 입대 이후에는 만날 기회가 줄고, 전화통화마저 자유롭지 않은 상황에서는 심리적 고통을 유발한다. 이성친구로부터 이별을 통고받고 병영을 무단이탈하거나 자살을 시도하는 사례가 종종 발생하고 있는 것이 그 예라고 할 수 있다.

마지막으로 계급사회라는 체제에 수반되는 수행과 복종이다. 일상적인 사회적 관계에서는 서로 존중하고 배려하는 것이 당연하나 군대라는 조직에서는 의무와 규율을 우선시한다. 상사에게 절대 복종을 하고 개인의 의사가 무시되는 환경은 가장 견디기 힘든 부분이며, 후에 자신 역시 하급자에게 이러한 관습을 그대로 전수하는 모습을 볼 수 있다.

이상의 군복무와 관련된 스트레스는 군생활 경험이 적은 신입병일수록 위험에 많이 노출될 가능성이 높다. 복무기간에 따른 병사의 불안, 우울, 충동성과 같은 심리적 상태에 대한 연구결과를 보면, 입대한 지 8개월 이내의 병사들이 오랜 기간 복무한 병사들에 비해서 더 우울하고 불안하고 충동적인 경향을 보였다. 최근에는 군대에서의 가혹행위에 따른 병사들의 정신건강 문제가 심각한 수준이며, 이에 대한 대책 마련이 시급한 실정이다.

② 군복무와 정신건강 관리

군복무는 대한민국 남자로서의 의무이고 책임이다. 하지만 그 책임과 의무 속에서 드러나지 않는 고통과 정신적 갈등은 반드시 해소되어야 한다. 군 복무기간에 이루어지는 가혹행위와 비인간적 대우에 대한 규제가 잘 이루어져야 할 것이다. 군 복무기간 동안 병사들의 인권이 보장받을 수 있어야 하고, 특히 신입 병사들에 대한 관심과 배려가 중요시되어야 할 것이다.

군 시설 내의 사회복지에 좀 더 관심을 가져서, 군사회복지사나 군목, 군의관을 비롯한 심리상담 전문가들이 좀 더 넓게 활동할 수 있는 환경 조성이 필요하며, 조기에 정신건강 위험군이 발견될 수 있도록 선별해 내는 검사가 확대될 필요가 있다. 군대생활 적응이라는 현실적 문제를 안고 있는 병사들이 건강증진 행위를 잘 실천하고 정신 증상이 완화될 수 있도록 건강증진 프로그램에 대한 사회적 필요성도 높아지고 있다.

지금까지 민간단체인 군인권센터에서는 군대 내 구타, 가혹행위, 사생활 침해, 휴가권 침해 등 각종 인권침해 사항에 대한 상담과 효과적인 권리 구제를 위해 지속적으로 노력하고 있다. 그 결과의 일환으로 2022년 7월에 군대 내 인권침해 및 차별행위를 조사하고 필요한 경우 시정 조치와 정책 권고 등을 담당하는 기구인 '군인권보호관제도'가 출범하였다.

사례

동기에 인분 취식 강요한 육군 병사, 징역 4년…法 "죄질 극히 불량"

동기 병사에게 인분을 먹이는 등 엽기적인 가혹행위를 한 혐의로 기소된 육군 병사가 군사법원에서 징역 4년의 실형을 선고받았다.

8일 육군에 따르면 2군단 보통군사법원은 전날 폭행·상해·강요 등의 혐의로 기소된 A일병의 1심 재판을 열고 징역 4년을 선고했다.

재판부는 "피해자에 대한 육체적 가혹행위를 넘어 인간의 존엄성을 훼손하는 행위로 죄질이 극히 불량하다"고 판단했다.

수사 내용에 따르면 A일병은 지난해 4월 초 같은 부대 소속 동기생인 B일병과 함께 외박을 나간 뒤 B일병에게 폭언을 하고 폭행을 한 혐의로 재판에 넘겨졌다.

피해자 B일병은 수사 과정에서 A일병이 대소변을 얼굴에 바르거나 입에 넣도록 강요했다고 진술한 것으로 전해졌다. 군 수사당국은 피해자 진술이 신빙성이 있다고 보고 A일병을 기소했다.

이 사건이 '인분 사건'으로 언론에 보도되자 정경두 국방부 장관은 육군본부에 철저한 조사를 지시한 바 있다.

육군 관계자는 "이번 사안으로 국민에게 심려를 끼쳐 드린 점을 다시 한번 사과드린다"며 "앞으로 육군은 인권 훼손 행위에 대해서는 법과 규정에 따라 엄중하게 처리할 것이다. 유사 사례 재발 방지를 위해 다각적인 노력을 할 것"이라고 밝혔다.

출처 : 중앙일보(2020. 1. 8).

핵심정리

① **성인기의 심리사회적 특성** : 인생의 홀로서기가 시작되는 시기로 다양한 사회적 교류와 결혼이라는 중요한 과정을 거치는 가운데, 새로운 가족환경과 사회에 적응해야 하는 것이 주요 특징임

② **주요 정신건강 문제** : 결혼생활 적응문제, 원가족과의 관계 재설정 및 부모부양 문제, 자녀양육과 스트레스 문제, 직업상의 적응과 스트레스 문제, 실직에 따른 스트레스 문제, 갱년기 정신건강 문제, 화병, 군복무에 따른 정신건강 문제 등

CHAPTER

10 노년기 정신건강

학습목표
1. 노년기 및 노인의 정의와 이 시기에 주로 경험하는 정신건강 문제에 대해 학습한다.
2. 노년기에 나타나는 주요 정신건강 문제에 대한 개입방안을 토론한다.
3. 노인 우울증, 노인치매 등 노인 정신건강 이슈에 대해 학습한다.

1. 노년기 발달과업과 정신건강

1) 노년기 및 노인의 정의

노년기는 인생주기의 마지막 단계로 사회활동의 제한이나 중단과 급격한 건강의 쇠퇴, 그리고 죽음을 맞이하는 인생의 황혼기라고 볼 수 있다. 노년기에 대한 학자별 구분과 연령대는 상이한 부분은 있지만 통상적으로 65세 이상으로 정의한다.

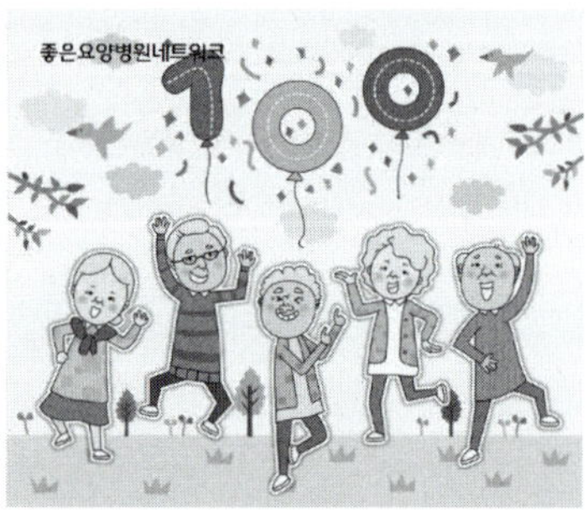

출처 : 좋은 요양병원네트워크 홈페이지 (https://yoyangnet.tistory.com/58).

노년기에 대한 정의는 학자에 따라 다양한데, 그 이유는 사회의 변화와 함께 노인들의 건강과 사회적 지위와 역할이 달라지고 이전에 비해 의학의 발달로 노령인구가 증가하는 등 다양한 요인 때문이다. 그럼에도 불구하고 노년기에 대한 구분은 반드시 필요하다. 그 이유는 노인의 신체건강과 경제적 상태 그리고 사회적 지위에 따라 노인복지서비스의 내용이 달라질 수 있기 때문이며, 효과적인 노인복지서비스의 계획을 세우기 위해서도 반드시 필요하다.

국제노년학회에서는 노인이란 인간의 노화과정에서 나타나는 생리적·심리적·행동적 변화 및 환경의 변화가 상호작용하는 복합형태의 과정에 있는 사람이라고 규정한다. 노인의 특성으로 ① 환경변화에 적절히 반응할 수 있는 생리적 조직기능이 감퇴되고 있는 사람, ② 생체의 자체 통합능력이 감퇴되고 있는 사람, ③ 인체의 기관, 조직, 기능에 감퇴 현상이 일어나는 시기에 있는 사람, ④ 조직의 대비능력이 감퇴하여 적응이 제대로 되지 않는 사람 등으로 언급하고 있다.

2) 신체적 기능의 변화

현대사회는 의학의 발달, 국민 소득수준의 향상, 일상생활·문화 수준의 향상으로 인해 인간의 수명이 점차 연장되고 있다. 그러나 이러한 질적 향상에도 불구하고 인간의 신체는 중년기부터 노화가 급격하게 진행되어 노년기에는 신체기능이 급속하게 저하된다. 이러한 신체적 퇴화로 식사량과 수면량이 줄고 생활의 즐거움도 감소한다. 또한 신체기능의 쇠퇴로 인해 피로가 쉽게 올 뿐만 아니라 그 회복기간이 길다. 그 이유는 태아의 세포는 50배로 증가하는 반면에 노인의 세포는 20배밖에 증가하지 않아 신진대사율이 상대적으로 감소하기 때문이다.

노년기에 호흡기관의 감퇴는 노인들로 하여금 많은 호흡기 질환을 일으킨다. 혈액순환은 55세경부터 현저히 둔화되어 심장박동이 60 이하로 느려진다. 소화기능은 소화에 필요한 소화효소와 위액 등의 분비가 감소되기 때문에 점차 약해진다. 따라서 소화에 용이한 유연한 음식물을 통한 영양섭취가 바람직하다. 수면 감소 역시 연령 증가와 함께 나타나는데 노년기가 되면 깊은 잠이 줄어든다고 알려져 있다.

노년기에는 감각기관의 노화로 인해 노인들의 시력이 감퇴하고 귀가 어두워지며, 입맛은 어린이와 같이 단맛을 좋아하게 된다. 그리고 촉각의 감퇴로 인해 팔보다는 다리의 민감성이 더 빨리 감퇴한다고 한다(김기태 외, 2002). 그에 따라 65세에서 69세 사이의 노인은 약 5% 정도가 목욕하는 데 어려움을 겪고 있고, 85세 이상 노인들은 30%가 어려움을 호소한다. 노년기에 일상생활 활동에 어려움을 느끼는 순위는 '**목욕－옷 입기－이동－화장실 사용－몸단장－식사**' 순이다. 한 가지 기능만 상실하면 보다 기초적인 일상생활동작을 유지할 수 있지만 일단 잃은 기능은 역순으로 회복된다. 한 노년연구에 따르면 일상생활동작 수행은 사망률과 상관관계가 있다고 한다.

3) 심리적 특성

에릭슨(Erikson, 1963)은 노년기에 나타나는 노인들의 주요 심리적 발달과업으로 '**자아통합 대 절망**'이라는 개념을 사용하였다. 자아통합은 노인이 자신의 과거와 현재의 인생을 있는 그대로 살았다고 받아들이고 만족스럽고 의미 있게 생각하며, 다가올 죽음을 인정하고 기다리는 태도를 갖는 것을 말한다. 한편 절망은 자신의 과거에 대해 후회스럽게 생각하고 자신 앞에 놓여 있는 죽음에 대해 불안해하고 초조해하는 심리적 특성을 의미한다.

노인은 자신의 정신적인 의지와는 다르게 몸의 기능 저하는 물론이려니와 성격도 달라진다. 노년이 되면 같은 상황에서도 젊은 사람들에 비하여 더욱 노여워하고 서러워하기도 한다. 어디가 꼭 아픈 것은 아니지만 서서히 자기 통제 불능과 지나온 세월의 회한(悔恨) 등으로 인하여 작으나마 우울증이 생기게 된다. 가장 큰 문제는 외로움과 고독이다. 인간은 고립되는 것을 두려워하기에 누군가와 만나기를 갈망한다.

노인은 자기 자신의 사고(思考)나 감정에 의하여 사물을 판단하게 되면서 더욱 고집스러운 사람이 된다. 또한 몸의 움직임이 둔해지기 때문에 수동적인 경향이 두드러지면서 문제해결능력 저하로 인하여 자녀들에게 도움을 요청하는 경우가 잦아지게 된다. 감각능력 저하와 심리적 기능 저하로 조심성과 의존성이 나타나기도 한다. 또한 급변하는 세상을 따라가기 힘겨워서 자연적으로 의존성이 높아지는 경우도 볼 수 있다.

주변의 친구나 지인들의 죽음을 겪으며 서서히 심리적으로 나약함이 찾아오며, 사회적 관계가 줄어들면서 정서적인 불안감을 느낀다. 노인들의 사회적 역할 감소로 공동체로부터 평가절하되거나 무시당하는 일이 일어나며 심지어 가족들로부터 외면당하는 경우 노인들의 심리적 위축 현상은 더 심화될 수 있다. 따라서 노인의 이러한 심리사회적 위기와 특성을 충분히 이해하여 이를 성공적으로 잘 극복할 수 있는 실천 방안을 모색하는 것이 중요하다

4) 사회적 특성

노년기에는 퇴직, 배우자와 친구의 상실 등으로 인하여 사회적 관계망이 줄어들게 되는데, 노년기의 사회적 관계는 주로 가족을 중심으로 한 1차적 관계이다. 노년기에는 중요하고 가치 있는 사회적 지위와 역할을 상실하는 경우가 많은데, 혹자들이 노년기를 두고 '상실의 시기' 또는 '역할 없는 역할(roleless role)을 갖는 시기'라고 지칭하는 이유도 이와 같다(권중돈 · 김동배, 2005 : 206-211). 그러나 노년기가 꼭 사회적 지위나 역할을 잃기만 하는 것은 아니며 새로운 역할을 얻기도 하고, 동일한 역할을 수행하더라도 그 수행방법이 달라지거나 역할 자체의 중요성이 변화되는 것일 뿐, 역할을 잃어버리는 것이 아님을 이해할 필요가 있다.

달라지는 노년기의 지위와 역할을 살펴보면, 우선 노년기에는 직업인의 지위에서 물러나 퇴직자의 지위를 갖게 되며, 가족의 생계를 책임지는 가장으로서의 역할에서 피부양자, 독신, 조부모의 역할로 전환된다. 그런 점에서 볼 때, 노인들의 직장이나 사회단체 등의 2차 집단에서의 지위와 역할의 수와 종류는 줄어들지만, 1차 집단 내에서의 지위와 역할은 종류를 달리할 뿐 큰 변화는 없다고 말할 수 있다.

그럼에도 불구하고 노년기에 노인들이 중요한 지위와 역할을 상실하고 사회적으로 가치가 낮은 지위와 역할을 획득하게 됨으로써 노인 스스로 자신의 가치를 평가절하하게 된다. 따라서 우울, 불안, 고립감과 같은 노년기에 나타나는 부정적인 심리로 인해 자존감과 삶의 만족도 등이 낮아지는 것은 자명한 사실이다.

애도와 우울증

지그문트 프로이트가 <애도와 우울증>을 발표한 것은 제1차 세계대전이 한창이던 때였다. 프로이트의 설명을 따라가자면, 애도(trauer, 슬픔)의 감정은 사랑하는 사람을 잃어버린 데 따른 자연스러운 반응이어서 아무리 격심하다 해도 치료를 요하진 않는다. 충분히 깊이 슬퍼하고 나면 아픔은 가라앉고 다시 일상이 열린다. 반면에 우울증에 빠진 사람은 상실로 인한 극한의 고통 속에서 외부 세계에 대한 반응 능력을 잃어버린다. 우울증의 결정적인 특성은 자기 자신에 대한 사랑의 감정, 곧 자애심의 증발이다. "애도의 경우에 빈곤해지는 것은 세상이지만, 우울증의 경우에는 자아가 빈곤해진다." 슬픔은 세상을 텅 비게 하고 우울증은 내 안을 텅 비게 한다. 우울증을 앓는 사람은 스스로 쓸모없고 무능하고 부도덕하다고 느껴 자기를 비난하고 부정하고 처벌하려 든다. 우울증은 왜 일어나는 것일까. 프로이트는 우울증 발생의 여러 원인 가운데 죽은 사람에 대한 애증의 감정에 주목한다. 떠나버린 사람을 미워하는 마음이 무의식 속에서 자기에 대한 공격적 증오심으로 전환된다는 것이다. 그 증오심의 반복 타격으로 자아가 텅 비게 된다. 프로이트는 바깥세상으로부터 냉대를 받거나 무시를 당할 경우에도 상실의 슬픔이 우울증으로 깊어질 수 있다고 지적한다. 외부 상황이 강요하는 좌절감이 우울증을 키우는 것이다. 우울증이 위험한 이유는 공격성이 환자 자신을 직접 향하는 것, 곧 '자살 충동'에 있다. 세상에 대한 미움이 해소되지 못할 때 그것이 방향을 바꿔 자기 자신을 치는 것이다.

출처 : 고명섭의 "유레카", 한겨레신문(2014. 6. 12)에서 발췌.

2. 노년기 정신건강 문제와 개입방안

1) 노인 우울증

65세 이상의 노인들 중에서 우울증이 어느 정도 나타나는지에 관한 상세한 연구보고는 없지만, WHO의 연구에 따르면 일반 인구당 약 3%의 사람이 우울증을 앓고 있는 것으로 추정된다. 반면 노인의 경우는 전체 노인의 약 15% 정도가 우울증상이 존재한다는 보고가 있을 만큼 흔한 병이라고 말할 수 있다. 노인 우울증에 영향을 미치는 요인으로는 신체적 질병과 기능상실(impairment), 배우자와의 사별 등과 같은 부정적인 생활사건, 부족한 사회적 지지, 재정적 문제 등 다양한 요인들이 존재한다. 우울증은 노인들의 삶의 질을 저하시키고 자살과도 밀접한 관련이 있기 때문에 사회적으로도 적절한 대책을 마련할 필요가 있다.

(1) 증상과 진단

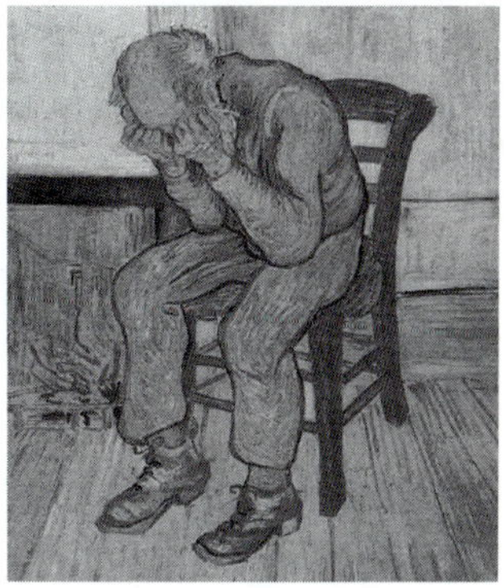
우울증을 마음의 감기로 치부하기엔 그 증상과 파급력이 너무나 크다. 우울증이 무서운 이유는 정신뿐만 아니라 신체적인 질병도 초래할 수 있어서다. 반 고흐 〈울고 있는 노인〉, 1890. / 사진 · 중앙포토

노년기 우울증의 진단과 치료에서 가장 중요한 것은 노인의 신체상태를 정확하게 관찰하는 것이다. 특히 노인 우울증은 내과적 질환과 밀접한 관계가 있다. 그러므로 노인의 우울증을 진단하기에 앞서, 노인의 내과적 질환 여부를 확인하고, 노년기 우울증을 감별 진단하여 적절한 치료전략을 세울 필요가 있다. 우울증을 경험하는 노인들에게서 발견되는 우울증상은 다양한데, 노인들이 경험하는 대표적인 우울증상을 정리하면 다음과 같다.

- 부적절한 슬픔 표현
- 가슴이 답답함, 두통, 식욕부진 등과 같은 신체적 증상
- 건강염려증
- 자해적 · 가해적 행동
- 가성치매, 일시적인 기억력 감퇴 심화
- 치매 혹은 알코올 의존에 동반된 우울증
- 성격의 변화(강한 분노감의 표현, 의기소침, 대인관계 회피)

사례

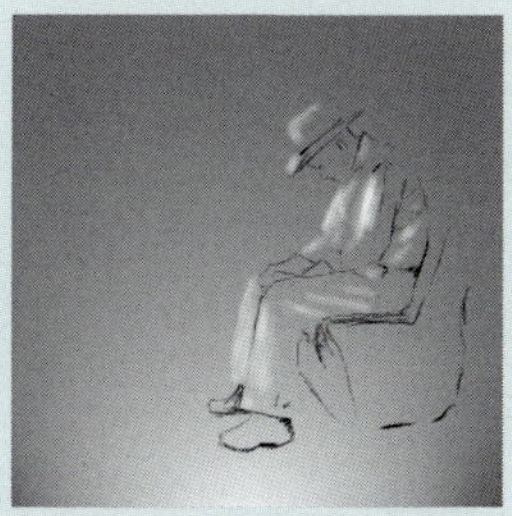

83세 된 기혼남성인 B씨는 불안장애의 경험이 있는 주요우울장애(major depressive disorder)로 치료를 받고 있다. 그는 해밀튼 우울척도 검사의 결과가 30점으로 중증 우울증으로 분류되었다. 그의 말에 따르면 치료를 받기 1년 반 전에 그의 동생이 죽었고 그 다음 달에는 오랫동안 알고 지내던 친구를 둘이나 보내었다. 사별에 대한 아픔에 이어 그는 점점 더 불안해졌으며 결국 의사를 찾아가 신경안정제 처방을 받고 복용하고 있다. 약물치료가 불안감을 다소 완화해 주긴 했지만 그는 점점 더 비관적이 되어갔다. 그는 인생을 끝낼 생각도 했음을 실토했다.

(2) 노인 우울증 치료와 개입

앞서 언급한 것과 같이, 노인 우울증이 흔하다고 해서 가볍게 생각해서는 안 된다. 특히 노인 우울증은 자살 위험성과도 관련성이 높기 때문에, 특별한 관심이 요구되는 노년기 정신건강 문제 중 하나라고 볼 수 있다. 노인 우울증 치료를 위해 정신요법과 약물치료 그리고 인지행동치료에 대해 소개하고자 한다.

① 정신요법

인생의 황혼기인 노년기에 접어들게 되면, 인생을 되돌아보고 자신의 삶에 대한 의미를 되짚어 보기 마련이다. 정신역동치료에서는 노인의 고독감의 원인이 어디에 있는지를 분석하기 위하여 노인의 과거와 현재의 관계를 살펴 노인들이 현재 처해 있는 현실을 긍정적으로 받아들일 수 있도록 돕는다. 또한 노인들이 현재 관계를 맺고 있는 원가족과의 관계 혹은 주변의 중요 인물과의 관계 속에서 나타날 수 있는 갈등을 슬기롭게 풀어나감으로써 스트레스를 완화시켜 주는 것도 좋은 방법이 될 수 있다.

지지치료에서는 노인들이 최근에 심각한 스트레스나 상처, 배우자의 상실 등을 경험하였을 때 그 경험에 대처하기 위하여 사회적 지지를 제공하는 것도 필요하다. 유의하여야 할 점은 노인에게 충분한 정서적 지지를 제공하는 방식으로 이루어져야 한다는 것이다. 그리고 치료의 빈도는 가급적 시간이 걸리더라도 자주 실시하는 것이 좋고, 노인들이 생애발달적으로 경험하게 되는 죽음에 대한 두려움, 사회적 역할 감소에 따른 심리적 위축의 문제들을 집중적으로 다루는 자세가 필요하다. 필요에 따라서는 집단정신치료가 도움이 되기도 한다.

② 항우울제 복용

우울증이 심하여 자살을 생각하거나, 식이요법이나 다이어트를 하지 않았음에도 불구하고 눈에 띄게 체중이 감소할 경우 정신과 전문의의 처방을 받아 항우울제 복용을 병행하는 것도 효과적이다. 항우울제는 우울증상을 빠르게 완화시켜 주며, 뇌의 신경전달물질을 회복시켜 우울증상을 개선하는 데 도움이 되는 약물로 잘 알려져 있다. 그러나 노인이 항우울제를 복용하게 되면 졸림, 부정맥, 심전도 장애, 기립성 저혈압, 항콜린성 부작용이 나타날 수 있으며, 녹내장, 요저류, 뇌증후군 이상 등의 부작용이 초래될 수 있으므로 반드시 약물치료 전에는 심전도 검사를 실시하여 이상 여부를 확인해야 한다.

노인 우울증을 개선하기 위해 항콜린성 부작용과 심혈관계 부작용이 비교적 적은 데시프라민(desipramine), 노르트립틸린(nortriptyline) 및 트라조돈(trazodone) 등을 처방할 수도 있다. 단가아민 산화효소 억제제인 MAOI는 고혈압성 위기와 같은 부작용 때문에 잘 사용하지 않았으나, 최근 가역적 MAOI 제제가 개발되어 비교적 안전하게 사용되기도 한다. 이 외에도 세로토닌계에만 특이적으로 작용하는 플루옥세틴(fluoxetine), 세르트랄린(sertraline), 파록세틴(paroxetine) 등 또한 부작용이 적어서 노인 환자에게 유용하게 쓰이는 약물이기도 하다.

약물사용 지침

① 노인에게 동반된 신체질환, 노화와 관련된 신체변화 및 약물대사의 특성을 확인할 것
② 약물 부작용에 대한 충분한 교육과 환기가 필요함
③ 약물용량의 조절이 필요하며, 소량에서 시작하여 조심스럽게 약의 용량을 늘려갈 것
④ 치료 효과는 충분한 시간을 두고 평가할 것
⑤ 수시로 약물 복용법을 교육할 것

③ 인지행동치료

노인 우울증에 개입하는 인지행동치료 기법은 우울증을 유발하는 개인적인 신념과 태도를 보다 건강하고 현실적으로 바꾸는 것이다. 대부분의 노인 우울증 환자들은 자신을 '**더 이상 희망이 없어**', '**되는 일이 하나도 없다고**', '**나는 늙고 쓸모없으니 빨리 죽어야지**'라고 평가한다. 우울증상이 있는 노인들은 자신을 둘러싼 상황을 최악의 상태로 결론짓고, 부정적인 요소들을 늘 자신의 몫으로 생각하며 긍정적인 요소들에는 가치를 두지 않는다.

인지행동적 접근은 이러한 노인들의 비합리적 신념과 가치체계를 바꾸는 데 초점을 둔다. 만약 이런 개인적인 생각들을 수정하지 않고 방치하면, 노인들은 왜곡된 인지와 사고형태를 계속 유지하게 되고 그로 인하여 우울증상은 더 심해질 것이다. 대개 인지행동치료에서는 노인들이 하루 동안의 모든 생

각과 행동들을 말하거나 적거나 동영상 촬영을 통해 직접 살펴보고 부정적인 감정과 행동양식을 논박하고 수정하도록 돕는다.

노인 우울증 예방법
① 오랜 기간 집에만 머무르지 않고, 밖으로 나와 햇볕을 많이 쬔다.
② 규칙적인 식사와 운동을 한다.
③ 운동, 영화, 종교생활과 같은 사회활동 및 취미활동을 한다.
④ 말 없이 참지 않고, 주변 사람들과 자주 이야기한다.
⑤ 자신이 가지고 있는 부정적인 생각을 그대로 받아들이지 않는다.
⑥ 스트레스를 줄이고 즐거운 생각을 한다.
⑦ 잠이 오지 않는 경우 억지로 자려고 하지 말고 산책을 하거나 다른 일을 한다.

2) 노인과 치매

(1) 치매의 역학

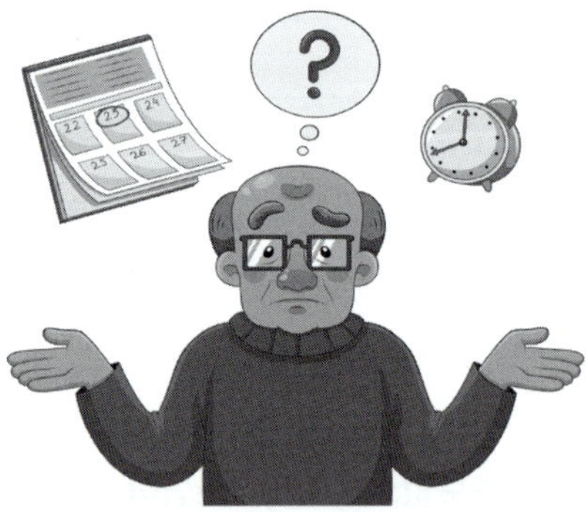

치매는 정상적으로 생활해 오던 사람이 다양한 후천적인 원인으로 인해 기억, 언어, 판단력 등의 여러 영역의 인지 기능이 떨어져서 일상생활에 상당한 지장이 나타나는 상태를 말한다. 치매는 어떤 하나의 질병명이 아니라 특정한 조건에서 여러 증상들이 동반되어 나타나는 증상들의 묶음이고, 점진적으로 쇠퇴해 가는 진행성 뇌장애(progressive brain disorder)이며, 아직까지 병인론이나 치료방법에 관해 정확히 알려진 바는 없다.

전 세계적으로 치매는 65세 이상 노인에게서 5~10%의 유병률을 보이고 있다. 치매 유병률은 연령이 증가할수록, 학력이 낮을수록, 남성보다는 여성에서 높았다. 우리나라 치매 환자 수는 지속적으로 증가하고 있는데, 2023년에 100만 명을 넘어섰고 2050년에는 약 300만 명에 이를 것으로 예상하고 있다.

보건복지부의 「대한민국 치매 현황」 보고서에 따르면, 2022년 기준 65세 이상 노인 중 치매 환자 수는 92만 3,000명으로, 전체 노인 인구의 약 10%에 해당한다. 이는 지난 12년 사이 256%나 증가한 수치다. 또한 치매 환자 중 여성의 비율이 약 71%로, 남성보다 2.5배나 높았다. 치매 환자의 의료비용은 2019년 15조여 원, 2050년에는 106조 원에 이를 것으로 예측된다.

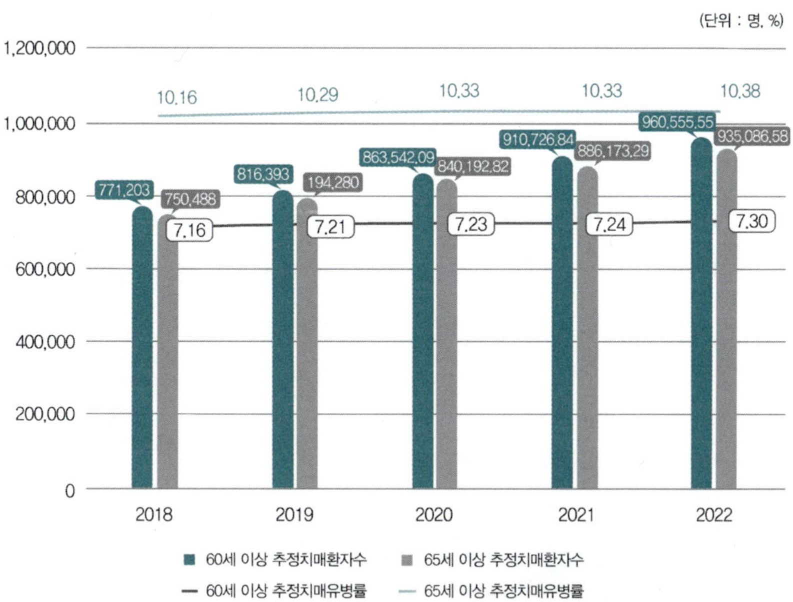

| 그림 10-1 | 연도별 추정치매환자 수 및 유병률

출처 : 중앙치매센터(2024). 대한민국 치매현황 2023.

(2) 치매의 원인별 종류

치매의 원인으로는 여러 가지가 있다. 특히 인간의 인지기능은 뇌가 담당하고 있는데, 뇌세포들이 죽거나 기능이 떨어지면서 치매가 나타날 수 있으며, 이들 중에서 치료 가능한 치매의 원인으로는 뇌 속에 물이 고이는 뇌수종, 갑상선 기능저하증, 뇌막염, 경막하혈종, 약물중독, 우울증 등이 있다. 하지만 이러한 유형의 치매들은 전체 치매의 약 15% 정도를 차지하며, 대부분은 치료가 어렵고 장기간의 요양을 필요로 한다.

다음은 치매의 발생원인별로 구분하여 본 치매 유형이다. 대표적인 치매 유형으로는 알츠하이머형 치매, 혈관성 치매, 두부 외상으로 인한 치매, 파킨슨병으로 인한 치매, 알코올성 치매 등을 들 수 있다.

① 알츠하이머형 치매(dementia of Alzheimer type)

알츠하이머형 치매는 치매 중에서 가장 환자 수가 많으며 남성보다 여성에게 더 많이 나타나는 특징이 있다. 알츠하이머형 치매는 뇌혈관성 치매에 비해 계속 증가 추세에 있으며 치매의 50~70% 정도가 알츠하이머형 치매이다. 2024년 기준 65세 이상 노인 치매 환자 수는 약 100만 명에 이르고, 그중 70만 명 정도가 알츠하이머형 치매이다(중앙치매센터, 2024). 아주 서서히 진행되기 때문에 환자라는 것을 인식했을 때는 이미 상당히 진행된 경우가 많다. 뇌의 전 영역에 걸쳐 점진적으로 진행하는 뇌 조직의 파괴로, 근본적인 이유는 아직 알려져 있지 않으나 원인은 약 700여 가지로 밝혀져 있다. 이 중 상당 부분은 교정이 가능하기 때문에 적극적인 치료 노력이 필요하다.

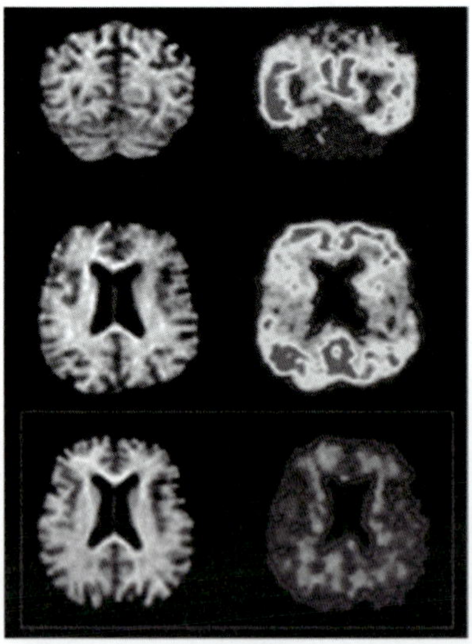

알츠하이머병 체크리스트

- 초기
  - 귀중한 물건을 둔 장소를 잊어버린다.
  - 약속을 잊어버린다.
  - 같은 내용의 말이나 질문을 반복한다.
  - 남의 말을 이해하지 못하고 엉뚱한 말을 한다.
- 중기
  - 낯선 장소에 가면 길을 잃어버린다.
  - 며칠 전에 있었던 일이나 금방 했던 일을 까맣게 잊어버린다.
  - 돈 관리나 가사, 가전제품 사용 등을 혼자 할 수 있는 능력이 저하된다.
  - 움직임이 느려지고 자세가 불안정하다.
- 말기
  - 생일이나 고향 및 자녀의 이름을 혼동한다.
  - 가족의 얼굴을 알아보지 못하는 등 과거에 대한 기억이 없어진다.
  - 전혀 알아들을 수 없는 말을 하다가 나중에는 말을 안 하게 된다.

| 그림 10-2 | 알츠하이머병의 단층촬영결과 비교

② 혈관성 치매(dementia of vascular type)

뇌를 통하는 혈관의 이상으로 뇌 조직의 손상을 초래해 생기는 치매 증후군이다. 뇌졸중 또는 중풍의 후유증으로 오는 경우가 많고 일차적으로 고혈압, 당뇨, 심장질환 등 원인질환이 있는 경우가 많다. 대부분 1차 질환의 치료 및 관리만 제대로 되면 충분히 예방 가능하다. 증상이 급성으로 나타나는 경우가 많고 대개 병원을 내원하는 치매 환자의 다수를 차지한다. 심각한 반신불수 등이 없다면 완치를 위한 치료적 접근도 가능하다. 혈관성 치매의 발병률은 전체 치매 환자의 약 9%로, 2024년 기준 65세 이상 노인 치매 환자 약 100만 명 중 9만 명 정도이다(중앙치매센터, 2024).

③ 파킨슨병(Parkinson's disease)

근육경련과 경화, 약화 등이 나타나는 두뇌질환을 주요 특징으로 하며, 유병률은 인구 1,000명당 1명으로 보고되고 있다. 남성보다는 여성에게서 발병 확률이 높으며, 뇌세포의 진행성 퇴행으로 발생하는 병으로도 잘 알려져 있다. 이러한 퇴행은 정신운동(psychomotor)의 정상적인 조절에 필요한 도파민의 결핍을 초래하며, 주요 증상으로는 손발 떨림, 뻣뻣함, 느린 행동 등이 대표적이다. 이 병은 약물치료로 질환이 더 이상 진행되지 않게 하거나 증세를 최소화할 수 있도록 가족의 관심과 격려가 무엇보다 중요하다.

④ 루이소체 치매(diffuse Lewy body dementia)

이 병은 치매 중에서 3번째로 흔한 질환으로서, 파킨슨병 환자의 주요 병변 부위인 뇌간의 흑질 부위에서 잘 관찰된다. 이 병의 진행양상은 알츠하이머병과 매우 유사한 치매증상을 보이지만, 인지능력 장애의 심한 변화를 보이면서 간혹 의식장애도 나타날 수 있고 때때로 환자가 환각을 경험하기도 한다는 점에서는 다소 차이가 있다. 초기의 증상들은 시간이 지남에 따라 심해졌다가 좋아지기도 하는 등 증상의 변동 추이를 심하게 보이지만 결국에는 매우 악화되며, 그 증상이 지속되는 것이 특징이다. 질병 자체의 본질적인 치료는 아직까지 불가능한 것으로 알려져 있다.

⑤ 헌팅톤병(Huntington's disease)

뇌의 특정 부위의 신경세포들이 선택적으로 파괴되어 가는 진행성 뇌질환으로서, 이 병은 병의 진행에 따라 인격과 지적 능력이 점차 떨어지고 기억력, 언어능력, 판단력 등도 감소한다. 치매는 이 병의 말기에 나타난다. 이 병은 유전적 질환으로도 잘 알려져 있으며, 원인이 되는 유전자도 이미 밝혀져 있다.

⑥ 크로이츠펠트-야콥병(Creutzfeldt-Jakob disease)

이 병은 매우 드문 병이지만 치명적인 뇌질환으로 프라이온(prion) 단백질이라 부르는 물질에 의하여 발생하는 것으로 잘 알려진 병이다. 가장 초기의 증상으로는 기억력 장애가 올 수 있으며, 시각장애나 행동장애가 나타난다. 이후 의식장애와 불수의적 운동, 예컨대 근육의 강대성 근경련이나 팔다리의 허약감 그리고 앞이 잘 보이지 않는 등의 시각증상으로 시작해서 매우 빠르게 진행하여 결국은 혼수상태에 이르게 된다.

⑦ 픽병(Pick's disease)

이 병은 행동장애, 성격장애 그리고 결국은 기억장애가 나타남을 특징으로 하는 비교적 드문 뇌질환이다. 증상이 빠르게 심해져 결국에는 언어장애와 이상행동증, 치매를 유발한다. 이 병은 매우 이상한 행동양식을 보이기 때문에 종종 정신과 의사에 의하여 발견되기도 한다.

⑧ 치매의 다른 원인과 유사한 양상을 보이는 질환

이 외에도 노인치매 원인으로 뇌종양, 두부손상, 대사성 뇌질환, 갑상선 질환, 영양결핍증 등이 있다. 만성 알코올 중독을 포함한 독성물질에 의한 뇌기능 장애나 다른 이유로 사용된 약물에 의해 혼돈상태 혹은 인지장애 혹은 치매증상이 나타날 수도 있으므로, 이에 정확한 감별진단이 필요하다. 또한 정상압 뇌수두증은 흔하지 않은 질환으로 뇌 안을 흐르고 있는 뇌척수액의 흐름이 막힘으로써 뇌실 안에 뇌척수액이 많이 고여서 발생한다.

따라서 정신건강 전문가는 노인치매의 특징을 잘 살피고 증상의 경중과 다른 장애와의 차이를 잘 파악해야 한다. 특히 노인 연령층에서 우울증에 걸리게 되면 치매와 비슷한 증상을 보일 수도 있으며 섬망(delirium)의 증상과도 매우 유사하다는 점에 주의해야 한다. 섬망은 일시적이고 매우 갑작스럽게 나타나는 정신상태의 혼돈으로서 반드시 구별되어 진단되어야 한다. 섬망은 가끔 치매 증상과 혼동되는 경우가 많으므로, 갑작스러운 인지장애, 지남력 상실 혹은 의식소실 등의 증상을 보일 경우 치매보다는 섬망일 가능성이 높다는 점을 유념해야 한다.

(3) 치매의 진단 및 검사

치매는 병의 특성상 정상적 노화와 구별이 쉽지 않고, 매우 느리게 진행되므로 병원에 진단받으러 가야 할 시점을 정확하게 판단하는 것은 매우 어렵다. 따라서 가족들이 병원을 찾았을 때에는 이미 치매가 상당히 진행된 상태가 많으므로 평상시 치매 조기발견 체크리스트를 활용하는 것이 도움이 된다.

치매진단을 위해 병원을 찾아야 할 10가지 징후
① 약속시간, 사람 이름, 전화번호 등을 지나치게 자주 잊어버린다.
② 요리하고 있던 사실을 잊는 등 일상적인 생활에 어려움이 많다.
③ 대화 중에 아주 간단한 단어조차도 생각해내지 못하여 부적절한 단어를 사용한다.
④ 익숙한 환경에서도 길을 잃거나 그곳이 어딘지, 어떻게 집에 가는지 모른다.
⑤ 상황에 대한 판단력이 현저하게 떨어진다.
⑥ 계산능력이 저하되어 아주 간단한 계산도 하지 못한다.
⑦ 자신의 물건을 아주 엉뚱한 곳에서 찾는 경우가 많아진다.
⑧ 갑자기 울기 시작하고 별다른 이유 없이 화를 내고 감정의 변화가 수시로 나타난다.
⑨ 의심이나 공포심이 늘어나고, 주변 상황에 무관심하며 이야기를 잘 하지 않는다.
⑩ 가사활동, 사회활동, 직업활동에 이상하리만큼 소극적이다.

① 임상적 병력조사

치매진단의 가장 중요한 과정은 환자나 가족과의 면담을 통한 임상적 병력조사이다. 중요한 조사내용은 다음과 같다.

- 증상의 시작은 급성인가 만성인가?
- 증상은 진행되고 있는가 또는 호전되고 있는가?
- 치매의 가족력이 있는가?
- 정신질환의 과거력이나 심한 환경적 스트레스가 있는가?
- 환자는 과거에 비슷한 증상을 가진 적이 있는가?
- 증상이 지속적인가 또는 간헐적인가?
- 복용하고 있는 약물이 있는가?
- 알코올이나 약물 남용의 병력이 있는가?

② 정신상태검사

다른 신경과적 질환과 마찬가지로 신체검사 및 신경학적 검사를 통해서 원인질환을 파악할 수 있는 단서를 찾아봐야 한다. 정신상태 검사는 인지기능의 장애를 직접 측정하는 것으로서 날짜와 시간에 대한 지각력, 통찰력, 일반적 지식, 기억력, 언어기능, 공간지각능력, 판단력, 수리계산능력, 추상적 사고능력 등이 평가된다.

③ 신경심리학적 검사

신경심리학적 검사는 인지장애를 평가하는 가장 예민한 방법으로 검사실에서 신경심리학자가 시행한다. 외래나 병실에서 간단한 정신상태검사를 통해 인지장애가 있다고 판단된 경우 신경심리학적 검사를 실시함으로써 인지장애의 유무를 확정짓고 더 나아가 인지장애의 특성과 뇌의 장애 부위를 예측하는 데 도움을 얻을 수 있다.

④ 각종 검사실 검사

근래에는 고도로 발달된 진단장비들이 많이 나와 치매의 원인질환 진단에 많은 도움을 주고 있다. 그러나 각 환자에게 어느 정도까지 검사를 하여야 하는가에 대해서는 아직 논란의 여지가 많다. 값비싼 검사를 다 하고도 별 치료대책이 없는 경우도 적지 않아서 무작정 많은 검사를 실시하는 것보다는 의사의 판단에 따라 각 환자의 상황에 부합되는 검사를 선별해 시행하는 것이 바람직하다.

첫째, 기본 검사로 기본적인 혈액검사, 생화학 검사, 소변검사 및 흉부 방사선 검사, 심전도 검사 등은 반드시 해야 한다.

둘째, 뇌영상화 검사를 통한 뇌촬영은 꼭 필요한 검사로 진단에 결정적인 역할을 한다. 그러므로 모든 치매 환자는 뇌전산화단층촬영(CT)을 해야 하고, 급작스러운 경과변동이 있으면 다시 실시하여 새로운 병변의 발생 여부를 확인해야 한다. 뇌자기공명촬영(MRI)은 CT보다 더 정확한 해상력을 가진 검사방법으로, CT보다 더 많은 정보를 얻을 수 있다. 뇌의 구조상의 이상을 알아내는 CT나 MRI와는 달리 뇌의 혈류변화나 대사변화 등의 기능적 이상을 탐지할 수 있는 검사가 몇 가지 있는데, 대표적인 것이 단일광자방출전산화단층촬영(SPECT)과 양전자방출단층촬영(PET)이다.

셋째, 뇌파검사를 통해 정확한 진단이 필요하다. 특히 알츠하이머병에서는 뇌파검사 소견이 정상이거나 매우 경미한 이상을 보이므로 뇌파검사가 별로 도움이 되지 않으나, 다른 원인질환을 진단할 수 있는 경우가 있으므로 자주 이용된다.

넷째, 뇌척수액 검사를 통해 감염성 질환이나 특이한 소견을 보이지 않는 질환을 확인하는 것이 필요하며 모든 치매 환자에게 뇌척수액 검사를 시행할 필요는 없다.

마지막으로, 비타민 결핍이나 중금속 중독 등을 알아보는 검사나 뇌혈관 촬영이 필요한 경우가 가끔 있으며, 드물지만 진단이 아주 어려울 경우에 뇌조직 검사를 고려해야 한다.

(4) 치료

일반인들의 치매에 대한 가장 대표적인 오해는 '치매에 걸리면 치료할 수 없다'이다. 그러나 치매 중 10~20% 정도는 치료가 가능하며, 조기에 치료하면 지연 가능한 혈관성 치매를 비롯하여 통제 가능한 치매를 합하면 최대 25%까지는 치료를 통하여 효과를 거둘 수 있다(권중돈, 2004 : 66-74). 치매 환자를 치료하기 위한 방법으로 거론되는 것으로서 가장 일반적인 형태를 소개하면 다음과 같다.

치매 환자에 대한 약물치료는 대체로 인지기능에 관한 약물과 정신증상을 완화시키는 약물치료로 구분할 수 있다. 현재 치매를 근본적으로 치료할 수 있는 약물은 개발되어 있지 않지만, 치매의 발병을 늦추거나, 증상을 완화하거나 진행을 늦추거나, 치매의 부차적 증상인 정신과적 증상을 완화할 수 있는 약물들은 많이 개발되어 있는 편이다. 치매에 효과가 있다고 알려진 약물은 미국 FDA의 공인을 받아 최초로 치매의 치료제로 사용되기 시작한 타크린(Tacrine)과 취침 전 하루에 한 번 복용하여 간편함으로 널리 알려진 아리셉트(Aricept), 안정성이 가장 탁월한 엑셀론(Exelon) 등이 대표적이다.

치매 환자를 위한 정신요법은 환자의 부정이나 투사 등을 통한 심리적 적응과정을 적절하게 도와주는 것이며, 치매 노인들에 대하여 정신요법을 실시할 경우 다음과 같은 원칙이 강조된다. 첫째, 자아존중감을 잘 유지할 수 있도록 도와준다. 둘째, 특징적인 방어기제를 평가하여 그것을 건설적으로 사용할 수 있도록 돕는다. 셋째, 지남력 극복을 위하여 달력을 가까이 두도록 하거나, 기억력 장애에 따른 불편을 줄이기 위해 메모 습관을 지도하고 일일계획표를 작성한다든지 하여 인지기능의 한계를 보완하는 방법을 찾아야 한다. 넷째, 부정적인 관계를 줄임으로써 환자의 자아존중감을 지지해 줄 수 있는 새로운 방식의 관계를 가지도록 가족들을 도와야 한다. 치매환자를 위한 정신요법의 유형은 크게 행동지향적 치료, 감정지향적 치료, 인지지향적 치료, 자극지향적 치료 등으로 구분하며, 치매환자의 기능을 극대화하고 삶의 질을 개선시키는 데 목표를 둔다.

1. 손과 입을 바쁘게 움직여라.
손과 입은 가장 효율적으로 뇌를 자극할 수 있는 장치이다. 손놀림을 많이 하고, 음식을 꼭꼭 많이 씹자.

2. 머리를 써라.
활발한 두뇌활동은 치매 발병과 진행을 늦추고, 증상을 호전시킨다. 두뇌가 활발히 움직이도록 기억하고 배우는 습관을 가지자.

3. 담배는 당신의 뇌도 태운다.
흡연은 만병의 근원으로 뇌 건강에 해롭다. 담배를 피우면 치매에 걸릴 위험이 안 피우는 경우에 비해 1.5배나 높다.

4. 과도한 음주는 당신의 뇌를 삼킨다.
과도한 음주는 뇌세포를 파괴시켜 기억력을 감퇴시키고, 치매의 원인인 고혈압, 당뇨병 등의 발생 위험을 높인다.

5. 건강한 식습관이 건강한 뇌를 만든다.
짜고 매운 음식은 치매의 원인이 되는 고혈압, 당뇨병 등의 발생 위험을 높인다. 현대인들의 입맛은 짜고 매운 음식에 길들여져 있으므로 조금 싱겁게 먹는 습관을 가지자. 신선한 야채와 과일, 특히 호두, 잣 등 견과류는 뇌기능에 좋으므로 이러한 식품을 적당히 섭취하자.

6. 몸을 움직여야 뇌도 건강하다.
적절한 운동은 신체적·정신적 건강에 좋다. 적절한 운동은 치매의 원인이 되는 고혈압, 당뇨병, 고지혈증 등을 예방하고 증상을 호전시킨다. 일주일에 2회 이상, 30분이 넘게 땀이 날 정도로 운동을 하자.

7. 사람들과 만나고 어울리자.
우울증이 있으면 치매에 걸릴 위험이 3배나 높아진다. 봉사활동이나 취미활동 등에 적극적으로 참여하고, 혼자 있지 말고 사람들과 어울려 우울증과 외로움을 피하자.

8. 치매가 의심되면 보건소에 가자.
60세 이상 노인은 보건소에서 무료로 치매조기검진을 받을 수 있다. 치매가 의심되면 가까운 보건소에 가서 상담을 받자.

9. 치매에 걸리면 가능한 한 빨리 치료를 시작하자
치매 초기에는 치료 가능성이 높고, 중증으로 가는 것을 방지할 수 있다. 따라서 치매는 가능한 한 빨리 발견하여 치료하는 것이 중요하다.

10. 치매 치료·관리는 꾸준히 하자.
치매 치료의 효과가 금방 눈에 안 보인다 할지라도 치료·관리를 안 하고 방치하면 뇌가 망가져 돌이킬 수 없다. 꾸준히 관리하자.

| 그림 10-3 | 치매 예방 10계명

출처 : 노인성치매임상연구센터 홈페이지(http://public.crcd.or.kr/Info/CommonSense).

3) 노인과 자살

통계청에 따르면 지난 20여 년간(2000~2020년) 자살로 사망한 65세 이상 노인은 약 92,000명, 연평균 4,600명에 이른다. 이 통계를 단순히 산술적으로만 보자면 하루 평균 12.6명, 약 2시간마다 1명의 노인이 자살로 사망하고 있는 것이다.

실제로 우리나라 연령대별 노인 자살률(인구 10만 명당)은 60대 33.7명, 70대 46.2명, 80세 이상 67.4명이다. 이 중에서 특히 OECD 평균 인구 10만 명당 노인 자살률은 60대 15.2명, 70대 16.4명, 80세 이상 21.5명보다 각각 2.2배, 2.8배, 3.1배씩 높은 수치이다. 2위인 리투아니아(60대 29.8명), 슬로베니아(70대 35.2명, 80세 이상 58명)는 물론, 이미 초고령 사회에 접어든 일본, 이탈리아와도 큰 차이를 보인다(보건복지부, 2024). 우리나라는 OECD 가입국 중 수년째 평균을 크게 웃돌고 있으며, 불명예스러운 1위를 계속 유지하고 있다. 이는 고도성장과 급속한 산업화·현대화의 명암 속에서 사회의 성장 속도를 따라가지 못하는 노인들이 주로 소외되면서 그들을 성장에 기여하지 못하는 쓸모없는 존재로 치부하고 있는 것과 무관하지 않다.

한국보건사회연구원(2023)이 발표한 '노인실태조사' 결과를 보면, 전체 노인의 11.3%가 우울증상을 지니고 있으며, 65~69세 연령군의 우울증상은 6.7%인 반면 85~89세 연령군의 우울증상 비율은 20.8%, 90세 이상의 경우 30.4%로 연령이 높을수록 우울증상을 보이는 노인의 수가 증가했다. 또한 지난 1년간 자살을 생각해 본 적이 있는지에 대한 질문에 응답자의 1.0%가 자살을 생각한 적이 있다고 응답했고 연령대가 높을수록 자살생각률도 증가하는 경향이 있었다. 자살을 생각하는 주된 이유로 신체적 질병으로 인한 고통이나 불편이 47.8%로 가장 높았고, 외로움 23.3%, 경제적 어려움 9.3%, 배우자·가족·지인의 사망 6.2%, 정신적 질병으로 인한 고통이나 불편 5.9%, 돌봄 부담 4.5% 등으로 나타났다.

노인자살이 지속적으로 증가하는 원인을 다양한 차원에서 확인할 수 있으나 무엇보다 현대의 가족관계 및 가족구성, 부모 부양에 대한 인식의 변화 그리고 사람들의 생활방식의 변화가 주요 원인이라고 할 수 있다. 다시 말해, 이전에는 가족이 노인의 부양을 책임졌던 반면, 가족구조의 변화로 점차 그 책임이 사회로 이관되는 과정에서 사회안전망이 구축되지 않은 영향이 크고, 하나가 아닌 여러 가지 요인들이 복합적으로 얽혀 노인자살이 증가하고 있다.

노인의 자살경고 증상은 언어증상, 행동증상, 상황증상 등으로 나타난다. 먼저 언어증상은 '죽고 싶다', '모든 것이 소용없다', '차라리 내가 없는 것이 모든 사람들을 위해 낫다', '모든 게 나 때문이다'라는 말을 자주 한다. 행동증상으로는 시신 및 장기기증 의사 내비침, 사업이나 관계 정리, 유언 작성 및 변경, 보험해지, 갑작스러운 신앙에 대한 관심 증가나 감소 등으로 나타난다. 상황증상은 배우자의 사망, 말기질환 진단, 가족과 친지들에게 이유 없이 화를 냄, 후기 우울증 증상 등이다.

노인자살은 대부분 노인 우울증과 깊이 연결되어 있기 때문에 정신건강 전문가는 노인 우울증세가 심각할 경우 노인의 자살의도를 정확하게 관찰하고 확인해야 한다. 다음은 노인의 자살과 관련한 증상을 관찰할 때 고려해야 할 주요 사항이다.

- 죽음과 관련된 생각을 지속한다.
- 세상과 삶에 대해 비관적·냉소적인 태도를 가지고 있다.
- 현실 속에서 자신의 능력에 대한 무능력감을 강하게 나타낸다.
- 통제되지 않는 현실을 도피하고자 우발적으로 자살을 시도한다.
- 죽음에 대한 이야기나 자살하고 싶다는 표현을 자주 한다.

자살에 대한 개입을 할 때에는 노인 스스로 자살에 대한 자기감정을 스스로 탐색하도록 도와야 하며, 필요한 경우 자살사고 가능성에 대하여 직접적으로 질문해야 한다. 노인에게 자살에 대해 구체적으로 질문할 때에는 다음의 단계를 밟는 것이 좋다.

	예	아니요
• 1단계 : 지금처럼 사는 게 의미가 있는지, 죽는 게 더 나은지를 질문한다.		
• 2단계 : 죽음을 앞당길 생각이 있는지를 묻는다.		
• 3단계 : 빠른 시일 내에 일을 시도할 것인지를 묻는다.		
• 4단계 : 어떻게 실행에 옮길 것인지를 묻는다.		
• 5단계 : 언제 실행에 옮길 것인지를 묻는다.		

만약 2~4단계 질문에 '예'로 답변할 경우, 전문가는 노인의 안전을 위해 행동해야 하며, 정신과 전문의를 만나게 해주어야 한다. 그러나 노인이 정신과 전문의를 만나기 원치 않는다면, 노인의 가족을 치료에 참여시키는 것을 고려할 필요도 있다.

4) 노인 정신건강 문제의 예방

노인의 정신건강 문제는 익숙한 환경의 변화로 증상이 시작되거나 악화되는 것과 관련있다. 그런 점에서 가족들은 노인이 정신적으로 건강하고 스트레스를 덜 받으면서 지낼 수 있도록 각별한 관심을 기울여야 하며, 노인의 정신건강 문제와 증상이 너무 심하여 가족들의 보살핌만으로는 감당하기 어려울 경우에 부득이 병원이나 노인요양시설을 이용할 수밖에 없다. 그러나 노인이 심리적인 안정을 찾을 수 있는 익숙한 환경, 즉 가정에서 자기 몫을 다하고 삶의 의의를 느끼며 살아갈 수 있도록 통원치료를 권유하는 것이 바람직하다.

노인의 정신건강을 유지하는 데 중요한 것은 노인 스스로 자기 존재의 가치에 대해 자각하는 것이다. 노인에게 적합한 일거리를 마련해 줌으로써 경제적으로 지원하고 노인의 심리적 안정에 필요한 정서지원서비스를 제공하며 노인의 일상생활수행 정도에 따라 돌봄서비스를 수행하는 지역사회 통합돌봄네트워크가 체계적으로 운영되어야 한다.

노인 스스로도 다양한 취미생활이나 종교생활을 하는 등 적극적인 사회활동을 통하여 자존감을 스스로 높이고 사회적으로 가치 있는 역할을 통해 사회적 고립을 극복하는 자세를 지닐 수 있도록 정신건강 전문가들은 지역사회 자원을 적극 활용하고 연계해야 한다. 이런 점에서 현재 사회복지 영역에서 지원되는 노인복지서비스가 노인의 정신건강 문제를 경감시킬 수 있다는 점에서 중요한 사회적 기능을 가진다고 말할 수 있다.

핵심정리

① **노년기의 특징** : 노년기는 인간의 노화과정이 본격적으로 나타나는 시기이며, 생리적 · 심리적 · 환경적 변화가 나타나는 시기

② **주요 정신건강 문제**

- **노인 우울증** : 전체 노인의 약 15%에게서 우울증상이 존재. 주요 영향요인으로는 신체질병, 기능상실, 배우자 사별, 부족한 사회적 지지, 재정문제 등이 있음
- **노인성 치매** : 노년기에 주로 나타나며, 주로 뇌병변에 의한 기억력, 언어, 지적 능력 등이 쇠퇴해 가는 진행성 뇌장애. 주요 유형으로는 알츠하이머병, 혈관성 치매, 파킨슨병 등이 있음

Part

04 현대사회의 정신건강 이슈와 대안

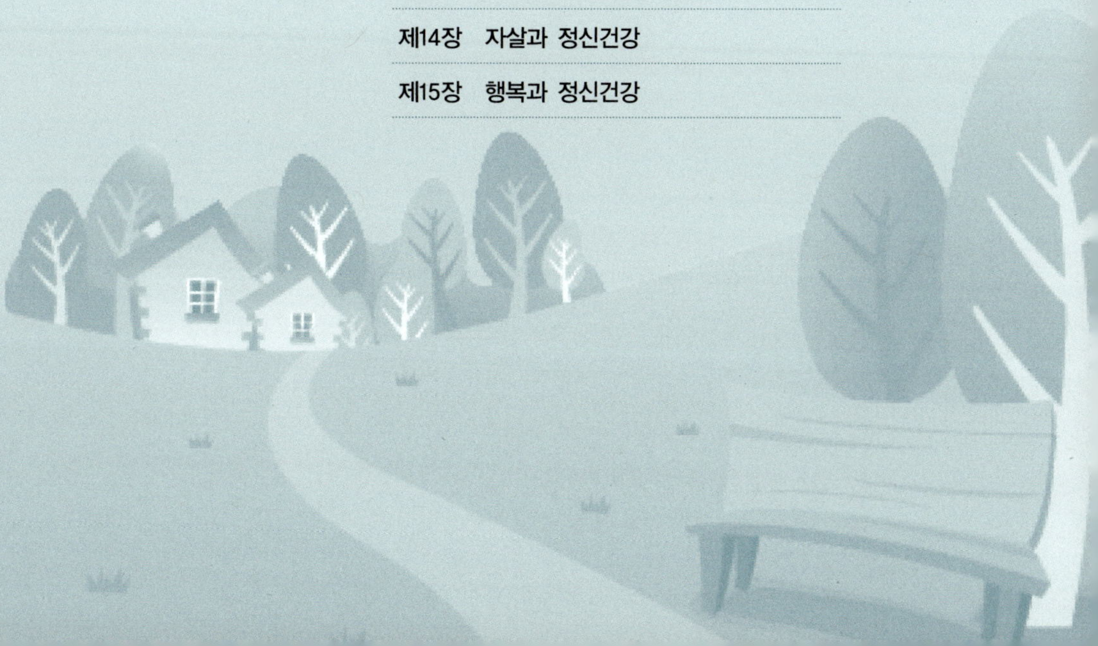

CHAPTER 11

가족문제와 정신건강

학습목표

1. 가정폭력이 개인과 가족의 정신건강에 미치는 영향에 대해 이해한다.
2. 이혼이 개인과 가족의 정신건강에 미치는 영향과 해결방안에 대해 이해한다.
3. 가정폭력과 이혼문제의 심각성을 최소화할 수 있는 방안에 대해 토론한다.

1. 가정폭력과 정신건강

1) 가정폭력의 개념

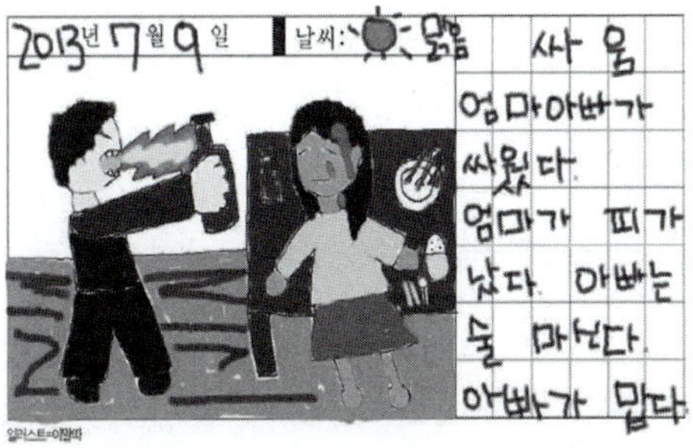

2013년 7월 9일
날씨:
싸움
엄마아빠가
싸웠다.
엄마가 피가
났다. 아빠는
술 마셨다.
아빠가 밉다

출처 : JTBC뉴스(2013) 전문가칼럼.

가정폭력은 한 개인이 다른 가족들에게 의도적으로 물리적 힘을 사용하거나, 비난하고 비꼬는 말을 하여 가족들에게 온갖 정신적인 고통을 주는 행위를 의미한다. 여기에는 단순한 신체적 손상을 주는 행위와 다른 가족의 자존감을 해치는 언어적 학대를 하는 경우도 포함된다.

가정폭력의 범위에는 배우자 폭력(아내학대), 아동학대, 노인학대 등 가족 간의 폭력과 학대와 착취의 관계가 포함될 수 있지만, 대개 가정폭력이라 함은 남편이 아내에게 행하는 배우자 폭력을 주로 지칭한다. 배우자 폭력에 대한 용어는 아내학대(wife abuse), 배우자 학대(spousal abuse), 결혼폭력(marital violence), 부부폭력(conjugal violence), 아내구타(wife battering) 등 다양한 언어로 사용되고 있지만 정황상 거의 비슷한 의미라고 봐도 무관하다(박태영, 2003 : 234). 그러나 엄밀한 의미에서 보면, 구타와 학대는 서로 다른 개념이라고 볼 수 있다. 구타(battering)와 폭력(violence)은 주로 신체적인 폭력만을 의미하지만 학대(abuse)는 사회적 고립, 가정에의 구속, 경제적 박탈, 심리적 폭력, 성적 폭력 및 경멸 등 구타의 개념적 정의보다 훨씬 포괄적인 개념이라고 이해할 수 있다(조미숙·이윤로, 1999 : 168).

여성가족부(2022)가 총 9,062명을 대상으로 '가정폭력실태조사'를 실시한 결과, 가정폭력 피해자는 여성이 65.9% 남성이 34.1%였다. 현재의 배우자/ 파트너에 의한 신체적·성적 폭력 피해 경험률은 여성 9.5%, 남성 4.8%였으며, 4개 유형 폭력(신체적·성적·정서적·경제적 폭력) 피해율은 여성 18.2%, 남성 10.3%로 나타났다. 또한 만 18세 미만의 아동을 양육하고 있는 응답자를 대상으로 지난 1년 동안 아동에 대한 폭력 가해 경험을 조사했는데, 아동 대상 폭력 가해 경험은 11.7%이며 폭력 유형별로는 정서적 폭력 10.2%, 신체적 폭력 4.0%, 방임 0.5%였다. 배우자/ 파트너에 의한 폭력 피해 경험이 있는 집단은 그렇지 않은 집단에 비하여 아동폭력 가해 경험률이 훨씬 높게 나타났다. 특히 남성 응답자의 가해 경험 차이가 크게 나타나, 배우자/ 파트너에 의한 폭력 피해 경험이 있는 남성의 아동폭력 가해율은 20.9%인 데 비해, 피해 경험이 없는 남성의 가해율은 6.8%였다. 여성은 격차가 다소 적으나 같은 경향을 보였다.

만 65세 미만 응답자가 지난 1년간 부모, 자녀, 형제자매 등 배우자/ 파트너를 제외한 가족원으로부터 경험한 폭력 피해를 조사한 결과, 가족원 폭력 피해율은 3.3%이며, 폭력 유형별로는 정서적 폭력 1.9%, 신체적 폭력과 성적 폭력 각각 0.7%, 경제적 폭력 0.5% 순으로 나타났다.

만 65세 이상 응답자가 지난 1년간 자녀, 사위, 며느리, 손자녀로부터 경험한 폭력 피해를 조사한 결과, 노인폭력 피해율은 4.1%이며, 폭력 유형별로는 정서적 폭력 3.3%, 방임 0.5%, 신체적 폭력과 경제적 폭력이 각각 0.4%로 나타났다. 주 가해자는 아들 66.1%, 며느리 31.3%, 딸 2.6% 순이었다.

현재 우리나라는 정치·사회적으로는 민주주의가 잘 정착되어 가고 있지만, 아직도 가정에서는 전근대적이고 가부장적인 문화가 깊이 자리 잡고 있는 경우가 많아서 가정폭력의 문제가 우리 사회의 큰 사회문제로 떠오르고 있다. 실제로 우리나라에서 가정폭력으로 인해 피해를 입고 있는 여성의 숫자는 점차 늘어나고 있다. 지속적이고 반복적으로 일어나는 가정폭력의 현상은 피해여성의 신체적·정신적 건강에 미치는 부정적인 영향이 매우 크다. 그러므로 여성을 성적으로나 신체적으로 학대하는 문제는 더 이상 개인적인 문제가 아니라 사회 전체가 관심을 두어야 하는 문제다.

2) 원 인

흔히 가정폭력은 불우하고 열악한 가정환경에서 발생하는 문제라고 생각하기 쉽다. 그런데 가정폭력은 가족구조나 사회계층에 관계없이 발생할 수 있고, 직업이나 교육 정도와 무관하게 발생하는 사회문제다(부산생명의전화, 1999). 그런 점에서 가정폭력을 특정인에게만 국한된 문제나 고통으로 볼 것이 아니라 우리 자신이나 이웃의 문제로 받아들여야 한다. 가정폭력은 다른 유형의 폭력문제와 달리 가족 내부의 문제로 취급되어 은폐되는 경우가 많아, 적절한 보호를 받기 어려운 경우가 많다. 그러나 피해 당사자의 입장에서 보면, 가족이라는 허울뿐인 이름만으로 자신에게 폭력을 행사한 가해자와 어쩔 수 없이 한 지붕에서 살아야 한다는 것은 매우 고통스러운 일이다.

그리고 피해자 자신도 자신의 집안에서 벌어진 문제가 타인들에게 알려지는 것이 부담스러울 수 있다. 문제는 은폐되면 은폐될수록 문제의 심각성이 더해질 수밖에 없다는 점이다. 반복적인 폭력의 경험 속에서 가족들의 삶의 만족도는 떨어질 것이다. 그렇다고 이들이 쉽게 가족들을 떠날 수도 없다. 가정폭력을 피하기 위해 가족을 버리고 떠난다는 것은 자신의 생활 전체를 버리는 것이기 때문에 피해자에게도 매우 큰 부담으로 작용할 수밖에 없다. 다음은 이러한 가족생활 전반에 걸쳐 심각한 문제를 초래하는 가정폭력의 발생 원인에 관한 설명이다.

(1) 정신병리적 관점

이것은 가정폭력의 원인을 개인의 정신과적 증상 때문에 생겨난 문제로 보는 견해다. 정신병리적 관점에 따르면, 가정폭력은 단순히 물리적으로 힘이 센 사람이 힘이 약한 가족에게 가하는 행위라고만 보지 않는다. 대신 가정폭력은 가족체계 내에서 권위가 없고 능력이 부족하다고 판단한 사람이 다른 가족들 앞에서 자신의 능력을 과시하고 억압하기 위한 수단으로 폭력을 사용하는 것이라고 본다. 심리적 열등감이 강한 남편이 폭력을 수단으로 해서 아내보다 우월한 위치를 차지하기 위한 목적으로 사용하는 것이 폭력인 셈이다(기시미 & 고가, 2014). 그것은 열등감에 대한 심리적 보상의 발로라고 볼 수 있는 비정상적 행위다. 이렇듯 가정폭력이 가해자의 이상 성격(abnormal personality)과 정신병리적 요인에 의해 발생한다는 견해는 현대사회에서 만연해 있는 가정폭력 문제를 설명하는 논거로 자주 인용되고 있다.

예를 들면, 배우자 학대의 경우 남편과 아내의 성격적 특성의 영향을 많이 받는다고 한다. 가해자인 남편이 정신적으로 비정상적인 상태에서 폭력을 행사한다는 견해나 학대받는 아내의 심리적 특성이 남편의 폭력으로 인해 스스로 피학성을 충족하여 주고, 부부간의 정서적 항상성을 유지하려 한다는 견해는 비판의 소지가 많다. 왜냐하면 여성의 피학성이라는 개념 자체가 추상적인 개념이어서 이 현상을 명확하게 설명하기 어렵기 때문이다. 폭력은 가해자의 비이성적 판단과 열등감에서 비롯된 행동일 뿐, 때때로 그것이 피해자의 '피학대 여성 증후군(abused woman syndrome)'[1]을 유발하는 행위라는 설명은 현실감이 떨어지는 지적이다.

1) 여성에게 가해지는 학대는 가정폭력(family violence), 부부폭력(conjugal violence), 신체적 학대(physical abuse), 성학대(sexual abuse), 강간(rape), 치료자로부터의 성적 침해(therapist sexual exploitation of client), 성희롱(sexual harassment) 등이 있다. 이러한 학대로 인하여 여러 가지 신체적 질환이나 증상, 강렬한 공포, 고립감, 말이 없음, 무력감이나 절망감, 환각, 건망증, 정체성 장애와 같은 심각한 증상이 나타나기도 한다. 피학대 여성 증후군은 이 같은 증상을 정당화하고 피고인의 면책이나 감형에 대한 항변을 위해 1980년대 초 미국 법정에서 활용되어 온 개념이다(상담학사전, 2016).

(2) 사회심리적 관점

① 학습 및 모방요인

사회학습이론에서는 가정폭력의 행위는 하나의 학습된 현상이며, 부정적이고 공격적인 행동을 학습한 결과라고 설명한다. 이 견해에 따르면, 개인은 타인의 폭력 행위를 관찰하고 모방함으로써 새로운 공격행위의 기술을 습득한다고 볼 수 있다. 그런 다음, 타인에 대한 공격행위에 대해 양심의 가책이나 죄의식이 없이 폭력을 사용한다고 본다. 그래서 폭력가정에서 성장한 사람은 훗날 성인이 되어 폭력의 가해자 혹은 피해자가 될 가능성이 높다고 보는 것이다. 어린 시절 반복되는 부모의 폭력행위를 목격하고 경험함으로써, 성장한 이후에 어떠한 문제상황이 생길 때마다 폭력을 행사하는 방식으로 문제를 해결하려는 성향을 보일 수 있다. 사회학습이론적 관점에서 보면, 가정폭력 문제는 세대 간에 대물림되는 경향이 강하다. 폭력은 학습되기에 폭력가정의 자녀가 폭력적인 배우자나 부모가 될 확률이 상대적으로 높다.

② 폭력에 둔감한 사회적 태도

최근 사회적으로 폭력에 대한 태도가 관용적이고 무감각한 것이 가정폭력 문제의 증가원인으로 지목되고 있다. 예를 들면, TV나 영화 속에 등장하는 폭력을 미화하는 듯한 영상, 공권력이라는 이름으로 자행되는 시민들에 대한 무분별한 경찰의 폭력, 학교에서의 학생체벌, 가정 내에서의 폭력(아내학대, 아동학대) 등에서 나타나는 폭력성의 영향으로 일반인들이 폭력에 둔감해질 수 있다(박진환 외, 2006 : 150-151). 여기에는 폭력에 대한 우리 사회의 태도가 민감하지 못하고 오히려 폭력을 휘두르는 남성을 '남자답다(macho)'고 느끼고 미화시키는 것도 한몫하고 있다. 따라서 우리 사회에 만연된 폭력에 둔감한 인식과 태도가 가정 내에서의 폭력에도 미온적으로 대처하게 만드는 이유가 될 수도 있으므로, 폭력에 대한 정확한 인식과 태도를 형성하는 것이 필요하다.

(3) 가족체계적 관점

이 관점은 가정폭력 문제를 가족체계 내의 복잡한 상호작용의 결과라고 보고 원인보다는 과정에 중점을 둔다. 그래서 가족체계적 관점에서는 배우자 학대의 행동패턴은 남편의 어떤 심리상태 혹은 아내의 특정 행위에 의해 유발된 것이 아니라 상대방의 반응을 이끌어 내는 역기능적 의사소통의 결과로 폭력이 발생한다고 본다. 이러한 가족체계적 접근법은 가정폭력의 문제가 가족 자체의 규범이나 의사소통 유형에 따라 발생한다는 관점으로서, 폭력의 문제가 단순히 가족 간의 문제로 축소될 수 있다는 점이 한계로 지적된다.

(4) 사회구조적 관점

사회구조적 관점은 가정폭력 문제를 성차별적인 사회구조에서 기인하는 문제로 간주한다. 이 관점에 따르면, 가정폭력의 원인은 폭력을 허용하는 사회문화적 규범과 가부장적 이데올로기에 근거를 둔 남성의 권위적인 태도와 우월성에 있는 것으로 보인다. 여성은 남성에게 종속되고 의존한다는 가부장적인 사회구조 안에서는 여성과 아이들에게 일방적인 희생과 복종을 강요하는 경우가 많다. '사랑의 매', '부부싸움은 칼로 물 베기', '여자와 명태는 때릴수록 맛이 난다' 등의 이야기들은 가정폭력을 정당화하는 대표적인 가부장적 문화의 표현이다. 따라서 아이들 때문에, 남편이 나를 필요로 해서, 가문의 수치 등의 이유로 가정폭력의 문제는 은폐되는 경우가 많다. 결국 해결되지 않은 채 폭력은 계속되고 그 속에서 반복되고 재생산되는 결과가 나타나는 것이다.

3) 가정폭력이 가족들의 정신건강에 미치는 영향

가정폭력 피해여성들은 가정폭력의 영향으로 인해 여러 가지 심리적·정신적 고통을 겪게 된다. 정도의 차이가 있겠지만 가정폭력을 경험한 사람들은 우울증, 수면장애, 섭식장애 등을 호소하는 경우가 많다. 만약 이러한 증상이 장기화될 경우 사회적 활동의 현격한 감소, 슬픈 주관적 관점, 정서적 불안정과 불안 등의 증상이 동반될 수도 있다. 만성화 단계에서는 '피학대 여성

증후군(abused women syndrome)'과 같이 심각한 상태로까지 발전할 수도 있다(Geller, 1992; Kaplan & Sadock, 1989, 박태영, 2003 재인용).

(1) 외상 후 스트레스 장애(PTSD)

가정폭력으로 인한 피해여성의 정신건강 발병률을 조사한 김과 조(Kim & Cho, 1993)의 연구에 따르면, 가정폭력 후 경험하게 되는 정신건강 문제와 관련하여 외상 후 스트레스 장애가 80%로 가장 많았다. 그 다음으로는 우울증이 10%, 정신신체장애 4%, 적응장애 2%, 만성 조현병 2%로 나타났다. 이로써 알 수 있는 사실은 가정폭력이 피해여성의 '외상 후 스트레스 장애(PTSD)'와 깊은 연관성이 있다는 점이다. 가정폭력 피해여성들의 전반적인 정신건강상태에 관한 연구결과들을 살펴보면, 가정폭력이라는 극도의 고통스러운 스트레스 상황을 경험한 여성들이 위기상황 직후 또는 위기상황 수개월 후에 '외상 후 스트레스 장애(PTSD)'에서 나타내는 증상과 유사한 비정상적인 반응들을 나타내는 것으로 보고되고 있다(Hantendorf & Tollerud, 1997). 이들이 보이는 주요 증상은 신체감각과 지각 및 인지능력이 저하되고 대인관계가 위축되며 기이한 행동을 보이는 등으로 나타날 수 있다(김선아 외, 2003 재인용).

가정폭력으로 인해 발생하는 PTSD 증상의 예

- 꿈이나 환청을 통해서 폭력적 상황으로 유발된 괴로운 상황을 반복적으로 경험하거나 비슷한 상황에 노출되었을 때 과도한 심리적 고통을 느끼게 된다.
- 대인관계를 회피하고 감정이나 정서의 표현이 적고 메말라진다.
- 자신의 미래를 생각하고 미래를 설계하는 것에 어려움을 느낀다.
- 일상적인 활동에 흥미를 느끼지 못할 뿐 아니라 불면증이 나타날 수 있다.
- 분노감을 갑작스럽게 표현하기도 하는 등 정서적으로도 매우 불안정한 상태를 보인다.
- 집중하는 데 어려움이 생기고, 사소한 일에 부적절하게 과도한 반응을 보이기도 한다.

(2) 우울증

오늘날 우리는 핵가족 시대에 살고 있으면서 가정폭력 문제는 갈수록 그 위험성이 더해 가고 있다. 이제 가정폭력은 한 가정의 문제가 아니라 심각한 사회문제로 대두되고 있다. 특히 가정폭력 피해여성은 폭력으로 인하여 낮은 자존감을 형성하고, 심리적 불안 등으로 우울증을 경험하면서 부정적 견해를 가지게 되며, 이는 가정의 해체나 극단적으로 자살 등으로 이어질 수 있다.

우울증과 관련하여 발생하는 피해여성들의 심리적 특성은 남편의 폭력에 길들여진 자신에 대한 존재가치의 상실과 그로 인한 심각한 자존감(self-esteem)의 손상이 나타난다. 아내로서 정상적인 사랑의 대상으로서 대우받지 못하고, 남편으로부터 거부당했다는 느낌과 계속되는 남편의 폭력에 대한 두려움도 크다. 피해여성은 그러한 상황을 벗어나려고 할 때마다 더욱 폭력적으로 변하는 남편 때문에 매우 지치고 힘든 상황을 경험한다. 급기야 남편의 폭력으로부터 벗어나려는 시도 자체를 포기하는 등 미래에 대한 아무런 희망을 느끼지 못하고 '학습된 무기력(learned helplessness)'의 상태에 빠지는 경우도 많다.

(3) 가정폭력이 아동에게 미치는 영향

가정폭력이 아동들의 정신건강에 미치는 부정적인 영향은 부모들이 받는 정신적인 충격보다 더 클 수밖에 없다. 가정폭력을 목격한 아동들이 가지는 정서적·기능상의 문제들로는 두통, 복통, 천식, 위궤양과 같은 신체적 문제와 말더듬증, 야뇨증, 불면증 등의 심리적 문제들을 들 수 있다. 심할 경우, 등교거부나 성적저하, 청소년 비행(도벽, 폭행, 가출) 등의 행동장애의 문제들이 두드러지게 나타날 수 있다(김헌수, 1998; 민수홍, 1998; Kolko et al., 1996; Markward, 1997). 특히 어려서 아버지가 어머니를 구타하는 것을 목격한 경험이 있는 아동들은 성인이 된 후에도 결혼 이후 배우자를 구타하는 문제에 대해 그렇지 않은 사람들에 비해 허용적이고 관대한 태도를 취할 가능성이 높다(김재엽, 1998). 그러므로 가정폭력이 대물림될 수 있다는 문제의식을 가지고 폭력의 대물림을 끊어내려는 부모와 가족 모두의 성찰이 반드시 필요하다.

4) 예방 및 문제해결을 위한 개입

(1) 상담 및 사회서비스

최근 우리 사회에서는 가정폭력 피해자들을 위한 상담 및 사회서비스의 지원이 충분하지 않다는 지적이 많다. 다만, 가정폭력 피해자에게는 긴급한 보호를 제공하고 가해자에게는 가정폭력 문제에 대한 인식과 태도의 개선을 위한 상담 및 치료서비스가 제공되어야 한다는 사회적 인식이 확산되고 있다는 점은 매우 다행스러운 일이다.

① 위기개입서비스

위기개입서비스는 가정폭력 피해자들이 한 개인의 생명을 위협하는 폭력이라는 일촉즉발의 위기 상황에서 벗어날 수 있도록 돕는 서비스다. 응급보호서비스의 종류로는 부부격리, 여성의 쉼터[2])로의 피신, 여성긴급전화(1366),[3]) 남편에 대한 법적 제재 등의 서비스를 제공하는 것 등을 포함한다.

② 의료(정신과 치료)서비스

가정폭력은 인간의 생명과 정신에 외과적, 정신과적으로 치명적인 결과를 초래할 수 있다. 그러므로 가정폭력으로 인해 나타나는 신체적 상처와 정신증을 치료하기 위한 종합적인 의료서비스의 진료체계를 확립하는 것이 필요하다. 실제로 남편의 학대로 인한 피해여성들의 우울증은 가장 흔한 증상으로 치료적 개입에서 가장 먼저 고려되어야 할 것들이다(김재엽 외, 1999, 박태영, 2003 재인용). 그리고 가정폭력의 피해자들은 폭력적인 상황에 장기간 노출된

---

2) 서구의 경우, 여성폭력 문제는 '강간'과 '아내구타'를 주요 쟁점으로 삼아 발전하였고 주요 현장조직은 '강간위기센터(RCC : Rape Crisis Center)'와 남편으로부터 구타당하는 여성들에게 피난처를 제공하는 '여성쉼터(BWS : Battered Women's Shelter)'였다. 초기의 이들 집단은 강한 자매애로 맺어진 구성원으로 자조모임(self-help)의 성격을 띠었고 조직 구성원들이 의사결정에 참여하고, 상담, 프로그램에 참여하는 방식이 민주주의적 성격을 강하게 띠었다. 반면 우리나라 최초의 여성폭력피해자 지원 상담소이며 쉼터의 역할을 담당하는 곳은 '여성의 전화'로 잘 알려져 있으며, 한국에서 초기 여성폭력상담소·쉼터 조직은 서구의 경우와 같이 상담위기센터와 아내구타쉼터로 명확하게 구분되지 않고 여성폭력사건을 포괄적으로 상담하고 있다(신상숙, 2007).

3) 여성긴급전화(1366)는 1997년 12월에 위기여성상담 특수 전화번호를 지정받아 1998년 1월에 위기여성상담 특수전화 '1366' 운영을 개시하였다. 1998년 12월에는 120권역으로, 1999년 12월에는 142권역으로, 2000년 6월에는 144권역으로 확대·실시되다가 12월에는 전화권역의 광역화에 따라 56권역으로 통합·조정되었다. 2001년 7월에는 '1366'에 전담직원 144명이 배치되고 인건비의 신규지원이 이루어짐에 따라 365일 24시간 운영체계가 구축되었다. 그리고 시·도별 지역협의체 운영도 시작되었다. 2002년 11월에 외국인 성매매·성폭력피해자보호를 위한 동시통역시스템을 도입·운영하였다(이미정 외, 2008).

결과, 폭력적 상황이 중단된 상태에서도 '외상 후 스트레스 장애(PTSD)'를 경험하게 될 가능성이 높다.

저스트(Zust, 2000)는 가정폭력 피해여성들이 우울증에 걸릴 가능성이 높다고 보고 이들의 심리적 상태를 다음과 같이 기술하고 있다(김선아 외, 2003 재인용). 가정폭력 초기에는 폭력이 발생한 것에 대하여 자신을 비난하게 되고, 폭력이 지속되면 상대방 배우자를 비난한다. 폭력 피해여성은 배우자를 비난하면서도 폭력을 당하는 자신을 수치스럽게 느끼게 되는데, 이것은 또 다른 형태의 자기 비난으로 작용하여 우울 증상을 유발한다. 우울 증상 때문에 자기 비난은 더욱 확대되고 우울 증상이 더 깊어지는 악순환이 반복된다. 피해여성들이 경험하는 우울증을 해소하기 위해서는 혼자만의 힘으로는 어렵고 가급적이면 정신건강 전문가들의 도움을 받아 해결하는 것이 좋다.

③ 상담서비스

상담서비스는 거절하기와 같은 사회기술(social skill)을 알려주고 폭력에 대한 왜곡된 지각을 바로잡아 주는 인지행동치료적 접근과 집단상담, 가해자의 행위를 종결시킬 수 있는 다양한 형태의 상담서비스를 생각해 볼 수 있다.

④ 기타

가정폭력 피해자들에게 주거공간의 마련이 필요할 경우에는 주거서비스 혹은 쉼터서비스를 제공할 수 있어야 한다. 가해자들에게는 폭력행위를 종식시키기 위한 교육, 상담, 치료 등의 프로그램이 제공될 필요가 있다.

(2) 부부교육

폭력가정에서의 치료방안으로 부부와 자녀를 대상으로 하는 가족강화교육이 효과적일 수 있다. 가정폭력은 가정폭력 가해자나 피해자들이 그들 부모로부터 적절한 부부모델을 학습하지 못한 결과에서 비롯된 경우가 많다(박진환 외, 2006 : 154). 따라서 폭력가정의 부부들을 위해서는 다음과 같은 부부교육이 마련될 필요가 있다.

- 부부평등교육 : 부부는 평등하고 대등한 관계임을 새롭게 인식한다.
- 의사소통훈련 : 남편과 아내 서로에게 기대, 요구, 가능한 응답 등을 분명하게 알게 한다.

(3) 사회적 지지체계의 개발

피해여성의 사회적 지지체계를 든든하게 마련해 줄 필요가 있다. 단순히 폭력상황에서 피해만 회복시킬 것이 아니라, 다시 폭력이 일어날 경우 공동으로 대처할 수 있고 효과적인 도움을 줄 수 있는 사회적 지지체계를 마련할 필요가 있다. 이것은 피해여성에게 새로운 힘을 줄 수 있고 보다 적극적으로 폭력에 대처할 수 있는 능력을 키워주는 데 도움이 된다.

(4) 법적·제도적 장치

가정폭력을 해결하기 위해서는 가정, 학교, 병원, 경찰, 상담소, 법조계, 대중매체 등은 가정폭력의 심각성과 그로 인해 야기되는 신체적·정신적 장애를 올바르게 인식하여 국가와 사회적 차원에서 법적·제도적 장치를 마련해야 한다.

2. 다문화가정 자녀와 정신건강

1) 다문화가정과 다문화가정 자녀의 이해

(1) 다문화가정

① 다문화가정의 개념

우리나라 사회에서 '다문화가정'은 국제결혼가정을 비롯하여 외국인 근로자 가정, 북한이탈주민 가정을 아우르는 의미로 사용되고 있으며 현재 우리나라의 외국인 거주자의 비율이나 외국인 유입의 역사에 비추어 보면, 아직 다문화사회의 초기 단계라고 할 수 있다. 이민의 역사도 유럽 국가들이 100여 년의 역사를 가지고 있는 반면, 우리의 경우 20~30년의 짧은 역사를 가지고 있다.

그러나 저출생·고령화 현상 심화로 인하여 우리나라가 급격한 인구감소 시대에 직면하자, 지역·산업별 수요에 따라 이주배경주민이 지속적으로 증가하고 있다. 행정안전부(2024)가 통계청(2023)의 '인구주택총조사' 자료를 분석한 '2023년 지방자치단체 외국인주민 현황'에서 2023년 11월 1일 기준 3개월을 초과해 국내에 장기 거주한 외국인주민 수는 총 245만 9,542명으로 나타났다. 외국인주민 수는 '인구주택총조사' 기준 우리나라 총인구(51,774,521명)의 4.8%를 차지하고 있다. 이는 통계가 처음 발표된 2006년 이후 역대 최다 기록이다. 다문화사회에 대한 관심을 가지고 정책 대안을 마련하려는 노력이 2000년대에 들어서면서 빠른 속도로 증가하고 있으며 다문화사회 및 다문화정책에 대한 논의가 학계와 정부의 차원에서 활발히 이루어지고 있다.

최근 몇 년 동안 다문화에 대한 정부와 학계 차원에서의 관심이 고조된 데는 국내외 환경의 변화와 밀접한 관련이 있다. 국제적 환경의 변화로는 정보통신기술의 발달로 인한 민족 간 교류의 확대, 후기 자본주의 사회의 도래로 인한 노동인력의 국제이동의 증가, 공산주의 붕괴 및 냉전체제의 종식에 따른 구 공산권 이주민의 확산, 유럽중심의 문화적 제국주의에 대한 반성과 문화적 다양성의 강조 등을 들 수 있다. 국내 환경의 변화로는 산업현장의 동력부족으로 인한 외국인 노동자의 유입 증가, 농촌과 도시 지역 미혼 남성의 증가에 따른 국제결혼의 증가, 분단의 특수한 상황을 반영하는 탈북 이주민의 증가 등을 들 수 있다.

아울러 국제사회에서 10대 경제 대국으로서의 한층 높아진 한국의 정치적·경제적 위상으로 인해 다문화사회화 역시 매우 빠른 속도로 진행되고 있다. 이런 현상은 우리 사회의 위기적 요인이 될 수도 있고, 기회가 될 수도 있기 때문에 다문화사회의 진행에 따른 위기적 요인들을 예상하고 철저하게 대비해 나가야 한다. 그 노력 여하에 따라 한국사회가 한 단계 성숙하는 기회가 될 수 있을 것이며, 그렇지 못할 경우 미국·유럽의 이민국에서 벌어지고 있는 사회적 위기 요인으로 작용하여 우리 사회의 안정 및 발전을 저해할 수도 있을 것이다.

② 다문화가정의 현황 및 인구사회학적 변화

국내 다문화정책은 2004년 참여정부가 우리 사회를 '다문화사회'로 규정한 것을 비롯하여 2008년 3월 「다문화가족지원법」의 제정을 바탕으로 다문화가정의 안정적 생활을 위한 정책의 기반을 마련하는 근간이 되었다. 이후 정부는 '제1차 다문화가족지원정책 기본계획'(2010~2012)과 '제2차 다문화가족정책 기본계획'(2013~2017), '제3차 다문화가족정책 기본계획'(2018~2022) 그리고 '제4차 다문화가족정책 기본계획'(2023~2027)을 수립하고 추진함으로써 다문화가정의 사회적응 및 생활안정을 돕고 있다. 이러한 다문화정책은 현재 여성가족부를 비롯하여 교육부, 고용노동부, 법무부, 외교부 등 여러 정부 부처에서 다문화 예산을 별도로 편성하고 정책을 만들어 시행되고 있다.

2022년 우리나라 전체 혼인은 19만 2천 건으로 전년보다 0.4% 감소한 데 비해, 다문화 혼인(17,428건)의 비중은 9.1%로 전년(13,926건)보다 25.1% 증가하여 상대적으로 증가폭이 컸다(여성가족부, 2024). 다문화가구는 전체 346,017가구이며 결혼이민자[4] 가구가 82.4% (285,005가구), 기타 귀화자[5] 가구가 17.6%(61,012가구)이다. 평균 가구원 수는 2.82명이며, 평균 자녀 수는 0.88명으로 2018년(0.95명) 대비 감소했고, 무자녀 가구가 42.0%로 5.3%p 증가했다. 가족 구성은 부부+자녀 가구 35.5%, 부부 가구 30.0%, 한부모 가구 10.9%, 1인 가구 8.3% 등이며, 부부 가구의 비중이 2018년(17.0%) 대비 13.0%p 증가했다.

여성가족부(2022)에서 발표한 '2021년 전국 다문화가족 실태조사'에 의하면 결혼이민자와 그 자녀들을 중심으로 증가한 다문화가정의 구성원 수가 2007년에는 32만 8천 명에서 2016년 96만 3명으로 늘어났으며 2021년 다문화가정의 구성원 수는 100만 명을 넘어섰다. 그중 결혼이민자(한국인과 혼인한 외국 국적자 및 혼인 귀화자) 가족구성원 수는 83만 명에 달했다(여성가족부, 2022).

---

4) 결혼이민자 : 한국인과 혼인한 외국 국적자 및 혼인귀화자

5) 기타 귀화자 : 혼인귀화 외의 방법으로 한국 국적을 취득한 귀화자

③ 다문화가정에 대한 인식

한국인들은 이주자에 대한 사회적 거리감에서 아시아 지역 출신, 특히 동남아시아 이주자들에 대해서 여전히 편견을 보이고 있다. 뉴스와 드라마와 같은 다양한 미디어에서도 이주민의 출신 국가와 개별성을 무시하고 그들을 '동질적이고 집합적인 타자'로 집단화시켜 버리는 경향이 강하다. 이는 지금까지의 다문화정책이 이주민들에 대한 언어 및 문화적 동화를 우선하는 지원에 초점을 맞추고 있다는 한계를 보여주고 있다. 김지윤 등(2014)의 최근 연구에 의하면, 일본, 중국, 미국, 필리핀, 나이지리아 출신 이주자들에 대한 한국인의 인식조사에서 백인과 서구문화에 대해서는 개방적이나 비(非)서구문화와 유색인종에 있어 폐쇄적인 태도를 보이고 있다. 이는 유색인종 및 문화에 대한 편견 및 차별의식에서 기인하는 것으로 이주자들 역시 한국인들의 이중적 시선을 인식하고 있다. 동남아시아 등 이주자들은 한국을 인종차별과 편견을 가진 사회로 인식하고 반(反)한 감정, 반(反)호의적인 감정을 보이고 있다.

다문화가정이 겪고 있는 어려움을 구체적으로 살펴보면 다음과 같다.

첫째, 배우자에 대한 이해 부족이다. 한국인 간의 결혼에도 부부 갈등이 발생하는데, 다문화가족들은 배우자에 대한 정보나 상대국에 대한 문화적 이해와 언어적 소통이 부족한 상태에서 결혼중개업을 통한 형태의 결혼으로 갈등이나 가정해체의 위험에 노출될 확률이 높다.

둘째, 서로 다른 두 문화가 만나 발생하게 되는 문화적응 스트레스로 인한 어려움이다. 최근의 연구에서는 단순한 문화적 차이의 결과로 별거나 이혼을 하기보다는 한국 남성이 '가부장'의 특권으로 행사하는 권위 의식이나 폭력, 무능력 등이 결혼 관계를 위협하는 요소라고 보았다. 한국 남성들은 결혼이라는 제도 안에 여성이 편입되자마자 대화나 감정의 교환을 통한 친밀성 형성이 아니라 위계적인 성역할에 입각한 부부관계만을 요구하는 경향을 보이기 때문에 애정중심의 가족관계와 평등한 부부의 모습을 기대하며 성장한 국제결혼이주여성들의 적응을 어렵게 한다. 다문화가족의 문화적응 스트레스는 국제결혼이주여성만의 문제가 아니라 주류문화에 속한 한국인 남성들과 가족들도 경험할 수밖에 없다.

셋째, 언어 차이로 인해 발생하게 되는 소통의 부재이다. 국제결혼이민자로 형성된 다문화부부의 경우 서로 다른 언어의 차이는 새로운 환경의 문화적응 과정에서 그 자체만으로도 부부갈등 요인의 하나가 될 수 있지만 문화이해의 어려움, 소통의 부재, 신뢰감 상실 등 생활 전반에 걸쳐 새로운 문제를 유발하는 원인으로도 작용한다.

넷째는 다문화부부가 경험하는 경제적인 갈등이다. 경제적 갈등은 다문화가족만 경험하는 특수한 상황은 아니지만 다문화부부의 경우 현실 생활에서 닥치는 경제적 어려움을 극복해야 함과 동시에 아내의 모국에도 정기적인 경제 지원을 해야 하는 경우가 많아 갈등의 확산의 출발점이 될 수 있다. 특히 동남아 국제결혼이주여성은 결혼의 출발이 대부분 경제적인 이유를 가지고 이루어졌기 때문에 부부갈등 영역에서 경제적인 요인이 문제시되어 왔다.

마지막으로 다문화가정의 큰 어려움 중의 하나는 자녀교육 문제이다. 자녀교육의 주체가 되는 어머니인 국제결혼이주여성의 경우 한국의 제도권 교육에 대해 알기 어렵다. 한국인인 아버지 역시 여러 가지 상황상 자녀교육에 적극적인 참여가 원활하지 않기 때문에 다문화가정의 자녀들이 적절한 교육적 환경을 제공받기에는 현실적 어려움이 매우 크다고 할 수 있다. 자녀교육은 다문화가정의 부부 당사자의 문제뿐만이 아니라 다음 세대의 질적인 계층 이동의 단초가 되기 때문에 다문화가정의 자녀교육은 매우 중요하다.

(2) 다문화가정 자녀의 정신건강

① 다문화가정 자녀 현황

우리나라 사회에서 다문화가정은 국제결혼가정을 비롯하여 외국인 근로자가정, 북한이탈주민 가정을 아우르는 의미로 사용되고 있으며 이런 다문화가정에서 태어난 자녀를 다문화가정 자녀라고 부른다. 우리나라 2022년 전체 출생아 수 24만 9천 명 중 다문화 출생아는 12,526명으로 전년(14,322명)보다 12.6%(1,796명) 감소하였다. 전체 출생아 수 중 다문화가정 출생아 수는 5.0%를 차지했다. 다문화가정 출생아 비중은 2015년 4.5%에서 계속 증가하여 2020년에는 6%로 집계되었고 2021년에는 코로나19의 영향으로 5.5%로 나타났다(통계청,

2022). 다문화가정 출생아 중 남아는 6,410명, 여아는 6,116명으로 여아 100명당 남아 104.8명으로 나타났다(여성가족부, 2022).

'2021년 다문화 인구동태 통계'에 의하면 외국인 어머니의 국적은 베트남(35.7%), 중국(16.8%), 필리핀(5.2%) 순으로 나타났고, 다문화 유형별 혼인은 외국인 아내(62.1%), 외국인 남편(22%), 귀화자(16%) 순으로 집계되었다. 자료에서 확인할 수 있듯이 한국에서 성장하고 있는 다문화가정 자녀들은 어머니를 외국인으로 둔 가정의 비율이 높으며, 출신 국가는 동남아시아가 주를 이루고 있었다(통계청, 2022).

여성가족부에서 실시한 '2021년 전국 다문화가족 실태조사'에 따르면 다문화가정 자녀의 수가 2007년 4만 4천여 명에서 2016년에는 20만여 명으로 10년 사이 약 450% 증가하였으며, 2021년에는 약 35만 명에 이른다. 전체 다문화가족 자녀 중 청소년기에 해당하는 만 9~24세가 43.9%로, 2018년 대비 8.3%p 증가했다. 이들 중 국내에서 출생하고 성장한 비율 또한 90.9%로 2018년(83.8%) 대비 증가했다(여성가족부, 2022).

교육부와 한국교육개발원의 '2024년 교육기본통계' 조사에 따르면, 우리나라 전체 초·중·고교 학생 수는 518만 6,141명으로 전년 대비 9만 8,867(1.3%)명이 감소한 반면, 다문화학생 수는 전년 대비 1만 2,636명(7.0%) 증가한 19만 3,814명이다. 학교급별로 살펴보면 초등학교 11만 7,459명, 중학교 4만 7,910명, 고등학교 2만 7,673명이다. 전체 학생 대비 다문화학생 비율은 2021년 처음 3.0%를 기록한 후 2022년 3.2%, 2023년 3.5%, 2024년 3.8%로 계속 높아지고 있다.

② 다문화가정 자녀의 정신건강 문제

성인이 되어 결혼을 목적으로 한국으로 이주한 결혼이주여성들과 달리 많은 수의 다문화가정 자녀들은 대한민국에서 태어나 한국 시민으로 성장하고 있다. 이들은 앞으로 한국사회의 문화공존 및 다문화정책과 관련되어 가장 중요한 집단이 될 것이며 앞으로 문화공존은 중요한 사회적 현안으로 대두될 것으로 예상된다. 특히 청소년기에 접어드는 다문화가정 자녀들은 부모에게는 반항과 도전적 태도를 보이면서 또래 집단을 형성하고 그 안에서 자신의 정체성을 형성하는 것에 의미를 둔다. 그러나 이들은 '한국사회 속의 다문화가정 자녀'라고 하는 사회에서 부여한 별도의 과제를 해결해야 하는 이중고를 겪게 되므로 아동기에서 청소년기로 전환되는 시점에 있는 다문화가정 자녀들은 불안, 갈등, 우울, 분노 등 정신건강을 위협하는 심리정서적 문제를 경험할 가능성이 높다. 이에 따라 다문화가정 자녀들은 학교생활 부적응을 비롯해 또래관계, 학습능력, 교사와의 관계에서 건강한 사회구성원으로 성장하는 데 필요한 자아정체감의 형성에도 부정적 영향을 미칠 것으로 본다.

2009년 국가인권위원회의 '학교생활 차별 실태조사'에 의하면 18%의 다문화가정 청소년이 언어 폭력, 따돌림, 금품 갈취, 폭행 등 다양한 형태의 학교폭력을 겪었다. 여성가족부의 '전국 다문화가족 실태조사(2021)'를 보면 다문화가정 자녀들의 학교폭력은 여성(1.8%)보다 남성(2.7%)이 많이 경험했으며, 9~11세의 피해 경험이 가장 높게 나타났다. 학교폭력 피해 유형으로는 집단따돌림(49.1%), 말로 하는 협박(43.7%) 순으로 나타났다. 중요한 사실은 집단따돌림이 2018년에 33.4%였으나, 2021년에는 49.1%로 급격하게 증가했다는 점이다. 이러한 피해의 주요 원인은 외국인 부모의 인종, 민족성, 다른 피부색, 다른 행동 양식 등으로 알려져 있다.

다문화가정 자녀들은 외국인 어머니의 국적에 대한 사람들의 부정적 인식과 사회적 편견으로 인해 본인의 정체성에 대한 부정적 인식을 갖게 되면서 학교부적응 문제를 경험하고 이는 낮은 학업성취도로 이어져 일반 학생의 두 배 가까이 되는 높은 학업중단율을 야기하고 있다. 학업중단의 이유에 대해 가장 많은 다문화가정 자녀가 '그냥 다니기 싫다(54.5%)'라고 답변했으며, '돈을 벌기 위해서(10.6%)', '편·입학 및 유학 준비(9.4%)', '친구나 선생님과의 관계(8.3%)' 순으로 집계되었다(여성가족부, 2021).

다문화가정 자녀는 문제를 일으킨다는 학교의 편견과 부정적 인식 때문에 원치 않는 전학을 해야 하거나, 일반적으로 다문화가정은 모두 가난하고 취약계층이라는 인식이 반영된 교사의 공식적 발언은 다문화가정 자녀에 대한 편견을 강화시킨다. 이러한 다문화가정 자녀의 문제는 장기적으로 미래 사회

통합의 걸림돌이 되며 이들이 성인으로 성장한 후에도 심각한 사회문제로 이어질 수 있기 때문에 다문화가정 자녀들이 학교생활에 잘 적응할 수 있도록 그들의 환경과 특성을 고려한 다문화 통합교육이 필요하다.

2) 다문화가정 자녀의 정신건강 문제 개입방안

우리나라 다문화가정의 세대수와 구성원 수는 매년 증가하는 데 반해, 현재 한국인의 다문화주의에 대한 의식 수준을 고려해 볼 때, 한국인의 외국인과 다문화에 대한 관용도는 다문화의 역사가 오래된 서구 유럽 국가의 국민보다 낮은 수준일 것으로 보인다. 정부는 다양한 문화의 공존을 보장하는 적극적인 다문화정책을 수용할 것인지에 대한 깊은 고민부터 해야 한다.

다문화가정 자녀는 한국사회 적응 경험을 통해 성인이 되는 과정에서 정체성의 혼란과 피해의식이 잠재되었으며, 외국인 어머니에 연민의 감정을 지니고 있었다. 한국사회에서 다문화가정 자녀들은 긍정적이지 않은 사회적 인식으로 편견과 차별에 노출되어 있음을 확인할 수 있다. 대부분의 다문화정책의 바탕이 동화주의적 인식임을 감안하면 지금까지 추진된 다문화정책의 효과가 제한적이었음을 인정해야 한다. 다문화가정 자녀가 한국사회의 시민으로 성장하고 건강한 시민으로 거듭날 수 있도록 많은 지원과 관심을 가져야 한다.

다문화정책의 방향은 다문화가정 자녀들이 다문화 역량을 강화시킬 수 있도록 제시되어야 할 것이다. 이를 통해 다문화가정 자녀들이 자신의 정체성에 자긍심을 느끼고 자신의 역량을 발휘할 수 있도록, 이를 뒷받침하는 프로그램이 마련되어야 한다. 프로그램의 내용을 제안하면 다음과 같다.

첫째, 다문화가정 청소년의 성별에 따라 맞춤형 피해 회복 지원 프로그램을 강화해야 한다. 즉, 남학생을 위한 학교폭력 피해 회복 서비스 지원과 여학생을 위한 차별 피해 회복 서비스 지원이 이루어져야 한다. 다문화가정 청소년의 학교폭력 피해가 인종·민족성의 차이에 의해 발생하는 경우가 많다는 점을 감안하여 전문가는 차별 피해를 겪은 남학생이 학교폭력 피해 등의 반복 피해를 겪지 않도록 각별한 관심을 기울여야 한다. 또한 학교폭력 피해와 이전에 겪은 차별 피해의 중첩 피해를 겪는 여학생의 스트레스가 다른 정신적·행동적 반응으로 이어지지 않도록 세심한 주의를 기울여야 한다.

둘째, 다문화가정 청소년을 위한 서비스 지원 프로그램의 개선이 필요하다. 다양한 서비스 지원 프로그램들이 학교, 가족센터, 복지관 등에서 제공되고 있으나, 이 프로그램들의 운영 방법에서 한계점이 보고되고 있다. 구체적으로, 진로 상담과 멘토링을 제공하는 담당자의 낮은 역량, 단발성 활동 프로그램의 운영 방식, 개인 수준을 고려하지 않은 획일적인 언어 교육 등은 프로그램 참가자에게 충분한 학습 효과를 제공할 수 없다. 따라서 정부의 책임 부처와 지방자치단체는 현재 운영되고 있는 다문화가정 청소년 지원 프로그램의 효용성을 점검하여 더욱 효과적인 프로그램을 구성·운영해야 한다.

셋째, 다문화가정 부모와 청소년 자녀의 유대관계 강화를 위한 지원과 관심이 요구된다. 다문화가정 청소년이 성장하는 동안 부모 간의 서로 다른 언어와 문화 사이에서 겪는 혼란과 혼동으로 인해 부모와의 갈등이 발생할 수 있다. 이러한 갈등을 미연에 방지하기 위해, 다문화가정 전문가가 다문화가정 부모와 자녀를 대상으로 교육 및 코칭을 통해 부모와 자녀 간에 발생하는 다양한 문제들을 슬기롭게 해결할 수 있게 돕는 프로그램이 필요하다. 이를 위해, 지방자치단체에서 운영하는 가족센터 또는 다문화가족센터에서 가족기능 강화 프로그램을 개발하여 이를 효율적으로 운영할 수 있는 방안을 모색해야 한다.

넷째, 다문화가정 청소년을 위한 안정적인 사회적 지지 및 네트워크 강화가 필요하다. 여성가족부의 '다문화가정 실태조사(2021)'에 의하면, 다문화가정 청소년이 자신의 고민을 상담하는 대상으로 친구·동료·선후배를 가장 많이 찾는다(35%)는 보고가 있다. 다문화가정 구성원은 비(非)다문화가정 구성원보다 사회적 네트워크가 약하고, 이로 인해 지역사회 구성원들과 유대관계를 형성할 기회가 제한될 수밖에 없다. 따라서 학교, 지역사회기관(지역사회복지관, 가족센터 등) 그리고 지방자치단체는 다문화가정과 비(非)다문화가정 구성원이 상호 교류를 통해 서로 다른 언어·문화·가치관을 함께 경험하고 이해하는 프로그램을 마련해야 한다. 다문화가정과 비(非)다문화가정 간의 문화 갈등을 해소하고, 다문화가정 청소년의 교우 활동 의지를 북돋워, 궁극적으로 지역사회 전체 구성원 모두의 다문화 수용력을 함양시켜야 한다.

다섯째, 앞서 제시한 프로그램의 높은 효용성을 위해 우리 사회의 다문화가정의 특성을 정확히 이해하고, 다문화가정 자녀가 겪는 정신건강 문제에 대해 최적의 조언을 제공할 수 있는 다문화가정 전문가 양성이 필요하다. 전문가들의 다문화 감수성 함양은 매우 중요하다. 예를 들면, 유럽의 다문화모델인 "동료모델"은 이주민을 한 국가의 조력자가 아닌 동등한 파트너로 인식하는 것이다. 전문가의 동료모델의 다문화 감수성 함양을 위해서 문화와 언어가 다른 이주민들과의 잦은 접촉, 타 문화에 대한 존중과 상호작용이 이루어질 수 있어야 한다.

다문화가족 관련 정보 알림

- 다문화 가족지원 포털 다누리 https://www.liveinkorea.kr
- 다문화가족지원법
- 다문화가족지원 사업안내(여성가족부)
- 다문화가족지원센터

핵심정리

- **가정폭력** : 가족구성원이 물리적 또는 정신적으로 학대를 주는 행위
  - **원인** : 정신병리의 문제, 사회심리적 요인, 가족과 사회구조상의 문제
  - **영향** : 외상 후 스트레스 장애, 우울증, 청소년비행 등
  - **개입** : 상담 서비스, 부부교육, 사회적 지지체계 개발

CHAPTER 12

행위중독과 정신건강

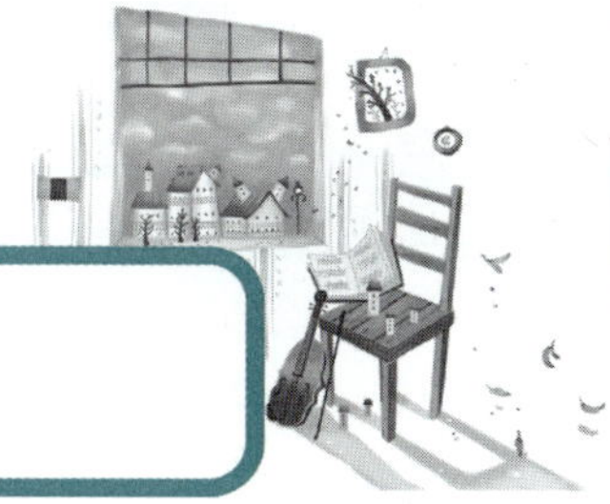

학습목표

1. 대중매체가 개인의 정신건강에 미치는 영향을 고찰한다.
2. 인터넷중독, 게임중독, 스마트폰중독, 쇼핑중독, 도박중독에 대해 종합적으로 이해한다.
3. 행위중독의 여러 유형과 대중매체의 부정적인 영향을 감소시킬 수 있는 사회적 개입방안을 토론한다.

1. 디지털 미디어의 영향과 정신건강

디지털 미디어(digital media)는 TV와 라디오를 포함하는 방송통신, 유튜브로 대표되는 인터넷 기반 모바일 콘텐츠, 페이스북이나 인스타그램 등 SNS를 통해 집단적 형태로 의사소통을 할 목적으로 사용되는 스마트 기술적 환경을 일컫는다. 소위 대중매체로도 불리는 이것은 다수의 청중에게 정보를 전달하고자 하는 목적으로 만들어진 모든 미디어기술이라 정의할 수 있다(상담학사전, 2016). 디지털 미디어는 정해진 대상에게 일방적으로 전달되는 손편지나 유선전화와는 달리 쌍방향의 통신수단이라는 점에서 이전의 미디어 환경과는 차별화된다.

그런데 여러 사람과의 소통의 도구가 되어주는 디지털 미디어는 오늘날 우리 사회에 막강한 영향력을 행사하고 있다. 디지털 미디어를 통해 다양한 형태로 실시간으로 보도되는 내용들이나 실시간 댓글은 대중의 생각과 행동에 많은 영향을 주고 있는 것이 사실이다. 전문가들은 아직 종합적 사고력이 완성되지 않은 아동과 청소년들이 이런 첨단 미디어에 일찍 노출될수록 그 영향력은 더 커질 수밖에 없다고 경고한다. 그러므로 오늘날 디지털 미디어가 우리 사회에서 차지하는 사회적 책임은 매우 크고 엄중하다.

물론 큰 비용을 들이지 않고서도 일반 대중은 언제 어디서든 자유롭게 디지털 미디어를 통해 건강이나 사회생활 유지에 필요한 유익한 정보를 얻을 수 있다는 긍정적 측면도 있다. 그리고 유익한 정보를 전달하고 함께 공유하는 것은 우리 사회를 더 성숙한 시민사회로 이끌 수도 있다. 그렇다고 하더라도 디지털 미디어가 가진 막강한 힘은 분명 우리의 정신건강에 부정적인 영향을 줄 수 있음을 부인하기 어렵다.

예를 들어, 언론은 어떤 사람의 비리나 범죄 연루 사실을 보도할 때, 형법상 '무죄추정의 원칙'에 따라 공정한 보도지침을 준수해야 한다. 그런데도 한 인터넷 신문에서 사람들의 이목을 끌기 위하여 아직 잘못이 밝혀지지도 않은 사건을 거의 확정적인 사실인 듯 보도했다면, 이것을 우리는 어떻게 받아들여야 할까? 가짜뉴스라고 생각하며 가벼운 가십거리로 치부하고 웃어 넘겨야 할까? 아니면 법적으로 엄벌에 처해야 할까? 판단은 쉽지 않지만 충분한 팩트체크(fact check) 없는 미디어의 보도는 개인의 삶을 크게 위협할 수 있다. 나중에 그 사람이 무죄로 판명되었다고 하더라도 언론과 표현의 자유라는 허울 좋은 장막에 숨어버리면 그만이다. 하지만 피해 당사자는 이미 미디어가 일방적으로 사회적인 단죄를 내려 버렸기에 무수한 악성 댓글에 시달리게 되고 평온했던 한 인간의 일상은 쑥대밭이 되어 버릴 수도 있다. 한번 사회적으로 매장되고 정신적으로 큰 상처를 입은 삶은 쉽게 회복되기 어려운 법이다(이부영, 2006 : 312-315).

만약 심리적·사회적 손상(psycho-social damages)이 너무 커서 피해 당사자가 우울증을 앓게 되거나 화병, 심지어 자살을 기도하기라도 한다면, 누가 책임을 져야 할까? 익명의 편안함에 숨어 '펜 하나, 입 하나, 동영상 하나'에 사람의 목숨이 왔다 갔다 할 수도 있다. 유명 연예인의 악성 댓글에 의한 우울증세와 자살 등의 기사들만 보아도 미디어의 사회적 책임이 매우 크게 느껴진다. 각별한 마음으로 조심하지 않으면 사회 전체가 극도의 불안상태 혹은 공황상태로 내몰릴 수도 있다.

디지털 미디어 기기를 통해 접하게 되는 과도한 공격성을 담고 있는 콘텐츠의 유해성도 사회적으로 큰 문제로 지적되고 있다. 자살과 같이 보통 생명을 경시하는 콘텐츠들은 인간의 원초적인 본능을 자극할 수 있다. 모방범죄가 생겨날 수 있고 폭력적인 영상물에 자주 노출된 청소년일수록 폭력모방에 대한 충동을 쉽게 갖기 마련이다(이영호, 2008 : 177). 따라서 현대인의 정신건강을 위해서도 디지털 미디어의 올바른 사용법을 익히고 올바른 정보수집의 수단으로 가려서 사용하는 개개인의 현명한 노력이 필요하다.

디지털 미디어의 영향으로 정신건강 문제를 유발하는 주제들

① 약물이나 술의 남용을 옹호하고 유혹하는 주제
② 어떤 문제에 대한 해결책으로 자살을 제시하는 주제
③ 잔인하고 폭력적이며 지나친 향락에 대한 주제
④ 여성을 초점으로 맞춘 비하나 폭력, 성과 관련된 주제
⑤ 이혼과 근친상간 등 가정파탄에 관한 영상
⑥ 남에게 고통과 모욕을 가하여 성적인 흥분을 얻는 가학증에 대한 주제
⑦ 자신이 고통과 모욕감의 대상이 되어 성적인 흥분을 얻는 피학증에 대한 주제

디지털 미디어가 우리 사회에 미치는 부정적 영향력과 역기능적인 측면들은 무수히 많지만, 특히 아동과 청소년들에게 미치는 부정적인 영향은 너무도 크다. 이와 관련한 내용을 추려서 정리하여 보면 다음과 같다.

① 호기심이 많은 시기인 청소년들에게 자극을 주어 범죄(학교폭력, 도박중독, 청소년 성매매 등)를 초래할 수 있다.

② 게임에 몰두하거나 주로 집에서 혼자 지내면서 고립된 생활을 하다 보면 우울증이 찾아오기 쉽고, 이것이 지속될 경우 고립은둔청년이 될 수도 있다.

③ 청소년기에는 전두엽이 가지치기를 시작하는 등 인간의 뇌발달에서 아주 중요한 시기라 할 수 있다. 그런데 이 시기에 청소년들이 스마트폰에 시선을 고정하게 되면, 뇌의 발달이 현저하게 둔화될 것이다. 다양한 채널과 모바일 콘텐츠의 증가로 인해 청소년의 뇌가 밤낮을 구분하지 못하고 과도하게 활성화되어 수면장애가 동반될 수도 있다.

④ 스마트폰으로 쇼츠(Shorts), 릴스(Reels)와 같은 숏폼(short-form) 영상을 자주 접하면, 긴 문장을 읽는 데 어려움을 가지게 되고 책을 멀리하게 되면서 전반적으로 학습능력이 떨어지기 시작한다.

⑤ 인터넷 매체를 통해 접하는 성인들의 과장된 언어적 표현이나 부적절한 행동 그리고 흡연이나 술자리 문화에 대한 잘못된 인식은 청소년들의 도덕성 발달(양심에 따라 행동하고 타인을 배려하고 사회적 규범을 준수하는 등의 노력)에 부정적인 영향을 줄 수 있다.

그러므로 디지털 미디어의 부정적인 영향을 최소화하고 그로 인해 나타나는 정신건강 문제를 예방하기 위해서는 다음과 같은 해결방안을 마련할 필요가 있다.

첫째, 부모들은 자녀가 무엇을 보고 듣는지에 관심을 기울여야 한다.

둘째, 정신건강에 해로운 음악이나 영상을 청소년이 스스로 구별할 수 있도록 가르쳐 주어야 한다.

셋째, 학교에서는 학생들을 위한 자율활동을 보장하고, 스마트폰 없이도 즐겁게 지낼 수 있는 사회적 모임을 제공하여 자율적이고 주체성 있는 문화활동을 할 수 있도록 한다.

마지막으로 가족들이나 친구들과 대화할 때는 스마트폰을 잠시 끄고 대화하는 시간을 늘려서 참된 인간관계의 소중함을 깨닫도록 한다.

2. 행위중독과 정신건강

현대를 살아가는 우리는 중독성이 있는 물질과 매체에 쉽게 노출되어 있다. 가벼운 형태의 운동중독이나 취미생활에 대한 과몰입은 일상의 권태로움을 잊게 해주고 삶의 즐거움을 유지하도록 도움을 줄 수 있다. 그러나 특정한 물질이나 대중매체에 과도하게 집착하여 중독의 상태에 이르고 나면, 삶의 모든 것이 그 대상을 중심으로 이루어지게 된다. 그리되면 정상적인 삶을 영위하는 것이 어렵다. 물론 많은 사람들이 술을 마시거나 도박을 하고 인터넷을 사용한다. 그렇다 하더라도 대다수는 행동조절이 가능하므로 가족과 자신에게 피해를 줄 만큼 스마트폰을 보고 있거나 음주나 도박 등에 빠져 인생을 허비하지는 않는다. 그러나 중독자는 자기 힘으로 행동을 조절할 수 있다고 믿고 자신이 중독되었다는 사실을 부인하거나 다른 사람의 탓으로 돌리면서, 인간관계에서도 편협한 모습을 보이기도 한다.

앞으로 인터넷 기반 디지털 매체의 보급 및 활용이 확대되면서 새로운 유형의 행위중독(behavioral addiction) 문제가 더 심각해질 것으로 전망되고 있다. 이런 행위중독의 유형이 개인의 정신건강에 미치는 부정적인 영향과 사회적 폐해가 점차 커지고 있다(권선중, 2017; 박근우 · 서미경, 2017; 이애경 · 이혜진, 2019; 장수미, 2016). 그 결과, 현대인들은 인터넷중독, 게임중독, 스마트폰중독, 쇼핑중독, 도박중독 등의 문제로 몸살을 앓고 있다. 그러나 알코올중독이나 물질중독에 비해 행위중독에 대한 치료방안과 대책은 상대적으로 부족하다.

1) 인터넷중독

다음은 인터넷중독 수준이 높은 편이고 부모님과의 관계 문제가 인터넷중독 문제 때문에 생겨난 16살의 남중생의 사례이다. 한국정보문화원(2008b)에서 제시한 이 사례는 인터넷중독으로 인해 일상생활과 학업생활 모두에서 적응의 어려움을 겪고 있는 청소년의 일상이 어떠한지를 잘 보여주고 있다.

사례

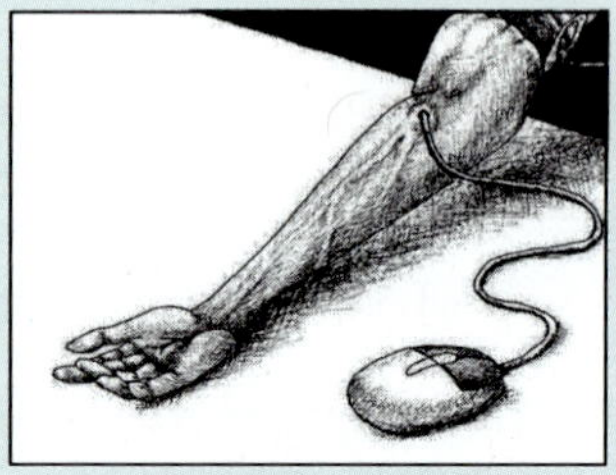

철수는 인터넷을 하지 않으면 금단증상을 느끼고 인터넷에 관련된 공상을 자주 하는 등, 중독수준이 심각한 편이다. 그리고 낮은 학업성적으로 인한 열등감을 인터넷상에서 느껴지는 유능감으로 보상하려는 경향이 있다. 그러나 학교나 학원에서 기본적으로 해야 할 것들은 하고 있고 현실생활에서의 친구관계도 좋은 편인 것으로 보아 어느 정도 기능적인 생활은 유지하고 있는 것을 알 수 있다.

또한 인터넷 사용이 공부에 방해가 된다고 스스로 느끼고 있으며 시험기간 중에 인터넷 사용 자제를 시도해 본 적이 있을 정도로 인터넷 탈중독에 대한 의지도 있다고 볼 수 있다. 철수의 가장 큰 스트레스는 부모님으로부터 자주 듣는 비하적인 말(예를 들어, "언제 사람 될래")이다. 철수는 부모님으로부터 존중받지 못한다는 수치심과 분노를 해결하고, 답답한 현실을 잊기 위한 통로로서 인터넷을 이용하고 있을 가능성이 높다. 가족이 철수의 인터넷 사용에 대해 부정적으로 말하는 것에 대해 짜증을 느끼고 있으며 그 짜증을 잊기 위해 인터넷 게임에 빠지는 일 또한 잦다.

이런 악순환을 통해 철수는 가족이 자신의 인터넷 사용문제를 악화시키고 있다고 믿고 있다. 철수의 인터넷중독 문제를 해결하기 위해서는 우선 부모님과의 관계개선이 시급하다. 내담자뿐 아니라 부모님도 상담이나 교육(예를 들어, 비하하는 말 대신 진정 어린 관심을 표하고 대화를 시도할 수 있는 대화법 익히기)을 함께 받으면서 이에 대한 노력을 기울여야 할 것이다.

출처 : 한국정보문화연구원(2008b).

(1) 인터넷중독의 개념

인터넷중독(internet addiction)이란 "정보이용자가 지나치게 컴퓨터에 접속하여 일상생활에 심각한 사회적, 정신적, 육체적 및 금전적인 손해를 초래하고 있는 상태"로 정의할 수 있다. 이 용어는 골드버그(Goldberg, 1996)가 DSM-IV의 물질중독을 기반으로 인터넷중독을 개념화하면서 전 세계적으로 알려졌다. 영(Young, 1996)이 DSM-IV의 '병적 도박'의 진단기준에서 인터넷중독을 정의하였다. 그리피스(Griffiths, 1996)는 인터넷중독의 핵심요인으로서 집착, 내성, 금단, 일상생활의 지장을 제시하였다(Zenhausen, 1995). 지금은 이 진단기준이 DSM-5에 따라 '인터넷 게임 장애(Internet Gaming Disorder)'라는 진단명으로 인터넷과 관련된 병리현상에 포함되었다.

한국정보문화연구원(2008a)은 인터넷중독에서는 다음과 같이 6가지 증상이 나타난다고 밝히고 있다.

- 인터넷에 대한 강박적인 사고를 하게 됨
- 내성과 금단증상이 발생함
- 의도했던 시간 이상으로 과도하게 인터넷을 사용함
- 지속해서 인터넷을 사용할 욕구를 느낌
- 다른 활동에서 흥미가 감소함
- 과도한 인터넷 사용으로 인해 직장과 가정, 학업에 부정적인 결과를 초래해도 이를 무시함

그렇다면 인터넷중독이 개인의 생활에 미치는 영향의 정도와 인터넷중독의 심각성은 어떠한가. 알렉스와 제프리(Alex & Jeffrey, 2001)의 연구에 따르면, 인터넷을 과도하게 사용하게 되면 인간의 인지, 행동, 정서에서 회복할 수 없을 정도의 치명적인 손상이 나타난다고 한다. 인터넷 사용에 의존하는 사람들은 현실에서의 자기 존재를 부정하고 삶에 대한 만족감이 낮기 때문에, 이를 보상하기 위하여 더 많은 시간을 인터넷을 사용하는 데 소비하는 경향을 보인다. 이런 행위가 장기간 지속되면 인간관계가 무너지고 중요한 인생과업을 수행하기 어려워질 수 있다. 인터넷 과다사용은 다른 물질중독과 마찬가지로 행동상의 문제를 낳는다. 또한 인터넷중독은 우울증을 비롯한 주요 정신건강 문제를 낳을 수도 있으며 예방중심 접근을 통해 해결하는 것이 필요하다.

(2) 인터넷중독의 임상적 특징

사람들이 인터넷에 몰입하게 되고, 심지어 중독의 상태에 이르게 되는 이유에는 여러 가지 심리적 상황이 존재하지만 대체로 다음의 역기능적 심리적 현상을 지적할 수 있다.

첫째, 인터넷에 중독된 사람들은 현실에서 충족하지 못한 무언가를 획득하기 위한 욕구가 게임이나 가상공간을 통해 실현되기 때문에 자신의 사회적 지위가 게임을 통해 높아진다고 느끼는 비현실적인 사고를 보일 수도 있다. 현실에서 좌절을 경험한 사람일수록 내 뜻대로 실현되는 인터넷 세상에 쉽게 빠져들 수 있다.

둘째, 청소년들의 인터넷 과다사용은 현실 세계에서 느끼는 심리적 소외감을 가상현실에서 보상하려는 욕구와 관련이 있다. COVID-19 팬데믹 이후 개인주의 문화가 더 심각해진 요즈음, 오프라인에서 함께 어울리는 친구들과의 만남이나 사회적 모임이 줄고 가족과 함께할 시간이 없는 상황에서 아무런 제약 없이 컴퓨터를 사용할 수 있다는 점은 이런 현상을 더 부추기고 있다. 여기에는 인터넷이라는 가상공간을 잘 이해하는 청소년이 또래집단에서 소외되지 않는 청소년의 문화적 특수성도 한몫한다. 전문가들은 청소년들이 게임을 통한 소속감을 크게 느끼며 친구들 간에 강한 유대감을 갖는 특성이 인터넷중독으로 이어지는 중요한 연결고리로 작용한다고 지적한다.

셋째, 전문가들은 청소년의 인터넷 사용시간, 부모의 학력, 사회경제적 수준, 학업 수행, 자기애적 성격, 우울, 불안, 과잉행동/ 충동성, 주관적 행복감 등 다양한 심리사회적 요소들이 인터넷 중독과 관련된다고 진단하고 있다(전영순 외, 2016).

넷째, 인터넷 공간에서는 익명성이 보장되므로 사회적 책임감으로부터 자유가 주어지는 경우가 많다. 익명으로 한 채팅의 경우 사춘기 발달단계에 있는 청소년을 자극하는 도구가 되며, 그것들에 빠져들수록 자기통제력을 상실하게 된다. 아동·청소년들의 경우에는 폭력적, 긴박감, 흥미 위주의 내용과 인터넷 자체의 속성인 강화로 인해 욕구가 충족됨으로써 더욱 인터넷에 중독되기도 한다.

이상의 내용에 기반하여 볼 때, 인터넷중독의 임상적 특징과 증상들을 살펴보면, 다음과 같이 정리할 수 있다(한국정보문화진흥원, 2008).

① 강박적 사용과 집착

다른 물질중독(substance abuse)과 마찬가지로 일단 인터넷중독에 걸리게 되면 인터넷을 사용하지 않을 때도 우울하고 초조하며 심리적으로 답답함을 느끼는 경향이 있다. 이들은 자꾸만 인터넷을 하고 싶은 생각에만 빠져 있는 시간이 많다. 인터넷에서 뭔가 새롭고 재미있는 일이 일어나고 있을 것 같은 생각이 들어 인터넷이 없이는 단 하루도 살 수 없다면, 그것은 매우 심각한 중독 상태에 놓여 있음을 의미한다(박경호 외, 2001).

인터넷중독자들은 거의 매일 인터넷에 접속하고 집이나 다른 사람들과 어울려 지내는 시간이 줄어든다. 중요한 학업상의 과제나 직장에서의 직무를 수행하는 데에도 어려움을 겪게 된다. 심지어 스트레스를 받거나 감정이 상하는 일을 경험했을 때 스트레스 해소의 유일한 수단으로 인터넷만을 생각하게 된다면, 매우 심각한 중독상태에 빠졌다고 할 수 있다.

② 내성과 금단증상

내성(tolerance)은 특정한 물질을 사용하면서 얻게 되는 만족감의 크기가 사용하는 양과 빈도에 따라 달라지는 것으로, 과거에 사용했던 양보다 더 늘어나게 되는 현상을 말한다. 인터넷중독과 관련하여 나타나는 내성 증상에는 인터넷 사용의 시간이 점점 늘게 되고, 처음에 의도했던 시간보다 더 오래 하게 되는 증상들이 대표적이다.

인터넷중독에서 나타나는 금단증상(withdrawal)은 주로 심리적인 측면에서 나타난다. 통상 금단증상은 중독을 일으키는 약물이나 행동을 할 때마다 우리 인체의 신경계통에 변화가 일어나는데, 일정 기간 이상 그런 효과를 유발하는 약물을 사용하거나 행동을 하게 되면 내성과 신체적 의존성이 생기게 되는 것으로 설명할 수 있다(위키백과, 2020b). 그런데 치료를 목적으로 특정 중독 행위를 갑자기 중단하면 그로 인해 몸과 마음에 중요한 변화가 나타나는 것을 금단증상이라고 하는데, 인터넷중독에서는 신체적 의존성은 거의 없는 것으로 보고되고 있다.

인터넷에 중독된 사람은 인터넷을 하지 않으면 불안하고 우울해하고 초조감에 시달리다가도 인터넷을 하게 되면 그 증상이 사라지는 것을 경험하게 된다. 인터넷을 하지 않고 있을 때는 기다리던 이메일이 와 있거나, 게임에서 다른 사람들끼리 신나게 온라인 게임을 하고 있을 것만 같은 불안함 때문에 인터넷을 쉽게 끊기 어려워하는 등의 금단증상이 나타나기도 한다.

- 처음 의도했던 시간보다 더 오래 하게 된다.
- 만족하기 위해서 점점 더 많은 시간을 인터넷 사용으로 보낸다.
- 만족하기 위해서 점점 더 자극적인 것을 찾는다.
- 인터넷을 하지 않으면 불안, 우울, 초조감에 시달린다.
- 인터넷을 하게 되면 마음이 편안해진다.
- 수업 중에도 게임소리가 귀전을 맴돈다.
- 밤에 잠자리에 들어도 눈이 말똥말똥해지며 인터넷을 할 생각에만 빠져 있다.
- 잠자리에 누우면 천장이 컴퓨터화면으로 보이고, 그 장면이 어지럽게 펼쳐진다.
- 컴퓨터를 하고 있지 않은 동안에 자신도 모르게 컴퓨터 자판을 두드리고 있다.
- 인터넷에 한번 들어가면 그만두기가 어렵다.

③ 일상생활의 기능장애

청소년이 인터넷중독의 상태에 빠지게 되면, 성적이 떨어지거나 수업에 대한 집중력이 감소하게 되는 등의 문제가 나타나는 경우가 있다. 인터넷 사용 문제를 이유로 부모와 갈등을 빚고 반항심을 표출하기도 한다. 인터넷을 하기 위해서 약속을 어기거나 거짓말을 하는 일도 잦아질 수 있다. 이런 행동은 인터넷에 과다몰입하는 청소년들의 스트레스에 취약하고 자신의 기분을 잘 조절하지 못하는 미성숙한 성격에서 비롯된 결과라고 볼 수 있다(김교헌, 2001).

한편 성인의 경우에는 직장에서의 업무능력이 떨어지게 되고 수면 부족으로 인해 근무시간에 꾸벅꾸벅 졸게 되는 기면증(narcolepsy)을 경험할 수 있다. 대인관계 면에서는 직장동료와의 갈등이나 가족과의 갈등을 심하게 경험하기도 한다. 그런 이유 때문에 인터넷을 사용하는 것에 제한을 두게 되면, 이들은 쉽게 화를 내거나 짜증을 내는 등 성격적인 변화를 보이기도 한다.

이 외에도 인터넷의 과다 사용으로 눈의 피로와 시력 저하 등의 문제를 일으킬 수 있고 두통이나 목, 어깨 통증을 호소하기도 하며, 불규칙한 식사로 인한 영양실조나 운동 부족과 과식으로 인한 체중증가 문제가 심각해질 수도 있다.

- 인터넷 사용을 줄이거나 조절하려는 욕구가 지속적으로 있었지만 실패한다.
- 인터넷을 하기 위해 다른 일을 미루거나 포기한다.
- 인터넷 사용으로 수면시간이 현저하게 줄어들었다.
- 인터넷을 하기 위해서 거짓말을 자주 한다.
- 인터넷 사용에 방해를 받으면 몹시 화내거나 때로는 부모에게 반항한다.
- 인너넷을 하느라고 중요한 약속을 어기거나 공부 및 직징 일을 소홀이 한다.
- 업무능률이나 생산성이 현저히 떨어지고 직장을 잃기도 한다.
- 인터넷 사용으로 학업성적이 저조하고 학교를 그만두기도 한다.
- 친구를 만나지 않고 취미활동에도 관심이 없어진다.
- 가족과 보내는 시간이 줄어들며 가족과도 소원해진다.
- 부모에게 불복종하며 심하면 가출한다.
- 배우자와 갈등을 일으켜 별거나 이혼 등 가정파탄의 계기가 된다.

④ 일탈 행동 및 현실구분장애

최근 들어 인터넷을 매개로 한 일탈과 범죄가 늘어나고 있다. 인터넷이 부여하는 익명성(anonymity)이 이런 일탈 행동의 주된 원인으로 지목되고 있다. 지금도 인터넷 환경에서는 아이템이 비싸게 거래되거나 모바일 게임에서 아이템을 훔치고 타인의 아이디를 도용하는 사례가 성행하고 있다. 주민등록번호 생성기나 신용카드번호 생성기와 같은 도구를 이용한 불법적인 행위도 많다.

이 외에도 인터넷상에서는 N번방 사건과 같이 음란채팅이나 성적인 만족을 위한 온라인 성적 일탈 행동이 성행하고 있다. 이것은 가상공간이 주는 익명성과 함께 인터넷 속의 가상현실을 실제 상황인 것처럼 착각하게 만드는 착시현상에 따른 결과일 수 있다. 이런 현상이 심해지면 인간의 인지적 왜곡을 강화하여 심각한 부적응의 문제로 이어질 수 있다.

- 인터넷을 하지 않을 때에도 하고 있는 듯한 환상을 느낀 적이 있다.
- 인터넷을 하지 않을 때에도 인터넷에서 나오는 소리가 들리고 인터넷을 하는 꿈을 꾼다.
- 인터넷 사용 때문에 비도덕적인 행위를 저지른다.

(3) 인터넷중독의 원인

인터넷에 과다몰입하게 되고 중독에 빠지는 현상이 나타나는 원인에는 여러 가지가 있으나, 크게 보아 인터넷 사용환경의 특성, 사용자의 심리적 특성, 그리고 사회환경적인 특성으로 나눌 수 있다.

① 인터넷 사용환경의 특성

인터넷중독 분야에서 가장 저명한 학자 중 한 사람인 영(Young, 1998)은 자신이 주창한 ACE(Accessibility, Control, & Excitement) **모델**을 통해 인터넷이 가진 매력을 **접근용이성, 통제성, 흥미감**의 세 가지로 요약하였다. 컴퓨터와 초고속 통신망의 급속한 발달로 시간과 공간의 제약을 받지 않고 원하는 장소에서 24시간 언제든지 온라인 콘텐츠에 접속하는 것(Accessibility)이 가능해졌다. 콘텐츠의 발달은 다양하고 흥미로운 경험을 인터넷 사용자에게 제공하였고(Excitement), 언제 어디서든 사용자가 마우스 클릭만으로 가상세계를 통제할 수 있게 만들었다(Control). 현실 세계는 자기 마음대로 할 수 없는 것과 반대로, 인터넷 세계에서 개인이 갖게 되는 통제감은 실제로 크게 느껴지기 때문에 훨씬 더 흡입력이 강하게 작용한다.

② 인터넷 사용자의 심리적 특성

인터넷 사용자의 심리적 특성은 다음과 같다. 첫째, 인터넷중독과 가장 높은 상관관계를 보이는 심리적 특성은 우울이다. 이러한 관계는 중독자들이 현실의 대인관계에 만족하지 못하고, 특정 집단에 소속하지 못하는 것에서 비롯된 소외감이 우울 성향으로 이전된 것으로 이해할 수 있다. 하지만 현실에서 우울한 사용자가 인터넷을 과다사용하게 된 것인지 아니면 인터넷을 과다사용한 결과로 우울한 상황에 놓이게 된 것인지, 이 둘의 선후관계를 따지는 것은 쉽지 않다.

둘째, 사회불안이 높은 사람은 오프라인에서 타인과 관계를 맺는 것을 어려워한다. 사람들의 주목을 받을 경우, 불안, 신경증, 평가에 대한 두려움을 느낄 때도 많다(채규만·박중규, 2002). 인터넷을 과다하게 사용하는 사람 중에는 이러한 불안감을 없애기 위해 회피나 부인의 수단으로 인터넷을 이용하는 사람도 많다. 그 결과 심한 중독의 늪에 빠지게 되는 것이다.

셋째, 인터넷중독에 빠진 청소년들에게서는 강한 충동성을 찾아볼 수 있다. 그래서 영(Young, 1996)은 인터넷중독을 알코올중독이나 도박중독과 비슷한 특성을 가진 충동조절장애의 일종으로 간주하고, 자기통제감과 자기통제능력이 높을수록 인터넷중독률이 낮아진다고 말한다(정민희, 2003; 장재홍 외, 2003; 한국정보문화진흥원, 2008a). 그래서 자기조절능력이 충분히 발달하지 않은 청소년에게 부모·교사의 감독하에 인터넷중독예방 프로그램을 제공하는 것은 매우 중요한 의미를 지닌다.

넷째, 인터넷은 현대인의 대인관계에 큰 영향력을 미치는 정보매체다. 지금도 많은 학생이 사회적 관계를 유지하기 위해 매일 인터넷과 SNS를 사용하고 있다. 전문가들은 인간관계에서 소외감을 느끼고 현실에서 충족되지 못하는 등 애정 결핍이 클수록 인터넷중독에 쉽게 빠질 수 있음을 경고한다.

③ 가족·사회·문화적인 요인

한국정보문화진흥원(2008)에서 조사한 인터넷중독자의 가족 및 사회(학교)생활 만족도 결과를 살펴보면, 일반 사용자 집단에 비해 인터넷중독자들의 가족 및 사회생활 만족도가 낮고 가족 간 갈등이 심한 것으로 보고되고 있다. 스트레스를 많이 받는 사람들이 현실도피의 수단으로 사용하게 되면서 자신도 모르게 중독이 되는 경향성이 강하다. 청소년의 경우에는 과도한 대학입시 공부의 중압감과 진로 및 학업 수행에 어려움을 겪게 되었을 때, 그로 인해 발생하는 스트레스를 해소하는 방법으로 인터넷을 중독적으로 사용하게 되는 것이 주된 원인으로 지목되고 있다.

이처럼 인터넷중독은 가족관계의 부재와 건전한 취미여가생활의 부족과 밀접한 관련이 있다. 맞벌이 부부의 증가와 한 가정 한 자녀 현상의 증가는 가정 내 홀로 남겨진 아동, 청소년들이 낮시간 동안 아무런 통제 없이 인터넷에 과다몰입하게 만드는 요인으로 지목되기도 한다. 그리고 대학입시 준비로 거의 대부분의 시간을 학교와 사교육장에서 보내는 청소년들의 경우에는 밤늦은

귀가 후에 즐길 수 있는 여가나 스트레스 해소책은 언제든지 접속할 수 있는 인터넷이 유일하다는 점도 인터넷중독을 부추기는 요인으로 지적되고 있다.

(4) 치료 및 예방

인터넷중독에서 흔히 동반되는 질병으로는 우울증, 대인공포, 대인기피증이 있다(인터넷중독예방상담센터, 2009). 인터넷중독을 예방하기 위한 방법은 다음과 같다.

① 자신이 잃어가고 있는 것이 무엇인지를 확인하라

인터넷에 빠져 있으면 잃는 것이 너무나 많다. 그러나 중독자들은 자신이 무엇을 잃었는지를 파악하지 못하는 경우가 많다. 인터넷중독에 빠져들면 자신의 삶 전체를 잃어버릴 수 있다는 사실을 깨달아야 한다. 특히 청소년이 인터넷중독에 빠지게 되면 학교성적은 물론 교우관계나 부모와의 관계가 심각하게 손상된다. 이러한 문제를 예방하기 위해서는 그동안 인터넷을 과도하게 사용하면서 소홀히 했거나 점점 하지 않게 된 활동이나 습관들을 모두 적어 보는 것이 도움이 된다. 그럼으로써 자신의 일상생활을 점검하고 인생에서 가장 소중한 일이 무엇인지를 생각하여 실천하는 통찰력을 기를 수 있다.

② 온라인 접속시간을 파악하라

장시간 인터넷을 사용하다 보면 시간을 망각하고 현실왜곡이 일어나기 때문에 자신이 생각한 것보다 훨씬 더 많은 시간을 사용하게 된다. 인터넷 사용자 자신이 얼마나 인터넷을 많이 사용하고 있는지를 인식하는 것은 인터넷중독 예방에서 중요하다. 자신의 인터넷 사용에 대해서 자각하고 그 문제를 심각하게 받아들일수록 인터넷 사용을 조절하는 데 더 큰 효과가 있을 것이다. 인터넷 사용시간을 작성할 때 시간뿐만 아니라 어떤 사이트에 접속하고 이용했는지 기록하는 것도 좋다. 인터넷 사용시간을 비교하고 자신이 선호하는 인터넷 사용 용도에 따라 등급을 매기면 주로 사용하는 인터넷 콘텐츠는 어떤 종류인지 구체적으로 평가할 수 있다. 그러면 일상생활에서 사용자 스스로 자신이 얼마나 인터넷 사용에 시간을 빼앗기고 있는지 파악할 수 있다. 막연하게 인터넷 때문에 자신의 귀중한 시간이 낭비된다는 것보다는 구체적인 증거로 대응하는 것이 현명하다.

③ 인터넷을 과다하게 사용하게 하는 원인을 파악하라

일상생활이 따분하거나 피곤할 때 혹은 다른 사람과 갈등이 있을 때, 평소와 다른 강렬한 감정을 갖게 될 때 인터넷을 사용한다면 심한 중독의 상태에 빠질 가능성이 상대적으로 높다. 이런 문제를 예방하기 위해서는 자신이 인터넷을 사용하는 시간과 유형을 기록하여 보고 그에 따른 대처방식을 새롭게 찾을 필요가 있다. 외로움은 인터넷에서 과도한 시간을 사용하게 하는 주요 요인이 될 수 있다. 인터넷 사용이 정말로 필요한지 자신에게 정직하게 물어보고, 스트레스를 느낄 때마다 기분전환용(오락용)으로 인터넷을 사용하는 것은 피하는 것이 좋다. 스트레스를 풀기 위해서 인터넷을 습관적으로 사용하는 것이 인터넷중독으로 들어가는 첫 관문이 됨을 잊지 말아야 한다.

2) 게임중독

(1) 게임중독의 정의

과도한 게임은 우리의 목과 손 그리고 어깨와 허리의 손상, 사회성 손상 같은 각종 정신적·신체적 위해를 가한다. 그런데도 이를 중단하지 못한다면 그것은 게임중독의 상태에 있는 행위중독으로 정의해야 한다(국가청소년위원회, 2009). 행위중독의 측면에서 보면, 게임중독은 중독대상이 물질에서 게임으로 바뀌었을 뿐 근본적으로 약물중독 현상과 유사한 정신병리 현상으로 바라보아야 한다. 따라서 게임중독은 단순히 취미로 게임을 많이 하는 수준을 넘어선 심각한 중독행위이다. 스트레스를 해소해 주는 수준을 넘어 게임을 과도하게 하여 대인관계 및 현실과 가상공간을 구분하지 못하는 등 심각한 부작용을 낳는 중독이다. 심한 경우, 게임을 하지 않는 시간에도 게임을 할 생각이 하루 종일 머릿속을 맴돌고, 하루라도 게임을 하지 않으면 초조하고 불안해한다. 그러한 불안을 잊기 위해 다시 게임에 빠져드는 악순환이 나타나기도 한다. 다음의 사례는 게임중독이 청소년의 우발적 범죄로 이어질 가능성을 잘 보여준다.

사례

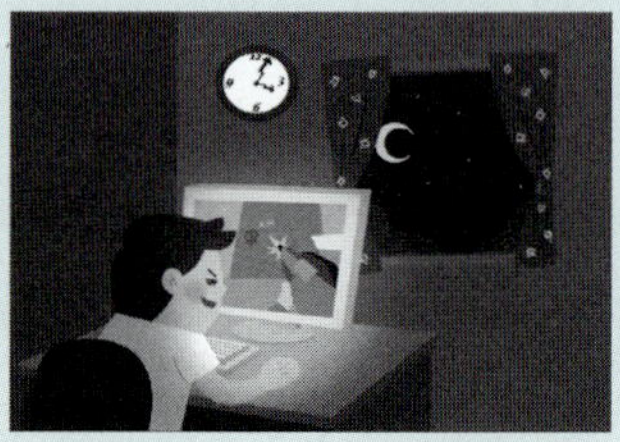

PC방에서 게임 중이었던 19세의 대학 1년생인 ㅇ군은 화장실에 들렀다가 망치를 발견, 혼자 있던 주인을 때렸다고 한다. 그는 경찰에서 "밤을 꼬박 새면서 게임을 해 정신이 몽롱한 상태에서 망치를 보곤 문득 충동을 느꼈다"며 "영화처럼 살짝 때리면 잠깐 실신했다가 깨어날 것으로 생각했다"고 말했다. ㅇ군은 일반적인 개념으로 보면 '범죄와는 거리가 먼 타입'이었다. 성적도 좋았으며, 얌전하며 착한 성품이었다. 그의 범행에 대해서 심리적으로 '게임의 상태'에서 저지른 것이 아닌가 하는 추측을 낳게 하고 있다.

(2) 임상적 특징 및 원인

① 특징

라이더 대학 심리학과 존 슐러(John Shuler) 교수는 아브라함 매슬로우의 이론을 '역할게임(RPG : Role Playing Game)'에 적용해서 게임중독을 설명하고 있다(Wikipedia, 2020). 일단 욕구의 가장 기본적인 단계인 생식의 욕구와 안전의 욕구를 넘어서면서부터 생기는 '소속과 애정의 욕구'는 개인이 역할게임 집단에 소속됨으로써 얻을 수 있다고 전제한다. 그래서 다음 단계의 욕구인 학습과 성취를 통한 자아존중감의 욕구도 역할게임 안에서 게임의 리더로서 지위를 얻는 것과 유사하다고 설명한다. 존 슐러 교수는 게임에서 획득한 지위는 또래집단 내부에서는 실제 지위로 인정받을 수도 있겠지만 실제로는 가상 지위일 뿐이라고 경고했다. 그것은 게임을 실행하는 동안에만 유효한 지위일 뿐 현실에는 전혀 영향을 줄 수 없는 것이기 때문이다.

② 원인

게임중독의 특징은 통상 두 부류로 나눌 수 있다. 그중 하나는 게임 그 자체를 즐기는 사람들이다. 대인관계가 활발한 편이고 게임도 친구들이나 동호회를 통해서 같이 하는 것을 선호하는 경우다(국가청소년위원회, 2009). 하지만 지나치게 많은 시간을 투자하면서 문제점이 드러나게 되면 스스로 조절을 하려고 하지만 또다시 게임을 반복하게 되면서 괴로워할 수 있다.

다른 하나는 현실에서의 갈등이나 괴로움을 잊기 위해 게임에 빠져드는 유형이다. 현실을 도피하는 듯한 태도를 보이는 이들은 대인관계가 거의 없고 사회활동이 매우 적다. 한번 게임에 빠져들면 빠져나올 줄을 모른다. 그리고 우울증이나 자존감 저하, 열등감 등의 심리적 문제점들을 가지고 있는 경우도 많다. 현실에서의 괴로움을 잊기 위해 더욱 게임에 몰두하는 경향으로 이어지기도 한다.

③ 주요 증상

처음에는 호기심과 재미로 시작하지만 차츰 많은 시간을 게임에 몰두하게 되면서 학교생활이나 가정생활, 친구관계 등에 많은 문제점을 보이기 시작한다(게임중독치료센터, 2009). 초기에는 이러한 자신의 모습을 보면서 게임을 하는 시간을 줄이려고 노력하기도 한다. 그러나 점차 이러한 노력도 포기하고 몇 날 며칠을 PC방에서 살면서 잠도 안 자고 게임이나 채팅을 하는 경우도 많다. 일단 중독이 되면 가상현실과 현실세계에 대한 명확한 구분능력이 떨어져서 현실에서 필요한 문제해결능력이 저하된다. 심할 경우, 단지 게임에 중독될 뿐 아니라 폭력적으로 변할 수도 있어서, 이에 대한 각별한 주의가 필요하다.

특히 아동기에 폭력적인 게임을 하게 되면 가상공간에서 누군가를 죽여야 하는 상황을 자주 맞이하게 된다. 죽고 죽는 게임을 치르는 아이들의 머릿속에는 온갖 폭력적 계획들이 난무하게 된다. 아주 심각한 수준의 게임중독자들은 꿈 속에서도 게임이 살아 움직이는 것처럼 느끼기도 한다. 이러한 게임중독으로 인해 아이들이 학교를 그만두고 부모와 대립하며, 현실에서의 자기를 부정하고 게임 속에서의 자신의 캐릭터를 '진정한 자기'로 인식하는 사례들은 이제 희귀한 일도 아니다.

게임중독은 여학생보다는 남학생에게, 그리고 청소년과 아동에게 더 많이 나타난다. 게임 자체를 즐기는 타입보다는 현실에서의 불만이나 갈등, 열등감 등을 게임을 통해 해결하려는 목적을 가진 사람들이 게임중독에 빠지기 쉽다. 그들에게 게임은 현실에서는 이루지 못하는 대인관계나 사회적 지위, 권력 등을 성취할 수 있는 기회로 가득 차 보인다. 현실에서는 아무리 노력해도 자신의 능력, 외모, 성격 때문에 엄두도 못 내던 일들이 가상현실 속에서는 얼마든지 가능하므로, 게임에서의 성취가 증가할수록 더욱 높은 목표를 추구하게 되고 더 깊이 빠지게 된다. 실제로 게임 속에서 많은 권력과 추종자를 가진 사람이 현실에서는 친구 한 명 없이 외톨이나 왕따로 지내는 경우도 종종 볼 수 있다.

또 다른 경우로, ADHD(Attention Deficit Hyperactivity Disorder, 주의력결핍-과잉행동장애)를 앓고 있거나 경계선 학습장애 아동들이 게임에 중독되기 쉽다고 한다. 이는 게임이 가지고 있는 끊임없는 각성과 '주의력 이동(attention shift)'이라는 현상이 게이머(gamer)의 인지체계를 만족시켜 주기 때문이다. 주의력을 유지하기 어려운 사람들에게는 지속적으로 자극적인 신호와 메시지가 전달되어야만 한다. 게임은 무수한 장면과 스릴, 긴장감으로 인해 장기간 몰입해야만 재미있게 진행될 수 있다. 다른 어떤 매체나 미디어도 이렇게 지속적인 자극을 전달할 수 없다. 그래서 게임은 ADHD 아동들을 컴퓨터와 인터넷 앞에 묶어두는 힘이 크다. 이에 비해 학교수업이나 일상대화는 너무나 단조로운 자극이라서, 친구와의 대화나 선생님의 강의에 집중할 수가 없다. 따라서 이런 아이들이 게임에 몰두하면 할수록 이런 차이는 점점 벌어져서 현실에서의 적응은 더욱 어려워진다.

(3) 치료 및 예방

게임은 즐거운 놀이지만 일상생활에서 너무 많은 시간을 투자한다고 느껴질 정도가 되면 일단 중독의 초기 단계에 있는 것은 아닌지 의심해 보아야 한다. '하루에 몇 시간'과 같은 식으로 시간표를 짜고 인터넷 게임을 하는 시간을 관리하도록 해야 한다(게임중독치료센터, 2009). 컴퓨터를 가족들이 지켜볼 수 있는 위치에 놓는 것도 좋은 방법이다. 이때 게임 이외에 자신이 흥미를 느낄 수 있는 다양한 취미생활을 개발하는 것이 도움이 된다. 모든 사회활동에서 소외되고 오로지 게임에만 빠져 있는 경우에는 인터넷 게임에서 벗어난다 해도 심리적인 갈등은 계속 남아 있어서 현실세계에서 건강한 생활을 하기가 어렵다.

이때에는 전문가의 도움하에 개개인의 삶과 내면의 바탕에 깔린 심리적 갈등이나 고민 그리고 그 괴로움을 파악해서 우선 치료하는 것이 중요하다. 부모와 아이가 감정적인 대립을 하기 시작한 상황에서는 이러한 객관적인 평가가 어려우므로 제3자가 개입하는 것이 더 효과적이다. 중요한 것은 무엇이 문제인지를 정확히 아는 것이다. 그리고 자신의 고민이나 괴로움을 주변의 친구나 가족들에게 털어놓을 수 있는 용기가 필요하고 주변에서도 적극적인 지지와 도움을 줄 수 있어야 한다.

가능한 한 현실에서 가족, 친구와 사회적 관계를 자주 맺도록 노력해야 한다. 오프라인 동호회 등에 가입해서 비슷한 생각과 취미 등을 가진 사람들과 대인관계를 많이 만들어 가는 것도 도움이 된다. 그리고 인터넷 게임업체들은 이용시간에 제한을 두는 시스템을 도입하는 것도 필요하다. 현재 우리나라에서는 게임과 관련하여 정부의 주무 부처마다 다양한 규제책을 내놓고 있지만 정책의 실효성은 낮다. 게임중독을 예방하기 위한 일련의 노력이 실효성을 거두려면 사회 공동의 노력이 꼭 필요하다.

3) 스마트폰중독

(1) 스마트폰중독의 개념

오늘날 스마트폰은 없어서는 안 될 중요한 현대인의 필수품이 되었다. 스마트폰 사용은 카카오톡, 페이스북, 인스타그램 등 자신만의 소셜네트워크(SNS)를 구성하거나 문자메시지, 게임을 통해 오락과 정보를 공유하는 등 편리함과 사교의 기능을 모두 제공하고 있다는 긍정의 측면도 있다. 그러나 지나친 스마트폰 사용으로 매 순간 스마트폰에 집착해야만 하고 스마트폰 없이는 한순간도 불안해서 견딜 수 없다면, 스마트폰중독 문제를 심각하게 생각해 보아야 할 것이다.

한국정보문화진흥원(2024)의 '인터넷 사용실태조사'에 따르면, 2023년 한국의 인터넷 사용률은 99%이다. 청소년의 인터넷중독 위험군 비율은 18.5%로, 이는 10대 청소년 중 약 23만 5천 명이 위험군에 속하는 것을 의미한다.

스마트폰중독은 스마트폰에 대한 의존심리와 강박적으로 사용하는 시간이 상대적으로 빈번하게 나타나는 행위중독의 전형적 특성을 보인다. 내성이 생겨 사용량이 점차 늘어나고 스마트폰이 없으면 불안과 초조를 경험하는 등 일상생활에서의 문제를 경험하는 정도가 높아진다(Griffiths, 1999; 김영순, 2004). 스마트폰이 없을 때는 불안해하거나 스마트폰 알림이 오지 않아도 온 것으로 착각하는 일도 잦아진다. 그리고 문자나 게임으로 인한 어깨 및 손목 통증을 느낄 수도 있다. 스마트폰을 집에 두고 왔을 때 불안하고 초조해 생활에 집중할 수 없었던 적이 있다면, 일단 스마트폰중독의 상태에 이르렀다고 의심해 봐야 한다.

(2) 임상적 특징과 발생원인

스마트폰중독은 성인보다는 청소년들에게서 더 많이 나타나고 연령이 어릴수록 중독상태에 빠질 가능성이 크다고 알려져 있다(이해경, 2008). 특이한 점은 스마트폰 중독자들은 전화통화보다 문자메시지를 주고받는 방법에서 중독 현상이 더 심하다는 것이다. 스마트폰중독의 원인으로는 다음과 같은 요인을 생각해 볼 수 있다.

① 스마트폰이라는 정보매체적 사용 동기

스마트폰 사용은 정보화 기능에 따른 동기유발의 현상으로 설명될 수 있다. 스마트폰 사용자의 이용 동기는 정보습득, 무료한 시간 보내기, 사교, 휴식 등 매우 다양하다. 스마트폰의 장점은 정보매체의 특성상 사람들에게 오락이나 재미를 줄 수 있고, 언제 어디서나 손쉽게 사용 가능하다는 도구적 편리성에 있다(Rubin, 1994; 양심영 · 박영선, 2005). 그러나 스마트폰을 반복적으로 사용하던 중에 자신도 모르게 중독상태에 빠질 수도 있으므로 자기조절력을 가지고 스마트폰을 사용하는 것이 좋다.

② 심리적 원인

청소년들은 스마트폰을 통해 자신의 존재의미를 느끼고 SNS상에서 관심의 대상이 되는 것을 즐긴다. 청소년들은 스마트폰을 가지고 다녀야 친구들 사이에서 소외되지 않는다는 사실을 잘 안다. 청소년들에게 휴대전화는 자기만의 영역을 가지고 싶다는 강한 내적 욕망의 표현이다(중등우리교육, 2000). 이것이 청소년들이 스마트폰에 과다몰입하게 만드는 요인이 되고 있다. 스마트폰을 과다사용하는 청소년들은 그렇지 않은 청소년들에 비해 자존감이 낮고 우울과 충동성이 강한 경우가 많다(곽민주, 2004). 스마트폰을 사용하기 훨씬 전부터 스마트폰 사용과 관련한 심리적 특성을 분석한 장혜진(2002)의 연구에 따르면, 스마트폰 중독자들은 자기통제능력이 낮고, 정서가 매우 불안정하며, 문제해결능력이 떨어지는 경향이 있다고 보고하여(박순천・백경임, 2004), 스마트폰중독의 위험성이 일찍부터 예고되었다.

③ 사회제도적 원인

영유아기부터 영화, TV, 동영상, 게임 등의 콘텐츠에 노출되고 있고, 이는 청소년의 인터넷중독과도 관련이 있다. 특히 공공장소에서 자녀를 통제하기 위해 스마트폰을 보여주는 상황이 증가하고, 부모의 활동시간(가사, 대인관계 등)을 확보하기 위해 사용하는 빈도가 증가하고 있다. 또한 자녀의 교육이나 학습의 수단으로도 활용하기도 한다. 이러한 용이한 접촉과는 달리 가족 내 스마트폰 사용 규칙 설정이나 지도가 적절하게 이루어지지 않은 경우 중독의 가능성을 높이고 있다. 또한 사회적으로도 게임, 영화/ TV/ 동영상, 숏폼 등에 쉽게 접할 수 있는 환경이나 인터넷중독을 예방하고 해소하기 위한 정책 마련이 미비한 것은 문제가 되고 있다.

(3) 치료 및 예방

① 중독적 사용에 대한 정확한 진단

스마트폰중독의 징후를 보이는 사람들이 자신이 스마트폰중독에 걸렸다는 사실을 인지하고 있거나 인정하는 경우는 거의 없다(윤상오・이해경, 2006). 대부분 중독자들은 자신이 남들과 다르게 '스마트폰을 좀 많이 쓴다'고만 생각할 뿐, 스마트폰에 중독되었다는 사실을 전혀 알지 못한다. 가족이나 학교에서도 스마트폰에 중독된 자녀나 학생들에게 '너무 많이 쓰지 마라'고 훈계하거나 야단만 칠 뿐, 이에 관한 정확한 진단과 치료를 권하는 경우는 드물다. 따라서 스마트폰중독 문제를 치료하고 예방하기 위해서는 스마트폰 과다이용자들의 중독적 사용에 관한 정확한 진단이 필요하다.

② 국가적 차원에서의 예방과 홍보의 활성화

스마트폰의 과다 사용으로 문제가 발생하여 스마트폰 사용을 줄이려고 노력했지만 대부분 실패하게 된 사용자들은 그 실패의 이유가 중독된 결과에 의한 것이라는 사실을 깨닫지 못한다. 그저 자신의 의지가 약해서 그런 것일 뿐이라고 생각하는 경우가 더 많다(이해경, 2008). 하지만 스마트폰중독 문제의 폐해와 이 유형의 중독문제에 대한 정확한 인식과 이해가 필요하다. 그리고 스마트폰중독의 폐해를 알리고 이를 예방하기 위하여 범국민 예방 및 홍보사업을 지금보다 더 확대해 나갈 필요가 있다.

③ 건전한 청소년 놀이문화의 개발과 조성

스마트폰을 사용하는 가장 흔한 이유는 재미나 흥미를 충족하기 위함이지만, 무엇보다도 사람들과의 상호작용에 가장 큰 목적이 있을 것이다. 청소년기에는 친구와의 유대관계를 유지하는 것이 매우 중요하다. 그래서 틈만 나면 스마트폰으로 문자메시지를 주고받는 것이다. 이러한 문제를 해결하기 위해서는 청소년들의 문화를 이해하고 욕구를 해소해 줄 수 있도록 도와주는 오프라인상의 만남이 가능한 동아리 활동이나 건전한 청소년 놀이문화 공간을 확충해 주는 것이 필요하다.

④ 스마트폰중독 전문인력 양성 및 치료 프로그램의 제공

스마트폰의 중독적 사용 문제에 대한 개입을 위해서는 다양한 치료 프로그램을 개발하고, 스마트폰중독 문제를 전문적으로 담당하고 치료할 수 있는 전문인력을 양성하는 것이 필요하다. 치료 프로그램은 중독의 정도에 따라

'단기-중기-장기 프로그램'으로 나눌 수 있다. 정부가 직접 치료 프로그램을 개발하여 각 상담·치료 전문기관과 학교현장에 보급할 수도 있다. 필요하다면 상담·치료 전문기관에서 개발한 치료 프로그램을 정부가 인증해 주는 방식을 도입할 수도 있을 것이다.

4) 쇼핑중독

(1) 쇼핑중독의 정의

최근 들어, 신용카드, TV, 홈쇼핑, 인터넷 쇼핑 등 다양한 쇼핑과 관련한 매체 내지는 도구가 등장하면서 소비자에게 시간 절약과 구매의 편의성을 제공할 수 있게 되었다(윤하영·홍금희, 2007; 이승희·박지은, 2007). 그러나 무분별한 소비 경향과 강박적인 구매 행동으로 인해 신용불량자가 늘어나고, 과도한 소비로 인하여 발생하는 금전적인 문제를 해결하기 위해 범죄행위가 나타나는 등 쇼핑중독이 사회적으로 미치는 부정적인 영향이 매우 크다(김세정·현명호, 2005).

사례

주부 이모(33) 씨는 필요한 물건은 대부분 인터넷을 통해 구입한다. 그러나 최근 이 씨는 남편과 다투는 일이 잦아졌다. 남편이 이 씨에게 '인터넷 쇼핑중독'이라고 나무라는 일이 부쩍 많아졌기 때문이다. 이 씨는 남편과 아이들을 직장과 학교에 보내고 나면 컴퓨터 앞에 줄곧 앉아 있다. 하루 7~8시간은 보통이다. 싸고 좋다 싶어 충동적으로 구입한 상품을 사용하지 않고 그냥 쌓아 두는 일도 많다. 스스로 제어해 보려고 해도 물건을 보면 사고 싶다는 충동에 다시 빠져들게 된다. 카드명세서를 받고 후회를 하지만 잠시일 뿐이다.

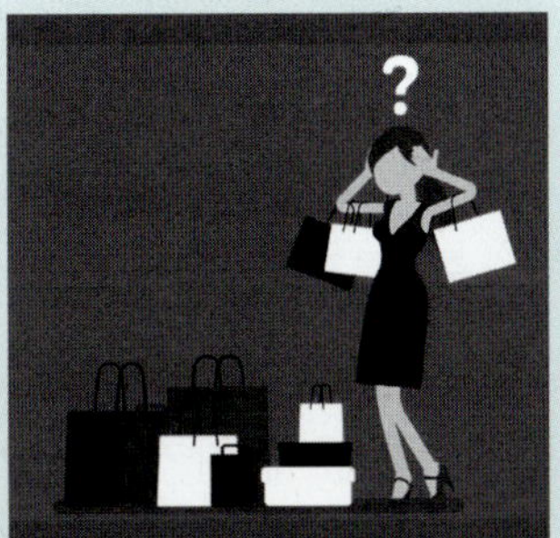

쇼핑중독이란 필요하지 않은 상품을 마구 사들인 뒤 자기가 무엇을 샀는지 정확히 기억하지 못하며, 쇼핑을 하지 못하면 불안, 두통, 우울증, 소화불량 등 심리적·육체적으로 부작용이 일어나는 상태를 말한다(조선일보, 1999. 11. 26). 쇼핑중독은 스트레스를 받거나 우울하거나 불쾌한 감정을 경험할 때 그것을 잊어버리기 위해 물건을 사던 것이 자극제가 되어 사고 싶은 물건이 생기면

일단 사고 본다는 생각으로 강박적인 구매 행동이 일어나게 되는 것이다(박태영 · 조성희, 2005).

강박 구매(compulsive buying)란 지나치게 물건의 구매에 집착하게 되면서 자신의 구매 욕구를 억제하지 못하는 구매 행동을 일컫는 말이다. 쇼핑중독에서는 구매 행동에 있어서 자기조절능력이 상실되고, 지나친 구매에 심리적으로 의존하게 되는 특성을 보인다(송인숙 · 이기춘, 1994, 윤하영 · 홍금희, 2007 재인용). 한 기사에 따르면(조선일보, 2006. 8. 15), L백화점에서 2007년 신용카드 고객 225만 명을 대상으로 구매패턴을 분석한 결과, 영업일 173일 중 170일 이상 쇼핑 구매를 한 고객이 약 350명에 달했다고 한다. 이틀에 한 번씩 구매한 고객까지 합하면 약 34,000명 정도가 거의 매일 쇼핑한 것이다(이승희 · 박지은, 2007). 이 조사에 응한 고객들의 71.4%는 한 달에 평균 1~2번씩 백화점 쇼핑을 한다고 하여 쇼핑중독의 문제가 사회적으로 큰 이슈가 되었다.

(2) 임상적 특징 및 원인

쇼핑중독은 자기비하의 감정과 우울증이나 부정적인 감정 그리고 과소비에 대한 사회적 분위기로 인해 발생한다고 한다(박태영 · 조성희, 2005, 임금선 역, 1994 : 250-251). 다음은 쇼핑중독자에게서 나타나는 임상적 특징이다.

① 충동통제력 상실로 인한 반복구매 지속

혼자서 쇼핑을 즐기며 충동적으로 물건을 구입한다. 특정 물건을 구매하고 싶은 충동 앞에 자기통제력은 거의 효력을 발휘하지 못한다. 만성적인 충동통제력 상실에 따라 반복적인 구매형태로 나타나며, 스스로 제어할 수 없을 정도로 쇼핑에 집착해 일상생활과 가계경제에 치명적인 결과를 준다.

② 스트레스나 심리적 긴장 해소를 위한 방법으로 사용

쇼핑에 대한 두려움, 죄책감, 불안감이 있어 구매를 통한 일시적인 감정의 고조는 있으나 곧 후회하고 우울해지는 등 감정의 기복이 있다. 쇼핑할 때 신경이 예민해지고 불안해하기도 한다. 상대적으로 제품 자체에 대한 욕구는 적지만 낮은 자아존중감이나 심리적 긴장 해소를 위해 구매하는 경우가 많다.

③ 효율적인 금전소비능력의 감퇴 및 판단력 결여

쇼핑중독의 행동을 보이는 사람들은 현금보다 신용카드를 많이 사용하는 편이어서 돈에 대한 개념이 막연하다. 지불할 능력도 없으면서 자신의 분수에 맞지 않게 필요 이상으로 많은 물건을 구매하여 경제적인 고통을 느낀다. 그래서 물건을 사용하지 않고도 모아 놓거나 버리고 일부는 반품을 하기도 한다. 중독 구매성향이 있는 소비자는 쇼핑 자체를 행복하고 기분 좋게 여기나 어떤 물건을 샀는지에 대해 종종 무관심하고 구매한 물건을 사용하지 않는 경우가 많다.

(3) 치료 및 예방

쇼핑중독을 치료하기 위해서는 다음의 세 가지 방식을 생각해 볼 수 있다(이영호, 2008). 첫째, 인지치료적 접근법이다. 이것은 쇼핑중독자에게 인지치료 상담을 제공하여 충동적 구매에 대한 잘못된 인지기능을 고쳐주는 방법이다. 예를 들면, '지금 구매하지 않으면 이 물건을 다시는 볼 수 없을 것이다'라는 잘못된 인식을 바로잡는 것이다. 둘째, 행동치료적 접근법이다. 이것은 백화점 같은 곳에서 물건을 구경하면서 사고 싶은 충동을 참고 견딜 수 있는 방법을 훈련하는 치료법이다. 셋째, 증상이 심하지 않을 경우 영화감상이나 여행, 독서나 등산, 자원봉사, 부부공동 취미 개발 등 쇼핑 외에 다른 일에서 심리적 위안을 찾으면 도움이 된다.

한편 쇼핑중독은 문제가 더 심각해지기 전에 잘 예방해 주면 일상생활에서의 큰 어려움을 막아줄 수 있다. 쇼핑중독의 예방을 위해서는 다음과 같은 방법을 고려할 수 있다.

① 가장 기본적인 방법으로 스트레스를 줄이고, 건전한 취미생활을 가진다.
② 쇼핑해야 할 물품의 품목을 만들어서 필요한 것만 구입하며 수시로 가계부를 정리하여 재정상태를 확인한다.
③ 쇼핑할 때 항상 다른 사람과 동행하고, 충동을 조절할 수 있도록 도움을 청하며, 자신에게 돈을 빌려주지 않도록 당부한다.

④ 홈쇼핑 채널을 자제하고 부득이하게 봐야 할 때는 경고의 글을 붙여두어 스스로 경각심을 일깨워야 한다.
⑤ 쇼핑할 때는 카드는 집에 두고 소량의 현금만 가지고 외출한다.
⑥ 일주일 중 하루나 이틀은 아무것도 사지 않는 날로 정한다.

5) 도박중독

(1) 도박중독의 정의

도박이란 결과를 예측할 수 없고 우연에 의해서 결정되는 게임/ 사건 또는 어떤 유형의 내기에 가치를 두는 것으로 정의할 수 있다(Bolton & Boyd, 1968, 이민규 외, 2007 재인용). 김교헌(2003)의 연구에 따르면, 도박중독(gambling addiction)은 알코올중독과 같은 중독개념을 도박에 적용한 일상용어로서, 신체가 물질에 중독(의존)되는 것과 마찬가지로 도박 행동에도 중독의 개념을 적용할 수 있다.

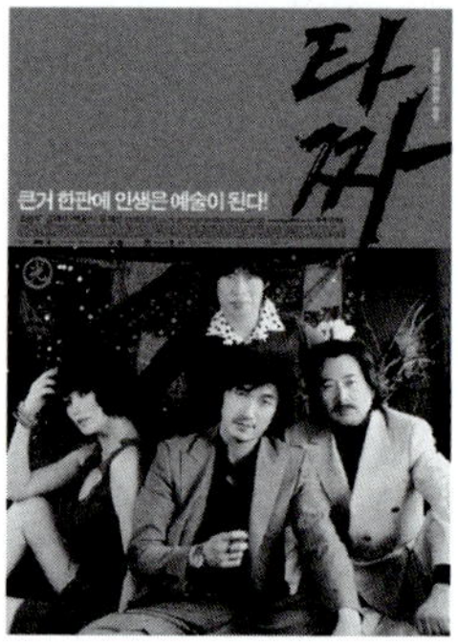

영화 〈타짜〉

이와는 달리, 박현숙(2003)은 도박중독을 뇌의 질병이라고 주장하기도 하였다. 박현숙(2003)은 일부 항우울제가 효과가 있는 것으로 알려져 알코올중독에 쓰이는 일부 약물이 도박중독자의 도박에 관한 갈망(craving)을 현저히 줄여줄 수 있다고 설명했다. 이처럼 도박중독은 도박을 강박적으로 하게 되는 행동중독으로 정의할 수 있다.

사례

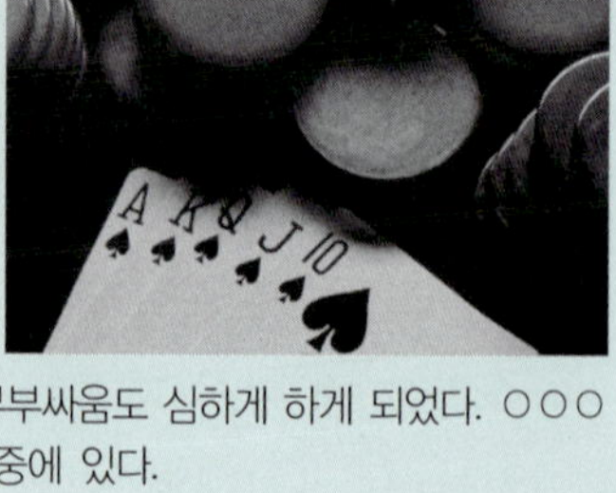

○○○ 씨는 14년간을 도박에 중독되었다가 이제서야 후회를 하고 주위에 도움을 구하였다. 대학교 졸업반 때에 실연 후 두 달간 술에 빠져서 살다가 친구를 따라 경마장에 가게 되었다. 한두 번 경마장에서 몇십만 원을 따서 돌아오게 된 ○○○ 씨는 등록금의 전부를 도박에 쓰게 되었고, 취직 후에도 경마장으로 출근하였다. 사람들은 하나둘씩 ○○○ 씨의 곁을 떠나게 되었고, 1년도 채 되지 않아 빚을 8,000만 원가량 지게 되었다. 결혼 후에도 아내와 처가에 신세를 지면서 도박을 지속하였고, 부부싸움도 심하게 하게 되었다. ○○○ 씨는 갚아야 할 돈의 액수와 앞으로의 삶에 대해서 계속 고민 중에 있다.

강박적 도박(compulsive gambling)이란 단도박협회(GA : Gambling Anonymous) 등에서 사용하는 용어로서, 본인의 자발적인 의사에 반해서 강박적으로 할 수밖에 없는 도박행동에 관한 표현이다(이민규 외, 2007). 하지만 이것은 엄밀한 의미에서 편집장애에서 말하는 강박행동(compulsive behavior)과는 의미상 큰 차이가 있다. 편집장애에서 주로 나타나는 강박행동은 본인이 하기 싫어하며 무의미하다고 생각하는데도 불구하고 어쩔 수 없이 행동하는 것을 말한다. 하지만 도박문제의 경우에는 본인이 도박을 원하고 도박행동이 의미 있다고 생각하고 있다는 점이 큰 차이점이다. 그래서 DSM-5가 발표되기 이전까지만 하더라도 정신의학에서는 도박중독을 병적 도박(pathological gambling)이라고 부르고 충동을 조절하고 억제하는 능력이 부족해서 생긴 문제로 보는 견해가 많았다.

그러나 이제 병적 도박이라는 표현을 더는 쓰지 않는다. 미국정신의학회(APA, 2015)는 2013년 DSM-5를 발간하면서 기존의 진단명이었던 병적 도박을 '도박장애(Gambling Disorder)'로 명칭을 변경하였다. DSM-IV까지만 하더라도 병적 도박은 '다른 곳에 분류되지 않는 충동조절장애' 범주에 위치하였다. 하지만 그동안 임상적으로 축적된 연구들의 결과에 힘입어, 도박장애가 다른 충동조절장애들과의 연관성이 상대적으로 적고, 오히려 물질사용장애와 밀접한 연관성이 있다는 사실이 반복적으로 밝혀지면서 물질사용장애의 한 유형으로 변경하게 된다(권선중, 2017). 그리고 진단기준이 10개에서 9개로 축소되고(불법행위 삭제), 도박장애 기준이 5점 이상에서 4점 이상으로 변경된 것도 이전의 진단기준과 달라진 점이다.

(2) 도박중독의 실태

최근 도박중독으로 인한 심리사회적 폐해가 높아지면서, 범정부 차원에서 대책 마련에 대한 사회적 요구가 높아지고 있다. 이에 따라, 사행산업통합감독위원회(2022)에서 실시한 '사행산업 이용 실태조사'에 따르면, 한국 성인 중 도박중독의 위험성이 높은 고위험 비율이 5.5%(중위험 3.4%, 문제성 2.1%)로 보고된 바 있다. 이들은 주로 복권, 경마, 현금 내기성 도박중독의 위험성이 높은 활동에 몰두하여 일상생활의 부작용을 크게 느끼고 있는 것으로 조사되었다.

그리고 최근에는 청소년이나 20대의 도박중독 유병률이 지속적으로 증가하고 있는 것도 큰 사회문제로 등장하고 있다.

(3) 도박중독의 진행단계

DSM-IV까지만 하더라도 도박중독의 진행단계는 사교성 도박, 위험성 도박, 문제성 도박, 병적 도박의 네 단계로 구분되었다. 첫째, 사교성 도박(social or recreational gambling) 단계는 단순히 여가를 즐기기 위한 오락이나 사교를 목적으로 도박을 하는 시기이며 도박으로 인한 해로운 영향은 거의 나타나지 않는다. 둘째, 위험성 도박(at-risk gambling) 단계에서는 도박으로 잃은 돈을 되찾기 위해 점점 더 많은 돈을 베팅하고 중대한 재정적, 가족갈등의 위기가 나타나기 시작한다. 셋째, 문제성 도박(problem gambling) 단계에는 도박자 자신이나 가족, 친지 및 지역사회에 해로운 결과를 초래하기 시작한다. 마지막으로 병적 도박(pathological gambling) 단계에 있는 사람은 주기적으로 도박에 대해 자기통제력을 상실하게 되고 도박행위 그 자체와 도박으로 딴 돈에 대한 집착이 강해지며, 도박에 대한 비합리적 생각과 부정적인 결과에도 불구하고 도박을 계속하게 되고 강박적으로 도박을 하는 행위를 보이게 된다.

그런데 DSM-5가 출시된 이후로 도박장애의 진단기준이 달라지면서 도박중독의 진행단계도 달라졌다. 다음은 한국도박문제관리센터(2020)에서 제시한 도박중독의 진행단계이다.

① 저위험 도박 단계

대부분의 도박 경험자들은 저위험 도박자에 속한다. 이 단계에 있는 사람은 도박하는 시간과 돈을 통제할 수 있다. 그리고 도박의 목적이 돈을 따는 것이나 승리가 아니라 오락 또는 친목에 있기에 큰 문제가 발생하지 않는다.

② 중위험 도박 단계

이때부터는 도박이 삶에 문제를 일으키는 경험을 하게 된다. 도박하는 시간과 돈을 제한하지 못하고 도박 행동이 초래하는 치명적인 결과를 숨기기 시작한다. 급기야 도박자 자신이나 가족, 친구, 동료 등 타인이나 지역사회에 사회적, 경제적으로 해로운 결과를 초래하기도 한다.

③ 문제성 도박 단계

문제성 도박 단계에 이른 도박자는 도박에 대한 내성과 금단증상이 생기고 도박을 조절하는 능력을 상실하게 된다. 도박 때문에 중요한 활동을 포기하는 일도 많아지고 도박 때문에 일상생활을 제대로 수행할 수 없으며 직업과 학업 수행 등에서 심각한 손상을 경험하게 된다.

〈표 12-1〉 **도박장애 DSM-5 진단기준**

A. 지속적이고 반복적인 문제적 도박 행동이 임상적으로 현저한 손상이나 고통을 일으키고 지난 12개월 동안 다음의 항목 중 4개(또는 그 이상)가 나타난다.

(1) **내성** : 원하는 흥분을 얻기 위해 액수를 늘리면서 도박하려는 욕구

(2) **금단** : 도박을 줄이거나 중지시키려고 시도할 때 안절부절못하거나 과민해짐

(3) **조절실패** : 도박을 조절하거나 줄이거나 중지시키려는 노력이 반복적으로 실패함

(4) **집착** : 종종 도박에 집착함(예 과거의 도박 경험을 되새기고, 다음 도박의 승산을 예견해 보거나 계획하고, 도박으로 돈을 벌 수 있는 방법을 생각)

(5) **회피성 도박** : 괴로움(예 무기력감, 죄책감, 불안감, 우울감)을 느낄 때 도박함

(6) **추격도박** : 도박으로 돈을 잃은 후, 흔히 만회하기 위해 다음날 다시 도박함(chasing, 손실을 쫓아감)

(7) **거짓말** : 도박에 관련된 정도를 숨기기 위해 거짓말을 함

(8) **부정적 결과** : 도박으로 인해 중요한 관계, 일자리, 교육적 · 직업적 기회를 상실하거나 위험에 빠뜨림

(9) **경제적 도움을 받음** : 도박으로 야기된 절망적인 경제상태에서 벗어나기 위한 돈 조달을 남에게 의존함

B. 도박행동이 조증 삽화로 더 잘 설명되지 않는다.

(4) 도박중독자의 인지 · 정서적 상태

① 인지적 상태(cognitional state)

도박중독자들은 돈을 땄을 때는 자신의 도박기술이나 능력이 뛰어나서 그런 것이라고 평가한다. 반대로 돈을 잃었을 때는 '운이 없어서 그랬다'는 식의 특이한 형태의 비합리적 신념을 가진다. 그러다 보니 도박중독자들은 자신에게 '운을 조절하고 시스템을 이길 수 있는 능력이 있다'는 잘못된 신념을 가지는 경우가 많다(Toneatto, 1999, 이민규 외, 2007 재인용). 하지만 병적 도박은 도박

자의 행동이 아니라 잘못된 인지적 가정과 기대에서 비롯되는 것이다. 그러한 기대는 규칙적이고 빈번한 도박 및 계속된 손해에도 불구하고 도박을 지속하게 만들기 때문에, 문제의 심각성이 매우 크다.

그리고 중독자들은 일종의 '통제력의 착각' 속에 빠진 결과, 자신이 '게임에서 점점 좋아지고 있다'거나 '게임을 마스터했다'는 식의 신념을 가진 경우도 많다. 도박중독자들은 도박하면서 우연에 의해 결정되는 사건에도 자신이 영향을 미칠 수 있다는 비합리적 사고를 갖게 되는 경향이 있다(이인혜, 2004). 그러다 보니 도박중독자들은 도박에 관한 자신의 성공은 자신이 예측한 결과라고 당연시하며, 실패한 결과는 무시하거나 관련된 설명을 하는 것을 회피하는 모습을 보이는 경우도 많다.

② 정서적 상태(emotional state)

도박중독자의 정서 상태는 불안과 우울 등과 같은 정신질환과 관련이 많다. 힌치(Hinchy, 1991)의 연구에 따르면, 도박을 자주 하는 사람들은 지속적인 손실이 있음에도 불구하고 통제력의 착각에 의한 비합리적 신념을 가지고 있는 것으로 보인다. 그래서 계속해서 도박하지 않으면 안 되는 지경에 이르게 된다(이민규 외, 2007 재인용). 그는 또한 대체로 불안하거나 우울한 사람들은 자신의 부정적인 심리상태를 해소하기 위하여 습관적으로 도박을 하게 된다고 말하기도 하였다. 도박중독자에게는 도박행위가 불안과 우울증을 해소하기 위한 주요 전략이 되는 것이다. 이것이 강화물로 작용하여 습관화된 도박행동을 유발한다. 그 행동의 결과로 인해 우울감과 불안함을 또다시 경험하는 악순환의 고리가 계속되는 것이다.

(5) 도박행위의 동기와 도박중독의 심리사회적 폐해

사람들이 도박에 빠져드는 이유는 도박자들에게 도박행위가 다양한 정서적·경제적 보상을 제공하는 것으로 지각되기 때문이다. 실제로 사람들이 도박하는 목적이나 도박을 통해 얻고자 하는 보상은 개인의 특성과 상황, 도박수준에 따라 다양하다. 사교성 도박자들은 승패와 상관없이 사교와 친목을 누리거나 가벼운 즐거움을 얻고자 하는 사교와 유희 동기에서 도박을 이용하는 경우가 많다. 반면 문제성 도박자와 병적 도박자들은 단기간의 강렬한 자극을 경험하는 정서적 각성상태를 경험하기 위해 도박을 하는 경우가 많다(이민규 외, 2007; 이홍표, 2003).

도박중독자들은 대개 도박을 할 때는 살아 있는 것 같고, 기분이 고조되며 낙관적이고 흥분되는 느낌이 든다고 말하곤 한다. 이러한 심리적 요인들은 대개 중독자들이 가지는 우울감이나 권태감 또는 낮은 자존감과 같은 부정적인 감정 상태를 경감시키고자 하는 회피적 동기에 불과하다. 이홍표(2003)는 **사교동기, 유희동기, 금전동기, 회피동기, 흥분동기** 등 다섯 가지 요인이 도박중독에 걸리는 사람들의 주요한 심리적 동기라고 지적한 바 있다.

그러나 이러한 도박중독의 심리사회적 폐해는 도박자의 신체와 정신건강, 업무수행 및 대인관계에 이르기까지 매우 다양한 영역에서 발생한다. 재정적인 어려움은 파산, 대출, 돈을 얻기 위한 범죄 행동과 같은 법적인 문제로 이어질 수도 있다. 도박중독으로 인한 사회적 비용은 몇몇 도박자들이 범한 범죄와 그에 따른 처리비용 그리고 도박자와 그들의 중요 타인 간의 관계 문제(가정폭력, 관계붕괴, 가족의 신체적·정신적 건강에 미치는 부정적인 영향)를 포함한다.

인터넷 도박의 경우에는 도박중독 문제가 좀 더 폐쇄적이고 사적이며 시간과 공간의 제약을 거의 받지 않아 더 큰 문제가 되고 있다. 인터넷 도박은 사이버 공간이 갖는 다양한 특성으로 인해 쉽게 노출될 수 있다(권선중 외, 2007; 이민규 외, 2007). 인터넷 도박은 특정 장소와 시간을 가리지 않고 언제든지 접속 가능하므로 업무나 학업 등 일상생활에 직접적인 문제를 일으킨다. 사이버 공간의 익명성이 자기통제력의 감소와 행동의 탈억제를 유발하기 때문에 자기조절의 실패를 촉진하고 도박중독 문제가 더 커질 수 있다.

(6) 치료 및 예방

도박중독 문제를 치료하기 위해서는 도박중독의 치료를 위한 전문치료 및 상담센터를 개설하는 것과 함께 정부의 적극적인 지원하에 도박중독 예방사업을 실시하여 도박문제를 해결하기 위한 사회적 투자를 활성화할 필요가 있다(구미가족상담센터, 2002; 박현숙, 2003).

① 문제의 심각도와 행동범주에 따른 단계별 개입

한국도박문제관리센터(2020)에서는 도박중독 문제를 치료할 때 세 가지 행동범주별로 그 문제의 심각도에 따라 치료의 전략을 달리하는 것이 필요하다고 말한다. '비도박 단계'에 있는 사람들에게는 1차 예방의 관점에서 '문제성 도박 단계'로 진행되지 않도록 교육하고, 어느 정도 도박으로 문제가 발생하기 시작한 '사교도박 단계'와 '문제성 도박 단계'의 중간에 있는 사람에게는 2차 예방적 관점에서 도박으로 인한 폐해를 감소할 수 있도록 개입할 필요가 있다. 마지막으로 '문제성 도박 단계'에 도달한 사람에게는 집중치료를 실시하되 단기와 집중치료 방식으로 나누어 개입하는 것이 좋다.

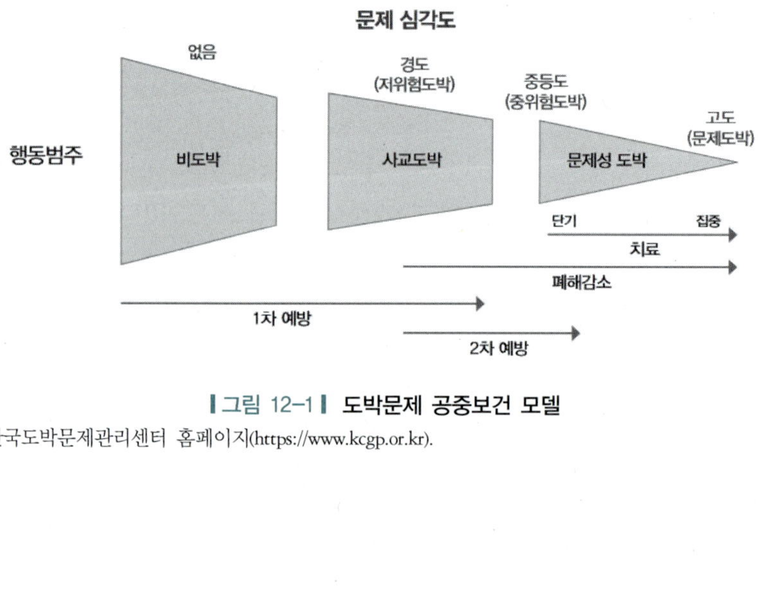

[그림 12-1] 도박문제 공중보건 모델

출처 : 한국도박문제관리센터 홈페이지(https://www.kcgp.or.kr).

② 전문적인 도박문제관리센터 운영

도박중독자들이 처음에 도박을 시작할 때는 중독이 아니지만, 도박을 지속하면서 중독에 이르게 된다. 이후 도박중독자들이 중독에서 회복하기까지는 다음과 같은 단계를 거치게 된다. 그러므로 적극적인 위기개입 프로그램을 실시하는 것은 물론 단도박 희망자와 가족의 재활을 위한 전문기관의 개설이 필요하다. 한국도박문제관리센터(2020)에서는 다음과 같은 도박중독의 진행 및 회복 단계에 맞추어 프로그램을 개발하고 현재 운영 중이며, 상당 부분 효과를 거두고 있는 것으로 확인되고 있다.

〈표 12-2〉 **도박중독의 진행 및 회복 단계**

중독과정 →				회복과정 →		
승리단계	손실단계	절망단계	포기단계	결심단계	재건단계	성장단계
• 우연한 도박 • 흥분 • 대박 경험 • 승리에 대한 환상 • 베팅액의 증가	• 도박에 집착 • 빚이 늘어남 • 도박 사실 숨김 • 거짓말 • 대인관계 문제	• 빚을 갚아줄 것을 주변에 요청 • 대인관계에서의 소외 • 도박하는 시간 증가 • 법적 문제 발생	• 자살문제 • 부부문제(이혼) • 금단증상 • 약물사용과 음주 증가 • 정서적 고통	• 도움에 대한 정서적 열망 • 희망갖기 • 도박중단 • 도박문제에 대한 책임 있는 태도	• 채무 상환 • 돈 관리 계획 • 새로운 분야에 대한 관심 • 가족과의 관계개선 • 자신감 회복	• 자기에 대한 통찰 • 타인을 위한 희생 • 문제에 직면 • 새로운 삶의 방식 전환

출처 : 한국도박문제관리센터 홈페이지(https://www.kcgp.or.kr).

③ 청소년 도박예방을 위한 각급 학교교육 프로그램 보급

대체로 도박중독자는 사회에 발을 디딘 후에 발생한다는 사실을 감안하면 도박을 하나의 유흥게임이라고 생각하지 말고 지속적인 교육을 통해 도박의 피해를 알리는 것이 중요하다. 도박문제는 미리 예방하는 것이 사후치료를 하는 것보다 훨씬 효과적이다.

④ 보호관찰대상자에게 치료 프로그램 제공

현행 보호관찰제도가 대상자들에 대한 효과성을 높일 수 있도록 제도적인 정비와 대안이 요구된다. 도박범죄자에 대하여 수강명령이나 보호관찰명령으로 처분하지만 실질적인 효과가 없는 실정이다. 따라서 사회복지기관의 보호관찰대상자와의 연계 프로그램이 필요하며 전문적인 시스템을 갖추어 치료와 예방 그리고 교정과 재활에 참여할 수 있도록 제도적인 지원이 필요하다.

⑤ 직장인을 위한 도박폐해의 위험성을 알리는 예방교육의 활성화

도박에 입문하게 된 중독자들의 말에 따르면, 속아서 도박에 합류하게 되었고, 도박장에서 속았다는 것을 나중에 깨닫는다고 한다. 따라서 도박세계의 구조나 생리에 대해서 단도박에 성공한 대상자의 사례발표를 통해, 도박의 세계가 얼마나 험난한 것인가를 알게 하는 것도 하나의 대안이 될 수 있다.

6) 행위중독의 치료

행위중독의 치료는 그 유형에 따라 개입의 특성이 달라질 수 있으며, 중독자의 행동을 인식하고 이를 조절할 수 있는 능력을 키우는 것이 치료 목표이다. 모든 중독은 중독으로 인한 부정적인 영향을 최소화하고, 건강한 삶으로 회복하는 과정이 매우 중요하다.

(1) 금단증상치료

치료의 첫 단계로, 금단증상을 관리하는 것이 중요하다. 금단증상은 중독된 행동을 중단할 때 발생하는 불안 및 초조, 우울감, 집중력 저하, 신체적 통증 및 불편감 등 다양한 양상으로 나타난다. 자신의 금단증상에 대해 이해하고 규칙적인 일상생활, 명상과 요가 등 스트레스 관리를 통해 마음을 안정시키고 불안을 줄일 수 있다. 심각한 경우 약물치료를 통해 완화할 수도 있다.

(2) 심리치료

중독자의 심리치료는 인지행동치료, 정신역동치료, 마음챙김, 동기강화 등 다양한 목적으로 이루어질 수 있으며 치료와 회복에 매우 중요하다.

인지행동치료는 중독 행동을 유발하는 사고 패턴을 식별하고(예 특정 상황에서의 부정적 자동사고 "나는 이 행동 없이는 못 살아"), 중독 행동을 유발하는 상황에 직면했을 때 사용할 수 있는 대처 전략을 개발하고 행동실험 등을 통해 긍정적인 결과를 가져올 수 있음을 알도록 한다.

동기강화치료는 내담자가 변화에 대한 동기를 스스로 평가하고, 그에 맞는 목표를 설정하여 각 단계에 필요한 행동을 계획하고 개입한다.

(3) 약물치료

중독은 신체적인 만성질환으로 뇌를 공격하여 대뇌피질과 대뇌변연계의 주요 부위를 손상시키기 때문에 심리치료와 더불어 약물치료를 병행하는 것이 좋다. 항우울제 및 항불안제는 특정 행위중독에 도움이 되며, 중독행동을 조절하는 데 도움을 줄 수 있다.

(4) 자조모임

비슷한 중독문제를 가진 사람들과의 모임을 통해 서로의 경험을 공유하고 지지하는 자조모임은 회복과정에서 매우 중요한 역할을 한다. 자조모임을 통해 스스로 변화할 수 있는 동기를 부여하고 자신의 문제를 인식하게 되며 회복 의지를 강화한다. 또한 정기적인 모임을 통해 자신의 상태를 점검하고 재발을 방지하기 위한 전략을 공유하고 새로운 삶을 찾아가는 길에 있어 자조모임은 회복 과정에서 필수적인 요소이다.

핵심정리

① **디지털 미디어** : 디지털 미디어가 가지는 막강한 암시작용으로 인하여 개인의 정신건강에 미치는 영향이 큼. 자살시도, 모방범죄 등의 위험요소에서 교사, 부모의 역할이 중요시되며, 이러한 문제에 대해서 개인 스스로가 구별해 낼 수 있는 능력을 키우는 것이 필요함

② **행위중독** : 인터넷중독, 게임중독, 스마트폰중독, 쇼핑중독 그리고 도박중독에 이르기까지 다양한 행위중독이 개인의 정신건강을 위협할 수 있는 문제가 됨. 행위중독의 특성에는 내성의 증가와 금단증상 및 조절능력의 상실 등이 있으며, 행위중독이 개인의 삶에 미치는 부정적인 영향이 매우 큼

CHAPTER
13 알코올중독과 정신건강

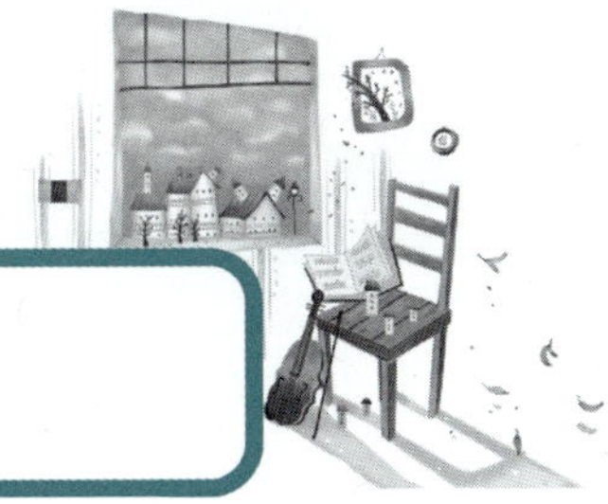

학습목표
1. 알코올중독의 개념과 유형 및 증상에 대해 학습한다.
2. 알코올중독이 개인과 가족의 정신건강에 미치는 영향에 대해 고찰한다.
3. 알코올중독 문제에 대한 개입과 예방방법에 대해 학습한다.

1. 알코올과 중독 그리고 편견

1) 알코올과 중독

소위 술이라 불리는 알코올(alcohol)은 인류 역사와 함께 발전해 왔다. 술의 기원은 신석기시대에서 수렵채집민(hunter-gatherer, forager)들이 음용했던 과실주에서 찾을 수 있다(위키백과, 2025). 고대로부터 술은 인류의 종교행사와 사람들의 모임에서 중요한 역할을 하는 문화적 산물로 사용되어 왔다. 술을 마시면 현실 세계에서 억제된 욕망이나 충동을 달랠 수 있는 효과가 나타날 수도 있다(Olsen, 1984 : 74-75). 음주는 사람의 마음을 느슨하게 하고, 스트레스로 인해 긴장된 신체를 풀어주기도 하며, 사람과의 사귐이나 대화를 위한 사용 목적이 분명하다면 긍정적 효과를 준다.

하지만 목적에 맞지 않게 사용하거나(오용, misuse), 일정한 기준이나 한도를 넘어 사용하는 많은 양의 음주(남용, abuse)는 인간의 신경계를 둔화시키고 기분장애를 초래한다. 의존성과 중독성이 강한 알코올은 인간의 신체에서 서서히 활동하면서 대뇌(cerebrum)에 치명적인 손상을 주는 독성물질이다(김기태 외, 2004 : 317). 지나친 음주는 인간의 정신과 인격을 변화시켜서 많은 문제를 일으키기도 한다. 그런데도 우리 주변에서는 개인적 · 사회적 필요에 따라 술을 마시고 자기도 모르게 중독의 늪으로 빠져드는 사람들을 많이 볼 수 있다.

현재 우리나라 전체 성인의 76.9%[1)]가 여러 이유로 술을 마시고 있다고 하며, 해로운 수준으로 음주하는 비율이 35.6%[2)]에 달한다고 한다. 2021년을 기준으로 볼 때, 우리나라 성인의 월간 음주율은 남성은 82.2%, 여성은 63.5%로 집계되고 있다(질병관리청, 2023). 이보다 더 심각한 수준을 의미하는 고위험 음주율[3)]의 경우 남성은 23.6%, 여성은 8.9%로 집계되고 있다. 이로 인해, 음주로 인한 사회경제적 비용은 2019년 기준 총 15조 806억 원에 달한다고 한다(국민건강보험공단, 2022). 이는 비만, 흡연보다 더 큰 비용으로, 음주로 인한 폐해로 국가와 사회가 부담하고 있는 국가재정과 질병 부담으로 인해 치러야 하는 사회경제적 비용은 크다 할 수 있다.

2) 알코올중독에 대한 오해와 편견

알코올중독은 사회적 교제를 위해 사용하는 음주와는 차원이 다르다. 알코올중독에 걸리게 되면 쉽게 헤어 나오기 어렵고 개인의 '삶의 안녕(well-being)'이 크게 위협받는다. 국립정신건강센터(2024 : 165)에서 발표한 알코올중독 관련 통계에 따르면, 우리나라 전체 성인의 '알코올 사용장애' 유병률은 11.6%로 집계되고 있으며, 남성은 17.6%, 여성은 5.4%로 보고되고 있다. 최근 20~30대의 술 소비량이 늘고 있고 여성 음주 비율도 꾸준히 증가하고 있어 알코올중독으로 치료가 필요한 사람도 점차 늘고 있다.

하지만 알코올중독으로 병원에 입원하는 사람 중 대다수는 알코올로 인한 자신의 문제를 심각하게 생각하지 않는 경향이 있다. 이들 중 일부는 자신이 입원한 것은 사실상 술 문제가 아니라 가정의 불화 및 여러 다른 문제 때문에 스트레스를 받고 술을 조금 마셨을 뿐인데, 억울하게 입원했다고 강변하기도 한다. 또 어떤 사람은 자신은 결코 알코올중독자가 아니며, 단지 남보다 술을

1) 최근 1년 동안 연(年) 1회 이상 음주한 분율(질병관리청, 2022 : 8)

2) 최근 1년 동안 월(月) 1회 이상 음주한 분율(질병관리청, 2022 : 8)

3) 현재 음주자 중에서 음주 1회당 평균 마시는 음주량이 남자는 7잔 이상, 여자는 5잔 이상이면서 주 2회 이상 음주하는 분율(질병관리청, 2022 : 11).

좀 더 좋아하는 애주가일 뿐이라고 말하기도 한다(김기태 외, 2004 : 11-17).

술을 조절해서 마실 수 없어서 병원에 입원한 알코올중독자들조차도 술을 마시고 싶지 않을 때는 얼마든지 끊을 수 있다고 자신하기도 한다. 이런 사람들은 한결같이 "내가 만약 알코올중독자라면, 이 세상에 중독자가 아닌 사람은 아무도 없다"고 볼멘소리를 내기도 한다. 그러면서 그들은 "알코올중독자란 열등한 사람, 못 배우고 패배감이나 좌절감에 젖어 있는 사람, 직업도 없이 무위도식하면서 거의 매일 술에 취해 있고 거리를 배회하고 노숙자 같은 사람"이라고 말하면서 자신은 그런 사람과는 차원이 다른 사람이라고 주장하기도 한다. 알코올중독에 대한 편향적이고 정확하지 못한 지식은 중독자의 사고 속에 뿌리 깊이 박혀 있다. 그러나 알코올중독은 그 개인의 신분이나 지위, 직업, 교육 정도, 성별에 상관없이 걸릴 수 있는 질병이다. 누구나 걸릴 수 있는 당뇨병, 고혈압과 같이 평생 금주하면서 관리해야 하는 질병인 셈이다.

그러므로 알코올중독자는 술에 취해 거리를 헤매고 다니다가 길바닥에 쓰러져 잠자는 사람이나 술에 취해 집안의 물건을 부수고 가족들에게 공포와 불안을 일으키는 사람들만을 의미하지 않는다. 이미 중독문제가 심각한 사람 중에도 직장과 가정에서 상당한 적응을 보이는 사람들도 있다. 술을 많이 마신다고 해서 중독자가 되는 것도 아니고, 술을 적게 마신다고 해서 알코올중독에 걸리지 않는 것도 아니다. 즉, 알코올중독과 음주량이 꼭 비례하는 것은 아니다.

비록 평소 술을 즐겁게 마시고 타인에게 피해를 주지 않을 만큼 술을 절제할 수 있었다 해도, 장기간 술에 의존하게 되면 어느 시점부터는 술을 절제하기 힘든 상태에 내몰릴 수 있다. 알코올중독이 무서운 이유는, 한번 걸리면 삶을 마칠 때까지 단주하지 않으면 언제든 재발할 수 있는 위험한 병이기 때문이다. 켈러(Keller, 1972 : 11-20)는 알코올중독은 음주조절능력과 매우 밀접한 관계가 있다고 설명했다. 그래서 알코올중독에 걸리게 되면 필요 이상 음주에 집착하게 되고 음주자의 건강이나 사회적·경제적 기능이 방해받는 정도까지 알코올을 반복적으로 섭취하게 된다고 주장했다.

그렇다고 알코올중독의 문제를 중독자의 도덕적 결함이나 의지가 약해서 생긴 문제로 치부해서는 아니 된다. 알코올중독자를 인격적으로 무시하거나 사회의 부적응자로 낙인찍어서도 안 된다. 그보다는 중독자가 음주에 대한 잘못된 편견을 버리고 치료를 받을 수 있도록 도와주어야 한다. 알코올중독의 치료에도 다른 질병처럼 골든 타임이 있다. 치료의 시작이 빠르면 그만큼 회복도 빨라지는 법이다(Lindstorm, 1992 : 49-51). 알코올중독은 질병의 특성상 만성적인 경향이 강하며 진행성 질병이다. 일단 알코올중독에 걸리면 치명적인 결과를 맞게 되므로 상태가 더 나빠지기 전에 중독문제를 조기에 발견하여 중독자가 치료받도록 돕는 것이 사회적으로도 유익하다.

2. 알코올중독의 개념

중독에는 크게 두 가지의 의미가 있다. 인체에 해로운 화학물질이 인체에 유입되어 그 독성으로 병을 유발하는 경우(농약중독, 수은중독, 연탄가스 중독 등)에 해당하는 중독은 poisoning 또는 intoxication이라 부른다. 일단 사용하기 시작하여 해로운 결과가 있음에도 불구하고 스스로 조절하지 못하고 강박적으로 사용하는 상태는 addiction이라고 말한다(김성이, 2002 : 46). 알코올중독은 후자의 경우(중독, addiction)에 해당한다.

알코올은 한번 중독되면 음주에 대한 갈망을 참기 어렵고 개인의 삶을 점진적으로 파괴하는 독성물질이다(Strassner, 1993 : 4-5). 중독의 상태에 이르게 되면 알코올 사용량에 대한 만족감을 느끼는 정도가 점점 낮아지는 내성(tolerance)이 생기게 되어 알코올 사용에 대해 끝없는 갈망(craving)을 느끼게 된다. 내성과 갈망이 증가하게 되면, 스트레스를 해소한다는 핑계로 점점 더 많은 양의 알코올을 소비하게 된다. 문제의 심각성을 느껴서 알코올 사용을 중단하면 금단증상이 나타나기도 한다(Dubois & Miley, 1996 : 374). 그 결과, 알코올중독자의 신체와 정신은 심각한 손상을 입게 되는 것이다(이정균 · 김용식, 2001 : 207-235).

알코올중독과 관련하여 DSM-5에서는 다음과 같이 알코올남용과 알코올의존으로 분류하고 있다.

1) 알코올남용

알코올남용(alcohol abuse)이란 알코올을 사용하는 사람의 삶의 안녕을 해치거나 위험에 빠지게 만드는 방법으로 술을 소비하는 것을 말한다(Barker, 1995 : 14). 과도한 음주행위는 각종 사건과 사고의 원인으로 작용할 수 있다. 타인에게 신체적인 공격을 가하기도 하며, 생산적인 일에 몰두하지 못하게 될 수도 있다. 급기야 신체기능이 악화하여 회복이 어려운 상황에 이르는 등 치명적 결과가 생겨날 수도 있다.

2) 알코올의존

알코올의존(alcohol dependence)은 사회적인 기능이 거의 손상된 상태에 이를 정도로 심각한 알코올사용 유형이다. 이 유형은 거의 매일 술을 마시고 싶은 욕구로 알코올 사용에 집착하는 것이 특징이다. 알코올을 조절하려는 시도를 간헐적으로 하기도 하지만 번번이 실패하는 유형이기도 하다. 알코올 사용으로 인하여 악화된 신체적인 장애가 나타나고 직장을 결근하거나 일에 집중하지 못하며 공격적 성향을 드러내 보이기도 한다. 알코올중독자는 자신이 이런 모든 증상을 가지고 있지 않다고 생각하기 때문에, 자신이 알코올중독으로 고통받고 있지 않다고 말하기도 한다. 알코올중독에서 나타나는 증상과 질병적 특성은 다음의 네 가지로 구분할 수 있다.

- **만성적 질병** : 반복적인 음주로 인해 문제가 발생하고 병원 입원과 퇴원이 반복되는 등 재발이 잦다.
- **진행성 질병** : 단주하지 않으면 시간이 지남에 따라 점점 더 나빠진다.
- **일차적 질병** : 음주 행위 자체만으로도 문제가 발생하는 질병으로, 음주로 인해 발생하는 문제는 부차적인 것으로 간주한다.
- **치명적 질병** : 만약 알코올중독이 치료되지 않으면 사망에 이를 수 있다.

3. 알코올중독자의 유형

알코올중독 연구의 선구자인 옐리네크(E. M. Jellinek, 1890~1963)의 분류에 따르면, 알코올중독의 유형은 다음과 같이 다섯 가지로 나눌 수 있다. 옐리네크는 그리스문자를 사용하여 알코올중독의 하위 유형을 제시하였다(Kaplan & Sadock, 2003 : 402-403; McNeece & DiNitto, 1998 : 5).

① **α**(alpha)형

알파(alpha)형은 알코올에 심리적으로 의존하지만 신체적 의존을 경험하지는 않는다. 오랜 기간 알코올을 사용해 왔던 것에 비해 신체적 합병증을 겪지 않는다. 이 유형의 음주자는 짧은 기간이지만 술을 끊고 지낼 수도 있다. 하지만 알파형은 사회적으로 허용되는 수준 이상으로 과도한 음주를 하는 것이 특징이다. 신체적 혹은 정서적 고통을 줄이기 위한 목적으로 술을 더욱 자주 마시게 되고 술 마시는 양도 늘어나는 것이 특징이다. 옐리네크는 알파형의 음주문제가 지속되면 감마형으로 진행될 수 있다고 경고했다.

② **β**(beta)형

베타(beta)형에 속하는 사람들은 알파형과 유사한 특징을 보이지만 취할 때까지 술을 마시고 음주문제로 인하여 건강상의 문제를 경험하는 것이 특징이다. 베타형 음주자에서는 알코올 사용에 따른 신체적 합병증도 나타난다. 알코올 사용의 기간이 길어진 후에 생겨나는 신체적 합병증의 대표적인 예는 알코올성 위염과 간경변이 대표적이다. 베타형 알코올중독이 더욱 진전되면 감마형 음주형태로 발전할 수 있다.

③ **γ**(gamma)형

감마(gamma)형은 전형적인 알코올중독의 모습을 보여주는 유형이다. 음주조절능력을 상실하게 되며 알코올에 대한 내성과 음주에 대한 갈망이 증가하고 금단증상이 나타나는 것이 특징이다. 그리고 알코올 사용에 의한 신체적 합병증을 나타낸다. 때때로 꽤 오랜 기간 금주하기도 하지만, 한번 음주를 시작하면 그칠 줄을 모른다. 그 결과 건강이 극도로 나빠지거나 음주로 인한 경제적 손실과 사회적 관계에서 물의를 빚는 일을 자주 경험할 수 있다.

④ **δ** (delta)형

델타(delta)형의 알코올중독자들은 알코올 사용을 자제하지 못한다. 그럼에도 불구하고 알코올 사용에 대한 조절능력을 상실한 것은 아니다. 알코올 내성(tolerance)이 생기고 음주를 할 수 없는 상황에서 술 마실 생각을 지속적으로 하게 되는 갈망(craving)을 크게 느낀다. 그리고 이 유형에서는 알코올 사용에 따른 신체적 합병증이 거의 나타나지 않는 것도 특징이다.

⑤ **ε** (epsilon)형

엡실론(epsilon)형은 폭음자(binge drinker)로 불리는 유형이다. 옐리네크는 이 유형을 알파형이나 감마형에 비해 아주 드물게 나타나는 알코올중독의 하위 유형으로 설명했으며, 축제형 음주행위(fiesta drinking)가 특징이다.

4. 알코올중독의 진행단계

대개 알코올중독자들이 중독의 상태로 전락하기까지는 수년의 시간이 소요된다(Jellinek, 1952; McNeece & DiNitto, 1998 : 36-39). 여러 문헌들을 통해 공통적으로 정리하고 있는 알코올중독에 이르는 단계는 **❙그림 13−1❙**과 같다.

발병 이전의 단계(prepathogenic period)

전구적 증상 단계

1. 해방감을 위해 때때로 술을 마심
2. 해방감을 위해 지속적으로 술을 마심
3. 알코올 내성의 증가

⬇

진행성 단계

4. 최초의 기억상실 발생
5. 은밀한 음주
6. 알코올 생각에 사로잡힘
7. 단숨에 꿀꺽꿀꺽 마심
8. 자신의 음주에 관한 죄책감을 느낌
9. 술에 관한 얘기를 회피함
10. 음주 후 기억상실의 증가와 빈도

발병단계(period of pathogenesis) ⬇

중대한 위기 단계

11. 음주조절능력의 상실 발생
12. 음주행동에 대한 합리화
13. 사회적인 압력
14. 자존감의 상실/ 과장된 행동
15. 사회적 고립/ 공격적 행동
16. 끊임없는 가책
17. 한때 술을 끊음
18. 음주의 종류와 술 마시는 시간을 바꿈
19. 가족과 친구를 피함
20. 직장을 그만둠
21. 모든 행동을 알코올 중심으로 함
22. 외부세계에 대한 흥미상실
23. 인간관계의 재해석
24. 자기연민
25. 일시적 도피
26. 가족습관의 변화
27. 비이성적인 분노
28. 알코올 보급에 대한 관심
29. 영양에 대한 무관심
30. 알코올 문제로 인한 최초의 입원
31. 성적 욕구 감퇴
32. 알코올성 질투(의처증/ 의부증)
33. 해장술을 마심

⬇

만성적 단계

34. 장시간 술에 취한 모습이 발생
35. 윤리적 타락
36. 사고능력의 손상
37. 알코올에 의한 정신병
38. 사회적으로 열등한 사람과 술을 마심
39. 화학제품을 마심
40. 알코올 내성의 상실
41. 막연한 공포
42. 떨림(tremor)
43. 정신운동의 억제
44. 강박적인 음주
45. 막연한 종교적 간구

| 그림 13-1 | 알코올중독의 단계

참조 : 이 표는 AA회원들을 중심으로 개발된 옐리네크(Jellinek, 1952)의 모델에 입각한 알코올중독자의 자연발생적인 과정으로서, 이들이 술에 노출되는 정도에 따른 개인과 환경 간의 상호작용에 근거한 것들이며, 술에 노출되는 정도가 많으면 많을수록 이러한 가능성이 더 많아지는 것이다. 이러한 것들이 일련의 단계를 통하여 알코올중독에 이르는 것으로 알려져 있다.

출처 : McNeece & DiNitto(1998), p. 38.

5. 알코올중독이 인간의 삶에 미치는 영향

세계보건기구(WHO)에서는 과도한 알코올 사용이 신체적 · 심리적 · 사회적 문제를 유발한다고 경고한다. 위험한 수준에 이르렀다고 판단될 때는 이미 알코올중독이 만성화된 이후인 경우가 많아서, 전문가들은 알코올중독에서는 사후처방보다 조기개입을 더 강조한다(Jarvis, Tebbutt & Mattick, 1995 : 20-21). 따라서 여기에서는 알코올이 인간의 삶에 미치는 영향을 신체적, 가족적 그리고 사회적 부분으로 나누어 설명하도록 하겠다.

1) 알코올이 신체에 미치는 영향

술은 우리 인체에 여러 가지 영향을 주지만 직접적으로는 뇌에 치명적인 영향을 미친다. 알코올은 뇌와 척수의 활동을 감소시킬 뿐 아니라 식욕 감퇴, 간 기능 저하, 중추신경계의 손상 등 우리 신체에 심각한 타격을 입힌다. 중독 상태가 심해지면 뇌의 지각기능에 이상이 생긴다. 심한 경우에는 환청, 환시 등의 정신병리 현상이 나타날 수도 있다(김종성, 2003; 정남운, 2004).

〈표 13-1〉 알코올이 대뇌에 미치는 영향과 효과

혈중농도	효 과
0.05~0.2%	사고와 판단 및 억제가 느슨해짐 수의근의 운동이 눈에 띄게 서툴러짐
0.3~0.5%	뇌운동 영역이 전체적으로 억제됨 감정조절 중추가 영향을 받고 혼동, 인사불성이 됨
0.5% 초과	혼수에 빠짐. 호흡 및 심박동 중추의 마비로 사망

(1) 간 관련 질환

① 지방간

장기간 알코올 섭취로 인해 발생하는 신체적 질병 중 가장 흔하다. 음주자 중에서 가장 많은 비율로 나타나며, 간 관련 장애 중에서 가장 빠르게 나타나는 것도 특징이다. 대개 큰 증상을 호소하지는 않는다. 의학적 치료만 잘 받으면 예후는 좋은 편이며, 술을 끊고 단백질과 비타민이 많은 음식을 잘 섭취하면 정상으로 돌아올 수 있다.

② 알코올성 간염

알코올 간염은 습관적으로 많이 마시는 음주자에게서 많이 나타난다. 경미한 증상에서 급성 간부전 상태와 같이 위험한 수준에 이르기까지 증상의 발현 정도가 다양하다. 술을 끊으면 좋아지나 일부 환자에서는 간경변으로 진행되기도 한다.

③ 알코올성 간경변

습관적으로 많이 마시는 음주자에게서 자주 발생하는 질병이다. 간부전 상태를 넘어 피를 토할 수도 있고 배에 복수가 차는 등 간경변 합병증이 나타나면 사망의 위험성도 큰 질병이다.

(2) 소화기 관련 질환

독한 술을 장기간 섭취하면 식도에 일시적인 운동 저하가 나타나거나 식도염이 자주 발생할 수 있다. 과도한 음주는 위장에 민감한 자극을 주고 구토를 일으킬 수도 있다. 심한 경우, 식도나 위접합부의 점막이 찢어져 토혈이 생길 수도 있다. 설사와 지방흡수 장애로 인한 지방변이 발생할 수도 있으며, 과음으로 급성 췌장염이 발생할 수도 있다. 장기 과음은 만성 췌장염의 주요 원인으로 지목되고 있다.

(3) 순환계 질환

소량의 알코올은 심근경색증이나 협심증의 예방에 좋다는 이야기도 있지만 계속된 다량의 음주는 심장근육의 기능을 약하게 만든다. 심근경색의 주요 원인이 되어 돌연사의 가능성을 높일 수도 있다. 장기간의 알코올 사용은 혈관에 노폐물을 쌓이게 만들어 고지혈증을 유발할 수 있다. 심한 경우 뇌경색이나 뇌졸중과 같은 신경계 질환으로 이어질 수도 있다.

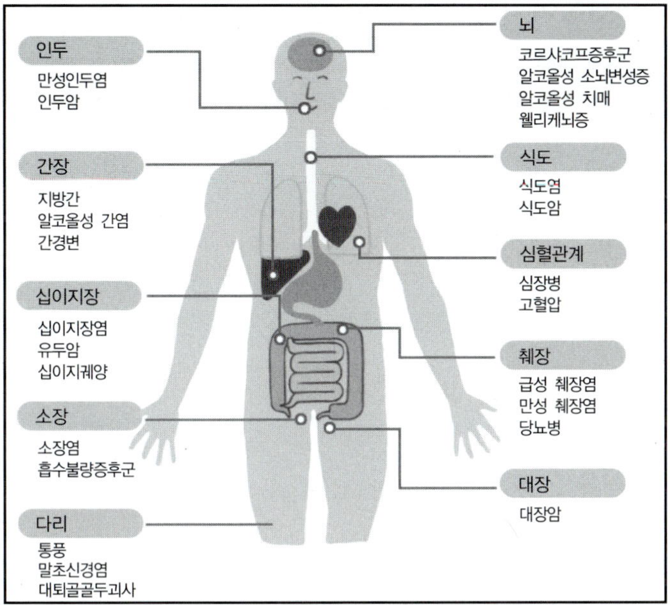

그림 13-2 알코올이 인간의 신체에 미치는 영향

(4) 기타

이 외에도 알코올 사용은 고혈압과 당뇨병을 일으키는 위험인자로 지목되고 있으며, 오랜 알코올 사용으로 인해 손끝이 저리거나 발끝이 저리는 등의 말초 신경염을 호소할 수도 있다. 이처럼 알코올 사용이 우리 인체에 미치는 부정적 영향은 실로 다양하다.

> 태아알코올증후군(FAS : Fatal Alcohol Syndrome)
>
> 임신한 여성의 알코올 사용은 태어나지 않은 아기에게 출생 시 다양한 결함을 초래할 수 있다. 알코올이 태반을 통과하면 태아의 간은 충분히 발달하지 못하여 모체에서보다 알코올이 훨씬 더 느리게 산화된다. 긴 해독시간 동안 태아는 알코올이라는 독성에 과다하게 노출되어 정신지연 현상이 나타날 수 있다. 그 결과 태어날 때부터 저체중아, 안면 이상, 학업불능, 관절 이상, 심장 이상의 장애를 안고 태어날 수 있다. 최근의 한 조사에 따르면 태아알코올증후군은 신생아 1,000명당 1~3명의 유병률을 보인다고 하며, 소량의 알코올이라 하더라도 그 영향력은 예측할 수 없기 때문에 임신부는 임신한 동안에는 알코올을 반드시 피해야 한다.

2) 알코올이 가족에 미치는 영향

흔히 알코올중독을 가족병이라고 부른다. 그 이유는 알코올중독이 개인 한 사람의 피해에 그치지 않으며, 알코올중독자의 발병이 상당 부분 가족적 요인에 기인하기 때문이다. 다음은 알코올중독으로 인해 중독자의 배우자와 자녀들이 받게 되는 부정적 영향에 대한 내용이다(김종성, 2003; 정남운, 2004).

(1) 알코올중독자의 배우자

이들은 만성적인 피로와 불안, 우울, 무력감 등을 호소하며, 상당한 수준의 분노를 인식하지만 쉽게 표현하지 못한다. 자신의 배우자가 알코올중독자인 것을 알게 되면서 심각한 무력감과 두려움에 빠진다. 배우자의 단주 여부에 대해 기대하지 않으며, 응급조치와 기적과 같은 변화를 오히려 더 기대한다. 알코올중독자의 배우자 중 상당수가 의처증이나 의부증으로 인해 고통을 호소하기도 한다.

(2) 알코올중독자의 자녀들

알코올중독자의 자녀들은 부나 모에 대한 부정과 분노, 연민의 느낌을 동시에 가지고 있다. 이들은 일반 가정의 자녀들처럼 충분히 보호받지 못하고 성장하게 되며 부나 모의 역할을 대신하여 생활할 수도 있다. 외적으로 성숙해 보이나 내적으로 통합되지 못한 감정을 억압하므로 현실을 왜곡할 가능성이 크다.

3) 알코올이 사회적으로 미치는 영향

알코올이 사회적으로 미치는 부정적인 영향으로 다음의 세 가지가 대표적으로 나타날 수 있다(주왕기, 2003).

(1) 교통사고

술은 자동차 사고 등 각종 사고의 발생률을 높이는 중요한 요인 중의 하나이다. 알코올은 본인의 의지와는 무관하게 뇌의 감각기능과 판단력에 장애를 초래하여 정상적인 운전을 할 수 없게 만든다.

(2) 범죄

알코올중독이 상당 부분 범죄와 직접 관련된다는 것은 잘 알려진 사실이다. 특히 가정폭력이나 아동학대 그리고 성범죄는 모두 음주와 깊은 관련이 있다.

(3) 자살

자살로 죽은 사람의 많은 수가 알코올남용의 과거력을 가지고 있거나, 자살 직전에 음주를 했다고 보고되고 있다. 알코올남용은 계획된 자살보다 충동적 자살과 관련이 깊다.

6. 알코올중독의 치료와 회복

1) 알코올중독 치료

(1) 급성 중독기 및 금단기 치료

알코올 중독기에는 대부분 특별한 치료가 필요하지 않지만 혈중알코올 농도를 낮추기 위한 접근을 할 수 있다. 하지만 낮은 혈중알코올 농도에도 혼수가 동반된다면 다른 질환을 의심해야 한다.

알코올중독의 금단기는 음주를 중단한 후 나타나는 신체적·정신적 증상으로 치료가 필요하다. 신체적 증상으로는 떨림, 발한, 메스꺼움, 구토, 두통 등이, 정신적 증상으로는 불안, 우울, 섬망, 환각 등이 나타난다.

섬망이나 환각 증상이 심할 시에는 입원치료가 필요하고, 적극적인 약물치료를 해야 하며, 증상 완화 이후에는 금단증상을 평가하여 일정 기간 약물치료를 하기도 한다.

2) 회 복

알코올중독으로부터의 회복은 소위 재활과정을 말한다. 회복과정에서는 첫째, 금주 동기를 강화하고 유지하도록 하고, 둘째, 술 없는 생활에 재적응하도록 도우며, 셋째, 재발을 방지하는 것이다. 이를 통해 궁극적으로 금주를 유지하는 것이 목적이다.

(1) 면담

스트레스 관리와 생활 관리, 동기강화 등을 위한 개별화된 사례관리가 필요하다. 초기에는 매일 발생하는 생활 속의 문제점에 초점을 두고 단주에 대한 동기를 유지하고 강화하며, 기능을 향상하도록 한다. 술 없이 어떻게 살아갈 것인지, 술 없는 사회생활과 오락 활동 등을 계획하고, 소통하는 방법을 다룬다. 재발 방지를 위해서 우선 고위험 상황을 탐색하고, 음주갈망이 증가될 때에 대비하여 사용할 수 있는 대처방법을 세우고 실천하도록 돕는다.

(2) 단주모임

단주모임은 알코올중독으로부터 회복 중인 사람들의 모임이다. 서로의 경험을 공유하고, 금주를 지속하기 위한 지지와 격려를 주고받는다. 단주모임 구성원으로부터 24시간 도움을 받을 수 있고, 술 마시지 않는 동료들과 어울리고, 술 없이 사회생활을 할 수 있음을 느낄 수 있는 기회가 된다. 또한 술을 마시지 않는 구성원의 성공을 봄으로써 회복의 모델을 제공받을 수 있다.

(3) 12단계 프로그램

12단계 프로그램은 알코올중독 및 기타 중독문제의 회복을 위한 구조화된 프로그램으로, 개인이 자신의 중독문제를 인식하고 극복하는 데 도움을 주는 단계별 과정이다. 알코올중독자 모임(A.A)에서 시작되었으며, 다양한 중독 프로그램에서도 활용되고 있다.

참고자료

● 공동의존증

① 순교자 유형

이것은 가장 일반적인 공동의존의 형태로서 대부분의 공동의존자들은 순교자의 특성을 가지고 있다. 이들은 알코올중독자의 음주가 자신들의 잘못 때문이라고 믿으며 일반적으로 잘못된 자신감을 가진다. 이들은 자신들의 투자가 언젠가는 보상받을 것이라는 희망을 안고 자신을 희생하면서 내적으로는 공허감을 느낀다. 하지만 그것이 무엇을 뜻하는지를 경험할 시간이 없거나 그럴 여유가 없다. 실제로 이 형태는 알코올중독자의 부인이나 어머니들에게서 흔히 발견되는 유형이고, 만성 알코올중독자의 부인일수록 더 심하다.

② 박해자 유형

이것은 순교자의 반대유형이다. 순교자들이 상대방을 더 잘 되게 하기 위하여 자신을 희생한다면, 박해자는 자기의 안정감과 마음의 평화를 위하여 남을 압박하며, 또한 자신이 할 수 있는 것과 할 수 없는 것을 분간하지도 못한다. 순교자의 유형이 자기에 대한 좋은 감정을 느끼기 위하여 남을 이용한다면, 박해자 유형은 분노와 죄의식을 처리하기 위하여 남을 조종한다.

③ 공모자 유형

어떤 공동의존자들은 알코올중독자가 단주를 유지하려고 노력하는 것을 계속 방해한다. 일부의 공모자들은 가족구성원이 알코올중독자라는 것을 인정하기도 하며, 때로는 그 구성원에 대한 걱정을 할 때도 있다. 그러다가도 그들은 태도를 바꾸어서 알코올중독자가 알코올을 마시는 것을 허용하거나 자발적으로 알코올을 제공한다.

④ 술친구 유형

이 유형의 공동의존자는 같은 알코올중독자가 될 위험성을 많이 가지고 있다. 그들의 생활 스타일과 신념체제는 알코올중독자와 매우 유사하기 때문에 중독으로 쉽게 나아갈 수 있다. 많은 공동의존자들이 알코올중독 가족구성원과 좋은 관계를 유지할 수 있는 가장 좋은 방법이 바로 음주에 참여하는 것이라고 믿고 있다. 공동의존자가 알코올중독자의 음주를 따라갈 수 없다는 사실을 깨닫게 될 때는 공동의존자의 상태에서 벗어나기도 한다.

핵심정리

① **알코올 남용** : 알코올을 사용하는 사람의 안녕을 해치거나 위험에 빠질 정도의 술을 소비하는 것
② **알코올 의존** : 사회적인 기능이 손상된 상태에 이르게 하는 알코올 사용
③ **알코올중독 진행단계** : 발병 이전 → 진행성 → 발병 → 만성적
④ **알코올 영향** : 신체적, 가족, 사회적으로 악영향을 가지고 옴

한국형 알코올 사용장애 진단 검사(AUDIT)

* 최근 6개월 기준

문 항	점 수				
	0	1	2	3	4
1. 술을 얼마나 자주 마십니까?	전혀 안 마심	월 1회 미만	월 2~4회	주 2~3회	주 4회
2. 평소 술을 마시는 날 몇 잔 정도 마십니까?	1~2잔	3~4잔	5~6잔	7~8잔	10잔 이상
3. 한 번에 소주 1병 또는 맥주 4병 이상 마시는 경우는 얼마나 자주 있습니까?	전혀 없다	월 1회 미만	월 1회	주 1회	매일 같이
4. 지난 1년간 술을 한번 마시기 시작하면 멈출 수 없다는 것을 안 때가 얼마나 자주 있었습니까?	전혀 없다	월 1회 미만	월 1회	주 1회	매일 같이
5. 지난 1년간 당신은 평소 같으면 할 수 있던 일을 음주 때문에 실패한 적이 얼마나 있었습니까?	전혀 없다	월 1회 미만	월 1회	주 1회	매일 같이
6. 지난 1년간 술을 많이 마신 다음 날 아침에 일 나가기 위해 다시 해장술이 필요했던 적은 얼마나 자주 있었습니까?	전혀 없다	월 1회 미만	월 1회	주 1회	매일 같이
7. 지난 1년간 음주 후에 죄책감이 들거나 후회한 적이 얼마나 자주 있었습니까?	전혀 없다	월 1회 미만	월 1회	주 1회	매일 같이
8. 지난 1년간 음주 때문에 전날 밤에 있었던 일이 기억나지 않았던 적이 얼마나 자주 있었습니까?	전혀 없다	월 1회 미만	월 1회	주 1회	매일 같이

문 항	점 수				
	0		2		4
9. 음주로 인해 자신이나 다른 사람이 다친 적이 있었습니까?	없었다		있지만 지난 1년간 없었다.		지난 1년간 있었다.
10. 친척이나 친구, 의사가 당신이 술을 마시는 것을 걱정하거나 당신에게 술을 끊기를 권유한 적이 있었습니까?	전혀 없다		있지만 지난 1년간 없었다.		지난 1년간 있었다.

※ 평가기준(점수기준)

① **정상음주군** : 남성(0~9점), 여성(0~5점)

② **문제음주군** : 남성(10~19점), 여성(6~9점)

③ **알코올 사용장애 추정군** : 남성(20점 이상), 여성(10점 이상)

* 20점 이상인 분은 전문가와 상담하세요.

출처 : 이병욱 외(2000). 한국어판 알코올 사용장애 진단검사(AUDIT : Alcohol Use Disorders Identification Test)의 개발 : 신뢰도 및 타당도 검사. 중독정신의학, 4(2), 83-92.
한국건강증진개발원(2019). 2019 음주폐해예방의 달 국민참여형 캠페인 운영안내. 공개자료.
http://www.khealth.or.kr/board/절주(on)

CHAPTER 14

자살과 정신건강

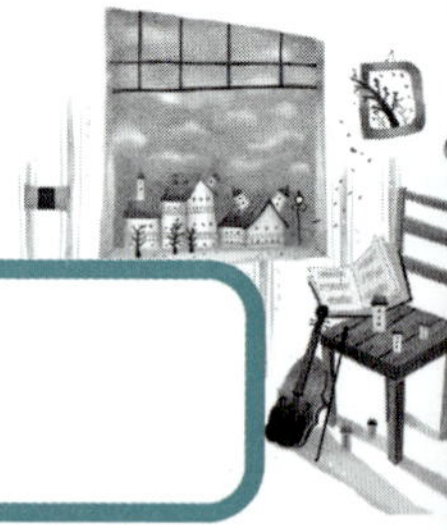

학습목표
1. 자살의 정의와 종류에 대해 종합적으로 이해한다.
2. 자살의 동기와 관련 통계자료를 참고하고 자살문제의 심각성과 해결방안을 논의한다.
3. 자살을 감소시킬 수 있는 위기개입방안에 대해 학습한다.

1. 자살의 정의와 종류

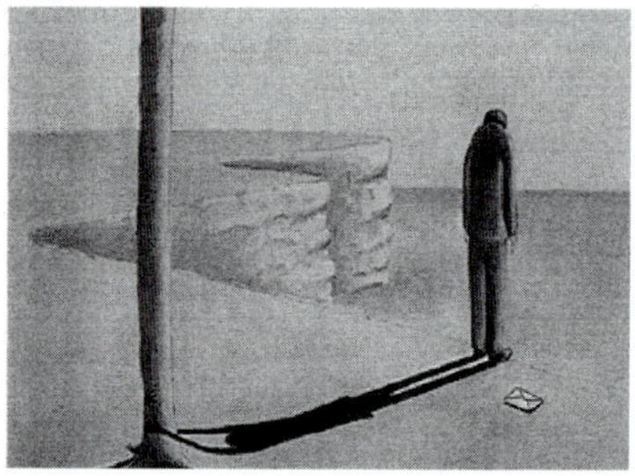

자살(suicide)은 '스스로 자기의 목숨을 끊는 행위'로 정의할 수 있다(표준국어대사전, 2025). 세계보건기구(WHO : World Health Organization)에 따르면 자살은 자살행위로 인하여 죽음을 초래하는 경우로, 죽음의 의도와 동기를 인식하면서 자신에게 손상을 입히는 행위로 정의되고 있다. 이에 WHO에서는 2000년을 자살예방의 해로 선포하고 우울증은 치료 가능하고 자살은 예방 가능하다는 슬로건을 내걸기도 했다(국가트라우마센터 홈페이지, 2025).

에밀 뒤르껨(Durkheim, 1858~1917)은 1897년에 발표한 저서 『자살론(Le suicide)』에서 '자신의 행위가 어떠한 결과를 낳으리라는 것을 알면서 희생자 자신이 행하는 긍정적 또는 부정적 행위로부터 직접적 또는 간접적으로 초래되는 죽음'을 자살이라고 하였다. 뒤르껨(Durkheim)의 의견에 따르면, 자살의 종류는 다음의 세 가지로 정리된다.

1) 이기적 자살

에밀 뒤르껨은 이기적 자살(egoistic suicide)은 한 개인이 자기가 속한 사회와 상호관계를 맺지 못하여 사회 속으로 올바르게 통합되지 못한 채 오직 자기 자신에게만 의지하게끔 고립되어 있을 때 발생한다고 보았다. 그는 이기주의를 "개인의 자아가 사회적 자아보다 강력하고, 사회적 자아를 희생시키면서까지 개인의 자아를 주장하는 상태"라고 보고 지나친 개인주의로 인한 자살을 이기적인 자살이라 명명했다(황보종우 역, 2008 : 250).

그래서 뒤르껨은 한 사회에서 집단이 가지는 힘이 자살을 가장 잘 억제하는 요소라면, 그 힘의 약화는 자살을 증가시킬 수 있다고 보았던 것이다. 그러므로 개인이 속한 사회가 강력하게 잘 통합되어 있다면 자살을 예방할 수 있다고 주장하기도 했다.

하지만 사회가 어떻게 개인에 대한 지배권을 주장할 수 있겠는가? 이럴 경우, 개인들이 사회적인 의무를 저버리고자 그들을 막을 힘을 상실하게 된다. 그런 사회는 스스로의 허약함을 인식하고 개인의 자유로운 행동을 행사할 권리를 인정하기도 해서 자살에 취약해질 수 있다. 그리하여 개인은 자기 운명의 주인임을 인정받았으므로 스스로의 삶을 끝낼 권리를 갖는 사람이 늘어난다면, 그들은 삶의 고통을 인내심 있게 견뎌야 할 이유가 없는 것이다. 이에 따라 뒤르껨은 개인주의는 자살을 유발하는 원인을 촉진하고, 그 자체가 자살을 유도하는 원인이기에 이것을 경계했다. 그리고 자살을 예방하기 위해서는 개인과 사회를 연결하는 유대감의 증진이 특히 중요하다고 강조했다.

2) 이타적 자살

이타적 자살(altruistic suicide)은 개인이 집단과 대단히 강하게 통합되어 있는 상태에서 일어나는 자살로서, 자살 또한 사회를 향한 의무의 실행이라 생각하기도 한다. 이타적 자살이 흔한 사회에서는 사람들이 자신의 생명을 버릴 각오가 되어 있지만 동시에 다른 사람의 생명에도 가치를 두지 않는 경향이 있다. 그와 반대로 개인의 인격에 최고의 가치를 두는 사회에서는 사람들이 다른 사람들의 인격도 존중한다. 예를 들어, 플루타르코스 영웅전에 등장하는 퀸투스 쿠르티우스는 "수동적으로 죽음을 맞이하는 것은 불명예이다. 노쇠해서 죽은 시신에는 아무도 존경을 표하지 않는다. 살아 있는 제물이 아니라면 불을 더럽히는 것과 마찬가지다."라고 말한 것처럼 에밀 뒤르껨은 이타적 자살은 개인의 생명마저 사회 전체의 이익을 위해서는 기꺼이 버릴 수 있다고 생각하는 사회에서 많이 나타나는 현상이라고 설명했다(황보종우 역, 2008 : 287).

3) 아노미성 자살

아노미성 자살(anomic suicide)은 개인의 사회적 위치가 급격히 변화하여 그 새로운 변화에 대처할 수 없게 된 결과로서 나타나는 자살로서, 경제적 파산, 공황상태 또는 갑작스러운 벼락부자가 된 경우에 나타나는 심리적 갈등과 부적응 상태로 인한 자살이 이에 해당된다.

그런데 아노미성 자살이 이기적 자살과 유사한 점이 있다. 두 가지 모두 개인에게 사회가 불충분한 존재일 때 자살이 증가한다는 견해는 동일하다. 하지만 이기적 자살이 진정한 집단활동의 결핍으로 인해서 개인이 목적과 의미를 상실하는 경우라면, 아노미성 자살은 개인의 열망에 미치는 사회의 영향이 결핍되어 개인을 제동 없이 방치함으로써 일어나는 경우라 하겠다(황보종우 역, 2008 : 314-322).

그런 점에서 아노미성 자살은 개인의 욕망은 끝이 없고, 이것이 충족될 수 없을 때 생기는 갈증은 개인에게 고문과 같은 고통으로 느껴질 수 있다. 이른바 이룰 수 없는 목표를 추구하는 것은 개인을 영원히 불행한 상태로 가두는 격이 된다. 더 많이 소유할수록 더 많은 욕망을 갖게 되는 것이 사람들의 마음이다. 뜻밖의 횡재가 클수록 욕망은 조급해지고 통제를 참기 어렵다. 욕망이 규제를 받지 못하면 일종의 규율이 상실되는데, 바로 그때 아노미 상태가 커지게 된다. 아노미 상황에서 개인의 욕구는 충족되기 어렵다. 넘치는 야망은 언제나 결과에 만족하지 않기 때문이다. 획득한 결과가 아무리 크다 하더라도 중지하라는 경고가 없기 때문에 끝이 없다. 뒤르껨은 도달할 수 없는 목표를 향한 경주는 그 자체 이외에는 아무런 즐거움이 없기에, 개인의 자살을 부추기게 된다고 경계했다.

2. 자살의 현황

통계청(2024)이 발표한 '2023년 사망원인통계 결과'에 따르면, 2023년 자살사망자 수는 13,978명으로, 이는 전년 대비 1,072명(8.3%) 증가한 수치이다. 인구 10만 명당 자살률은 27.3명이며 하루 평균 자살사망자 수는 38.3명으로 나타났다. 국제적인 비교 통계라 할 수 있는 OECD 국가 간 연령표준화 자살률을 비교해 보면, OECD 평균 10.7명에 비해, 한국은 24.8명(2023년 기준)으로 가장 높은 수준임을 알 수 있다.

자살(고의적 자해)은 우리나라 전체 사망원인 중 암, 심장질환, 폐렴, 뇌혈관질환에 이어 5위에 해당한다. 경찰청에서 발표한 자료에 따르면 자살동기로는 염세와 비관이 가장 큰 비율을 차지하고 실연, 정신이상, 가정불화, 경제적 빈곤 등 순으로 나타났다.

단위 : 자살률(인구 10만 명당 명)

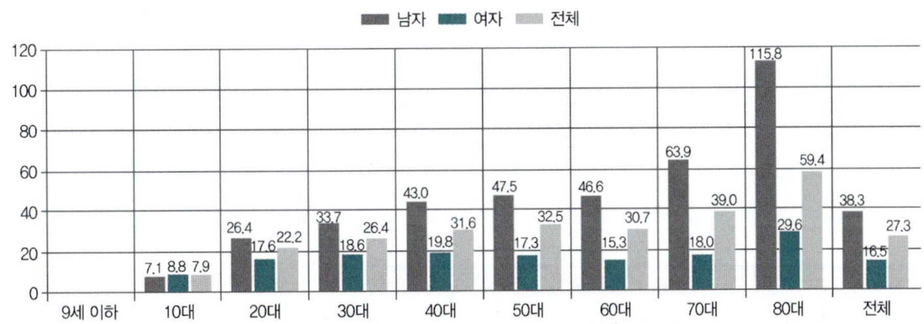

❙그림 14-1❙ 2023년 성별 · 연령대별 자살현황

출처 : 한국생명존중희망재단 홈페이지(2025. 4. 16. 인출).

우리나라 사망원인 중 '고의적 자해(자살)'로 인한 사망률은 1992년 사망순위 10위에서, 1998년 7위, 2003년 5위, 2013년 4위로 급격히 상승한 후 2023년 5위를 차지하였다.

〈표 14-1〉 **우리나라 사망순위 추이(2013~2023)** (단위 : 명, 인구 10만 명당 명, %)

순위	2013년		2022년		2023년			
	사망원인	사망률	사망원인	사망률	사망원인	사망자수	구성비	사망률
1	악성신생물(암)	149.0	악성신생물(암)	162.7	악성신생물(암)	85,271	24.2	166.7
2	뇌혈관 질환	50.3	심장 질환	65.8	심장 질환	33,147	9.4	64.8
3	심장 질환	50.2	코로나19	61.0	폐렴	29,422	8.3	57.5
4	**고의적 자해(자살)**	28.5	폐렴	52.1	뇌혈관 질환	24,194	6.9	47.3
5	당뇨병	21.5	뇌혈관 질환	49.6	**고의적 자해(자살)**	13,978	4.0	27.3
6	폐렴	21.4	**고의적 자해(자살)**	25.2	알츠하이머병	11,109	3.2	21.7
7	만성 하기도 질환	14.1	알츠하이머병	22.7	당뇨병	11,058	3.1	21.6
8	간 질환	13.2	당뇨병	21.8	고혈압성 질환	7,988	2.3	15.6
9	운수사고	11.9	고혈압성 질환	15.1	패혈증	7,809	2.2	15.3
10	고혈압성 질환	9.4	간 질환	14.7	코로나19	7,442	2.1	14.6

출처 : 통계청(2024). 2023년 사망원인통계 결과.

2023년 사망원인통계에서 성별로 보면, 남성과 여성 자살률 모두 증가하는 추세를 보이고 있다. 자살률은 남성(38.3명)이 여성(16.5명)보다 2.3배 정도 높았으며 남녀 간 자살률 성비는 10대를 제외하고 모두 남성이 높으며, 80세 이상 남성이 3.9배로 가장 높게 나타났다.

연령별로 살펴보면, 자살률은 80세 이상을 제외한 전 연령대에서 증가하고 있는 것으로 나타났다. 특히 60대(13.6%), 50대(12.1%), 10대(10.4%) 순으로 증가폭이 가장 크게 나타났다(보건복지부, 2024b). 특히 자살은 10대부터 30대까지 사망원인 1순위이고, 40대와 50대에서는 사망원인 2순위로 나타났다. 이 자료에 따르면 80대 이상은 20대보다 자살사망률이 약 3배 정도 높은 것을 알 수 있다. 특징적인 것은 10대 청소년은 자살을 생각하는 비율이 높지만 자살사망률은 비교적 낮은 편이라는 점이다. 청·장년층의 경우에는 직업적 이유와 생활상의 스트레스로 인한 자살충동을 느끼는 경우가 가장 많은 것으로 나타났다. 반면, 노년층에서는 은퇴 후 소득상실로 인한 빈곤과 질병과 사회적 역할의 상실 및 배우자와의 사별 등이 자살의 주된 이유로 지목되고 있다.

〈표 14-2〉 **성별 · 연령별 자살자 수 및 자살률 추이(2013~2023)** (단위 : 명, 인구 10만 명당 명, %)

구분		자살자 수	자살률									
			전체	1~9	10~19	20~29	30~39	40~49	50~59	60~69	70~79	80 이상
남녀 전체	2013년	14,427	28.5	0.0	4.9	18.0	28.4	32.7	38.1	40.7	66.9	94.7
	2022년	12,906	25.2	0.0	7.2	21.4	25.3	28.9	29.0	27.0	37.8	60.6
	2023년	13,978	27.3	0.0	7.9	22.2	26.4	31.6	32.5	30.7	39.0	59.4
	'22년 대비 증감	1,072	2.2	-	0.7	0.8	1.1	2.7	3.5	3.7	1.3	-1.2
	'22년 대비 증감률	8.3	8.5	-	10.4	3.7	4.4	9.3	12.1	13.6	3.3	-1.9
남	2013년	10,060	39.8	0.0	5.6	20.9	36.4	47.2	58.0	64.6	110.4	168.9
	2022년	9,019	35.3	0.0	7.6	24.5	33.4	39.5	42.5	41.4	61.9	117.9
	2023년	9,747	38.3	0.0	7.1	26.4	33.7	43.0	47.5	46.6	63.9	115.8
	'22년 대비 증감	728	3.0	-	-0.5	1.9	0.3	3.5	4.9	5.2	2.1	-2.1
	'22년 대비 증감률	8.1	8.4	-	-6.9	7.7	0.8	8.9	11.6	12.6	3.3	-1.8
여	2013년	4,367	17.3	0.0	4.1	14.8	20.0	17.8	18.0	18.4	35.4	63.9
	2022년	3,887	15.1	0.0	6.7	17.9	16.7	17.9	15.2	13.2	17.7	30.9
	2023년	4,231	16.5	0.0	8.8	17.6	18.6	19.8	17.3	15.3	18.0	29.6
	'22년 대비 증감	344	1.4	-	2.1	-0.4	1.9	1.8	2.1	2.1	0.3	-1.3
	'22년 대비 증감률	8.9	9.0	-	31.5	-2.1	11.7	10.3	13.8	16.1	2.0	-4.2
성비 (남/여)	2013년	2.3	2.3	-	1.4	1.4	1.8	2.7	3.2	3.5	3.1	2.6
	2022년	2.3	2.3	-	1.1	1.4	2.0	2.2	2.8	3.1	3.5	3.8
	2023년	2.3	2.3	-	0.8	1.5	1.8	2.2	2.7	3.0	3.5	3.9

출처 : 통계청(2024). 2023년 사망원인통계 결과.

한국생명존중희망재단(2025)에서 발표한 '2023년 자살원인(동기)별 자살현황'에 따르면, 우리나라의 자살원인 중 가장 큰 요인은 정신과적 문제로 인한 자살이 37.7%로 가장 높게 나타났고 그다음은 경제생활문제 25.9%, 육체적 질병문제 16.3%, 원인미상 6.8%, 가정문제 4.9%, 등의 순으로 파악되고 있다.

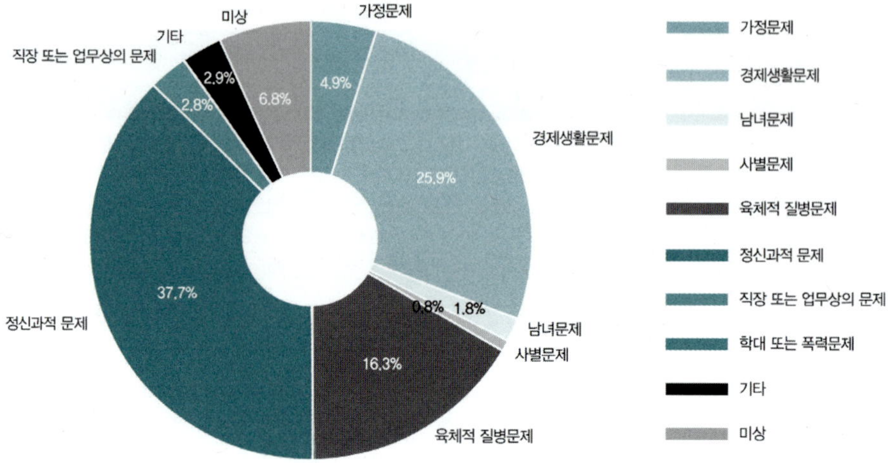

| 그림 14-2 | 자살원인(동기)별 자살현황(2023)

출처 : 한국생명존중희망재단 홈페이지(2025. 4. 16. 인출).

3. 자살의 원인

앞서 살펴본 것처럼 우리나라의 자살 문제는 심각한 사회문제가 아닐 수 없다. 그렇다면 왜 우리나라의 자살률이 이렇게 높은 것이고 그 원인은 무엇일까? 죽은 자는 말이 없다는 말처럼, 자살의 원인과 동기에 대해서는 그저 추정만 가능할 뿐이다. 자살을 시도한 사람들을 통해 자살 생각이나 실제로 자살을 시도한 사람에게서 일부 단서를 얻을 수는 있겠지만 그것만으로는 충분하지 않다. 다음은 자살의 원인에 대한 여러 학설의 내용을 정리한 것이다.

1) 유전 및 생물학적 원인

최근 들어, 학계에서는 자살의 유전적인 요인에 관한 관심이 높아지고 있다. 자살과 관련한 최대 규모의 유전학적 연구에서 자살충동과 관련한 12가지 유전자 변이가 발견될 정도로 유전 및 생물학적 원인에 대한 분석도 활발하게 보고되고 있다. 실제로 미국 유타대학교 헌츠먼정신건강연구소(HMHI)에서는 유전정보를 사용하여 자살을 시도하는 사람들의 건강 위험을 특성화할 수 있다면 정신건강 관리 시스템과의 접촉이 필요한 환자를 더 잘 식별할 수 있다고 밝히고 있다(코메디닷컴, 2025). 특히 여러 유전자 변이가 스트레스 관리, 손상된 DNA 복구, 면역체계와 교신하는 세포활동을 제어한다고 지적하면서 이것이 자살충동과 연관성이 있다고 밝히기도 했다.

뿐만 아니라, 자살에는 정신질환과 무관하게 독립적으로 작용하는 유전적 소인이 있다고 주장하는 연구도 있으며(송후림 · 우영성 · 전태연, 2012), 이와 관련된 신경전달물질과 신경호르몬의 분비상태 등이 신경회로의 신호전달을 교란시켜 자살에 취약하도록 만든다는 사실도 밝혀진 바 있다. 이러한 의학적 소견들은 현재 임상적으로 자살 고위험군에 대한 조기개입을 가능하도록 돕는 방법으로 활용되고 있다.

2) 사회문화적 원인

자살의 문제는 신경생물학적인 특성과 함께 개인의 가족력과 생애발달 단계에서 경험하는 스트레스 요인과 상관관계가 있다. 그리고 개인의 성격적 특성이나 스트레스에 취약한 체질을 가지고 있는 사람들이 경험하는 환경적인 스트레스와 물질남용이나 우울증을 비롯한 정신질환 및 신체질환 등의 영향을 크게 받는 것으로 알려져 있다(송후림 · 우영성 · 전태연, 2012).

특히 우리나라의 경우 청소년들이 대학입시와 학교성적에 대한 불안과 압박감을 이기지 못하고 스스로 목숨을 끊는 경우가 많아서 이에 대한 우리 사회의 책임도 크다고 하겠다. 그리고 가정환경적인 원인에 의한 자살의 경우에는 안정적이지 못한 가정환경이나 지속된 가족과의 관계로 인한 불화 등의 문제는 자살충동의 중요한 원인으로 지목되고 있다. 여기에는 현대사회에서 가족구조의 변화로 인하여 생겨난 사회적 지지체계의 부재도 큰 몫을 한 것으로 보인다. 그러나 이를 대신할 사회적 체계가 자리 잡지 못하고 있고, 사회가 급속히 성장 발전하며 빈부의 격차와 사회적 불평등이 커지는 사회현상도 자살률 증가에 큰 영향을 주고 있는 요인으로 지목되고 있다.

3) 심리적 원인

심리적 관점에서 볼 때, 자살생각은 상실의 감정과 관련성이 높다. 자살자의 심리적 특성은 고통이나 좌절 또는 자존심 손상으로부터 야기되는 도피적 심리상태가 대표적이다. 유년시절 부모로부터 충분한 애정의 욕구를 충족하지 못함으로써 생기는 심리적 결핍으로 인한 자살의 시도는 자살의 대표적인 심리적 원인으로 지적되고 있다. 이 외에도 더 나은 삶을 추구하지만 그러한 욕구가 좌절되었을 때 충동적으로 자살을 시도하는 경우도 있다. 또 어떤 경우에는 죽은 존재와의 상상적 재결합을 원하는 심리적 욕구 때문에 자살을 생각할 수도 있다. 이처럼 자살을 하려는 사람들의 심리적 특성은 주로 충동적이고, 강박적으로 완벽을 추구하는 편이며, 내성적인 성격으로 남들 앞에서 자신을 드러내는 것에 많은 어려움을 가지고 있는 경우가 많다.

4. 자살의 병리

사람은 누구나 일생을 살면서 죽음을 떠올리는 행위를 최소한 한 번 이상은 하게 된다. 그러나 자살은 보통의 사람들에게서 흔히 나타날 수 있는 정신병리의 한 현상으로 바라보아야 한다. 이부영(2006)이 "외국의 경우 자살을 기도하는 사람의 95%가 정신질환으로 진단될 수 있으며, 그중에서 우울증이 80%, 조현병이 10%, 치매나 섬망이 5%, 알코올중독의 경우가 25%라는 통계가 있다"고 소개한 바 있듯이, 자살은 정신질환과 직·간접적인 관계가 있다.

이부영(2006)에 따르면, 우울증에서는 발병 초기와 회복기에 자살을 시도하는 경우가 많고 생애주기별로는 중장년기에 사회적으로 고립된 1인 남성가구의 자살 위험성이 크다고 한다. 정신병리적 측면에서는 우울증 증세가 활발하게 진행되는 시기에는 자살에 대한 의도나 시도가 적어지지만, 우울증에서 회복될 시점에 이르게 되면 역설적이게도 자살의 위험성이 더 커질 수도 있다.

예를 들어, 우울증을 앓고 있는 사람이 병원에서 치료를 잘 받고 퇴원하여 보니, 언제까지 이 우울증을 안고 살아가야 할 것인지 염려하게 되고, 그로 인해 자신의 삶에 대한 연민의 감정과 절망감 그리고 허무감을 느끼게 되어 더 이상 살아야 할 이유를 발견하지 못하고 충동적으로 자살을 시도할 수 있다. 그래서 우울증 환자의 경우에는 회복기에 자살예방을 위한 가족들의 세심한 관찰과 배려가 더 중요하다.

한편 조현병은 우울증보다는 적지만 상당수(10%)가 자살로 사망한다. 알코올중독과 자살의 관련성도 높은 편이다. 약물중독의 경우에는 약물중독으로 인해 기분이 불쾌하고 심리적으로 우울한 기분이 들 때 자살을 시도하는 경우가 많아서 알코올이나 약물남용의 경우에도 각별한 주의가 필요하다.

5. 자살사정과 위기개입

1) 자살사정

자살사정에서 가장 중요한 것은 자살 고위험군의 자살계획을 알아내는 것이다. 이때는 "죽기 위해 어떤 계획을 하고 있습니까?"라고 직접적으로 질문하여 자살의 위험성 정도를 정확하게 평가하고 개입할 필요가 있다. 자살의 위험 정도를 사정하기 위해 치명성, 용이성 그리고 구체성 등을 자세히 살펴봐야 한다. 그리고 자살의 과정이 대개 '**자살생각 – 자살계획 – 자살행동**'의 순으로 일어난다는 점을 명심할 필요가 있다.

(1) 치명성

치명적인 자살수단을 사용하게 되면 의료적 치료가 불가능할 수 있다. 예를 들어, 총으로 자살하거나, 고층 빌딩에서 투신하는 것, 목을 매다는 것, 일산화탄소 중독, 자동차나 기차에 뛰어드는 것 등은 자살에 관한 치명적인 방법이다. 한편 약물 과다복용, 손목 부분의 절단 등은 클라이언트의 생명을 위태롭게 만들기도 하지만, 응급치료를 할 수 있는 기회가 상대적으로 많이 남아 있어서 생명유지에는 덜 치명적일 수 있다. 그렇다 하더라도 이 또한 위험한 선택이라는 사실에는 변함이 없다.

(2) 용이성

자살 수단을 구하는 방법이 쉽다면 자살의 가능성이 더 높아진다. 자살위험이 큰 사람들에게 개입할 때는 이들이 생활하는 환경에서 자살을 시도할 수 있는 수단을 얼마나 쉽게 접할 수 있는지 확인할 필요가 있다. 예를 들어, 자살의 위험성이 큰 사람에게는 총기나 칼과 같은 인체살상 도구를 얼마나 쉽게 구할 수 있는지 환경평가를 하거나 수면제나 농약과 같은 화학약품을 주위에서 흔하게 구할 수 있는지 등의 여부를 확인하는 것은 자살사정에서 필수적으로 요구된다.

(3) 구체성

자살에 관한 구체적인 계획을 했다면, 자살을 시도할 가능성은 상대적으로 더 높아지게 된다. "약을 먹고 죽겠다"고 막연하게 표현하는 경우보다 "가족들이 모두 일하러 나간 후에 약을 먹고 죽겠다"라고 하거나 "내일 죽기 위해 장소를 미리 봐 두었다"라고 말하는 등 구체적인 자살에 관한 계획을 가지고 있는 경우라면 어떤 메시지도 가볍게 흘려들어서는 아니 될 것이다.

2) 자살위기개입

자살위기개입에서는 다음의 몇 가지 단계를 거친다. 초기 단계에서는 우선 가족, 친척 그리고 친구 등, 다음 단계에서는 학교, 경찰, 그리고 병원 등의 자원을 활용하게 된다. 여건이 여의치 않아서 긴급하게 자살위기 개입을 전화로 상담해야 할 경우라면, 다음과 같은 다섯 단계의 자살위기 개입의 원칙을 준수하는 것이 필요하다.

(1) 관계 확립과 접촉의 유지 및 정보수집

이 단계에서 요구되는 당면 목표는 자살 잠재성을 평가하기 위해 관련 정보를 수집하는 것이다. 전화로 상담을 할 경우, 클라이언트의 이름과 전화번호를 먼저 파악해야 한다. 그런 다음, 가족, 가까운 친구, 관련된 전문가 등의 이름과 전화번호도 알아두는 것이 도움이 될 수 있다. 자살관련 질문을 할 때에는 대상자의 자살에 대한 감정과 계획에 대해 직접적이고 구체적인 질문을 하면서 필요한 정보를 수집하는 것이 필요하다.

(2) 초점적 문제의 파악과 명료화

자살을 생각하고 있는 사람은 심리적으로 매우 큰 혼란감을 느끼고 있을 것이다. 그래서 이런 사람은 자신의 주된 호소 문제(chief complaint)에 대하여 명확한 설명을 하기 어렵다. 이때는 클라이언트가 현재 처해 있는 문제 중 가장 중심이 되는 문제를 구별하고 그 외 부수적인 문제를 인식하는 형태로 개입의 우선순위를 정해서 돕는 것이 필요하다.

(3) 자살 잠재성의 사정

자살 잠재성의 사정은 자살을 생각하고 있는 사람이 가까운 장래에 스스로 죽을 가능성의 정도를 의미한다. 여기에는 연령과 성, 자살계획, 스트레스, 증상, 자원, 생활유형, 커뮤니케이션, 대상자와 중요한 관계를 하고 있는 사람의 반응이나 의료상태 등을 포함할 수 있어야 한다.

(4) 강점과 자원의 사정

자살의 위험성이 높은 사람은 종종 심한 부정적 감정과 행동을 나타낼 수 있다. 그러나 이러한 것들은 그 상황에 있는 긍정적 요소들을 잘 활용함으로써 완화될 수 있으므로 자살 고위험군 대상자의 강점과 자원을 사정하는 것은 자살예방에도 효과적이다.

(5) 치료계획의 설정과 자원의 동원

치료계획은 자살을 생각하고 있는 사람의 자살에 관한 심리평가 및 이용 가능한 자원에 대해 정보를 수집하고 평가함으로써 세울 수 있다. 자살위험도가 너무 높아서 이를 통제하기 힘들다고 판단된다면, 그 즉시 입원치료를 권유하는 것도 바람직하다. 이 외에도 자살을 생각하고 있는 사람의 심리적 안정을 돕기 위한 다양한 자원을 동원하고 지원하는 것도 필요하다.

3) 자살 상담의 실제

(1) 초기 자살위험도 평가

사례관리자가 추후 치료 및 개입을 신속하게 결정하기 위해서 사례관리 대상자에 대해 어떤 것을 조사하고 평가해야 하는지 살펴보아야 한다. 자살의 경우 전체적인 개입계획을 세우기 위해 자살위험도를 평가하게 된다. 자살은 다수의 잠재인자에 의해 복합적으로 영향을 받기 때문에 객관적으로 자살을 예측하는 것은 쉽지 않다.

따라서 정신건강 전문가는 자살위험성이 높은 개인을 상담할 때, 먼저 자살에 관한 개인적 요인(예 자살사고 빈도, 종교적 가치)을 살펴본 다음, 보통 자살 시도 후 사망의 가장 큰 예측인자라 할 수 있는 임상적 요인(예 이전 자살을 시도한 이력과 무망감(hoplessness))을 살펴보아야 한다. 이 외에도 대인관계 요인(예 사회적 지지체계의 존재 여부), 인구학적 요인(예 65세 이상 남성에서의 자살률 증가) 등 다양한 측면에서 초기 위험도를 평가하는 것을 잊지 말아야 한다.

자살위험도는 사례관리 중에도 지속해서 평가해야 한다. 자살위험요인 및 보호요인을 평가하고 현재 자살시도자가 가지고 있는 자살의도(자살사고, 자살계획, 준비 등)를 파악해야 한다. 사례관리자는 자살계획을 물어보는 것이 어쩌면 자살시도자에게 자살생각을 더 부추길 수 있다는 생각에 불안할 수 있다. 그렇더라도 자살을 시도한 사람이 자신의 경험을 숨김없이 드러내 보는 경험이 자살예방에 큰 힘을 발휘할 수도 있음을 믿고 자살에 대한 적극적인 개입을 시도하는 것이 필요하다.

(2) 자살 상담

자살을 시도한 적이 있는 사람을 상담할 때는 공감적이고 부드러운 태도와 비판적이거나 고압적이지 않은 태도, 전문가로서 자신의 능력에 대해 확신하는 분위기 전달, 자살시도자의 문제를 해결하는 데 대한 관심, 도와줄 수 있는 능력이 있다는 태도, 보호자의 자살에 대한 반응을 경청하고 공감하는 등의 태도를 유지해야 한다. 이는 자살예방 전문가로서 갖추어야 할 능력이다. 다음은 자살을 시도한 적이 있는 사람과 상담할 때 바람직한 태도와 피해야 할 태도에 관한 내용이다.

〈표 14-3〉 **자살시도자와의 면담**

면담 시 바람직한 태도	피해야 할 태도
• 공감적이고 부드러운 태도 • 비판적이거나 고압적이지 않은 태도 • 전문가로서 자살시도자를 도와줄 수 있다는 능력을 확신시켜 주는 태도 • 보호자의 자살에 대한 반응을 경청하는 태도	• 재촉하거나 심문하듯 질문하는 태도 • 고통을 축소시키고 성급하게 안심시키는 태도 • 자살사고와 자살행동을 심각하게만 보는 태도

출처 : 보건복지부 · 중앙자살예방센터(2020). 응급실기반 자살시도자 사후관리사업안내－사례관리 매뉴얼(재구성). http://spckorea.or.kr

6. 치료와 예방

자살행위는 자신은 물론 가족들에게 미치는 부정적인 영향이 매우 크므로, 자살의 위험성이 큰 사람들에 대해서는 적절한 치료가 제공될 필요가 있다. 가장 중요한 치료원칙은 자살행위에 대한 깊은 이해를 전제로 한 지지적인 태도를 견지하는 것이다. 과거에 자살충동적인 태도를 보인 적이 있거나 자살을 실행할 계획을 세운 적이 있거나 사회적으로 가족적인 지지자원이 부족하다고 판단되는 사람들은 자살의 위험성이 높은 사람이므로 이들에 대한 깊은 관심과 배려가 필요하다. 그리고 매우 응급적인 상황이라고 판단되면 입원치료를 고려할 수도 있다.

입원치료는 주로 항우울제 · 항불안제를 중심으로 한 약물치료와 정신치료를 병행하는 것이 좋으며, 정신치료를 할 경우에는 환자들의 자살위험도를 사정하고 평가하며, 자살의도를 가진 사람들의 행동패턴을 잘 파악하여 적절하게 대처하는 노력이 요구된다. 대개의 경우 자살한 사람 10명 중 8명은 자살할 의도를 미리 다른 사람에게 알린다고 한다. 가령 어떤 이가 죽고 싶다고 말하다가도 전보다 조용하고 차분해지면 이미 자살을 결심하고 있는 것이므로 자살이 임박했다고 생각할 수 있다. 이때에는 위기개입이 필요하다. 그리고 이전에 자살을 시도한 경험이 있거나 정신과 입원치료를 받은 적이 있으면 자살위험도는 더 높으므로, 이와 같은 경험을 지닌 사람들에 대해서는 가족들의 지속적인 관찰과 세심한 배려가 필요하다.

물론 자살위험도가 높다고 해서 모든 사람들이 입원치료를 해야 하는 것은 아니다. 자살시도는 대개 입원하지 않은 상태에서 발생하는 경우가 많으므로, 가족들은 그런 위험성이 있는 사람을 24시간 가까이에 함께 있으면서, 위험한 물건들을 치우고 대화를 유도하는 것이 좋다. 이때에는 화나는 일, 우울하게 만드는 일, 죽고 싶은 감정들을 말로 표현하도록 유도하는 것이 좋다. 그리고 혹시라도 발생할 수 있는 자살기도에 대비하여 자살기도 후에 할 수 있는 응급처치법을 가족들이 배워두는 것도 도움이 될 수 있다. 자살예방센터나 생명의 전화와 같은 지역사회기관을 활용하는 것도 좋은 방법이다. 지역사회에서는 자살의 신호를 발견하고 대처할 수 있도록 '게이트 키퍼(gatekeeper) 교육'을 실시하고 있다. 또한 각 지역 정신건강복지센터에서는 초 · 중 · 고 교사, 직장인, 학생, 노인 등 다양한 대상에게 한국형 자살예방 프로그램인 '보고듣고말하기 교육'을 통해 자살에 대해 민감하게 반응하고 예방하고 있다.

핵심정리

① **자살의 정의와 종류** : 자살은 본인의 의사에 따라 자신의 생명을 끊는 행위이며, 해마다 급격하게 자살자의 수가 늘어나고 있음. 뒤르켐의 정의에 따라 이기적 자살, 이타적 자살, 아노미적 자살, 숙명론적 자살 등으로 구분됨

② **자살의 원인과 현황** : 우리나라의 자살률은 2023년 기준 인구 10만 명당 27.3명으로 OECE 가입국 중 1위. 자살의 원인별 통계에서는 정신과적 문제, 경제생활문제, 질병과 가정의 문제 등이 주로 작용. 자살을 시도하는 사람의 동기를 이해하기 위해서는 유전 및 생물학적 원인과 유전적, 사회문화적, 심리적 요인 등을 잘 이해해야 함

③ **자살의 사정과 위기개입** : 자살사정(치명성, 용이성, 구체성 검토), 자살위기개입과 자살상담을 통한 자살위험도를 감소시킴. 치료와 예방으로 자살로 인한 부정적 영향을 최소화하는 것이 필요

자살과 관련한 잘못된 믿음

1. 자살에 대한 논의는 자살을 유발한다.
   NO. 감정이입적으로 경청하는 사람과 자살에 대해 대화하는 것은 더욱 안도감을 줄 것이며 통제력을 되찾을 시간을 갖게 한다.
2. 자살한다고 위협하는 클라이언트는 자살하지 않는다.
   NO. 자살한 많은 사람들이 전에 자살한다고 위협하거나 자신의 의도를 타인에게 말했다.
3. 자살은 비합리적인 행동이다.
   NO. 자살했거나 자살시도를 한 거의 모든 사람들이 자신의 관점에서는 자살에 대한 완벽한 의미를 가지고 있다.
4. 자살하는 사람은 미친 사람이다.
   NO. 자살했거나 자살시도를 한 사람 중 소수만이 정신병력이 있다. 이들은 우울, 외로움, 절망감, 무력감으로 고통받고 충격받고 낙담하거나 실연당한 정상적인 사람들로서, 일부는 고통상황을 극복하는 과정에 있는 사람이다.
5. 자살은 세대 간 전이되는 유전적 경향이 있다.
   NO. 가족 중에 자살한 사람이 있을 수는 있지만 자살은 유전되지 않는다. 자기파괴적 경향은 학습되거나 상황적이며 우울증과 같은 조건과 연결되어 있다.
6. 한번 자살을 시도한 사람은 계속 자살하려고 한다.
   NO. 살아가면서 한 번쯤 자살을 심각하게 고려했던 대부분의 사람들은 위협을 극복하여 적절한 반응과 통제를 배우고 생산적인 삶을 살아간다.
7. 자살을 시도했다가 살아남은 사람에게는 더 이상 자살 위험이 없다.
   NO. 자살 위험이 가장 높은 시기는 감정기복이 있는 때로, 심각한 우울을 경험한 이후에 기력을 회복할 때이다. 즉, 위험한 시기는 우울기간이나 자살시도 이후의 기분상승기이다.
8. 자살할 생각을 가진 사람이 관대해지거나 자신의 소유물을 나눠주는 것은 회복의 징후이다.
   NO. 자살할 생각을 가진 사람은 자살계획을 확고하게 실천하기 위하여 자신의 가장 소중한 물건을 나눠주기 시작한다.
9. 자살은 항상 충동적으로 행해진다.
   NO. 자살에는 몇 가지 유형이 있는데, 어떤 사람들은 충동적으로 시행하고 어떤 사람들은 치밀한 계획하에 행한다.

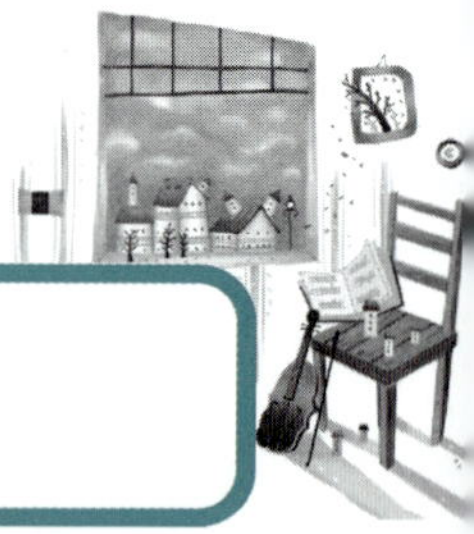

CHAPTER

15 행복과 정신건강

> 학습목표
> 1. 건강하고 행복한 삶이란 무엇인지 함께 토론하여 본다.
> 2. 정신적으로 건강한 삶과 마음챙김, 회복탄력성의 관계를 이해한다.
> 3. 행복한 삶을 살기 위한 자신만의 실천방법을 공유하고 토론한다.

1. 행복과 정신건강

대부분의 사람들이 열심히 살아가는 진정한 이유는 행복하게 살기 위해서일 것이다. 동서고금을 막론하고 행복은 시대와 사회적 상황에 따라 다양하게 정의되어 오고 있다. 그렇다면 과연 행복이란 무엇이고, 행복한 삶이란 무엇인가? 행복해지기 위해서 우리는 어떤 노력을 해야 하는 것인가? 이에 대한 근본적인 물음은 모든 사람들의 주된 관심사였으며, 그에 관한 다양한 주장이 제기되어 왔다. 이 장에서는 건강하고 행복한 삶이 무엇인지 보여주는 몇몇 연구와 역경을 이겨낸 사람들의 이야기를 통해 진정 행복한 삶이 무엇인지 살펴보고자 한다.

1) 행복이란 무엇인가?

'너 자신을 알라'로 잘 알려진 소크라테스(BC 469~399)는 진정한 행복을 자기성찰과 이성적 사유를 통해 얻을 수 있는 것이라고 믿었으며, 모든 인간은 행복을 추구하는 존재라고 생각했다. 이것은 소크라테스가 평생을 통해 역설한 도덕적 완결성을 가졌을 때, 인간의 행복이 완성된다고 본 것이다. 결국 소크라테스에게 있어서 진리의 문제는 행복의 문제와 필연적으로 결합되어 있는 것이다.

플라톤(BC 427~347)은 행복한 삶을 살기 위한 조건으로 다음의 다섯 가지를 강조했다.

① 먹고 입고 살고 싶은 수준에서 조금 부족한 재산
② 모든 사람이 칭찬하기에 약간 부족한 용모
③ 자신이 자만하는 것에서 사람들이 절반밖에 알아주지 않는 명예
④ 겨루어서 한 사람에게 이기고 두 사람에게는 질 정도의 체력
⑤ 연설을 듣고서 청중의 절반 정도만 손뼉을 쳐주는 말솜씨

이처럼 플라톤은 적당히 모자란 가운데 부족한 부분을 채우기 위해 노력하는 것을 진정한 행복이라고 보았던 것이다. 21세기를 살아가는 우리들은 어쩌면 풍요로운 자본주의의 향연을 누리면서도 끊임없이 부와 명예를 추구하고 심지어 부정과 부패를 저지르는 것도 불사하는 모습을 보이는 경우가 많기에, 플라톤의 행복의 조건을 음미하는 일은 매우 의미가 있을 것이다.

> "무언가를 원하는 사람은 자신에게 없는 것을 원하는 것이며, 자신에 충분한 것을 원하는 것이 아니다."
>
> — 『향연』 중에서 —

아리스토텔레스(BC 384~322)는 그의 스승들에 비해 비교적 구체적으로 행복관을 표현한 것으로 잘 알려져 있다. 아리스토텔레스는 인간의 최고의 선이 행복이라는 점을 강조한 바 있다. 이른바 '니코마코스 윤리학'을 통해 그는 인간의 행복은 목적론적 세계관을 가지고 윤리적 덕과 지성적 덕을 겸비하였을 때 비로소 완전한 행복을 누릴 수 있다고 보았던 것이다(최명관 역, 2001 : 31). 아울러 아리스토텔레스는 행복은 누구나 소유할 수 있는 보편적인 것으로서 생애 전체를 통해 성취되는 것이라고 강조하였다. 즉, 행복은 정지된 것이 아니라 일생을 통해 학습하고 축적해 나가야 할 일생의 과업이며, 유동적인 성격이 강한 개념인 것이다.

> "모든 기술과 탐구, 또 모든 행동과 추구는 어떤 선을 목표삼은 것이라 생각된다. 그러므로 선이란 모든 것이 목표삼는 것이라고 주장하는 것은 옳은 것이라고 하겠다."
>
> —『니코마코스 윤리학』 중에서 —

쇼펜하우어(1788~1860)는 행복에 대해 다음과 같이 말하였다. "세계는 고통과 행복이 공존하지만 행복은 잠시뿐이고 대부분은 고통이다." 쇼펜하우어는 끝없는 욕망을 채우지 못하는 데서 비롯되는 고통의 순간들부터 벗어날 때만이 행복할 수 있다고 한다. 참으로 그의 이러한 견해는 가히 절망적인 행복론이 아닐 수 없다. 그러나 어쩌면 쇼펜하우어의 이러한 견해는 현대를 살아가는 우리들의 행복을 추구하는 단상의 단면을 극명하게 설명하는 것은 아닌지 생각하게 만들어 준다.

파스칼(1623~1662)은 행복이란 본질적으로 손에 잡기 어려운 것으로서, 행복이 없음을 참고 견디는 것이야말로 지혜로운 생각이라고 말하면서, 다음과 같은 유명한 말을 남겼다(유진상 역, 2012 : 149).

> "사람은 행복해지길 원하고, 행복밖에 바라지 않으며, 행복을 바라지 않고는 살 수 없다. 하지만 어떻게 하면 행복해질 수 있을까? 이를 제대로 이루기 위해서는 자신을 불사신으로 만들 수밖에 없겠지만 그것은 불가능하기 때문에 적어도 행복해지기를 바라는 것을 포기해 버리려고 하는 것이다."

이와 같은 견해들을 두고 볼 때, 어쩌면 우리 인간의 관념 속에 존재하는 행복에 대한 정의는 고대부터 현대에 이르기까지 끊임없이 추구하는 숙명과도 같은 숙제일지도 모른다. 그러나 최근에는 긍정심리학(positive psychology)을 중심으로 행복에 대한 과학적 탐구가 활발하게 이루어지면서, 행복의 의미에 대한 전 지구인의 관심이 뜨겁게 달아오르고 있는 것만은 분명하다.

어느 정신과 의사의 행복을 찾아 떠난 여행에서 얻은 참된 행복의 정의

배움 1_ 행복의 첫 번째 비밀은 다른 사람과 비교하지 않는 것이다.
배움 2_ 행복은 때때로 뜻밖에 찾아온다.
배움 3_ 많은 사람들은 자신의 행복이 오직 미래에만 있다고 생각한다.
배움 4_ 많은 사람들은 더 큰 부자가 되고 더 중요한 사람이 되는 것이 행복이라고 생각한다.
배움 5_ 행복은 알려지지 않은 아름다운 산 속을 걷는 것이다.
배움 6_ 행복을 목표로 여기는 것은 잘못된 생각이다.
배움 7_ 행복은 좋아하는 사람과 함께 있는 것이다.
배움 8_ 불행은 사랑하는 사람과 헤어지는 것이다.
배움 9_ 행복은 자기 가족에게 아무것도 부족한 것이 없음을 아는 것이다.
배움 10_ 행복은 자신이 좋아하는 일을 하는 것이다.
배움 11_ 행복은 집과 채소밭을 갖는 것이다.
배움 12_ 좋지 않은 사람에 의해 통치되는 나라에서는 행복한 삶을 살기가 더욱 어렵다.
배움 13_ 행복은 자신이 다른 사람에게 쓸모가 있다고 느끼는 것이다.
배움 14_ 행복이란 있는 그대로의 모습으로 사랑받는 것이다.
배움 15_ 행복은 살아 있음을 느끼는 것이다.
배움 16_ 행복은 살아 있음을 축하하는 파티를 여는 것이다.
배움 17_ 행복은 자기가 사랑하는 사람의 행복을 생각하는 것이다.
배움 18_ 태양과 바다, 이것은 모든 사람들에게 행복을 가져다준다.
배움 19_ 행복은 다른 사람의 의견을 너무 중요하게 생각하지 않는 것이다.
배움 20_ 행복은 사물을 바라보는 방식에 달려 있다.
배움 21_ 행복의 가장 큰 적은 경쟁심이다.
배움 22_ 여성은 남성보다 다른 사람의 행복에 대해 더 배려할 줄 안다.
배움 23_ 행복은 다른 사람의 행복에 관심을 갖는 것이다.

출처 : 프랑수아 를로르(2014). 꾸뻬씨의 행복여행.

2) 행복하게 늙어가려면 필요한 것들

2009년 6월 일명 '그랜트 연구'라는 흥미로운 연구는 우리에게 행복한 삶이란 무엇인가에 대한 중요한 도전을 주고 있다. 이 연구는 하버드대학생을 대상으로 72년에 걸쳐 추적한 연구로, 1937년 2학년이었던 남학생 268명의 인생 사례를 연구하였다. 주요 연구자였던 조지 베일런트(George Vaillant) 교수는 "삶에서 가장 중요한 것은 인간관계이며, 행복은 결국 사랑"이라고 결론지었다. 47세 무렵까지 형성된 인간관계가 이후 생애를 결정하는 가장 중요한 변수임

을 밝혔으며, 행복하게 늙어가는 데 필요한 요소로 7가지 요소를 제시하였다. 가장 중요한 것은 고통에 적응하는 성숙한 자세이며, 그 뒤로 교육, 안정적 결혼, 금주, 금연, 운동, 적당한 체중의 유지가 중요하다고 강조하였다. 50세에 7가지 중 5가지 이상을 갖춘 106명은 80세에도 절반이 행복하다고 하였다. 반면, 7가지 중 3가지 이하를 갖춘 이들 중 80세에 행복하고 건강하게 사는 사람은 아무도 없다고 보고하였다. 또한 이들은 4가지 요소 이상을 갖춘 사람보다 80세 이전에 사망할 확률이 3배나 높은 것으로 나타났다. 그리고 65세에 잘 살고 있는 사람의 93%가 이전에 형제 · 자매와 원만하게 지낸 사람들이라고 하였다.

그랜트 연구에서 우리가 알 수 있는 것은, 행복하게 살아가는 데 중요한 것은 성공이 아니라 우리가 익히 알고 있는 생활의 습관들—금주, 금연, 행복한 가정, 운동, 인간관계 등—이라는 것이다. 즉, 진정한 행복은 성공이 아니라 평범한 것이라는 진실을 알 수 있다.

참고자료

● 그랜트 연구

"잘 사는 삶에 일정한 공식이 있는가"라는 기본적인 의문에서 출발한 연구로, 1937년 하버드대학교 2학년 남학생 268명을 대상으로 정기적인 인터뷰와 설문을 통하여 대상자의 신체적 · 정신적 건강을 체크하였다.

행복하게 늙어가는 데 필요한 7가지 요소

① 고통에 적응하는 성숙한 자세
② 교육
③ 안정적 결혼
④ 금주
⑤ 금연
⑥ 운동
⑦ 적당한 체중

☞ 50세에 7가지 중 5가지 이상을 갖춘 106명은 80세에도 절반이 행복
☞ 50세에 7가지 중 3가지 이하를 갖춘 이들 중 80세에 행복하고 건강하게 사는 사람은 아무도 없었음. 그 이상을 갖춘 사람보다 80세 이전에 사망할 확률이 3배 높았음
☞ 65세에 잘 살고 있는 사람의 93%가 이전에 형제 · 자매와 원만하게 지낸 사람들

3) 마음챙김과 조화로운 삶

(1) 마음챙김의 가치

우리나라 역사상 최고의 불교 사상가이자 작가, 시인, 정치인이었던 원효대사(617~686)는 "세상만사 모든 것은 마음이 만드는 것이므로(一切唯心造), 마음을 바로 세우고 세상을 바로 보면 바르게 행할 수 있다"는 사상을 널리 설파하였다. 세상의 일들이 우리를 힘들게 하여도, 그것은 눈에 보이지 않는 것으로서 우리 마음이 힘들고 어렵게 여겨지기 때문에 감당하기 어려운 것이다. 관점을 달리하고, 마음을 달리하면 우리의 정신의 건강도 자연히 좋아질 수 있을 것이다. 그러므로 정신건강을 위해서는 끊임없이 자기 자신의 마음을 갈고 닦는 노력이 중요하다고 할 수 있다.

이처럼 동양에서는 오래전부터 마음을 다스리도록 마음챙김을 위한 수련을 하는 것이 정신건강을 위해 필요한 사항이라고 간주되어 왔다. 인간의 정신이란 인간의 내적 작용으로서 인지, 사고, 감정 등이 잘 조화를 이루면서 동시에 외적 상태에 대해서 합리적으로 작용할 수 있는 능력을 말한다고도 볼 수 있다. 석가모니는 B.C 1,000년경에 자신의 고행과 명상을 통해서 정신건강에 대한 해법을 터득하였는데, 그는 깨달음의 핵심은 바깥 모양을 취하지 말고 스스로의 마음을 돌이켜 비치는 데 있다고 하였다. 인도에서 유래된 선(禪)은 자신의 마음에서 자기가 만들어 낸 잡념과 갈등 속에서 힘들고 괴로워하는 인간존재를 인식하고, 따라서 참선과 수도를 통해서 자신의 참모습을 알고 유지하는 데 초점을 두고 있다.

동의보감으로 유명한 우리나라의 한의학자 허준(1539~1615)은 인간을 정(精), 혈(血), 기(氣), 신(神)으로 이루어진 존재로 보았고, 이 4개 단위가 신체 각 부위에 존재하고 있으면서 서로 조화를 이루면 건강을 유지하고 조화가 깨어지면 병이 생긴다고 인식하였다(이정지, 2005). 또한 그는 몸과 마음 간의 깊은 연관성을 지적하고 있지만, 특히 마음을 몸의 군주(君主)라고 하여 더욱 중시하였고 정신건강을 신체건강보다 우위에 두어, 먼저 올바른 정신을 갖추었을 때 신체적 건강도 이룰 수 있다고 보았다.

> 원효대사는 그의 나이 45세인 661년(문무왕 1년) 의상과 함께 당(唐)나라로 유학을 가던 길에 중국 당항성 근처의 한 동굴에서 잠이 들었다. 다음 날 아침에 깨어나 다시 보니 그곳은 동굴이 아니라 무덤이었고, 잠결에 달게 마셨던 물은 그 무덤의 해골바가지에 고인 물이었음을 알고 급히 토하다가, 순간 원효대사는 큰 깨달음을 얻게 된다. 이때 원효대사는 "마음이 나야 모든 사물과 법이 나는 것이요, 마음이 죽으면 곧 해골이나 다름이 없도다(心生則種種法生 心滅則龕墳不二). 부처님 말씀에 삼계(三戒)가 오직 마음뿐이라 한 것을 어찌 잊었더냐?"라는 말을 한 것으로 기록되고 있다. 그리하여 원효대사는 같은 동굴인데 밤에는 포근한 잠자리였지만 낮에는 무서운 무덤이 되었으며, 같은 물인데 밤에는 목을 축여주는 시원한 물이었지만 낮에는 해골에 고인 끔찍한 물이 되었던 것은 우리가 인식하는 모든 것이 마음의 작용에 따라 달리 느껴진다는 일체유심조(一切唯心造)의 진리를 깨달아 굳이 당나라까지 들어가 불법(佛法)을 물을 필요가 없게 되어 유학을 포기한다.

출처 : 위키백과, 원효대사편. http://ko.wikipedia.org/wiki/원효

(2) 신체와 정신의 조화

20세기에 들어 사회, 경제, 정치, 심리, 정신의학 등 사회 전반에 지대한 영향을 주었던 프로이트는 건강이란 사랑할 수 있고, 생산적인 일을 할 수 있는 능력이라고 보았다. 건강한 사람이란 원초아, 자아, 초자아가 잘 통합되어 어느 한 편에 치우치지 않으며, 본능과 현실을 교섭하고 조화와 적응을 이룰 수 있을 만큼 강해져서 욕구 간의 갈등을 적절히 해결할 수 있는 사람이라고 보았다(나동석 외, 2008). 또한 프로이트는 사람의 기질, 즉 물질로서 몸의 문제와 마음의 문제가 서로 영향을 주고받는 것으로 보고 신체적인 부분의 어떤 변화를 통해 정신적인 문제를 치료할 수 있다고도 보았다.

예를 들어, 안면기형이어서 대인기피증을 가진 사람이 성형수술을 통해 자신감을 회복하고 대인관계를 회복함으로써 정신적인 문제를 해결하는 것을 들 수 있다. 그 반대의 예를 보면, 평소 척수질환으로 인하여 2년여간 걷기조차 힘들었던 사람이 정신치료를 통해 무의식 속에 잠재되어 있던 가족 간의 갈등을 명료하게 인식하게 됨으로써 척수질환이 완화되었다고 한다. 이는 신체적 요인과 정신적 요인이 서로 영향을 주고받으며 신체와 정신의 조화가 건강에 있어 무엇보다 중요하다는 사실을 의미한다.

현대적 의미의 정신의학적 관점에서 정신건강의 조건을 연구한 결과를 하나 소개하면 다음과 같다. 일본의 정신과 의사인 나카이 하사와 교수는 자살

하지 않을 환자를 구분하는 몇 가지 기준을 제시한 바 있다. 그는 '정신이 건강하다'는 증거라고도 할 수 있는 기준에 환자가 부합하면 병이 회복되었다고 보고 퇴원허가의 지침으로 삼았는데, 이 기준에 부합한 환자들은 자살하지 않고 사회에 잘 적응하는 모습을 보였다고 한다. 나카이 하사와 교수가 생각하는 '정신건강의 조건'은 다음과 같다(박선환 외, 2008).

① 싫은 일은 자연적으로 나중으로 미루는 능력
② 혼자서 있을 수 있는 능력 또는 둘이서 있을 수 있는 능력
③ 적당히 타협하는 능력, 고집을 부리지 않는 능력
④ 하지 않으면 안 될 것 같은 기분에 대항할 수 있는 능력

이러한 기준을 경쟁과 유능이라는 기준에서 보자면 한참 부족할 수 있으나 개인의 삶의 질을 높이고 스스로의 삶을 책임지는 중요한 부분이라고 할 수 있다.

4) 삶의 역경 앞에서도 당당한 삶

동서고금(東西古今)을 막론하고 사람들의 존경을 한몸에 받은 선현(先賢)들은 행복한 삶을 위해서는 우리 인간이 먼저 성숙한 삶의 자세를 가져야 한다고 강조하였다. 석가모니도 오랜 고행과 명상 끝에 깨달음을 얻었듯이, 고행의 궁극적인 목적은 '참다운 나의 발견'이라 말하였다. 고행을 통해 삶의 진정한 의미를 받아들임은 삶을 성숙하게 바라보는 눈을 가지게 만들어 준다고 보았던 것이 바로 불교의 가르침이다. 예수의 삶도 고행과 역경의 연속이었으며, 이를 그의 방식으로 극복해 가며 사랑을 전파하였다.

미국의 정신과 의사이자 베스트셀러 작가인 모건 스콧 펙(Morgan Scott Peck, 1936~2005)은 『아직도 가야 할 길』이라는 책에서 자신의 책 첫 줄에 '삶은 고해다. 이것은 위대한 진리다(Life is difficult. This is a great truth)'라고 적었으며, 비록 우리 인간의 삶은 고행이지만 그것은 훈련을 통해 성숙하고 성장한다고 말하였다. 결국 우리 삶 속에서 겪는 어려운 순간이나 상황 그리고 각종 사건 사

고들이 가진 무게보다 그것들을 어떻게 극복하고 대처하느냐가 더 중요한 것이다. 건강하고 행복한 삶은 삶의 역경 앞에서도 당당한 사람에게만 찾아오는 파랑새와 같은 것이다.

그럼 우리가 건강하고 행복하게 살기 위해 겪게 되는 고통과 역경에 대해 어떤 자세를 취해야 할까? 여기에 대해서 우리는 다음의 사례를 음미해 볼 필요가 있다. 먼저, 삶의 역경 앞에서도 당당했던 대표적인 한국인으로 이상묵 교수를 떠올리는 사람이 많다. 그는 전 세계 바다 곳곳을 누비며 세계 석학들과 공동연구를 진행한 전도유망한 해양지질학자였다. 2006년 여름, 캘리포니아 공과대학과 공동으로 야외 지질조사 프로젝트를 수행하던 중 자신이 몰던 차가 전복되는 교통사고를 겪었는데, 의식은 회복했으나 목 아랫부분을 전혀 움직일 수 없는 전신마비 장애인이 되고 말았다. 하지만 그는 자신 앞에 놓인 역경을 냉정하게 판단하고 무엇을 할지 성찰했으며, 척수장애인이 된 자신의 처지를 비관하지 않았다(SBS, 2009). 우울해하거나 부정하려 하지 않고 있는 그대로 받아들였다. 입으로 마우스를, 얼굴로 전동휠체어를 조정하며 6개월 만에 학교 강단에 다시 돌아와 지금도 열정적인 강의와 연구를 하고 있다고 한다. 그는 한 개인이 감당하기에 역부족인 절망 앞에서도 성숙한 자세로 자신의 제2의 인생을 개척해 나가고 있는 것이다. 그는 자신의 삶에 대해 이렇게 말하고 있다.

> "나는 행운아예요. 이 정도만 다쳐 다시 강단에 설 수 있어 행복해요. 극복할 수 있다면 시련도 좋은 거죠. 현실을 정확하게 인식하고, 거기에 대해 낙심하거나 상황을 부정하거나 하지 않고 긍정적이고 무엇이든 하려는 마음이 중요한 것 같아요."

이처럼 절망을 이겨낸 사람들은 회복탄력성과 같은 마음의 근력을 크게 가진 사람들이다. 사실 회복탄력성은 자신을 어떻게 기억하는지와 관련된 심리요인이다. 기억된 자아는 자신의 경험에 대해 끊임없이 의미를 부여하고 스토리텔링하는 자아를 말한다. 회복탄력성이 높은 사람은 고난과 역경에 긍정적인 의미를 부여하고 긍정적으로 스토리텔링하는 능력을 갖춘 사람이라고 말할 수 있다(김주환, 2011). 자신의 가치에 긍정적 의미를 부여하는 것은 행복한 삶의 원천이 된다. 결국 회복탄력성을 통해 우리가 긍정하는 삶을 살아갈 때, 행복은 우리 곁에 더 오래 머물게 될 것이다.

다음으로, 180명의 20대 수녀들에게 2~3페이지 분량의 자서전을 쓰게 하였던 사례를 소개하고자 한다. 20대에 자서전을 쓴 수녀들의 노년의 삶을 추적 조사해 본 결과, 20대에 긍정적인 감정을 자주 표현했던 수녀 중 76%는 80세 이후에도 생존하였고, 20대에 긍정적인 감정을 적게 표현했던 수녀 중 54%가 80세 이전에 이미 사망하였다고 한다. 단순히 오래 사는 것을 행복한 삶의 기준으로 삼을 수는 없겠지만 긍정적인 생각과 감정을 자주 표현한 사람들이 신체적 · 정신적으로 더 건강할 수 있다고 생각된다.

행복한 삶은 고통에 적응하는 성숙한 자세와 깊은 관련이 있고, 역경을 극복하게 하는 긍정의 힘은 우리를 행복의 길로 인도한다. 삶의 긍정적 측면을 먼저 보고 "괜찮아, 잘 될 거야!"라고 스스로 믿으면, 긍정의 해피 바이러스(Happy Virus)들은 전염력이 강하여 다른 사람에게도 긍정의 영향을 주고 세상을 치유할 수 있는 힘으로 작용할 수 있는 것이다. 행복감이 높은 사람은 이타심이 높으며, 이타심이 많은 사람이 더 많은 행복감을 느낀다.

2. 행복한 삶을 위한 제언

1) 자기성찰과 명상으로 영적 건강을 유지하자

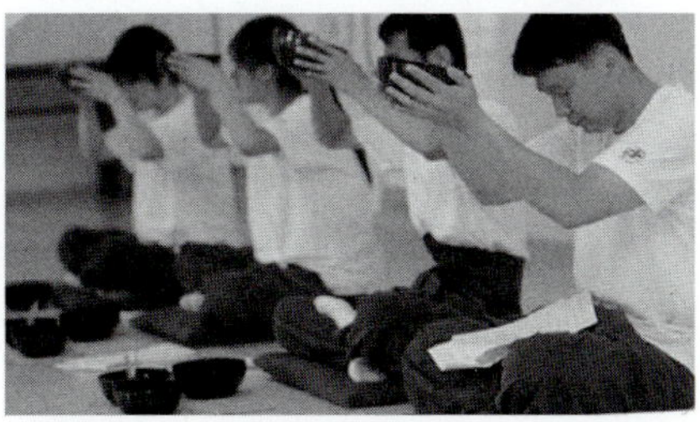

앞서 살펴본 행복한 삶을 위한 조건은 몸과 정신의 조화, 긍정의 힘, 인간관계, 회복탄력성을 갖는 것 등이다. 생활 속에서 이런 조건들을 실천하는 방법은 아마도 우리 주변에 널려있을지도 모르겠다. 최근 몇 년간 요가, 참선 등

이 유행하고 있는데, 이러한 현상들은 위의 결론과 무관하지 않다. 이름 있는 사찰에서는 거의 대부분이 외국인과 내국인을 대상으로 한 템플스테이(temple stay)를 운영하고 있고 라디오, TV 광고도 등장했다. 방학이 되면 많은 학생들이 하나의 문화체험의 일환으로 참여하는 인기 있는 프로그램이 되었다고 한다.

종교를 불문하고 많은 사람들이 참여하는 템플스테이의 내용을 살펴보면, 전통문화를 직접 체험하고 자연과의 조화 그리고 자신의 내면을 성찰하도록 돕는다. 몸과 마음을 모으는 합장과 스스로 나의 몸을 낮춰 상대방을 높이는 절과 같은 문화를 배우고, 작은 음식물 찌꺼기도 소홀히 하지 않는 감사와 청결의 마음과 모든 이가 똑같이 같은 음식을 나누어 먹는 평등의 마음, 식사 중 일체의 소리를 내지 않는 고요한 마음을 경험하는 시간을 갖도록 한다. 또한 잠들기 전 몇 분이라도 정좌를 하고 하루를 반성하고 감사하며, 내일을 설계하면서 자신을 돌아보는 시간을 갖도록 한다. 이는 경쟁과 긴장의 연속선상에서 살아가는 현대인의 일상으로부터의 탈출이며, 쉼을 통해 내면적·신체적 정화의 시간을 갖고 물질적 생활에 대한 영적 생활의 조화를 무엇보다 중요시한 결과라 할 수 있다.

정신과 전문의 이시형 박사도 이와 같은 생활을 중요시하였다. 건강한 습관이 건강한 삶이며, 지나친 경쟁으로 인한 스트레스와 긴장으로부터 벗어나 생활의 편리를 주는 TV, 스마트폰 등을 멀리하고 천혜의 자연환경과 친환경 공간에서 명상과 자연식으로 정신적인 고통과 더불어 신체적인 고통으로부터 벗어날 수 있도록 힐리언스 선마을을 건립하였다. 이곳은 새로운 생활습관을 체험하고 실생활에서도 실천할 수 있도록 프로그램화하였고, 각종 명상 프로그램과 생활개선 프로그램, 선선동화(좋은 부모 되기 여행), 암을 이기는 습관 등을 실시하고 있다. 이러한 사회적 풍경은 슬로우 푸드(slow food), 슬로우 라이프(slow life)로 대변되는 느림의 철학과도 맞닿아 있다.

> 공부를 통한 자기성찰의 효과
>
> 고요함 속에서 사물의 움직임을 보고
> 한가로움 속에서 사람들의 바쁨을 보면
> 속세를 벗어난 정취를 느낄 수 있다.
> 바쁜 곳에 처해서도 한가로움을 얻을 수 있고
> 시끄러운 곳에 있으면서 고요함을 취하는 것이
> 바로 안신입명(安身立命)의 공부다.

출처 : 홍자성(2002). 채근담. 서울 : 현암사.

2) 회복탄력성을 배워 건강한 삶을 살아가자

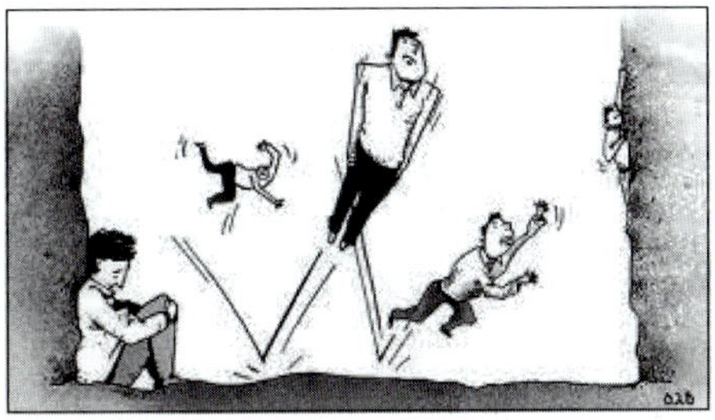

건강한 삶을 위해 필요한 회복탄력성은 학습이나 훈련을 통해 얼마든지 배울 수 있다. 회복탄력성은 크게 보아 2가지로 나눌 수 있다. 첫 번째 요소는 자기조절능력이다. 이것은 자신을 스스로 이해하는 힘으로, 스스로의 부정적 감정을 통제하고 긍정적 감정과 건강한 도전의식을 불러일으킬 수 있다. 그리고 그것은 충동적 반응을 억제하고 자신이 처한 상황을 객관적이고도 정확하게 파악해서 대처하는 반응을 강화시켜 줄 수 있다(김주환, 2011). 이는 앞서 언급한 템플스테이 활동이나 참선에서 자기성찰을 통해 자기이해를 높임으로써 있는 그대로의 자신을 바라보는 것과도 밀접한 관련이 있다.

회복탄력성의 두 번째 요소는 대인관계능력이다. 우리 삶 자체가 인간관계로 이루어져 있고, 한 연구에서 47세 이전의 인간관계가 어땠는가에 따라 그 사람의 행복한 삶을 엿볼 수 있다고 한 것처럼 좋은 인간관계를 맺은 사람은 그만큼 건강하고 행복한 삶을 살아가는 사람이다. 사람을 잘 사귀고 원만한 인간관계를 유지하는 사람일수록 위기에 강하다고 한다. 그럼 원만한 인간관계를 맺는 것은 무엇을 말할까? 많은 사람들이 '잘 들어주는 사람'이라고 말한다. 이 말에는 많은 의미가 들어 있는데, 말의 내용과 더불어 상대방의 드러난 혹은 숨겨진 감정들까지 공감하며, 이를 적절하게 전달하는 것이다. 이는 타인에 대한 관심으로부터 출발하며, 친구를 얻기 위한 가장 쉬운 방법은 다른 사람에게 관심을 기울이는 것이다.

그렇다면 어떻게 해야 회복탄력성이 높은 삶을 살 수 있을까? 회복탄력성과 정신건강의 관계를 연구한 다수의 연구들을 종합하여 보면, 정신적으로 건강하고 가족과의 관계가 좋을수록 회복탄력성이 높다고 한다. 그리고 개인의 높은 사회적 참여는 회복탄력성을 높이는 데 매우 중요하다(성준모, 2007; 이은희, 2003; 주소영·이양희, 2007; Kobasa et al., 1982).

그런데 회복탄력성이 낮은 사람들은 불행에 대한 원인분석을 할 때, 머피의 법칙[1)]처럼 어떤 일이든 운이 따르지 않는다고 믿고 자신의 삶을 비관하는 경우가 많다. 가령, "모든 것이 다 내 탓이야", "난 항상 문제만 일으켜"라고 생각하고 왜 자신한테는 나쁜 일들이 나타나는지 한탄한다. 원래부터 운이 없는 사람이라고 생각하고 작은 프로젝트나 비즈니스가 실패하면 세상이 끝나는 것처럼 절망하기도 한다. 그에 비해, 회복탄력성이 높은 사람들은 매사에 긍정적이고 자신감이 넘치는 모습으로 살아가며, 어떠한 실패 앞에서도 당당하게 자신의 실수를 인정하고 더 나은 내일을 생각하며 도전하는 삶을 살아간다.

행복과 회복탄력성의 관계에서도, 똑같은 사람의 사진을 짧은 시간 보여주고 사진 속의 사람이 우울한지 행복한지를 체크하는 실험에서 회복탄력성이 높은 사람은 사진 속의 사람이 행복해 보인다고 판단한 경우가 많았다. 반면 회복탄력성이 낮은 사람은 우울해 보인다고 판단한 비율이 높았다. 김현주와 김광웅의 연구(2007)에서 상담가의 회복탄력성이 높을수록 자신의 감정을 잘 인식할 수 있고, 내담자에 대한 공감능력이 높으며, 자신과 타인을 구별할 수

1) 머피의 법칙(Murphy's law)은 어떤 일이 잘못되어 가는 상황에 대해 이야기할 때 흔히 사용되는 말로, 하려는 일이 항상 원하지 않는 방향으로만 진행되는 현상을 이르는 말이다. 머피의 법칙에 따르면, "어떤 일을 하는 데에 둘 이상의 방법이 있고 그것들 중 하나가 나쁜 결과를 불러온다면 누군가가 꼭 그 방법을 사용한다. 자기가 원하는 것과 반대로 꼬여가는 것이다." 1949년 미국 공군에서, 인간이 중력에 얼마나 견딜 수 있는지에 대한 실험을 할 때 대위로 있었던 에드워드 머피(Edward A. Murphy)의 이름을 따서 지어진 이름으로 잘 알려져 있다. 반대되는 말로는 샐리의 법칙(Sally's law)도 있다. 이것은 계속해서 자신이 바라던 대로 일이 일어남을 뜻한다. 1989년에 제작된 미국 영화 《해리가 샐리를 만났을 때(When Harry Met Sally)》에서 유래한 말이기도 하다(https://ko.wikipedia. org/wiki/머피의 법칙).

있을 뿐만 아니라 내담자를 돕기 위해 자신의 욕구를 지연시킬 수 있고, 내담자의 자료나 행동을 개념화할 수 있는 능력이 높다고 하였다.

선천적으로 몸이 약한 사람도 꾸준한 운동을 통해 건강한 사람이 될 수 있고, 음치도 훈련을 통해 노래를 잘 부를 수 있게 되는 것처럼, 행복도 체계적인 훈련과 꾸준한 노력을 통해 얼마든지 향상될 수 있다. 김주환(2011)은 개인의 회복탄력성 향상을 위해 다음의 두 가지 습관을 가지는 것이 필요하다고 말하였다.

그중 하나는 '감사하기'로 마음(정신)에 유익한 좋은 습관을 가지는 것이 필요하다. 회복탄력성 향상에 도움이 되는 것으로는 긍정적 정서 향상을 위해 명상하기, 선행 베풀기, 인생에서의 좋은 일과 추억을 회상하기, 잘되는 일에 집중하기 등 다양한 벙법이 있지만, 그중 최고의 효과를 지닌 것으로 입증된 것은 '감사하기 실천'이라고 한다.

다른 하나는 '운동하기'로 우리 몸(신체)에 유익하고 좋은 습관을 가질 필요가 있다. 누구나 알고 있지만 실천하기 여간 힘든 것이 규칙적인 운동하기이다. 과학적 증거에 따르면, 운동을 하게 되면 뇌가 긍정적으로 변화하고 긍정적인 감정이 강화된다고 한다. 타인에게 좋은 인상을 주게 되고, 더불어 원만한 인간관계와 리더십도 길러진다고 알려져 있다. 업무성취도와 창의력도 높아져서 행복과 성공에 이르는 가장 빠르고 확실한 길이 바로 규칙적인 운동이다.

3) 성숙한 방어기제로 마음의 불안을 이겨내자

사람들은 마음이 불안하거나 자신의 욕구가 현실세계에서 충족되지 못할 때, 자신도 모르게 방어기제를 사용하게 된다. 그러나 방어기제를 사용하는 것이 정신적으로 건강하지 못하다고 말할 수는 없지만 방어기제를 사용하게 됨으로써 현실을 왜곡하여 많은 문제를 초래하게 된다. 물론, 이 세상에 문제없는 사람 없고 방어기제를 사용하지 않는 사람은 더더욱 없다. 다만, 온전한 사람일수록 사용하는 방어기제의 종류가 다르고 빈도가 적을 뿐이다.

성숙한 방어기제의 사용은, 불안을 해소하기 위해 어쩔 수 없이 사용하게는 되지만 스스로 내면적인 갈등을 인식하면서 건설적인 방향으로 해결하려고 노력하는 것을 의미한다(권석만, 2011 : 490). 대표적으로 내면의 갈등과 충동을 사회적으로 가치 있는 활동으로 전환하는 승화, 현실을 부정하지 않으면서 삶을 해학적으로 재구성하는 유머, 다른 사람에게 도움이 되는 활동으로 연결하는 이타주의와 같은 성숙한 방어기제를 자주 사용할수록 우리 마음은 건강해질 수 있다.

베일런트(Vaillant, 2002)가 심리적 문제를 가진 이들을 대상으로 어떤 방어기제를 사용하는지를 살펴본 종단연구를 통해 밝혀낸 중요한 사실은 다음과 같다. 심각한 심리문제를 가진 사람들의 방어기제는 주로 미성숙하였던 반면, 행복하게 자신의 삶을 잘 영위해 나가는 사람들은 승화, 유머, 이타주의와 같은 성숙한 방어기제를 사용하는 빈도가 상대적으로 높았다고 한다(권석만, 2011 : 491 재인용). 그 결과, 성숙한 방어기제를 사용한 사람들의 결혼만족도는 상대적으로 높았으며, 인간관계가 원만했고, 건강상태도 양호한 것으로 나타났다. 또한 20대에 주로 사용하였던 방어기제를 보면 향후 20년 이후의 행복의 정도를 예측할 수도 있다고 하니, 보다 적응적이고 성숙한 방어기제를 사용하는 일은 미래의 행복을 위해서도 꼭 필요한 일이라고 하겠다.

4) 현재를 즐겁고 의미 있게 살아가자

긍정심리학(positive psychology)에서는 최근 정신건강의 질병모델을 극복할 수 있는 새로운 대안으로 성장모델(growth model)을 제시하고 있다. 이에 따르면, 긍정적 정신건강은 심리적 안녕, 자기실현, 긍정적인 성격특질, 생애발달과 같은 다양한 관점이 고려될 수 있다. 긍정심리학의 거장인 셀리그만(Seligman, 2002)의 견해에 따르면, 현대인이 정신적으로 건강한 삶을 살아가기 위해서는 ① 즐거운 삶(pleasant life), ② 적극적인 삶(engaged life), ③ 의미 있는 삶(meaningful life)을 살아가는 것이 중요하다(권석만, 2011 : 496-497 재인용). 이것은 정신건강과 행복을 위해서는 무엇보다 지금 이 순간을 즐길 줄 알아야 하고, 하루하루 열정을 다하면서 다양한 사회적 관계를 맺고, 의미 있고 자신의 잠재력을 발휘할 수 있는 일을 하면서 살아간다면 진정한 행복의 길에 이를 수 있다는 말이다.

이처럼 긍정심리학은 과거 질병모델의 관점과는 달리 보다 적극적인 의미로서, 개인의 심리적 안녕(psychological well-being)을 추구하는 '성장지향적 예방모델'로 설명될 수 있다. 이 모델에 따르면 긍정적 정신건강은, 첫째, 개인의 행복과 자기실현을 지향할 때 얻어질 수 있다. 둘째, 긍정적 정신건강은 인간의 긍정적 성품과 강점에 초점을 둔 개념이다. 질병이나 결함에 초점을 두는 것이 아니라 무엇을 변화시킬 수 있는지와 관련한 개인의 강점과 재능발견이 더 중요한 것이다. 셋째, 긍정적 정신건강을 통해 나타나는 마음의 평정상태는 정신장애를 예방하고 스트레스에 대한 면역력을 높여주는 효과가 탁월하다. 넷째, 긍정적 정신건강은 신체적 건강의 바탕 위에 만들어지는 것이다. 건강한 신체에 건강한 정신이 깃드는 것이다.

이러한 모든 것들을 갖추게 되었을 때 우리는 칼 로저스(Carl Rogers, 1961)가 이야기한 '충분히 기능하는 사람(fully functioning person)'이 될 수 있다. 타인에 대해 개방적이며, 자신에게는 솔직하고 세상에 대해서는 조화를 추구할 수 있는 그런 정신적으로 건강한 삶을 영위하는 존재로 거듭날 수 있을 것이다. 인생을 살아가면서 누구나 행복을 꿈꾸지만 벨기에의 작가 모리스 마테를링크의 '파랑새'에서와 같이 어쩌면 행복은 이미 우리 곁에 이미 다가와 있는지 모른다. 천상병 시인(1930~1993)처럼 "아름다운 이 세상 소풍 끝나는 날 가서 아름다웠다"고 말하려면, 현생에 살면서 유치환 시인(1908~1967)처럼 "사랑하였으므로 진정 행복하였네라!"라고 말할 수 있어야 진정 행복한 삶을 살았다고 말할 수 있지 않을까?

핵심정리

① **행복** : "행복이란 누구나 소유할 수 있는 보편적인 것으로서 생애 전체를 통해 성취되는 것"(아리스토텔레스)

② **그랜트연구** : 행복하게 늙어가는 데 필요한 7가지 요소(고통에 적응하는 성숙한 자세, 교육, 안정적 결혼, 금주, 금연, 운동, 적당한 체중)

③ **마음챙김** : 정신건강을 위해서는 끊임없이 자신의 마음을 갈고닦는 노력이 중요함

④ **회복탄력성** : 건강하고 행복한 삶은 삶의 역경 앞에서도 당당한 자세를 유지하는 삶

- **자기조절능력** : 스스로의 감정을 조절하고 상황에 객관적으로 대처할 수 있는 능력
- **대인관계능력** : 타인의 삶에 관심을 기울이고 경청하는 능력

참·고·문·헌

강문희(1999). 고등학생의 정신건강과 사회적 지지에 관한 연구 : 대전광역시와 충남지역 고등학생을 중심으로. 충남대학교 대학원 석사학위논문.

강휘원(2007). 한국다문화사회의 형성요인과 통합정책. **국가정책연구**, 20(2), 5-34.

강희양(2008). 청소년의 인터넷중독과 게임중독에 대한 사회적 자기조절 모형 탐색 및 자존감 향상 인지행동치료의 효과. 전북대학교 대학원 박사학위논문.

건강보험정책연구원(2013). 정신건강문제의 사회경제적 영향 분석 및 관리방안 연구 : 우울증을 중심으로. 국민건강보험공단 건강보험정책연구원 정규연구보고서.

경기도교육청(2017). 자해행동을 보이는 학생을 돕기 위한 교사용 가이드.

고명섭(2014. 6. 12). **애도와 우울증**. 한겨레신문.

고수현 외(2003). **노인복지론**. 경기 : 양서원.

곽민주(2004). 청소년 휴대폰 이용실태와 중독적 이용. 충북대학교 대학원 석사학위논문.

교육과학기술부(2008). 학생자살 예방교육 및 위기관리 : 상담 및 정신건강 중심으로. 서울 : 교육과학기술부 학생건강안전과.

교육부 · 한국교육개발원(2024). 2023년 교육기본통계.

구미가족상담센터(2002). **보호관찰명령을 받은 도박중독자와 그 가족의 위기극복을 위한 단도박 프로그램**. 사회복지법인 한기장복지재단.

구은미 외(2009). **21세기 아동 · 청소년 복지**. 서울 : 학지사.

국가인권위원회(2014). 정신장애인 인권증진을 위한 토론회. 국가인권위원회 · 대한신경정신의학회 공동주최 세미나 자료집.

국립정신건강센터(2018). 정신건강현황 4차 예비조사 결과보고서. 국립정신건강센터 연구보고서.

________________(2019). 2019년 국민 정신건강지식 및 태도조사 결과보고서. 국립정신건강센터 연구보고서.

________________(2024). 국가 정신건강현황 보고서 2023. 국립정신건강센터 연구보고서.

________________(2024a). 2024년 국민정신건강 지식 및 태도조사 결과보고서. 국립정신건강센터 연구보고서.

국민건강보험공단(2022). 건강 위험요인의 사회경제적 비용 연구 : 2015~2019년을 대상으로. 국민건강보험공단 건강보험연구원.

권석만(2011). **긍정심리학 : 행복의 과학적 탐구**. 서울 : 학지사.

______(2014). **현대임상심리학**. 서울 : 학지사.

권선중(2017). DSM-와 DSM-5의 도박중독 진단준거 비교. **한국심리학회지 : 중독**, 2(1), 47-59.

권선중 외(2007). 성인과 남자 청소년의 불법 인터넷 도박문제와 위험요인 그리고 예방전략. **한국심리학회지 : 건강, 12**(1), 1-19.

권육상(1999). **정신건강 심리치료**. 서울 : 학문사.

______(2000). **정신건강**. 서울 : 유풍출판사.

권중돈(2004). **치매환자를 위한 프로그램의 실제**. 경기 : 현학사.

기시미 이치로 · 고가 후미타케(2014). **미움받을 용기**(전경아 역). 서울 : 인플루엔셜.

김경호(2005). **정신보건사회복지론**. 서울 : 청목출판사.

김경희(2001). **발달심리학**. 서울 : 학문사.

김광웅(2007). **현대인과 정신건강**. 서울 : 시그마프레스.

김교헌(2001). 청소년들의 컴퓨터 사용 실태와 컴퓨터 중독. **학생생활연구 : 충남대학교 학생생활연구소, 28**(1), 41-62.

______(2003). 병적 도박 선별을 위한 K-NODS의 신뢰도와 타당도. **한국심리학회지 : 건강, 8**(3), 487-509.

김규수(1992). **의료사회사업론**. 서울 : 형설출판사.

김규수 · 김인숙 · 박미은 · 박정위 · 설진화 · 우국희 · 홍선미 공역(2002). **인간행동과 사회환경**. 서울 : 나눔의집.

김기태(1995). **위기개입론**. 서울 : 대왕사.

김기태 · 안영실 · 최송식 · 김주영(2004). **알코올중독자의 회복훈련**. 경기 : 양서원.

김기태 · 안영실 · 최송식 · 이은희(2005). **알코올중독의 이해**. 경기 : 양서원.

김기태 · 황성동 · 최송식 · 박봉길 · 최말옥(2006). **정신보건복지론**. 경기 : 양서원.

김기태 외(2002). **정신보건사회복지론**. 경기 : 양서원.

김기태 외(2009). **정신보건복지론**. 경기 : 양서원.

김도애 · 황경란 · 이선희 공역(2009). **가족상담과 형제자리**. 경남 : 경남가족상담연구소.

김선아 · 김소야자 · 남경아 · 박정화 · 이현화(2003). 가정폭력으로 쉼터에 입소한 여성의 피해실태와 정신건강. **대한간호학회지, 33**(7), 981-989.

김성이(2002). **약물중독총론**. 경기 : 양서원.

김세정 · 현명호(2005). 강박구매 성향과 충동성, 일상적 스트레스 및 대처방식 간의 관계 : 여대생을 중심으로. **한국심리학회지 : 여성, 10**(1), 1-16.

김수정(2002). 청소년 사이버중독에 관한 연구. 단국대학교 정책경영대학원 석사학위논문.

김양희(2004). 장기 분거 가족에 관한 탐색적 연구 : 기러기 가족에 초점을 맞추어. **한국가족관계학회지, 9**(2).

김양희 · 박정윤 · 최유경(2003). 기혼남녀의 스트레스 지각, 스트레스 대처행동이 결혼적응에 미치는 영향. **중앙대학교 생활과학논집, 18**, 51.

김연옥(2010). 영국의 정신장애인 탈원화 경험에 관한 연구. **사회과학연구, 26**(2), 147-170.

김영순(2004). 고등학생의 휴대폰 중독과 심리성숙도와의 관계. 아주대학교 대학원 석사학위논문.

김영애 역(2005). **방어기제를 다루는 상담기법**. 서울 : 김영애가족치료연구소.

김옥수・김계하(2003). 조선족 근로자의 스트레스와 건강지각에 관한 연구. **간호과학**, 15(1), 9-16.

김용석(1999). 국내외 알코올사용장애 선별도구의 비교를 통한 한국성인의 알코올 사용장애에 관한 역학조사. **한국사회복지학**, 37, 67-88.

김유경・조애저・최현미・이주연(2008). 다문화시대를 대비한 복지정책방안연구－다문화가족을 중심으로－. 한국보건사회연구원.

김유자(2004). 노숙인의 알코올중독 문제. 국민대학교 행정대학원 석사학위논문.

김은미・양옥경・이해영(2009). **다문화사회 한국**. 경기 : 나남출판.

김익기 외(1999). 한국 노인의 삶. **진단과 전망**. 서울 : 생각의 나무.

김재엽(1998). 폭력실태와 사회복지 개입의 필요성 : 부부폭력을 중심으로. **한국가족복지학회 제4회 학술세미나 자료집**, 9-37.

김종성 외(2003). **알콜중독성 질환의 진단과 치료**. 서울 : 한국의학.

김주환(2011). **회복탄력성**. 경기 : 위즈덤하우스.

김철효・설동훈・홍승권(2006). 인권으로서의 이주노동자 건강권에 관한 연구. **지역사회학**, 7(2), 93-129.

김청송(2003). **정신장애 사례연구**. 서울 : 학지사.

______(2014). **정신장애 사례연구–DSM IV를 중심으로–**. 서울 : 학지사.

김해련・신혜섭(2005). **정신건강론**. 서울 : 학지사.

김헌수(1998). 청소년 비행행동의 판별요인 분석. **신경정신의학**, 37(3), 483-491.

김현주・김광웅(2007). 아동상담가의 자아탄력성 및 스트레스 대처방식이 역전이 관리능력에 미치는 영향. **놀이치료연구**, 15, 52-76.

김혜련・신혜섭(2007). **정신건강론**. 서울 : 학지사.

김희재(2003). 한국과 일본의 외국인노동자 현황 및 정책. **사회조사연구**, 18, 61-93.

나동석・서혜석・이대식・곽의향・김미혜(2008). **정신건강론**. 경기 : 양서원.

남기민 외(2006). **고령화사회와 노인복지**. 경기 : 양서원.

닥 췰드리・하워드 마틴(2007). **CEO와 직장인을 위한 스트레스 솔루션**. 경기 : 들녘미디어.

대한신경정신의학회(2005). **신경정신의학**. 서울 : 중앙문화사.

대한예방의학회(2011). 예방의학과 공중보건. 서울 : 계축문화사.

대한한방신경정신과학회・화병연구센터(2013). 화병임상진료지침.

도복늠 외(2001). **최신정신간호학각론**. 서울 : 정담.

미국정신의학회(1995). **정신장애 진단 및 통계편람**(제4판). 서울 : 하나의학사.

민성길(2006). **최신정신의학**(제5판). 서울 : 일조각.

민수홍(1998). **가정폭력이 자녀의 비행에 미치는 영향**. 서울 : 한국형사정책연구원.

박경호・강만철・오익수・김형근・김건웅(2001). **국내 인터넷 컴퓨터 등의 사이버 중독 실태조사**. 정보통신학술연구과제 지정조사 00-05. 정보통신부.

박광준 외(1999). **고령사회와 노인복지**. 서울 : 세종출판사.

박근우 · 서미경(2017). 행위중독에 대한 사회적 낙인과정. **한국사회복지학**, 69(3), 241-265.

박두병(1996). **알기 쉬운 일반정신의학**. 경기 : 하나출판사.

박병락(2003). 노인 우울증 원인과 치료에 대한 연구. 장로회신학대학교 대학원 석사학위논문.

박상칠 외(1998). **자살, 예방할 수 있다**. 서울 : 학지사.

박선환 · 박숙희 · 이주희 · 정미경 · 김해숙(2008). **정신건강론**. 경기 : 양서원.

박순천 · 백경임(2004). 휴대폰 중독적 사용 청소년의 MMPI 특성. **대한가정학회지**, 42(9), 135-147.

박신자(2006). 전 생애 발달관점에서 본 노년기 발달 특성과 여가활동에 관한 연구. **문화관광연구**, 8(2), 7-23.

박우순(2008). 사회통합적 관점에서 본 한국 이민정책의 한계와 전망. 이민자의 노동시장 참여와 이민정책의 방향. **대한민국 건국 60주년 기념 이민정책 릴레이포럼 자료집**(주최 : 동아대학교 동북아국제대학원).

박정윤 · 김진희(2002). 독신가족의 가족복지 욕구분석을 위한 사례연구. **대한가정학회지**, 40(10), 9.

박종우(1994). 사회사업가의 전문직업적 정체성 연구. 서울대학교 대학원 박사학위논문.

박태영(2003). **가족생활주기와 가족치료**. 서울 : 학지사.

박태영 · 조성희(2005). 쇼핑중독과 신용카드 남용하는 딸에 대한 가족치료 사례연구. **한국가족복지학**, 15, 101-134.

박현숙(2003). 도박중독. **월간 복지동향**, 제52호, 20-23.

박휴용(2006). 아시아 이주노동자의 언어인권에 대한 언어생태론적 고찰. **아세아연구**, 48(4), 205-283.

방은령(2008). 다문화사회와 다문화가정의 청소년. **다문화가정 청소년 지원방안 마련**. 부산광역시청소년종합지원센터.

배승화 · 조동원 · 한여옥 공역(2007). **영화 속의 정신장애**. 서울 : 평민사.

백용매(1999). 실직자의 스트레스와 정신건강의 예방적 접근. **동서정신과학**, 2(1).

백종우(2008). 기분장애의 통합적 치료와 교육. **제9회 정신보건국제학술대회 자료집**, 55-63. 용인정신병원 WHO 협력기관.

법무부(2016). 2016년 체류 외국인 현황. 출입국외국인정책 통계연보 보도자료.

변화순(1996). **이혼가족을 위한 대책 연구**. 한국여성개발원.

변화순 · 김혜영 · 윤홍식 · 한지숙(2006). 이혼 후 여성의 사회경제적 지위변화. 한국여성개발원 2006 연구보고서-3.

보건복지부(2005). 국제결혼 이주여성 실태조사 및 보건 · 복지지원 정책방안. 내부자료.

__________(2008). 국제결혼이민자 및 국제결혼 이혼 통계자료. 다문화가족과 공개자료.

__________(2016). 행복한 삶, 건강한 사회를 위한 정신건강 종합대책 – 국가정책조정회의 –. 관계부처 합동 공개자료.

__________(2017). 2016년 전국치매역학조사.

__________(2018). OECD 통계로 보는 한국의 보건의료. 기획조정실 보도자료.

__________(2021). 2011 정신건강실태조사. 기획조정실 보도자료.

__________(2022). OECD 보건통계 2022로 보는 우리나라 보건의료 현황. 기획조정실 보도자료.

__________(2023). 정신건강정책 '예방-치료-회복' 全단계 관리로 대전환. 보건복지부 보도자료.

__________(2024). 「OECD, Health Statistics」 보건복지부 · 보건사회연구원 공개자료.

__________(2024a). 정신건강정책 혁신위원회 출범. 보건복지부 보도자료.

__________(2024). 자살예방백서.

__________(2024b). 2023년 자살사망률 통계발표. 보도자료.

보건복지부 · 중앙자살예방센터. 응급실기반 자살시도자 사후관리사업안내-사례관리 매뉴얼.

부산생명의 전화(1999). **결혼생활의 위기**. 부산생명의 전화 상담교육 자료집.

사행산업통합감독위원회(2022). 사행산업 이용실태 조사. 사행산업통합감독위원회 연구보고서.

삼성복지재단(1996). **'95 사회복지프로그램총서**.

상담학사전(2016). **상담학사전세트**(김춘경 · 이수연 · 이윤주 · 정종진 · 최웅용 공편). 서울 : 학지사.

서동우(2000). 장애범주확대에 따른 정신보건정책. **보건복지포럼, 46**, 5-15.

______(2007). 정신보건의 역사적 변화선상에서 본 우리나라 정신보건법의 문제와 개선안. **보건복지포럼, 123**, 42-56.

______(2010). 우리나라 정신보건법의 역사. **신경정신의학, 49**(2), 144-148.

서울시광역정신보건센터(2004). **상담자를 위한 정신건강안내서**. 서울 : 서울시광역정신보건센터.

서인해 · 공계순(2004). **욕구조사의 이론과 실제**. 경기 : 나남출판.

석원정(2002). 외국인 이주노동자의 현실. **교육비평, 10**, 170-182.

설동훈(2005) 외국인 노동자와 인권 : 국가의 주권과 국민의 기본권 및 인간의 기본권의 상충요소 검토. **민주주의와 인권, 5**(2), 39-77.

설동훈 · 김윤태 · 김현미 · 윤홍식 · 이혜경 · 임경택 · 정기선 · 주영수 · 한건수(2005). 국제여성결혼이민자 실태조사 및 보건복지 지원 정책방안. 보건복지부.

설동훈 · 최홍엽 · 한건수(2002). 국내거주 외국인노동자 인권실태조사. 국가인권위원회.

설진화(2008). **정신건강론**. 경기 : 학현사.

성준모(2007). 자녀를 둔 여성 정신장애인의 탄력성 영향요인. **정신보건과 사회사업, 26**, 50-78.

성희자 · 문순영(2015). 정신보건법에서의 탈원화 과정분석. **사회과학연구, 31**(1), 303-325.

소준섭 역(2018). **논어**. 경기 : 현대지성.

송은주(2006). 고등학생의 휴대폰 사용실태와 정신건강과의 관계. **정신간호학회지, 15**(3), 325-333.

송후림 · 우영섭 · 전태연(2012). 자살의 신경생물학적 요인. *Mood and Emotion, 10*(1), 13-21.

신상숙(2007). 여성폭력추방운동의 역사적 맥락과 제도화 과정의 차이 : 미국과 영국의 사례를 중심으로. **한국여성학, 23**(3), 5-42.

심의섭(2008). 불법체류자의 송금현황과 문제점 : 몽골 노동자를 중심으로. 몽골학, 24, 313-342.

아원 사라손 저, 김은정 역(2001). 이상심리학. 서울 : 학지사.

안범희(2000). 성격심리학. 서울 : 하우기획출판.

안영실(2000). 의미있는 삶을 향해. 경남 : 으뜸출판사.

양심영 · 박영선(2005). 청소년 휴대폰 중독성향의 예측모형. 대한가정학회지, 43(4), 1-16.

엄신자(2008). 인간행동과 사회환경. 서울 : 인간과 복지.

여성가족부(2022). 2021 다문화가족 실태조사.

__________(2022). 가정폭력실태조사.

여인중(2007). 한국의 은둔형 외톨이 치료 프로그램. 제8회 정신보건국제학술대회 자료집. 용인정신병원, 176-184.

염미경 · 김규리(2007). 제주사회의 여성결혼이민자들—선택과 딜레마, 그리고 적응—. 서울 : 선인.

염형국(2014). 정신보건 바로잡기를 위한 개정방향. 월간복지동향, 187, 37-42.

오강섭(1995). 여성스트레스 어떻게 할 것인가. 서울 : 지구촌.

오세진 외(1999). 인간행동과 심리학. 서울 : 학지사.

오수열 · 김주삼(2006). 새터민을 위한 정부와 지역사회의 역할. 대한정치학회보, 13(3), 237-259.

오재연 · 유구종(2007). 양육 스트레스에 영향을 미치는 생태학적 관련변인 탐색 : 전라남도 지역을 중심으로. 열린유아교육연구, 12(5).

오정석(2004). 가정폭력의 실태 및 개선방안에 관한 연구 : 여성의 상담전화 1366의 상담사례를 중심으로. 광운대학교 정보복지대학원 석사학위논문.

오현숙(2004). 이혼 시 사회복지 개입전략—이혼예방개입을 중심으로. 한국정신보건사회사업학회 추계학술대회 자료집.

와타게(2007). 은둔형 외톨이 지원 매뉴얼. 제8회 정신보건국제학술대회 자료집. 용인정신병원, 152-175.

와타나베 쇼스케 저, 오강섭 역(2000). 우울증은 치료된다. 서울 : 동도원.

우종민 · 김경미 · 김성아(2003). 업무전환 후 직무 스트레스로 인한 정신과적 질환 증례. 대한산업의학학회지, 15(2).

우종민 · 백종우 · 이주영(2010). 정신건강증진의 개념과 발전방향. *Journal of Neuropsychiatric Association, 49*, 163-170.

우행원(1995). 갱년기 정서장애. 연수심포지엄 자료집.

유득권 · 이영호(2018). 한국과 미국의 정신건강서비스 체계 비교. *Korean Journal of Clinical Psychology, 37*, 24-32.

유수현(1997). 정신보건영역에서의 사회사업 정체성. 한국정신보건사회복지학회 추계학술대회 자료집.

유은광 · 김명희 · 김태경(1999). 중년여성의 건강증진행위와 갱년기 증상, 우울과의 관계 연구. 간호학회지, 29(2).

유진상 역(2012). 철학의 즐거움. 후지사와 고노스케 저. 서울 : 휘닉스.

윤 진(1985). 성인노인심리학. 서울 : 중앙적성출판사.

윤명숙(2002). 한국의 알코올중독 현황과 정신보건사회사업의 대응방안. 한국정신보건사회사업학회 춘계학술대회 자료집.

윤상오·이해경(2006). 휴대전화 중독에 대한 심층인터뷰. 휴대전화중독원인분석 연구보고서, 06-14. 한국정보문화진흥원, 95-109.

윤선오·박명호·권장수(2005). 이주노동자 현황과 개선방안. 복지행정논집, 15(2), 221-260.

윤하영·홍금희(2007). 인터넷 쇼핑몰의 패션제품 중독구매성향. 한국의류학회지, 31(4), 563-573.

이근홍(2006). 인간행동과 사회환경. 경기 : 공동체.

이근후 외(1995). 정신장애의 진단 및 통계편람(제4판). 서울 : 하나의학사.

이기영·박영희·엄태완·김현경·김현아(2009). 이주난민의 정신건강과 상담. 서울 : 나눔의집.

이동명(2001). 정신보건법상의 강제입원에 관한 연구. 한국형사정책학회지, 13(1), 137-163.

이동준(2007). 경주스포츠 참가자의 도박동기와 비합리적 도박신념, 도박중독성향 및 사회적응의 관계. 성균관대학교 대학원 박사학위논문.

이명희·박정일·구정완·임현우(1997). 외국인 근로자의 근로실태가 스트레스에 미치는 영향. 대한산업의학회, 9(2), 309-319.

이무석(2003). 정신분석에로의 초대. 서울 : 도서출판 이유.

이미정·변화순·황정임·이소영(2008). 여성폭력 관련 서비스 개선방안 : 가정폭력·성폭력 피해자 지원체계를 중심으로. 한국여성정책연구원 2008 연구보고서-11.

이민규(2004). 현대생활의 적응과 정신건강. 경기 : 교육과학사.

이민규·김교헌·권선중(2007). 인터넷 도박게임 이용자의 심리사회적 특징. 한국심리학회지 : 건강, 12(1), 21-40.

이병욱·이충헌·이필구·최문종·남궁기(2000). 한국어판 알코올 사용장애 진단검사(AUDIT : Alcohol Use Disorders Identification Test)의 개발 : 신뢰도 및 타당도 검사. 중독정신의학, 4(2), 83-92.

이부영(2006). 이부영 박사의 정신건강 이야기. 서울 : 정우사.

이성근·김경중·류성곤·노성원·서용진(2006). 얼라이언스(Alliance). 용인정신병원 WHO 협력기관.

이소희·최운선(2008). 국제결혼가정 자녀의 문화정체감과 사회적 관계에 관한 연구. 한국가족복지학, 13(3), 163-185.

이수정(2008) 다문화시대. 한국청소년복지학회 추계학술대회 자료집.

이수현(1999). 노년기 정신질환의 사회적 구성 : 치매를 중심으로. 보건과 사회과학, 5, 77-98.

이승신(2007). 치매선별검사(MMSE, GDS, CDR)의 임상적 유용성 고찰. 한양대학교 임상간호정보대학원 석사학위논문.

이승희 · 박지은(2007). 패션상품 쇼핑중독에 대한 영향요인-일반 쇼핑과 인터넷 쇼핑의 비교-. **한국의류학회지, 31**(2), 269-279.

이애경 · 이혜진(2019). 부정적 정서와 스마트폰 중독의 관계에서 부정 긴급성의 매개효과. **스트레스연구, 27**(4), 396-403.

이영실 · 이윤로(2008). **정신건강론.** 서울 : 창지사.

이영호(2008). **정신건강론.** 경기 : 공동체.

이용표 · 강상경 · 김이영(2006). **정신보건의 이해와 실천패러다임.** 서울 : 도서출판 EM커뮤니티.

이윤로 · 이선영(2005). **정신보건사회복지론.** 서울 : 학지사.

이은경(2007). **청소년의 행복관련 요인에 대한 연구.** 한국청소년복지학회.

이은희(2003). 남녀 성별에 따른 고등학교 3학년 수험생의 정신건강 수준과 그 결정요인 연구. **정신보건과 사회사업, 10,** 35-46.

이인혜(2004). 카지노게임 선호유형, 성별, 도박심각성과 심리적 특성 간의 관계 : 비합리적 도박신념과 충동성을 중심으로. **한국심리학회지 : 건강, 9**(2), 351-376.

이정균 · 김용식(2000). **정신의학**(제4판). 서울 : 일조각.

이정민(2002). 쇼핑중독 집단의 심리적 특성 : 자기개념, 우울증 및 충동성을 중심으로. 성신여자대학교 대학원 석사학위논문.

이정지(2005). **정신간호학의 묘사** Ⅰ. 경남 : 만수출판사.

______(2005a). **정신간호학의 묘사** Ⅱ. 경남 : 만수출판사.

______(2005b). **정신간호학의 묘사** Ⅲ. 경남 : 만수출판사.

이정환(2001). 외국인 노동자의 임금에 대한 공정성 인식. **한국인구학, 24**(2), 179-225.

이정환 · 이성용(2007). 외국인 노동자의 이주 특성과 연구동향. **한국인구학, 30**(2), 147-168.

이종훈 · 조주연(1999). 육군 병사들의 복무기간에 따른 불안, 우울 및 충동성에 대한 연구. **신경정신의학, 38**(5).

이정환 · 종효명(2006). 중국인 노동자의 조직몰입 : 국내와 중국 내 한국기업 취업자를 중심으로. **국제지역연구, 10**(2), 603-629.

이해경(2008). 휴대폰의 중독적 사용을 예측하는 변인들의 탐색. **한국심리학회지 : 사회 및 성격, 22**(1), 133-157.

이홍식(1995). **정신분열증.** 서울 : 진수출판사.

이흥표(2003). 비합리적 도박신념, 도박동기 및 위험감수 성향과 병적 도박의 관계. 고려대학교 대학원 박사학위논문.

임금선 역(1994). **좋은 것도 중독이 될 수 있다.** 서울 : 생명의 말씀사.

임선영(2006). **청소년문제와 보호.** 서울 : 도서출판 구상.

임은희(2005). **인간행동과 사회환경.** 경기 : 양서원.

임창재(2005). **교육심리학.** 서울 : 학지사.

______(2006). **정신건강.** 서울 : 형설출판사.

임 혁(2007). 정신보건사회복지서비스 질의 결정요인에 관한 연구. 부산대학교 대학원 박사학위논문.

_____(2025). **사회복지상담**. 서울 : 학지사.

임 혁 · 박주홍(2018). 정신장애인 지역사회통합 과정의 우선순위 분석. **사회복지정책과 실천, 4**(1), 5-38.

장수미 (2016). 음주문제는 도박문제를 예측하는가?. **한국사회복지학, 68**(2), 5-25.

장수한 · 김현주 · 임 혁(2017). **인간행동과 사회환경**. 경기 : 공동체.

장연집 · 박 경 · 최순영(1998). **현대인의 정신건강**. 서울 : 학지사.

장현갑 · 강성균(1996). **스트레스와 정신건강**. 서울 : 학지사.

장혜진(2002). 휴대폰 중독적 사용집단 청소년들의 심리적 특성－자기개념, 애착, 자기통제력, 충동성을 중심으로. 성신여자대학교 대학원 석사학위논문.

전광희(2006). 외국인 관련 공공정책의 구조와 향후 전망. 동북 다문화시대 한국사회의 변화와 통합. 동북아시대위원회.

전수영(2014). 거버넌스 관점에서 본 정신보건법상 비자의입원의 문제점 분석을 통한 개선방안 모색. **홍익법학, 15**(4), 579-605.

전영순 · 김태호 · 신용태 · 조성우(2016). 일 중소도시 소아청소년의 인터넷 및 스마트폰중독 수준에 따른 심리사회적 취약요인의 차이. **소아청소년정신의학, 27**(3), 188-195.

전영자(1996). 주부의 자녀양육 스트레스에 관한 연구. **아동 · 가족복지연구, 1**.

정길수 · 이성은 · 조경미 · 정영미(2004). 장애아 어머니의 정신건강상태, 부담감과 삶의 질. **정신간호학회지, 13**(3), 282-290.

정남운 외(2004). **알코올중독**. 서울 : 학지사.

정문자 · 정혜정 · 이선혜 · 전영주(2008). **가족치료의 이해**. 서울 : 학지사.

정보통신부(2008). 유 · 무선 통화 가입자 현황.

정옥분(2004). **발달심리학**. 서울 : 학지사.

______(2005). **아동발달의 이해**. 서울 : 학지사.

조미숙 · 이윤로(1999). 아내구타가정과 아동의 적용 : 연구논점과 과제. **한국가족복지학, 3**, 165-186.

조복희 · 정옥분 · 유가효(2004). **인간발달－발달심리적 접근－**. 경기 : 교문사.

조성진 외(1998). 알코올의존 고의심군의 사회인구학적 특성 및 위험요인분석. **신경정신의학, 37**, 1186-1200.

조순영(2003). 병사들의 건강증진 행위, 정신건강, 군 생활적응과의 관계. **정신간호학회지, 12**(2).

조홍석(1999). 정신병원에의 수용과 기본적 인권. **법학논고, 15**, 129-150.

조희선 · 박계범(2000). 비동거 부모세대의 부양만족감과 기혼자녀 세대의 부양부담감. **생활과학**.

주소영 · 이양희(2007). 아동용 탄력성 척도 개발 및 타당화 : 초등학교 4-6학년용. **아동학회지, 28**(2), 91-113.

주왕기 외(2003). 약물과 사회, 그리고 인간행동. 서울 : 라이프사이언스.

중등우리교육(2000). 핸드폰으로 나를 넓히기, 핸드폰에 조종당하지 않기-방담. 중등우리교육, 9, 96-102.

중앙치매센터(2017). 2016년 전국치매역학조사.

__________(2024). 대한민국 치매현황 2023.

지 효(2005). 선과 정신분석-정신건강에 도움을 주는 명상-. 동국대학교 석람회, 39, 293-316. 동국대학교 석람회.

질병관리청(2022). 2021 국민건강통계. 보건복지부, 질병관리청 통계보고서.

__________(2022). 청소년건강행태조사.

__________(2023). 국민건강영양조사 기반의 음주 심층보고서. 국민건강통계 플러스.

__________(2023a). 2022 국민건강통계. 보건복지부, 질병관리청 통계보고서.

채규만 · 박중규(2002). 인터넷중독상담전략. 서울 : 한국정보문화센터.

채인숙(2007). 정신장애인 성인자녀를 돌보는 가족경험에 대한 현상학적 연구. 부산대학교 대학원 박사학위논문.

최경란(2006). 알코올중독에 영향을 미치는 요인 비교분석. 명지대학교 사회교육대학원 석사학위논문.

최명관 역(2001). 니코마코스 윤리학. 아리스토텔레스 저. 서울 : 서광사.

최명민 · 이기영 · 최현미 · 김정진(2009). 문화적 다양성과 사회복지. 서울 : 학지사.

최보문(1996). 아동과 청소년의 정신건강. 대한류머티스건강전문학회.

최성애(2012). 최성애 박사의 행복수업. 서울 : 해냄출판사.

최성애 · 조 벽(2012). 최성애 · 조벽 교수의 청소년 감정코칭. 서울 : 해냄출판사.

__________(2013). 최성애 · 조벽 교수의 감정코칭 매뉴얼. HD 행복연구소.

최수찬(2003). 직장인 스트레스 감소전략의 모색 : 근로자 원조 프로그램을 중심으로. 연세사회복지연구, 9.

최순남(2005). 인간행동과 사회환경. 경기 : 법문사.

최영민(2011). 대상관계이론을 중심으로 쉽게 쓴 정신분석이론. 서울 : 학지사.

최정신 · 권오정 · 김대년 · 조명희(2000). 치매노인 부양가족의 부양부담과 개선방안. 노인복지연구, 9(1).

최정윤(2006). 이상심리학. 서울 : 학지사.

출입국 · 외국인정책본부(2009). 2009년도 출입국 외국인 정책통계. 보도자료.

__________(2009a). 체류외국인 현황. 2008년 출입국외국인정책 통계연보.

__________(2019). 체류외국인 현황. 2019년 12월 출입국외국인정책 통계연보.

통계청(2009). 세계 및 한국의 인구현황. 보도자료.

______(2019). 2018년 혼인 · 이혼통계. 사회통계국 인구동향과 보도자료.

______(2023). 2023년 사망원인통계. 사회통계국 인구동향과 보도자료.

______(2024). 2023년 사망원인통계 결과. 보도자료.

통일부(2008). **통일백서**, 228-239.

프랑수아 를로르(2014). **꾸뻬씨의 행복여행**(오유란 역). 서울 : 오래된 미래.

하지현(2008). 인격장애의 분류와 진단. **제9회 정신보건국제학술대회 자료집**, 172-188. 용인정신병원 WHO 협력기관.

한건수(2003). 타자 만들기 : 한국사회와 이주노동자의 재현. **비교문화연구**, 9(2), 157-193.

한국도박문제관리센터(2015). 청소년 도박문제 실태조사 보고서. 한국도박문제관리센터.

한국보건사회연구원(1997). 치매관리 Mapping 개발연구.

________________(2003). 2003년 전국 출산력 및 가족보건 · 복지실태조사.

________________(2023). 노인실태조사.

한국은행(2019). "2018년 1/4분기 및 연간 국민소득(잠정)". 한국은행 국민소득통계 보도자료.

한국임상심리학회 · 한국인지행동치료학회(2018). "인지행동치료 건강보험정책 개편은 누구를 위한 것인가?". 성신여자대학교 : 한국임상심리학회 & 한국인지행동치료학회 공동개최 공청회 자료집.

한국임상사회사업학회(2005). **노인복지론**. 경기 : 양서원.

한국정보문화진흥원(2008). 2008년 인터넷중독 실태조사. 조사보고서 08-03.

________________(2008a). 청소년 인터넷중독 자가진단 척도 고도화 연구. 연구보고서 07-13.

________________(2008b). 인터넷중독의 특성 분석연구-인터넷중독 고위험군의 심리적 특성을 중심으로. 연구보고서 07-14.

________________(2012). 2012년 인터넷중독 실태조사보고서. 서울 : 한국정보문화진흥원.

________________(2015). 2015년 인터넷중독 실태조사보고서. 서울 : 한국정보문화진흥원.

한국해부생리학 교수협의회 편(2008). **사람해부학**. 서울 : 현문사.

한동우(2002). 국내 이주노동자의 실태와 사회적 대응방안. **상황과 복지**, 12, 13-42.

한만식(2004). 기독교 윤리의 관점에서 본 이혼에 관한 연구. 장로회신학대학교 대학원 석사학위논문.

한상훈(2008). 중학생의 휴대폰 중독 유형과 정신건강과의 관계. **학습자중심교과교육연구**, 8(1), 403-420.

한인영 · 김영미 · 장수미 · 최정숙 · 박형원 · 이소래 공역, Richard K. James & Burl E. Gilliland(2001). **위기개입**. 서울 : 나눔의집.

행전안전부(2024). 2023년 지방자치단체 외국인주민 현황.

홍복미(2002). 치매노인을 위한 단기보호시설에 관한 연구. 국민대학교 행정대학원 석사학위논문.

홍숙기(2006). **젊은이의 정신건강**. 경기 : 박영사.

황보종우 역(2008). **에밀 뒤르껨의 자살론**. 경기 : 청아출판사.

황태현(2006). 조현병 환우, 보호자 및 정신보건전문가를 위한 정신건강 교육 프로그램 얼라이언스. 경기 : 용인정신병원(WHO 협력기관).

Abbott, Ann. A. Alcohol(2000). *Tabacco, and Other Drugs*. Washington : NASW Press.

Ahn, J. H.(2007). A path analysis of the relationship between migratory grief and depression among older korean immigrants in the US. 정신보건과 사회사업, 26, 219-253.

Alex, S. H., & Jeffrey P.(2001). Internet Addiction : College Student Case Study Using Best Practices in Cognitive Behavior Therapy. *Journal of Mental Health Counseling, 23*, 312-327.

American Psychiatric Association(APA)(1980). Diagnostic and statistical manual of mental disorders(3rd ed.). Washington, DC : Author.

______________________(2015). *Diagnostic and statistical manual of mental disorders* (5th ed.). Washington, DC : Author.

Anderson, S. C.(1987). Alcoholic use and addiction In A Minahan(Ed.), *Encyclopedia of social work, Vol. 1*(18th ed.). Washington : NASW Press.

Ayduk, O., Gyurak, A., & Luerssen, A.(2009). Rejection sensitivity moderates the impact of rejection on self-concept clarity. *Personality and Social Psychology Bulletin, 35*(11), 1467-1478.

Barker, R. L.(1995). *The Social Work Dictionary*(3rd ed.). Washington : NASW Press.

________(1987). *The Social Work Dictionary*. Maryland : NASW Press, p. 939.

Bentley, K., & Taylor, M. A.(2002). Context and Vision for Excellence in Social Work Practice in Contemporary Mental Health Settings. In Bentley, K.(Ed.), *Social Work in Mental Health-contemporary Roles, Tasks, and Techniques*. CA : Brooks/Cole, pp. 1-17.

Berry, J. W.(1997). Immigration, Acculturation, and Adaption. *Applied Psychology : An International Review*, *46*(1), 5-68.

Berry, J. W., & D. L. Sam(1997). Acculturation and Adaptation. In J. W. Berry, M. H. Segall., & C. Kagitcibasi(Eds.), *Handbook of Cross-cultural Psychology*, *Vol. 3 : Social behavior and applications*(2nd ed.). Needham Heights. MA : Allyn and Bacon, pp. 291-326.

Berry, J. W., Y. H. Pooritinga., M. H. Segall., & P. R. Dasen(2002). *Cross-Cultural Psychology-Research and Application*(2nd ed.). NY : Cambridge University Press.

Bolton, D. W., & Boyd, H. W.(1968). Gambling and gambler. *Archives of General Psychiatry*, *18*, 617-630.

Braidwood E.(2000). Concepts of mental health-a survey of attendees at a mental health promotion conference. *Patient Educ Couns, 40,* 83-91.

Brockner, J.(1988). *Self-Esteem at Work*. MA : Lexington Books.

Bunton, R., & Macdonald, G.(1992). *Health Promotion: disciplines, diversity and developments*. London : Routledge, pp. 60-77.

Castles, S., & M. J. Miller(2009). *The Age of Migration*(4th ed.). NY : Guilford.

DiNitto, D.(2011). *Social Welfare : Politics and Public Policy*(7th ed.), Boston : Allyn and Bacon.

Donnelly, T. T.(2002). Contextual analysis of coping : implications of for immigrants' mental health care. *Issues in Mental Health Nursing*, *23*, 715-732.

Drukker, M.(2014). Can Assertive Community Treatment Remedy Patients Dropping Out of Treatment Due to Fragmented Services?. *Community Mental Health Journal, 50*, 454-459.

Dubois, B., & Miley, K. K.(1996). *Social Work An Empowering Profession*(2nd ed.). Boston : Allyn and Bacon.

Eagles, J.(1991). The relationship between schizophrenia and immigration : Are three alternatives to psychosocial hypotheses?. *British Journal of Psychiatry*, *159*, 783-789.

Fennell, P.(2010). Mental Health Law : History, Policy and Regulation. In Gostin et al.(Eds.), *Principles of Mental Health Law and Policy*. London : Oxford University Press, 7-9.

Fenton, W. S.(2000). Schizophrenia: individual psychotherapy. In Benjamin J. Sadock & Virginia A. Sadock(Eds.), *Comprehensive Textbook of Psychiatry*(7th ed.). Lippincott Williams & Wilkins, pp. 1217-1231.

Fossion, P. L., Servais, M. C., Rejas, Y., Ledoux, I. Pelc, & P. Minner(2004). Psychosis, migration and social environment : an age-and-gender controlled study. *European Psychiatry*, *19*, 338-343.

Geller, J.(1992). *Breaking destructive patterns*. NY : The Free Press.

Germain, C., & A. Gitterman(1996). *The life model of social work practice-Advances in theory and practice*. NY : Columbia University Press.

Gist, M., & Mitchell, T.(1992). self-efficacy : A theoretical analysis of its determinants and malleability. *Academy of Management Review*, *17*, 183-211.

Gleason, W.(1993). Mental disorders in battered women : An empirical study. *Violence Vict, 8*, 53-68.

Goldberg, I.(1996). Internet addiction. Electronic message posted to research discussion list. http://www.emhc.com/mlists/research.html.

Griffiths M. D.(1996). Psychology of computer use : Some comments on addicted use of Internet. *Psychological Reports*.

Hall, J.(2006) Mental Health Delivery Systems in Great Britain. In Compared. Olson. R. P. (Ed.), *Mental Health Systems*. Illinois : Thomas Publisher.

Hamachek, Don, E.(1992). *KIP: Encounters with the self*(4th ed.). Belmont : Wadsworth Publishing Co Inc

Hantendorf, J., & T. Tollerud.(1997). Domestic violence : counseling strategies that minimize the impact of secondary victimization. *Perspectives in Psychiatric Care, 33*(1), 14-23.

Health Education Authority(1997). *Mental health promotion : a quality framework*. London : Health Education Authority.

Hester R. K., & Miller, W. R.(1995). *Handbook of Alcoholism Treatment Approaches-effective Alternatives*(2nd ed.). Boston : Allyn & Bacon.

Horn, J. L., & Cattell, R. B.(1967). Age difference in fluid & crystallized intelligence. *Acta Psychologica*, *26*, 107-129.

Hoschl, C., R. Rinz, M. Casas, M. Musalek, W. Gaebel & L. Vavrusova(2008). Symposium : The impact of migration on mental health and mental illness. *European Psychiatry*, *23*, 42.

Human Rights Watch(1997). Abuses against Vietnamese asylum seekers in the final days of the comprehensive plan of action. *Human Rights Watch Publications*, *9*(2).

Jahoda, M.(2007). *Women in Psychology*. Northern Illinois University. Archived from the original on 6 September.

James, S., & I. Prilletensky(2002). Cultural diversity and mental health toward integrative practice. *Clinical Psychology Review*, *22*, 1133-1154.

Jarvis, T. J., & Tebbutt, J., & Mattick, R. P.(1995). *Treatment Approaches for Alcohol and Drug Dependence*. NY : John Wiley & Sons.

Jayasuriya, L., D. Sang., & A. Fielding(1992). *Ethnicity, Immigration, and Mental illness : A Critical Review of Australian Research*. Canberra : Bureau of Immigration Research.

Jellinek, E. M.(1952). Phase of Alcohol Addiction. *Quarterly Journal of Studies on Alcohol, 13,* 673-674.

John W. Barnhill(2017). DSM-5 임상사례집. 서울 : 학지사.

Johns, F., M. Crock, & D. Freeman(2004). Migration, Mental heatlh, and human rights. *International Journal of Law and Psychiatry*, *27*, 505-509.

Juss, S. S.(2007). *International Migration and Global Justice*. Burlington : Ashgate Publishing Company.

Kaplan, H. J., & B. J. Sadock(1989). *Comprehensive textbook of psychiatry*. Baltmore : Williams & Wilikins.

____________________(2003). *Synopsis of Psychiatry*(9th ed.). NY : Lippincott Williams & Wilkins.

Keller, M.(1972). The Oddties of Alcoholics. *Quarterly Journal of Studies on Alcohol*, *33*, 11-20.

Kelly, J.(2019). E. M. Jellinek's Disease Concept of Alcoholism. *Addiction. Abingdon, England, 114*(3), 555-559.

Kelly, S., & Hoffman, K.(1997). An investigation of positive affect, prosocial behaviors and service quality. *Journal of Retailing*, *73*(3), 407-427.

Kim, J. Y.(1998). Spousal abuse and social class in Korean national family violence survey. *Korean Journal of Social Welfare, 35*(8), 133-155.

Kim, K. I., & Y. G. Cho(1993). Epidemiological study of spousal violence in Korea. In Viano Ec, (Ed.), *Intimate violence : Interdisciplinary perspective*. Washington : Hemisphere, pp. 277-282.

Kirkcaldy, B., Shephard, R., & Furnham, A.(2002). The influence of type A behavior and locus of control upon job satisfaction and occupational health. *Personality and Individual Differences*, *33*, 1361-1371.

Kirmayer, L. J., M. Weinfeld, G. Burgos, G. G. du Fort, J. C. Larsry, & A. Young(2007). Use of health care services for psychological distress by immigrants in an urban multicultural milieu. *Canadian Journal of Psychiatry*, *52*(5), 295-304.

Kleimman, A.(1980). Major conceptual and research issues for cultural psychiatry. *Cultural Medicine Psychiatry*, *4*(1), 3-23.

Kolko, J. R., E. H. Blakely, & D. Engleman(1996). Children who witness domestic violence : A review of empirical literature. *Journal of Interpersonal Violence, 11*(2), 281-293.

Koyanagi, Chris(2007). *Leaning From History : Deinstitutionalization of People with Mental Illness as Precursor to long-Term Care reform*. Kaiser Commission on Medicaid and the Uninsured.

Kübler-Ross, E.(1969). *On Death and Dying*. NY : Macmillan.

Lauren B. A., J. H. Riskind, & M. J. Manos 공저, 홍창희 · 조진석 · 성경순 공역(2006). 이상심리학 : 현재의 조망. 서울 : 박학사.

Lazarus, R. S.(1974). *The Riddle of Man*. Englewood Cliffs, N.J. : Prentice-Hall.

Lindert, J., M. Schouler-Ocak, A. Heinz, & S. Priebe(2008). Mental health care utilisation of migrants in Europe. *European Psychiatry*, *23*, 14-20.

Lindstorm, L.(1992). *Managing Alcoholism : Matching Clients to Treatment*. Oxford : Oxford University Press.

Locke, E.(1976). The nature and causes of job satisfaction. *Handbook of Industrial and Organizational Psychology*.

Lutterman, T., Berhane, A., Phelan, B., Shaw, R., & Rana, V.(2009). *Funding and Charateristics of State Mental Health Agencies*. HHS Publication(SMA) : 09-4424.

Markus, H., & Nurius, P. (1986). Possible selves. *American Psychologist*, *41*(9), 954-969.

Markward, M. J.(1997). The impact of domestic violence on children. *The Journal of Contemporary Human Service,* 66-70.

McNeece, C. A., & DiNitto, D. M.(1998). *Chemical Dependency*(2nd ed.) —*A Systems Approach*. Boston : Allyn and Bacon.

Menjivar, C., & O. Salcido(2002). Immigrant women and domestic violence common experience in different countries. *Gender & Society*, *16*(6), 898-920.

Mumford, D. B.(1998). The measurement of culture shock. *Socical Psychiatry and Psychiatric Epidemiology*, *33*, 14-154.

Myers, D. G.(2009). *Social psychology*(10th ed.). New York : McGraw-Hill Higher Education.

Mui, A. C., & Suk-Young, Kang(2006). Acculuration Stress and Depression Among Asian immigrant Elders. *Social Work*, *51*(3), 243-255.

National Center for Mental Health(2018). *Mental health specialist operation guidance*. Seoul, Korea : National Center for Mental Health. Retrieved from http://www.kcp.or.kr/boardManagement/

National Institute of Mental Health(1991). *Caring for People with Severe Mental Disorder : A National Plan of Research to improve Services.* Washington DC : U.S. Government Printing Office.

Nicholson, B. L.(1999). The influence of pre-emigration and postemigration stressors on mental health : A study of Southeast Asian refugees. In Ewalt. P. L. et al.(Eds.), *Multicutural issues in social work : Practice and research*. Washington DC : NASW Press, pp. 635-653.

OECD(2016). *Psychiatric care beds Per 1,000 inhabitants : OECD Health Data.* https://data.oecd.org/healtheqt/hospital-beds.htm/

Oh, Y., G. F. Koeske, & F. Sales(2002). Acculturation stress and depressive symptoms among Korean immigrants in the United States. *Journal of Social Psychology*, *142*(4), 511-526.

Olsen, M. Rolf(1984). *Social Work & Mental Health*. NY : Tavistock.

Ponizovsky, A. M., & M. S. Ritsner(2004). Patterns of Loneliness in an Immigrant Population. *Comprehensive Psychiatry*, *45*(5), 408-414.

Potocky-Tripodi, Miriam(2002). *Best Practices for social work with Refugees & Immigrants*. NY : Columbia University Press.

Ross, M., & Wilson, A. E.(2002). It feels like yesterday : self-esteem, valence of personal past experiences, and judgments of subjective distance. *Journal of Personality and Social Psychology, 82(5)*, 792-803.

Sands, Robert, G.(1991). *Clinical Social Work Practice in Community Mental Health*. NY : Macmillan Publishing Company.

Scott Pect, P. A.(1979). *The Roadless Traveled*. A THOUCHSTONE BOOK. New York.

Selye, H.(1978). *The Stress of Life*(revised). New York : McGraw-Hill Companies.

Sluzki, C.(2001). Psychogische Pahasen der Migration und ihrer Auswirkungen. In Hegemann T., & R. Salman(Eds.), *Tramskulturelle Psychiatrie*. Bonn : Psychiatrie-Verlag, pp. 101-115.

Straussner, S. L. A.(1993). *Clinical Work with Substance-Abusing Clients*. NY : The Gulford Press.

Steel, Z., N. Frommer, & D. Silove(2004). Part Ⅰ-The mental health impacts of migration : the law and its effects Failing to understand : refugees determination and the traumatized applicant. *International Journal of Law and Psychiatry*, *27*, 511-528.

Thoits, P. A.(1982). Conceptual, methodological and theoretical problem in studying social support as a buffer against life stress. *Journal of Health and Social Behavior*, *23*.

UN CERD(2007). *Consideration of Reports Submitted by State Parties Under Article 9 of the Convention : Concluding Observations of the Committee on the Elimination of Racial Discrimination, Republic of Korea*. Committee on the Elimination of Racial Discrimination.

Vaillant G. E.(1977). *Adaptation to Life*. Boston, MA : Little, Brown.

____________(1992). *Ego Mechanisms of Defense : A Guide for Clinicians and Researchers*. Washington, DC : American Psychiatric Press.

____________(2003). Mental Health. *American Journal of Psychiatry, 160,* 1373-1384.

Wetzler, S.(1992). *Living with the passive-aggressive man*. New York : Simon & Schuster, pp. 14-15.

WHO(2001). *Strengthening mental health promotion*. Geneva : World Health Organization.

_____(2013). *Mental Health Action Plan 2013-2020*. Geneva : World Health Organization.

_____(2015). *Mental health atlas 2014*. Geneva : World Health Organization.

Wong, Y., & Solomon, P.(2002). Community Integration of Persons with Psychiatric Disabilities in supportive Independent Housing : A Conceptual Model and Methodological Considerations. *Mental Health Services Research, 4*, 13-28.

Young, K. S.(1996). Internet addiction : The Emergence of a New Clinical Disorder. *Paper presented at the 104th annual conversation of the American Psychological Assocation*. Toronto : Canada.

Zenhausen, B.(1995). Preliminary Draft of the DSM-Ⅳ Community on Cyberdisorders. *Posted to Listserv : Virtpsy Februrary, 26*.

[언론보도]

경향신문(2010). 병원 찾는 '우울한 그녀' 늘고 있다. 2010년 4월 7일.

뉴시스(NEWSIS)(2019). [그래픽] 한국남성 · 외국여성 국제결혼 추이. 2019년 3월 20일.

데일리메디(2014). OECD가 본 한국의 정신건강정책 과제. 2014년 4월 14일.

동아일보(2012). 술 한방울 안마신 15세 내아들, 이미 알코올중독 덫에 걸렸다니…. 2012년 2월 11일.

메디컬투데이(2008). 하루 15번 이상 휴대폰 사용, 청소년 '불면증' 심각. 2008년 6월 12일.

시사저널(2017). 국민 10명 중 6명, 정신건강 문제있다. 2017년 3월 21일.

연합뉴스(2009). '30분 대화'로 반 년간 56명 노인 자살 막아. 2009년 8월 16일.

________(2016). 국내 체류 외국인 200만명 돌파… 2021년 300만 전망. 2016년 7월 27일.

온돌뉴스(2017). [방어기제; 자기 합리화] 그럼에도, 자기합리화는 미래의 담보. 2017년 11월 21일.

정신의학신문(2016). 정신건강 종합대책 훑어보기. 2016년 3월 1일.

조선일보(1999. 11. 26). 쇼핑중독.

________(2006. 8. 15). 백화점에 매일 가는 사람 있을까.

중앙일보(2020. 동기에 인분 취식 강요한 육군 병사, 징역 4년…法 "죄질 극히 불량". 2020년 1월 8일.

중앙일보 JTBC뉴스(2013). [전문가 칼럼] 가정폭력에 멍드는 결혼이주여성. 2013년 7월 9일.

코리아넷뉴스(2016). 국내 체류 외국인 2백만 명 돌파…5년 내 3백만 명 전망. 해외문화홍보원. 2016년 7월 28일.

코메디닷컴(2023). "자살충동도 타고난다?" 12가지 유전자 변이 발견. 2023년 10월 26일. 기사.

[웹사이트]

국가청소년위원회 홈페이지. http://www.youth.go.kr

국가트라우마센터(2025). “자사로가 자살예방”. http://nct.go.kr/

국립국어원(2020). “검색어 : 정신(精神)”. 표준국어대사전. https://stdict.korean.go.kr/

노인성치매임상연구센터 홈페이지. http://public.crcd.or.kr/Info/CommonSense

신호철(2015). “건강상식 : 스트레스가 건강에 미치는 영향”. 대한스트레스학회 홈페이지. http://www.stressfree.or.kr/

위키백과(2020). “건강”. https://ko.wikipedia.org/wiki/건강 2020년 2월 3일 검색.

________(2020a). “이혼숙려제도”. https://ko.wikipedia.org/wiki/이혼숙려 2020년 3월 6일 검색.

________(2020b). “금단증상”. https://ko.wikipedia.org/wiki/금단증상 2020년 3월 8일 검색.

________(2025). “술의 역사”. https://ko.wikipedia.org/wiki/술의_역사, “수렵채집사회”. https://ko.wikipedia.org/wiki/수렵채집사회 2025년 1월 5일 검색.

________(2025a). “소셜 로봇”. https://ko.wikipedia.org/wiki/소셜_로봇/ 2025년 1월 20일 검색.

________(2025b). “마시멜로 실험”. https://ko.wikipedia.org/wiki/마시멜로_실험/ 2025년 1월 23일 검색.

인터넷중독예방상담센터(2009) 홈페이지. http://www.kado.or.kr

좋은 요양병원네트워크 홈페이지. https://yoyangnet.tistory.com/58

중앙시사매거진(2019. 6. 3). http://jmagazine.joins.com/forbes/view/326256

중앙자살예방센터 홈페이지. http://www.spckorea.or.kr 2020년 5월 29일 검색.

통계청(2015). 장래인구 및 가구추계. http://kostat.go.kr/

______(2018). 사망통계원인. http://kostat.go.kr/

______(2023). 장래인구 및 가구추계. http://kostat.go.kr/

표준국어대사전(2025). “자살”. 2025년 4월 16일 검색.

한국건강증진개발원(2019). (절주온) 2019 음주폐해예방의 달 국민참여형 캠페인 운영안내. 공개자료. http://www.khealth.or.kr/board/절주(on)

한국도박문제관리센터(2020). “도박과 중독” 공개자료. https://www.kcgp.or.kr/pp/gambleIntrcn/2/gambleIntrcn.do/

한국생명존중희망재단 홈페이지(2025). “2023년 성별, 연령대별 자살현황”. 2025년 4월 16일 인출.

Wikipedia(2020). “Jhon Suler”. https://en.wikipedia.org/wiki/John_Suler/

찾·아·보·기

인 명

내 용

저/자/약/력

■ 임 혁

부산대학교 사회복지학 박사

전 한국 정신건강사회복지학회 제23대 회장
　한국사회복지교육협의회 부회장
　부산광역시의회 의정자문위원
　원송정신병원 정신보건사회복지사

현 동서대학교 사회복지학과 교수
　중앙정신건강복사업지원단 자문위원
　보건복지부 생애초기건강관리지원사업 지역전문가
　고용노동부 국가기술자격정책심의위원회 전문위원
　부산사회복지공동모금회 배분분과 실행위원
　부산진구당동보호전문기관 운영위원장
　부산광역정신건강복지센터 운영위원
　한국장신사회재활협회 이사 등

■ 채인숙

부산대학교 사회복지학 박사

전 연산병원 정신보건사회복지사
　사회복귀시설 컴넷하우스 원장

현 인제대학교 해운대 백병원 정신보건사회사업실장

■ 윤숙자

부산대학교 대학원 사회복지학 박사

전 한국정신건강사회복지학회 부산 경남지부 지부장
　한국정신건강사회복지학회 이사
　부산시사회복지사협회 이사
　양산정신병원 정신건강사회복지사
　(정신장애인 사회복귀시설) 컴넷하우스 시설장
　(지적장애인 재활시설) 무궁애학원 재활사업실장

현 신경주대학교 사회복지학과 교수

[제6판]

정신건강의 이해

|공저자| 임 혁 · 채인숙 · 윤숙자

|1판 1쇄| 발행 2010년 8월 17일
|2판 1쇄| 발행 2011년 8월 20일
|2판 5쇄| 발행 2014년 7월 25일
|3판 1쇄| 발행 2015년 1월 15일
|3판 8쇄| 발행 2020년 2월 14일
|4판 1쇄| 발행 2020년 8월 20일
|5판 1쇄| 발행 2021년 8월 30일
|5판 4쇄| 발행 2025년 1월 14일
|6판 1쇄| 발행 2025년 8월 30일

|발행인| 김동훈
|발행처| 공동체

|주소| 경기도 고양시 일산동구 호수로 358-39
동문타워 I 905호(백석동)
|전화| 031) 814-3000(대표)
|팩스| 031) 814-3100
|홈페이지| http://www.compub.co.kr
|전자우편| compub@naver.com
|출판등록| 2005년 10월 6일
|등록번호| 제396-2005-36호

|ISBN| 979-11-6725-890-8
정가 23,000원